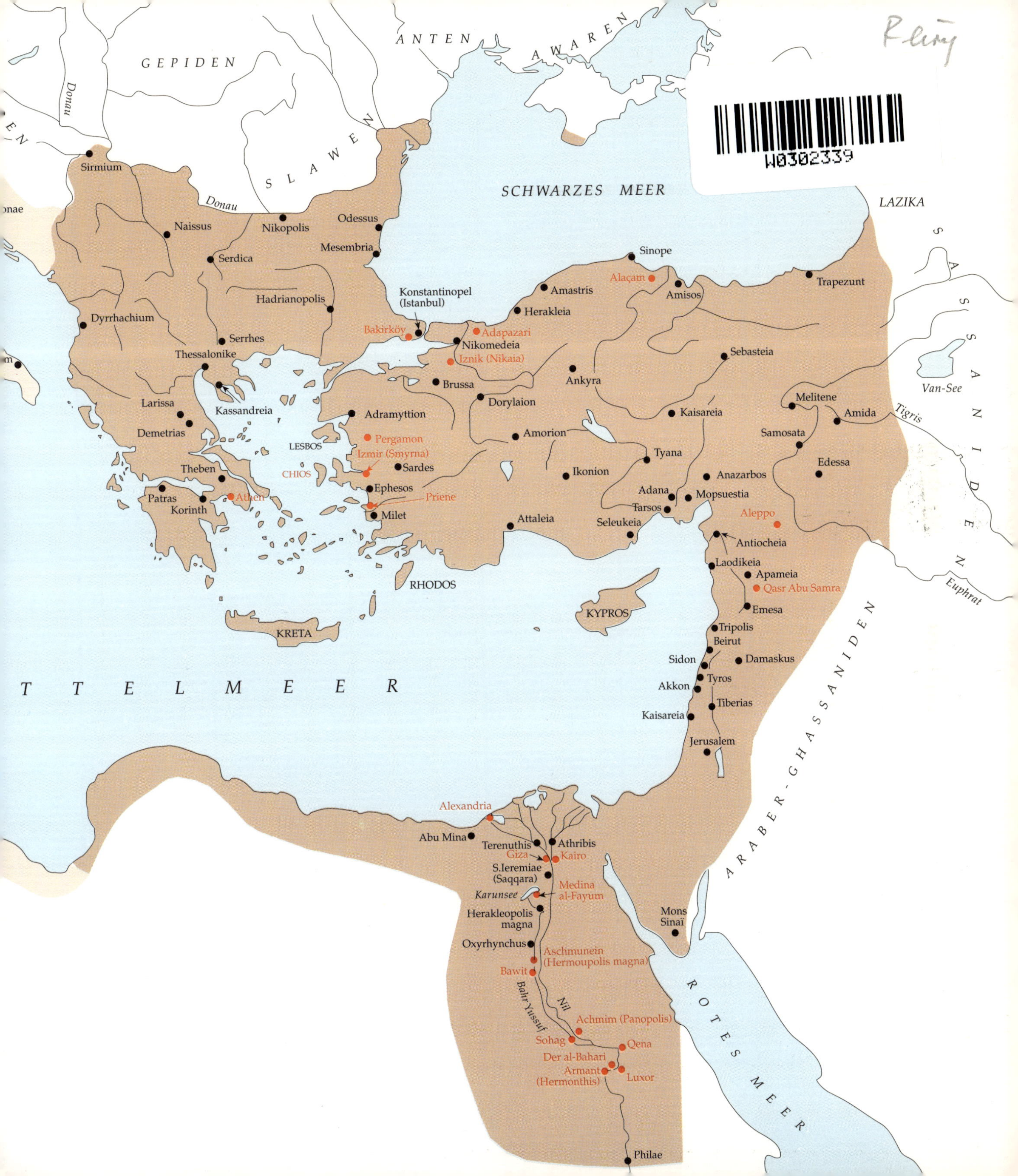
GEPIDEN
ANTEN
AWAREN
SLAWEN
Donau
Sirmium
SCHWARZES MEER
LAZIKA
SASSANIDEN
Naissus
Nikopolis
Odessus
Mesembria
Serdica
Sinope
Alaçam
Amisos
Trapezunt
Amastris
Hadrianopolis
Konstantinopel
(Istanbul)
Herakleia
Dyrrhachium
Bakirköy
Adapazari
Serrhes
Nikomedeia
Iznik (Nikaia)
Sebasteia
Thessalonike
Ankyra
Brussa
Van-See
Kassandreia
Dorylaion
Melitene
Larissa
Adramyttion
Kaisareia
Amida
Tigris
Demetrias
Amorion
Samosata
Pergamon
LESBOS
Izmir (Smyrna)
Tyana
Theben
Sardes
Edessa
CHIOS
Ikonion
Anazarbos
Ephesos
Adana
Mopsuestia
Patras
Athen
Priene
Tarsos
Korinth
Milet
Attaleia
Seleukeia
Aleppo
Antiocheia
Laodikeia
Apameia
RHODOS
Qasr Abu Samra
Euphrat
KYPROS
Emesa
Tripolis
KRETA
Beirut
Sidon
Damaskus
Tyros
TTELMEER
Akkon
Tiberias
Kaisareia
ARABER-GHASSANIDEN
Jerusalem
Alexandria
Abu Mina
Terenuthis
Athribis
Giza
Kairo
S.Ieremiae
(Saqqara)
Medina
al-Fayum
Karunsee
Herakleopolis
magna
Mons
Sinaï
Oxyrhynchus
Aschmunein
(Hermoupolis magna)
Bawit
Bahr Yussuf
Nil
ROTES MEER
Achmim (Panopolis)
Sohag
Qena
Der al-Bahari
Armant
(Hermonthis)
Luxor
Philae

STAATLICHE MUSEEN ZU BERLIN
DAS MUSEUM FÜR SPÄTANTIKE UND
BYZANTINISCHE KUNST

VERLAG PHILIPP VON ZABERN

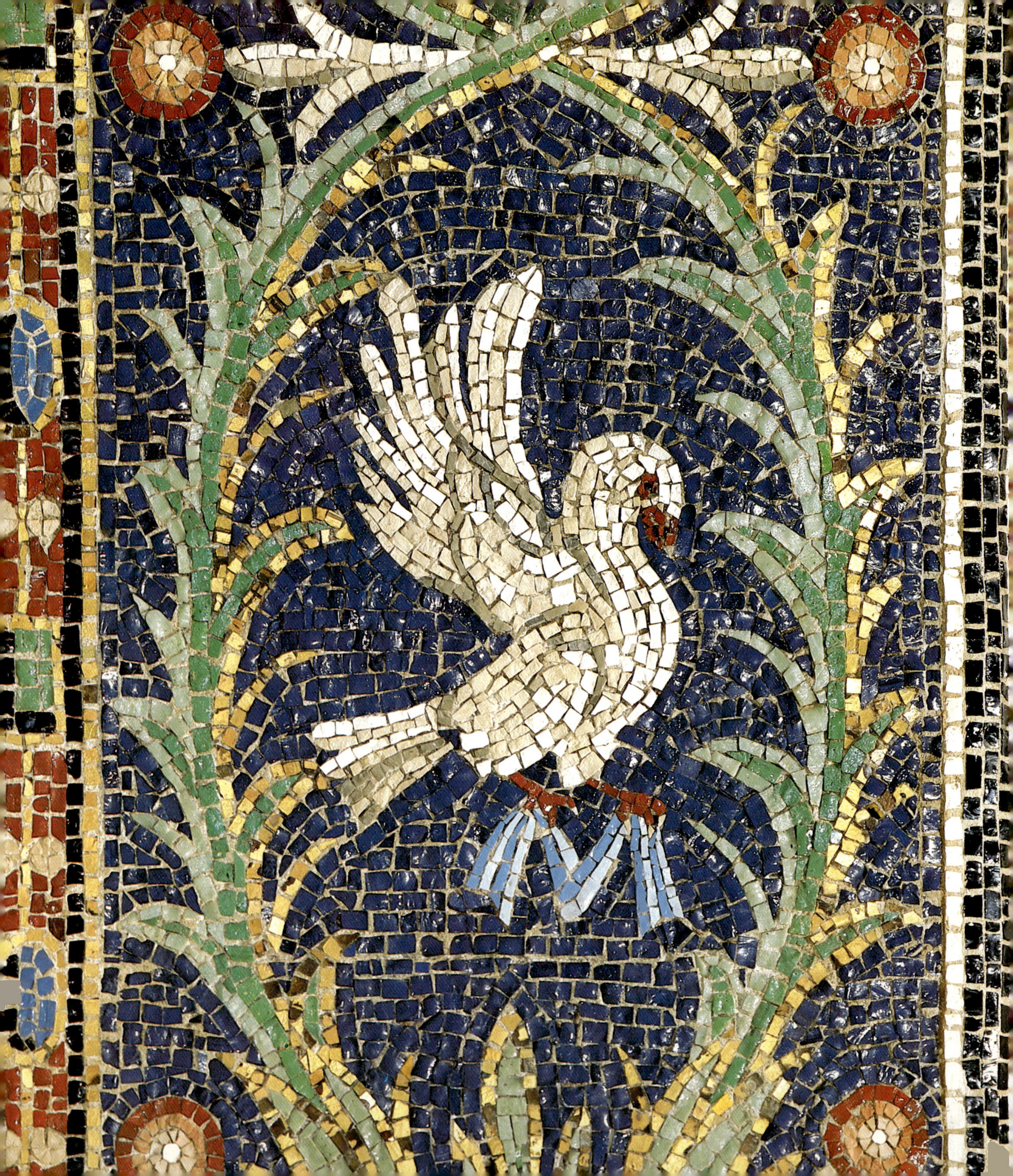

DAS MUSEUM FÜR SPÄTANTIKE UND BYZANTINISCHE KUNST

STAATLICHE MUSEEN ZU BERLIN

Herrn Bundespräsidenten
Richard von Weizsäcker,
dem Freunde der Berliner Museen
und Ehrenbürger von Berlin

270 Seiten mit 177 Farb- und 74 Schwarzweißabbildungen

Herausgeber:
Staatliche Museen zu Berlin

Autoren:
Arne Effenberger
Hans-Georg Severin

Redaktion: Arne Effenberger

Photos: Jürgen Liepe

Umschlag: Kat.-Nr. 53

Vorsatz vorn: Das Byzantinische Reich in der Zeit des Kaisers Iustinian (527-565)

Frontispiz: Kat.-Nr. 47 (Detail)

Vorsatz hinten: Das Byzantinische Reich unter Basileios II. (um 1025)

Umschlag Rückseite: Kat.-Nr. 78

ISBN 3-8053-1185-0
ISBN 3-8053-1311-X (Museumsausgabe)
Gestaltung: Lothar Bache
Satz: Typo-Service Mainz
Lithos: SWS Repro GmbH, Wiesbaden
Papier: Papierfabrik Scheufelen, Lenningen
Gesamtherstellung: Zaberndruck, Mainz am Rhein
Printed in Germany / Imprimé en Allemagne
Printed on fade resistant and archival quality paper (PH 7 neutral)

Die Deutsche Bibliothek - CIP-Einheitsaufnahme

Das **Museum für Spätantike und Byzantinische Kunst** / Staatliche Museen zu Berlin. [Autoren: Arne Effenberger ; Hans Georg Severin]. - Mainz am Rhein : von Zabern, 1992
ISBN 3-8053-1185-0 Gb.
ISBN 3-8053-1311-X (Museumsausg.)
NE: Effenberger, Arne; Staatliche Museen ⟨Berlin⟩

Inhalt

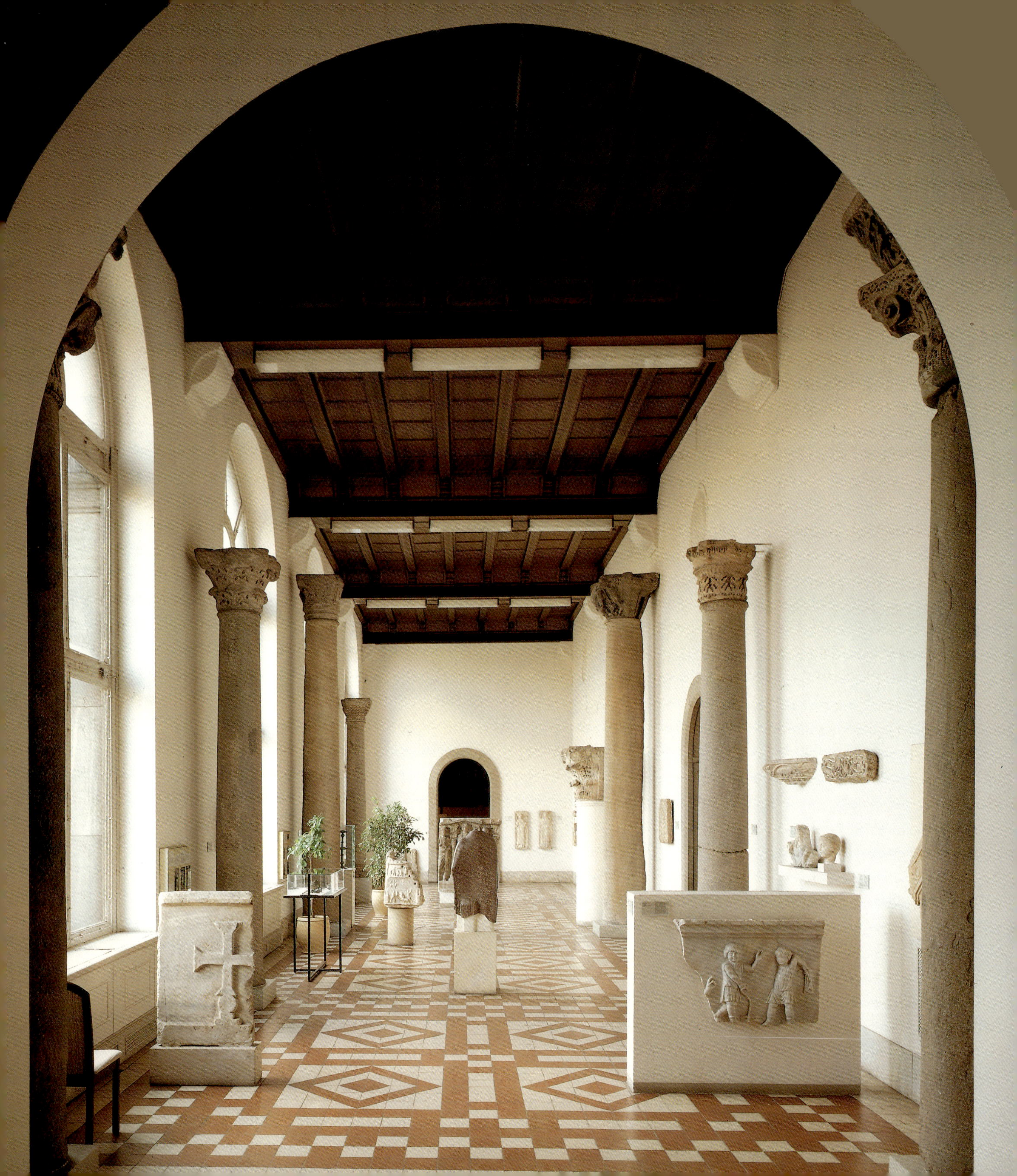

Vorwort

Das hier vorgelegte Katalog-Handbuch bietet - erstmals wieder seit 1938 - eine repräsentative Auswahl aus den reichen Beständen des Museums für Spätantike und Byzantinische Kunst, der vormaligen Frühchristlich-Byzantinischen Sammlung. Unter den jetzt im Verlag Philipp von Zabern erscheinenden Katalog-Handbüchern über die Berliner archäologischen Museen nimmt diese Publikation vorweg, was hoffentlich bald auch in räumlicher Hinsicht Wirklichkeit werden kann: die Wiedervereinigung eines durch Krieg und Nachkriegszeit geteilten Museums. Für eine gewisse Zeit werden die beiden Sektionen freilich noch im Bodemuseum auf der Berliner Museumsinsel und in Berlin-Dahlem bleiben müssen. Mit der Neuordnung der Berliner archäologischen Sammlungen wird auch das Museum für Spätantike und Byzantinische Kunst sein endgültiges Domizil im Pergamonmuseum erhalten: Schon 1993 soll im Obergeschoß des Nordflügels eine neue Ausstellung mit den wiedervereinigten Beständen eröffnet werden.
Die Katalogtexte für die in Berlin-Dahlem ausgestellten Stücke (Kat.-Nr. 11, 14, 20, 22, 27, 29, 30, 32, 48-56, 59-61, 81, 89, 95, 100-101, 104, 113-114, 122-138, 144, 156 und 157) sowie die beiden Einleitungsabschnitte über die Elfenbeinschnitzerei (S. 43 ff. und 62 ff.) schrieb Hans-Georg Severin.

Die Katalogtexte, die sich auf die im Bodemuseum gezeigten Werke beziehen, wo sich der Hauptteil der Sammlung befindet, sowie die übrigen Teile der Einleitung verfaßte Arne Effenberger. Den Katalogtexten wurde die wichtigste weiterführende Literatur beigegeben, damit auch der wissenschaftlich interessierte Leser dieses Handbuch mit Gewinn benutzen kann. Aus Platzgründen wurde eine gedrängte Zitierweise gewählt; alle Titel sind jedoch im Literatur- und Abkürzungsverzeichnis S. 259 ff. leicht auffindbar.
Dieses Katalog-Handbuch wird nicht zuletzt angesichts seiner vorzüglichen Farbabbildungen Freunde finden. Die meisterlich fotografierten Vorlagen werden Jürgen Liepe verdankt. Auch der Einleitung konnten zahlreiche erläuternde Abbildungen beigegeben werden, für deren Bereitstellung wir allen Bildgebern danken. Dem Inhaber des Verlages Philipp von Zabern, Franz Rutzen, der mit großer Energie und Umsicht das Zustandekommen dieser Publikation gefördert hat, sei an dieser Stelle herzlich gedankt.

Berlin, im Herbst 1991 — Die Autoren

◁ Blick in den Saal der byzantinischen Skulpturen im Bodemuseum

Detail aus Kat.-Nr. 95 ▷

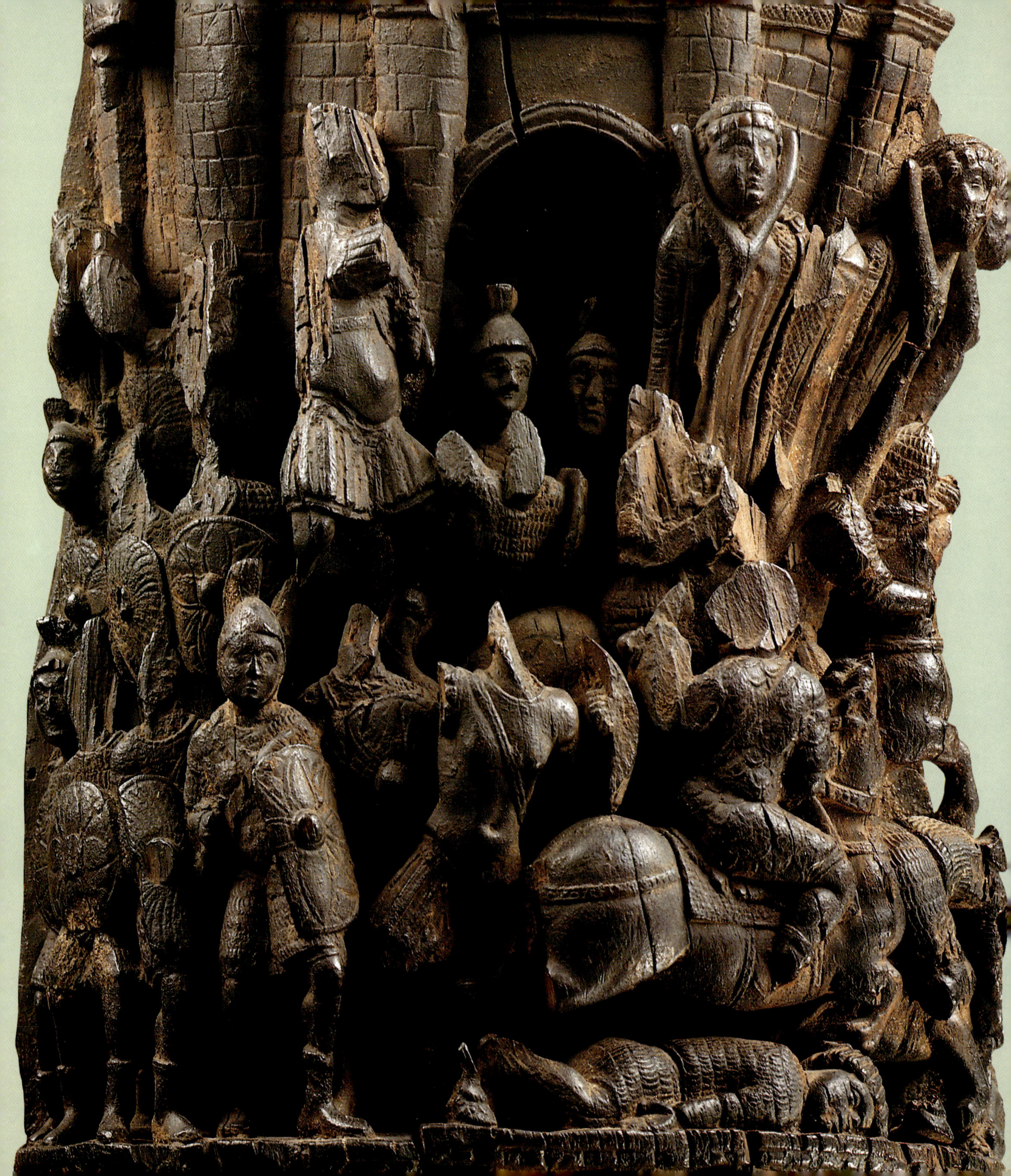

Das Museum für Spätantike und Byzantinische Kunst

Das Museum für Spätantike und Byzantinische Kunst (die vormalige Frühchristlich-Byzantinische Sammlung der Staatlichen Museen zu Berlin) ist das einzige seiner Art in Deutschland. Der neue und korrekte Name will ausdrücken, daß dieses Museum sowohl spätantike (und frühchristliche) als auch byzantinische Kunstwerke sammelt und bewahrt. Diese Werke stammen aus den unterschiedlichsten Regionen der spätantiken und mittelalterlichen Welt – aus Rom und Italien, aus Konstantinopel, Griechenland und Kleinasien, aus Syrien und Ägypten. Hinzu kommt eine größere Anzahl postbyzantinischer Gegenstände, die erst nach dem Ende von Konstantinopel (1453) und in denjenigen Ländern entstanden sind, die das Erbe der byzantinischen Kultur angetreten haben. Insofern umspannen die Bestände des Museums für Spätantike und Byzantinische Kunst einen weiten historischen Zeitraum, der vom 3. bis zum 19. Jahrhundert reicht.

Natürlich haben Archäologen und Kunsthistoriker die Entwicklung der spätantiken und byzantinischen Kunst während dieses langen Zeitraums in Epochen eingeteilt, die sich vorrangig am Lauf der Geschichte orientieren. Die ausgehende römische Kaiserzeit – etwa seit der Mitte des 3. Jahrhunderts – wird als Spätantike bezeichnet. Tatsächlich aber ging die Spätantike fließend in die frühbyzantinische Epoche über, die mit der Gründung Konstantinopels (324/30) begann und, strenggenommen, bis zum Ende des Bilderstreits (843) reichte. Für die westliche Hälfte des 394 geteilten Römischen Imperiums sowie für die angrenzenden Gebiete (Spanien, Gallien, Germanien, Osteuropa und Nordafrika) ist die spätantik-frühbyzantinische Epoche weitgehend identisch mit der »Völkerwanderungszeit«. Nach dem Ende des Bilderstreits begann die eigentliche Glanzzeit der byzantinischen Kultur, die bis zur Eroberung Konstantinopels durch die Kreuzfahrer (1204) anhielt. Kunstgeschichtlich läßt sich die mittelbyzantinische Epoche in zwei Phasen unterteilen, die nach den Kaisern der makedonischen und der komnenischen Dynastie benannt werden. Nach dem Zwischenspiel der Lateinerherrschaft (1204–1261) setzte mit den Kaisern aus dem Hause der Paläologen die spätbyzantinische Epoche ein, die noch einmal eine Blüte der byzantinischen Kunst hervorbrachte. Mit der Einnahme Konstantinopels (1453) durch die osmanischen Eroberer endete die byzantinische Geschichte und mit ihr die byzantinische Kunst.

Auch der Begriff »byzantinisch« bedarf der Erklärung, denn er ist modern und mit mancherlei Mißverständnissen belastet. Der Name Byzanz geht zurück auf die alte griechische Stadt Byzantion, an deren Stelle Konstantin der Große 324/30 die nach ihm benannte neue Hauptstadt gegründet hatte. Die Byzantiner selbst nannten sich Rhomäer (»Römer«) oder ganz einfach Griechen. Erst die im 16./17. Jahrhundert in Deutschland und Frankreich einsetzende Beschäftigung mit der geistigen Hinterlassenschaft von Konstantinopel hat den Begriff »byzantinisch« geprägt. In die Kunstgeschichte drang der Begriff zu Beginn des 19. Jahrhunderts ein, und es verdient an dieser Stelle hervorgehoben zu werden, daß es in Deutschland Fiorillo, Goethe und Sulpiz Boisserée waren, die als erste von »byzantinischer« Kunst sprachen.

Wie jedes Museum hat auch die Berliner Sammlung ihr eigenes und unverwechselbares Profil, das von drei Schwerpunkten bestimmt wird: von einzigartigen Zeugnissen der oströmischen und byzantinischen Skulptur, von kostbaren Elfenbeinschnitzereien und schließlich von spätantiken (»koptischen«) Kunstwerken aus Ägypten. Für die byzantinischen Skulpturen lassen sich Werke von vergleichbarer kunstgeschichtlicher Bedeutung wohl nur noch im Archäologischen Museum von Istanbul finden. Die Abteilung der »koptischen« Kunstwerke kann sich zwar mit den weit zahlreicheren Beständen des Koptischen Museums in Kairo kaum messen, ist aber, was Vielfalt und Qualität der Kunstwerke betrifft, eine der ältesten und besten Sammlungen.

Unter den nicht wenigen europäischen und amerikanischen Museen, die spätantike und byzantinische Kunstwerke bewahren, nimmt die Berliner Sammlung also einen der ersten Plätze ein. Das bedeutet freilich nicht, daß hier alle Kunstzweige aus allen bedeutenden künstlerischen Zentren des spätrömischen Imperiums und des Byzantinischen Reiches gleichmäßig vertreten sind: solches zu leisten gehört weder zu den Aufgaben noch den Möglichkeiten eines Museums. Während z. B. das Britische Museum in London bedeutende spätantike Silberschätze besitzt, fehlt die byzantinische Skulptur dort fast gänzlich, wie umgekehrt die Berliner Sammlung nur wenige Silberobjekte aufzuweisen vermag. Andere große und berühmte Museen wie die Ermitage in St. Petersburg, die Dumbarton Oaks Collection in Washington, der Louvre

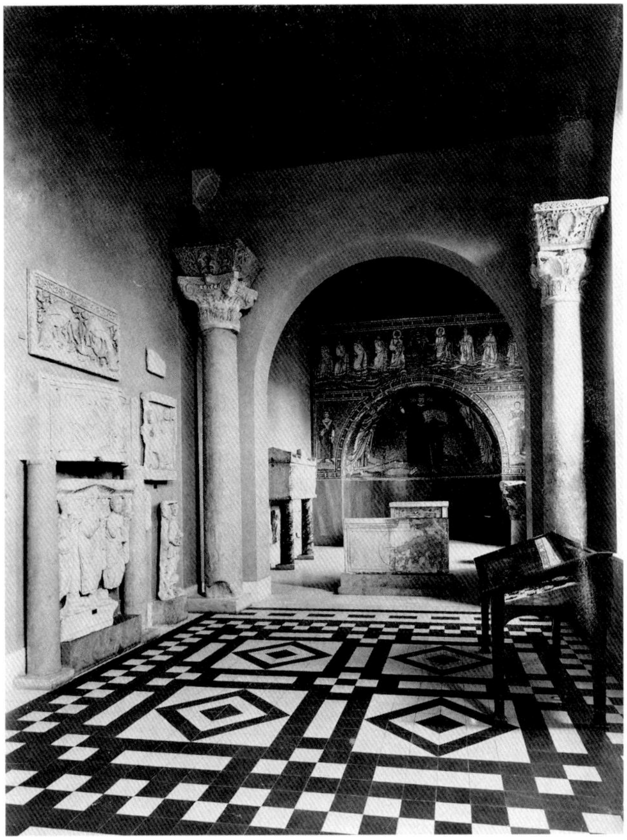

Abb. 1 Blick in die erste Ausstellung der Frühchristlich-Byzantinischen Sammlung im Kaiser-Friedrich-Museum, 1904/11

und das Musée Cluny in Paris zeichnen sich durch die große Mannigfaltigkeit ihrer Sammlungen aus, die hauptsächlich Werke der byzantinischen Schatz- und Kleinkunst enthalten. Hier sei jedoch angemerkt, daß das Berliner Museum seinen einst so reichen Bestand an Zeugnissen der spätantiken und byzantinischen Alltagskultur zum überwiegenden Teil im Zweiten Weltkrieg eingebüßt hat.

ZUR GESCHICHTE DER BERLINER SAMMLUNG

Neben wenigen, aber bedeutenden Werken aus der 1875/76 aufgelösten Königlichen Kunstkammer bildeten byzantinische und venezianische Reliefs, die 1849 aus dem Besitz des Antiquars Francesco Pajaro nach Berlin gekommen waren, den Grundstock der Frühchristlich-Byzantinischen Sammlung. Die Skulpturen waren zunächst noch inmitten der »Bildwerke der christlichen Epochen« im Alten Museum am Lustgarten ausgestellt. Zu einer selbständigen Museumsabteilung wuchs die Sammlung erst gegen Ende des 19. Jahrhunderts heran. Ihre Gründung ist auf das engste mit dem Wirken Wilhelm v. Bodes und der Errichtung des Kaiser-Friedrich-Museums, des heutigen Bodemuseums, verbunden.

Nachdem Bode mit großer Kennerschaft die Sammlung europäischer Malerei und Skulptur, die bis zu Beginn der siebziger Jahre des 19. Jahrhunderts eher zweitrangig war, durch gezielte Ankäufe von Spitzenwerken aus allen wichtigen Kunstzentren und -schulen binnen zweier Jahrzehnte zu einer der führenden in Deutschland ausgebaut hatte, ging er mit ebensolcher Energie daran, die Lücken zwischen Antike und Neuzeit aufzufüllen. So war es nur folgerichtig, wenn die museale Darstellung der mittelalterlichen europäischen Kunst durch frühchristliche und byzantinische Kunstwerke eingeleitet und begleitet werden sollte. Dieses Konzept schloß den Dialog mit der islamischen Kunst ein, deren bedeutendstes Monumentalwerk, die Fassade des omayyadischen Wüstenschlosses von Mschatta, ihren Platz zunächst ebenfalls für mehrere Jahrzehnte im Kaiser-Friedrich-Museum gefunden hatte.

Seit den neunziger Jahren des vorigen Jahrhunderts ließ Bode spätantike und byzantinische Kunstwerke vor allem in Istanbul (Konstantinopel), Ägypten, an den kleinasiatischen Grabungsorten der Berliner Museen (Pergamon, Priene, Milet) sowie später auch in Rom erwerben. Dabei halfen ihm führende Gelehrte auf dem Gebiet der spätantiken und byzantinischen Kunstgeschichte wie Oskar Wulff und Josef Strzygowski oder ein so glänzender Organisator wie Theodor Wiegand. Ihrer Kennerschaft ist es vor allem zu verdanken, wenn für die Berliner Museen in nur wenigen Jahren eine Sammlung spätantiker und byzantinischer Kunstwerke von hohem kunstgeschichtlichem Rang zusammengetragen werden konnte. Bodes gute Beziehungen zum Kaiserhaus und zum Kunsthandel, sein uneigennütziger Sammeleifer zugunsten der Berliner Museen, sein Geschick, private Sammler zu Schenkungen an die Museen anzuregen, haben der byzantinischen Sammlung bis zum Ersten Weltkrieg und darüber hinaus zu weiteren bedeutenden Erwerbungen verholfen. Für ihre Zeit mustergültige wissenschaftliche Kataloge, verfaßt von den beiden ersten Kustoden Oskar Wulff und Wolfgang Fritz Volbach, haben bis zum Jahre 1930 den damals etwa 3600 Objekte umfassenden Sammlungsbestand der Fachwelt erschlossen und sind bis heute unentbehrliche Hilfsmittel geblieben.

CHRISTLICHE ARCHÄOLOGIE UND BYZANTINISCHE KUNSTGESCHICHTE

Das Studium des christlichen Zweigs der spätantiken Kunst war zu Beginn unseres Jahrhunderts fast ausschließlich eine Domäne der theologisch und kirchengeschichtlich orientierten Christlichen Archäologie, die sich vorwiegend mit der Katakombenmalerei oder der Sarkophagplastik beschäftigte, über Rom und Italien aber kaum hinausblickte. Für die Klassische Archäologie, die selbst der römischen Kunst zunächst nur wenig Neigung entgegenbrachte, lag die Spätantike lange Zeit außerhalb ihres wissenschaftlichen Interesses. Die allgemeine Kunstgeschichte schließlich hat, von wenigen universalhistorischen Ansätzen im 19. Jahrhundert abgesehen, das Schwergewicht ihrer Forschungen auf die großen europäischen Kunstepochen gelegt, weshalb die byzantinischen Monumente der Architektur, Malerei und Mosaikkunst, der Plastik und des Kunsthandwerks bis zu Beginn unseres Jahrhunderts weitgehend unbeachtet geblieben waren.

Nur wenigen Gelehrten gebührt das Verdienst, für das Studium der spätantiken und byzantinischen Kunst erste wissenschaftliche Grundlagen geschaffen zu haben. Insofern war die Einrichtung einer Abteilung für frühchristliche und byzantinische Kunst eine Pionierleistung innerhalb des deutschen Museumswesens, da hierdurch die Mittlerrolle der byzantinischen Kunst zwischen Antike und Abendland – ihre Verwurzelung in der Kunst der römischen Kaiserzeit und ihr befruchtender Einfluß auf die Kunst des europäischen Mittelalters – anhand hervorragender Originalbildwerke anschaulich gemacht werden konnte (Abb. 1).

Die Geschichte der Berliner Sammlung ist zugleich ein Stück Geschichte der spätantiken und byzantinischen Kunstforschung. Im alten Namen der Sammlung, in dem die spätantike Kunst auf deren christlichen Zweig reduziert ist, wird dies ebenso augenfällig wie in der kleinen Gruppe von Sarkophagen, die für die altchristliche Abteilung erworben worden sind, in der Mehrzahl durch Bodes enge Verbindungen zum römischen Kunsthandel, insbesondere zu Ludwig Pollak. Zu Beginn unseres Jahrhunderts und noch lange danach galten in der Forschung viele spätantike Sarkophage als christlich, die inzwischen als heidnisch erkannt worden sind. Der Begriff »heidnisch«, den wir im folgenden des öfteren verwenden werden, enthält jedoch keinerlei negative Wertung; er will vielmehr ausdrücken, daß die Darstellungen auf den jeweiligen Kunstwerken von den allgemeinen geistigen Vorstellungen der römischen Kaiserzeit geprägt waren und noch keinerlei christliches Gedankengut enthielten.

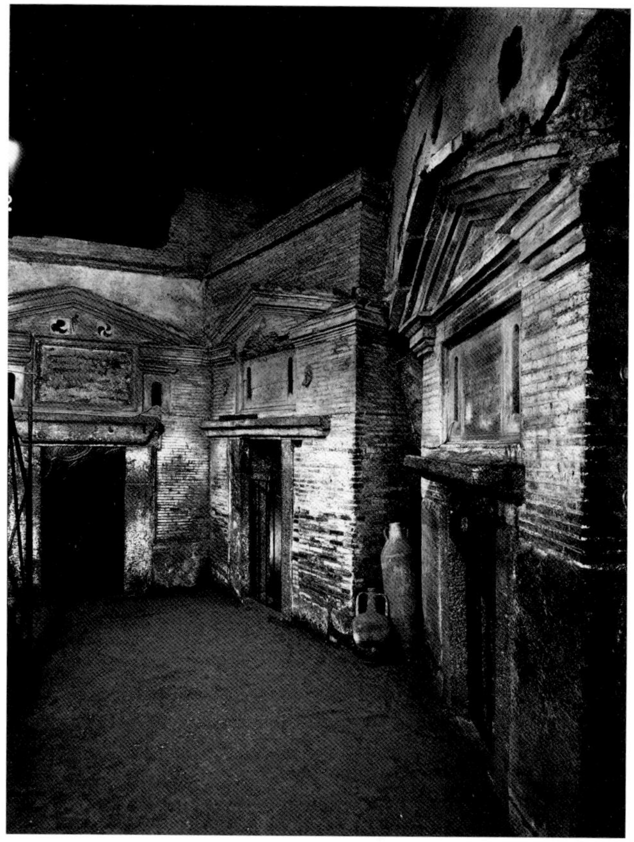

Abb. 2 Rom, Nekropole unter San Sebastiano in Catacumbas. Drei heidnische Mausoleen, rechts das Grab des M. Clodius Hermes. 2./3. Jahrhundert

Daß viele Werke der spätantiken Sarkophagskulptur zunächst für christliche Schöpfungen gelten konnten, hatte mehrere Gründe: Die Christliche Archäologie war in Rom im 16. Jahrhundert, im Zeitalter der Gegenreformation, als eine gleichermaßen historisch-antiquarische wie theologisch-apologetische Wissenschaft entstanden. Als seit der Mitte des 16. Jahrhunderts nach und nach die stadtrömischen Katakomben mit ihren überwiegend christlichen Malereien wiederentdeckt wurden, glaubten viele Gelehrte, in den unterirdischen Grabanlagen archäologische Beweise für die frühe Existenz des Christentums in Rom, für die ungebrochene Entwicklung der römischen Kirche seit der Zeit der Apostel und für das frühe Vorkommen christlicher Kunstwerke gefunden zu haben. Eine breite literarische Überlieferung schien den Schluß nahe-

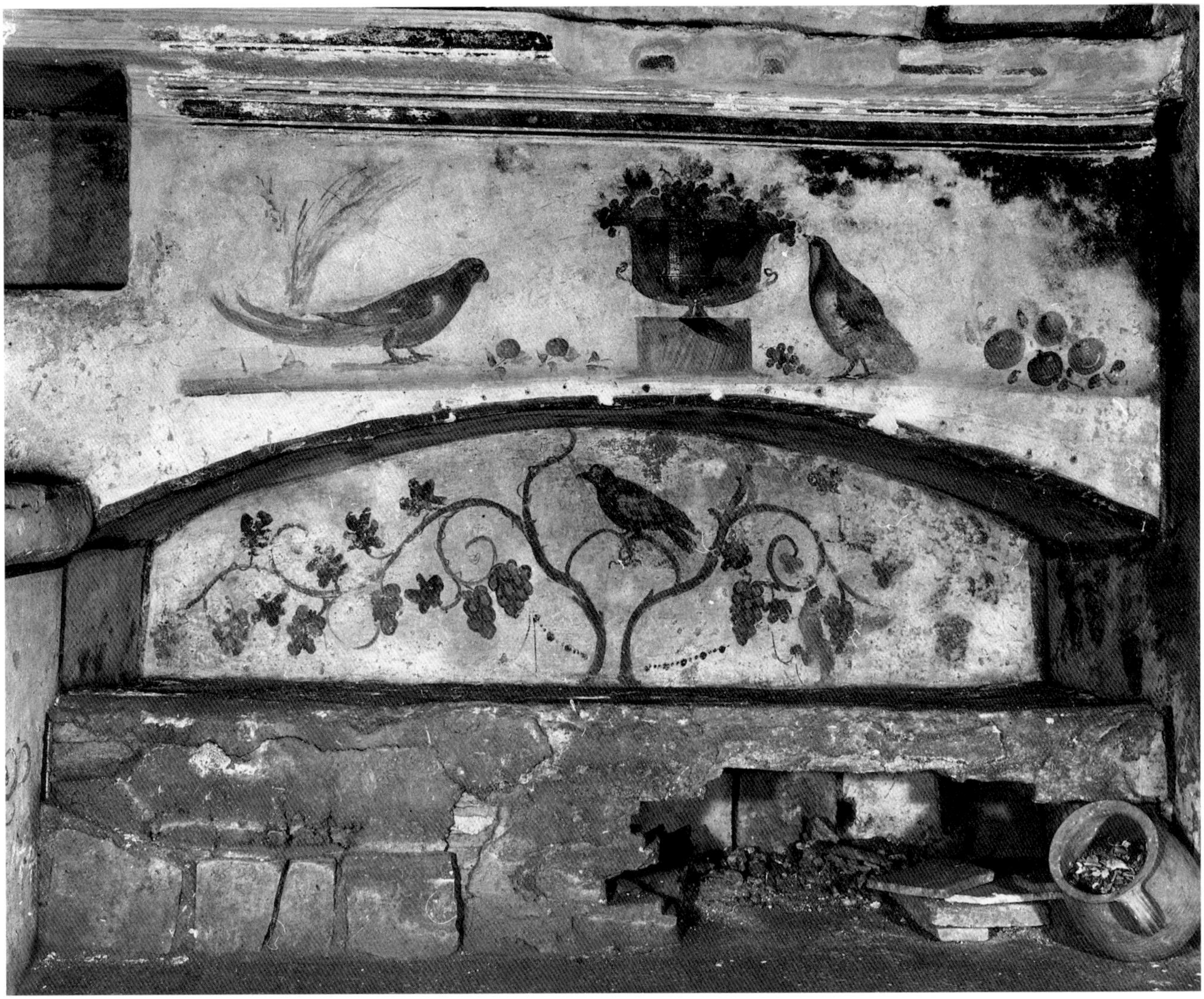

Abb. 3 Rom, Nekropole unter San Sebastiano in Catacumbas. Wandmalereien im Mausoleum des M. Clodius Hermes. Ende des 2. Jahrhunderts

zulegen, daß die Katakomben ausschließlich christliche Friedhöfe gewesen seien. Hinzu kam die bis heute unausrottbar gebliebene Mär, wonach das »unterirdische Rom« den ersten Christen als Fluchtort gedient habe, wo sie sich vor ihren Verfolgern verbargen und wo sie geheime Gottesdienste abgehalten hätten. Mithin wurden auch die Gemälde in den Katakomben (Abb. 4, 5 und 8) sowie die dort gefundenen Sarkophage und Kunstgegenstände vornehmlich unter christlichem Aspekt betrachtet und gedeutet.

Lange Zeit hat die Forschung verkannt, daß die frühchristliche Kunst nur ein Zweig der Kunst der späteren römischen Kaiserzeit war und von dieser so gut wie alles erborgt hatte, mit Ausnahme freilich der alt- und neutestamentlichen Bildthemen. Heute gilt als erwiesen, daß christliche Kunstwerke vor dem Ende des 2. Jahrhunderts archäologisch nicht nachweisbar sind und wohl auch nicht existiert haben werden. Denn die frühchristlichen Theologen und Kirchenlehrer hatten in ihren Schriften und Predigten die Anfertigung von Kunstwerken und die Verwendung jeglicher Art von bildlichen Darstellungen strikt verboten, um die Gläubigen vor dem Rückfall in den heidnischen Götzendienst und Bilderkult zu bewahren. Dies hat die Entstehung eines eigenen christlichen Kunstzweiges zunächst für lange Zeit verhindert.

FRÜHCHRISTLICHE KUNSTWERKE

Das relativ späte Einsetzen eines christlichen Zweigs innerhalb der Kunst der römischen Kaiserzeit erweist sich – historisch betrachtet – als ein vom praktischen Leben und den wahren Bedürfnissen der Menschen diktierter Prozeß, der auch von den Vertretern der Kirche nicht mehr aufgehalten werden konnte. Im 1. Jahrhundert galt das Christentum nur als abtrünnige jüdische Sekte, deren Anhänger stets dann öffentlich auffielen, wenn sie sich den Regeln römischer Frömmigkeit widersetzten und das Opfer vor dem Bildnis des Kaisers verweigerten. Bis zum ausgehenden 2. Jahrhundert hatte sich das Christentum jedoch zu einer fest organisierten und über das gesamte Imperium Romanum verbreiteten Religionsgemeinschaft entwickelt, was auch die immer wiederkehrenden und oft grausamen Christenverfolgungen nicht verhindern konnten. Die Zusammenstellung der als kanonisch angesehenen Schriften des Neuen Testaments war um 200 im wesentlichen abgeschlossen, die christliche Lehre selbst begann sich mehr und mehr von philosophischen und religiösen Einflüssen ihrer heidnischen Umwelt zu reinigen. Im Gottesdienst hatten sich bereits die rituellen Grundelemente der christlichen Liturgie herausgebildet und verlangten nach geeigneten Räumlichkeiten für die Versammlungen der Gläubigen zur Feier der Eucharistie und zur Spendung der Taufe. An der Spitze der einzelnen Ortsgemeinden stand, vom Bischof geleitet, ein nach Ämtern und Würden gegliederter Klerus, der den Gottesdienst, die Lehrunterweisung und die diakonischen

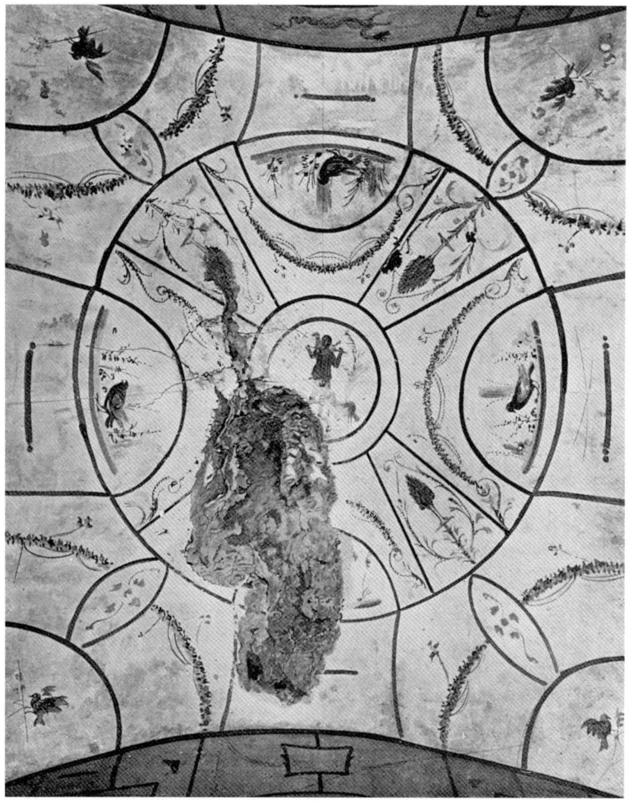

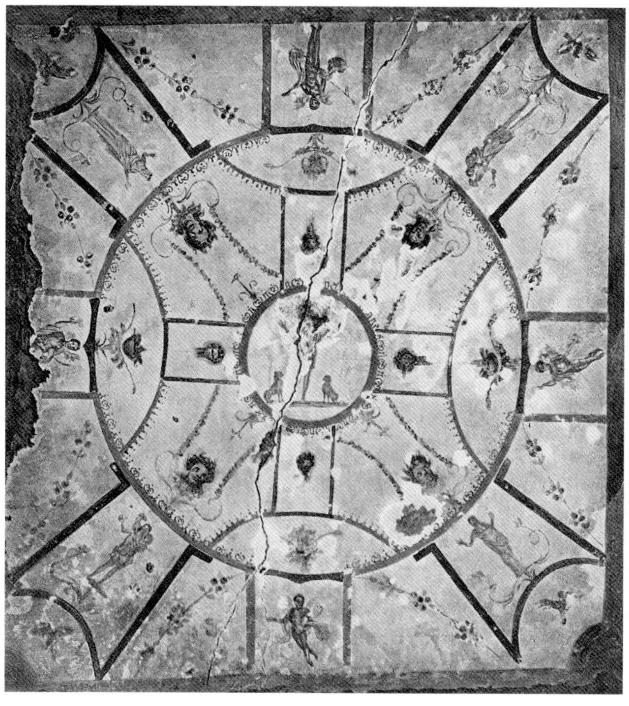

Abb. 4 Rom, Domitilla-Katakombe. Decke im Cubiculum des »Guten Hirten«. Erstes Viertel des 3. Jahrhunderts

Abb. 5 Rom, Lucinagruft bei der Callistus-Katakombe. Decke der Kammer Y mit Daniel zwischen den Löwen. Erstes Viertel des 3. Jahrhunderts

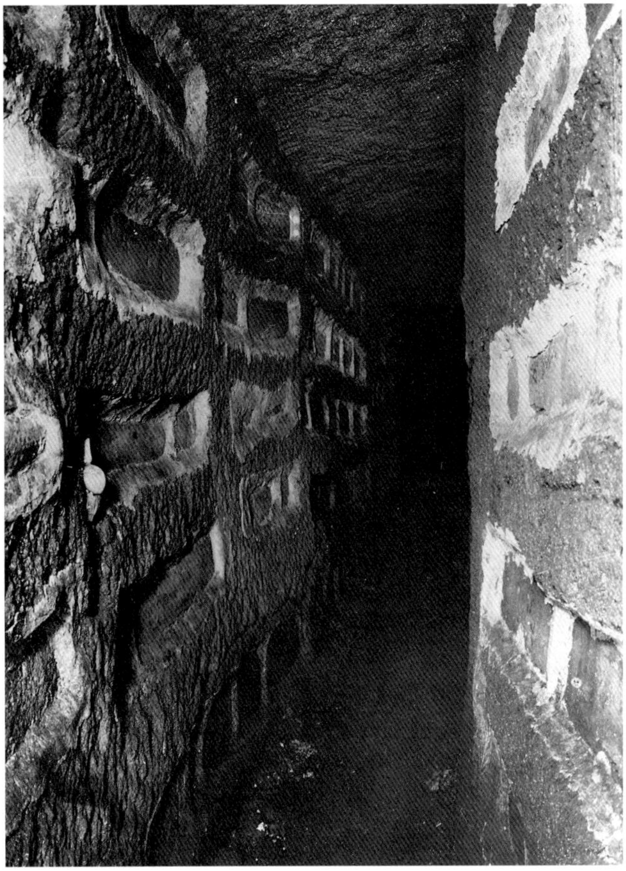

Abb. 6 Rom, Pamphilus-Katakombe. Gang mit den noch intakten Loculusgräbern. 3./4. Jahrhundert

Werke versah. In den großen Städten des Reiches (Rom, Karthago, Alexandria, Antiochia) wirkten bedeutende Theologen und christliche Philosophen, die nicht selten außerhalb der Kirche standen, gleichwohl großen Einfluß auf die Entwicklung der kirchlichen Lehre ausgeübt haben.

Christliches Bestattungswesen

Eine der wichtigsten Aufgaben der örtlichen Bischöfe und ihrer Diakone war die Fürsorge für die christlichen Begräbnisstätten, besonders seit die Kirche einen immer größeren Zulauf aus allen Schichten der Armen und Ärmsten erlebte. In den ersten beiden Jahrhunderten scheinen die Christen ihre Toten noch innerhalb heidnischer Friedhöfe begraben zu haben, in den privaten Mausoleen und Grabanlagen wohlhabender Gemeindemitglieder, die ärmeren Glaubensbrüdern die Mitbestattung erlaubten. Seit Anfang des 3. Jahrhunderts begannen die Christen in Rom ihre Toten in kirchlich verwalteten Friedhöfen beizusetzen, die, wie die heidnischen Nekropolen, außerhalb der Stadt an den großen Ausfallstraßen lagen. Die zur Bestattung geeigneten Grundstücke waren jedoch knapp bemessen, weshalb unter den Bischöfen Zephyrinus (198–217) und Callistus (217–222) mit dem Ausbau unterirdischer Friedhöfe, der »Katakomben«, begonnen wurde (Abb. 6 und 7).

Schon bald nach 200 haben begüterte Christen ihre unterirdischen Grabkammern nach dem Vorbild der heidnischen Mausoleen (Abb. 2 und 3) mit Malereien ausschmücken lassen. Vergleicht man die künstlerische Ausstattung der heidnischen und christlichen Grabanlagen (Abb. 3 und 4), so wird man zahlreiche übereinstimmende Züge feststellen, die auf grundsätzlich verwandte Todesvorstellungen und Jenseitshoffnungen hindeuten. Das Grab war die *domus aeterna,* das ewige Haus, in dem die Toten ausruhten und auf eine geheimnisvolle Weise gegenwärtig blieben. Daher bedurften sie dauernder Fürsorge, weshalb die Hinterbliebenen an den Gräbern alljährlich wiederkehrende Gedächtnisfeiern und Schmausereien abhielten, bei denen man sich die Verstorbenen teilnehmend dachte. In den reichen bildlichen und ornamentalen Dekorationen der heidnischen Mausoleen (Abb. 3) wurde mit geradezu magischer Eindringlichkeit die Hoffnung beschworen, daß die Verstorbenen kraft der sie umgebenden Sinnbilder fortdauernden Lebens ein seliges und von allen Bedrängnissen befreites Dasein führen mögen.

Für die Christen, die mit der Taufe bereits die Anwartschaft auf ein neues Leben erworben hatten, war der Tod nur ein Zwischenzustand und Übergang zu einem höheren Sein. Daher wurde der Sterbetag als der eigentliche Geburtstag gefeiert. Das Grab galt als Ort des erquickenden Schlafes, dessen ungestörten Frieden es zu bewahren galt. In dem Zustand zwischen Tod und Auferstehung bedurften jedoch auch die verstorbenen Christen fortwährender Fürsorge durch Gebete, Grabspenden und Gedächtnisfeiern. An die Stelle der heidnischen Bilder, welche die Unantastbarkeit der Grabesruhe und die Hoffnung auf ein gemildertes Dasein im Tode in mythischen oder allegorischen Gleichnissen ausdrückten, traten an den christlichen Begräbnisstätten bildliche Dekorationen, in denen sich traditionelle allegorische Motive, die auch Christen nicht anstößig waren, mit Darstellungen aus dem Alten und Neuen Testament verbanden (Abb. 5). Die biblischen Episoden kündeten zumeist von wunderbaren Errettungen aus Todesnot oder Krankheit und waren daher geeignet, den christlichen Hoffnungen auf Sündenvergebung, ungestörte Todesruhe und Auferstehung zum ewigen Leben gleichnishaften Ausdruck zu verleihen.

Heidnische und christliche Bildmotive: Der Schafträger

Zu den ersten eigenständigen Werken des christlichen Kunstzweiges, der sich seit dem ausgehenden 2. Jahrhundert im Schoße der heidnisch-römischen Kunst herauszubilden begann, gehörten offenbar Gegenstände des Alltags. Die Berliner Sammlung besitzt eine Tonlampe, die mit Fug und Recht als eines der ältesten erhaltenen Zeugnisse der christlichen Kunst bezeichnet werden darf (Kat.-Nr. 1). Ihr Reliefschmuck weist noch eine merkwürdige Mischung aus heidnischen und biblischen Motiven auf, wie sie auch für die ältesten christlichen Darstellungen in den Katakomben und später auf den Sarkophagen typisch ist. Im Zentrum erscheint ein Schafträger inmitten seiner Herde, umgeben von Gestirngottheiten und drei alttestamentlichen Episoden.

Die ältere christlich-archäologische Forschung hat im Schafträger zunächst ausschließlich ein Bild des »Guten Hirten« Christus sehen wollen. Dies mag ein Grund dafür gewesen sein, weshalb so viele Sarkophagfragmente mit Hirtenszenen, insbesondere mit Darstellungen des Schafträgers, für die Berliner Sammlung erworben worden sind (Kat.-Nr. 5, 6, 8, 13). Tatsächlich ist das Schafträgermotiv uralt, denn es findet sich bereits in den orientalischen Kulturen und in der griechischen Kunst. In der Kunst der römischen Kaiserzeit, besonders auf Sarkophagen des 3. Jahrhunderts, begegnet der Schafträger überaus häufig in Darstellungen des idyllischen Hirtenlebens. Die Hirtenbilder haben ihren Ursprung in der dichterischen Verherrlichung und philosophischen Verklärung des unbeschwerten Landlebens, in dem sich die Sehnsucht nach besinnlicher Stille und Abkehr vom geschäftigen Dasein des städtischen Alltags in allegorischer Verkleidung ausdrückte.

Aus den bukolischen Darstellungen konnte der Schafträger herausgelöst und aufgrund seiner emblematischen Prägung als Einzelbild verwendet werden (Kat.-Nr. 5, 8, 13), wobei er, gleichsam stellvertretend, die den Hirtenszenen innewohnende Bedeutung versinnbildlichte. Die bevorzugte Verwendung des Schafträgerbildes in der spätantiken Grabeskunst, in der Katakombenmalerei (Abb. 4 und 8) und auf Reliefsarkophagen (Abb. 9), spricht dafür,

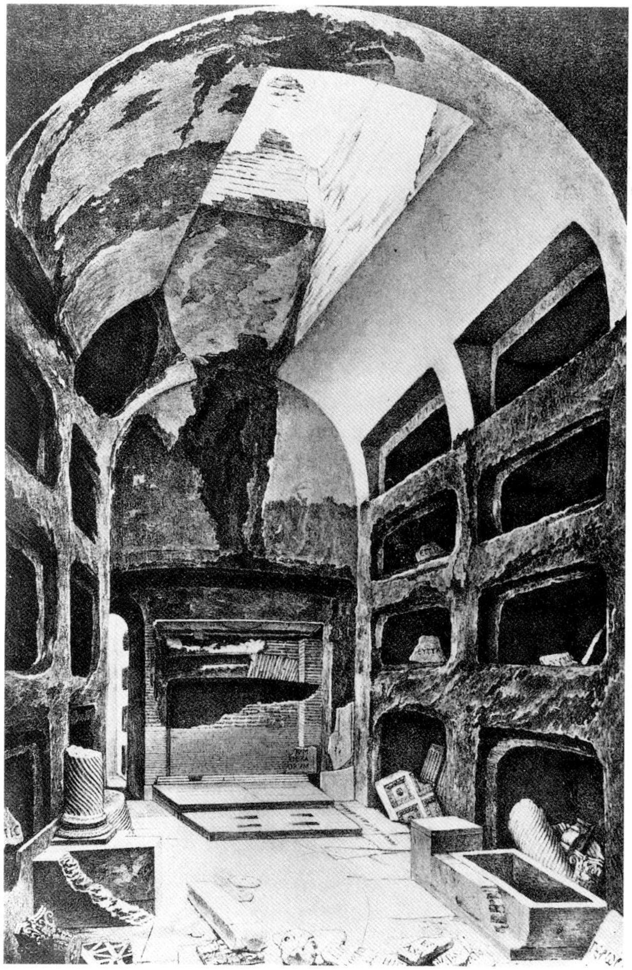

Abb. 7 Rom, Callistus-Katakombe. Grabkammer der römischen Bischöfe des 3. Jahrhunderts (»Papstgruft«) im Zustand nach der Auffindung durch G. B. de Rossi, 1854

daß dieses Motiv vornehmlich einen jenseitigen Bezug hatte und als Sinnbild erhofften Friedens galt. Allerdings ist der Bedeutungsgehalt des Schafträgerbildes damit nicht erschöpft. Im Lukasevangelium (15, 1–7) rechtfertigt Jesus seinen Umgang mit Sündern und Zöllnern durch die Parabel vom Hirten, der ausgeht, das verirrte Schaf zu suchen, um es auf seinen Schultern nach Hause zurückzutragen; und im Johannesevangelium (10, 11–15) bezeichnete er sich selbst als »Guter Hirte«, der bereit ist, sein

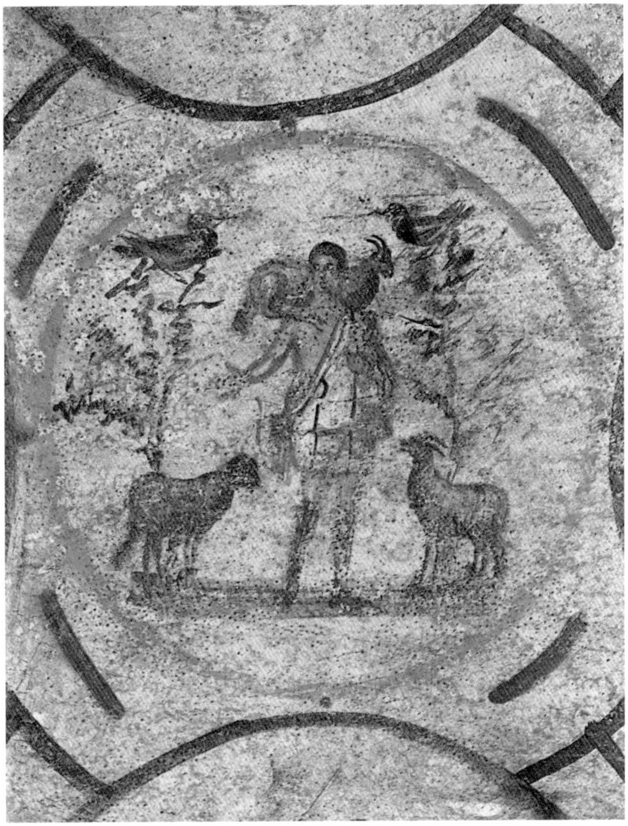

Abb. 8 Rom, Priscilla-Katakombe. Cubiculum der Schleierübergabe (»Velatio«). Ausschnitt aus der Decke mit Schafträger. Letztes Viertel des 3. Jahrhunderts

Leben für die ihm anvertrauten Schafe hinzugeben. Schon im 2. Jahrhundert haben Theologen die beiden Hirtengleichnisse miteinander verknüpft und auf Christus bezogen.

Von dem karthagischen Bischof Agrippinus (um 215/220) wird berichtet, daß er unter Hinweis auf die Gleichnisrede Jesu vom Hirten, der das verlorene Schaf heimträgt, denjenigen Mitgliedern seiner Gemeinde, die wegen schwerer Sünden vom Gottesdienst ausgeschlossen worden waren, nach Ableistung gewisser Bußübungen die Rückkehr in die kirchliche Gemeinschaft erlaubte. Sein Zeitgenosse und erbitterter Gegner, Tertullian von Karthago, hat in einer Kampfschrift »Von der Schamhaftigkeit« diese milde Bußpraxis mit scharfen Worten gegeißelt. Seiner maßlosen und überspitzten Polemik können wir entnehmen, daß in der Gemeinde von Karthago – mit offensichtlicher Billigung des Bischofs – Becher mit der Darstellung eines Schafträgers in Umlauf waren. In diesem Bilde sollten die Gläubigen wohl in erster Linie einen Hinweis auf die verirrten und durch den Guten Hirten Jesus geretteten »Schafe«, auf die bußfertigen und wieder aufzunehmenden Sünder erkennen. Daß damit die Möglichkeit einer weitergehenden Deutung eröffnet war, liegt auf der Hand. Gleichwohl ist nicht zu erweisen, daß im Schafträger schon allgemein ein Christusbild gesehen wurde.

Betrachten wir vor diesem historischen Hintergrund die Berliner Hirtenlampe (Kat.-Nr. 1), die zur gleichen Zeit entstanden sein dürfte wie die Hirtenbecher von Karthago, so wird deutlich, daß der Schafträger tatsächlich schon – mit biblischen Episoden zusammengestellt – in einen christlichen Sinnzusammenhang gerückt werden konnte. Entschlüsselt man diesen Sinnbezug unter der Voraussetzung, daß die Lampe aus dem Grabbereich stammt, dann erweisen sich die kosmischen Symbole und die biblischen Szenen als christlich verstandene Allegorien der erhofften Sündenvergebung und des immerwährenden Friedens nach dem Tode. War die Lampe hingegen ein Lichtspender für den profanen Gebrauch, dann ändert dies nichts an der grundsätzlichen Aussage ihres Bildschmucks. Da Bildlampen zu Neujahr oder zu Geburtstagen gern verschenkt wurden, teilte sich dem Bedachten eine verschlüsselte Botschaft mit, die den Gedanken des Friedens und der Glückseligkeit ebenso einschloß wie den Wunsch, kraft des Glaubens von Sünde frei zu bleiben und gerettet zu werden.

Heidnische und christliche Sarkophage

Wenn in der Berliner Sammlung heidnische Sarkophage gegenüber christlichen zahlenmäßig überwiegen, so ist das kein Nachteil, denn dem Betrachter wird dadurch der unlösbare Zusammenhang zwischen »Antike und Christentum« eindringlich vor Augen geführt. In Rom waren es zumeist dieselben Werkstätten, die Sarkophage für Angehörige aller Religionen – ganz gleich, ob Heiden, Christen oder Juden – gefertigt haben. Sie bedienten sich dabei derselben Techniken, desselben künstlerischen Stils und oft auch der gleichen Bildmotive.

Die stadtrömische Sarkophagproduktion begann in der ersten Hälfte des 2. Jahrhunderts. Sie war bedingt durch einen tiefgreifenden Wandel der Bestattungssitten, dessen Ursachen noch unbekannt sind. Die Verstorbenen wurden nicht mehr, wie seit Jahrhunderten üblich, verbrannt und in Urnen beigesetzt, sondern begraben. Während die

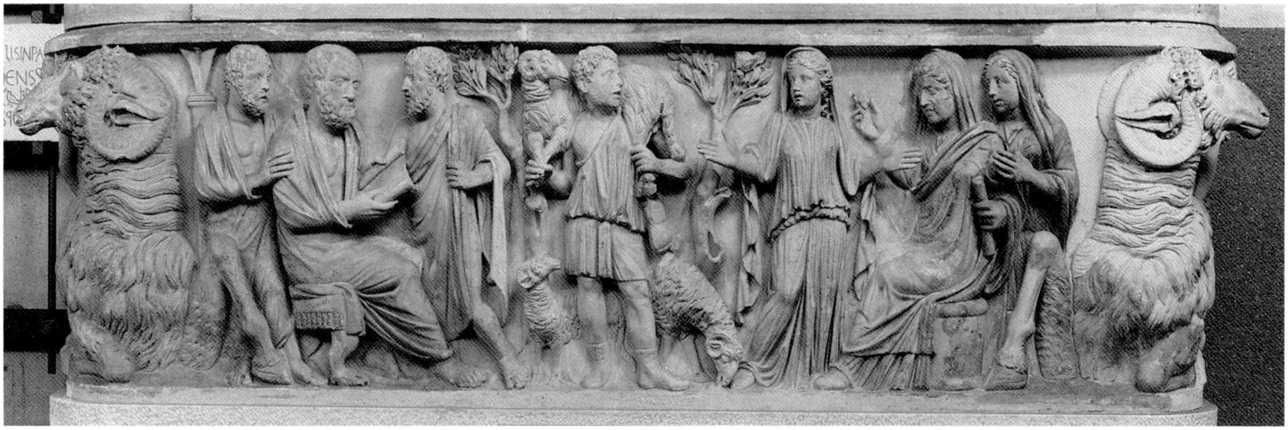

Abb. 9 Heidnischer Wannensarkophag von der Via Salaria. Schafträger und Orans, die Verstorbenen im philosophischen Gespräch. Rom, drittes Viertel des 3. Jahrhunderts. Vatikan, Museo Pio Cristiano

Masse der Toten in einfachen, mit Ziegeln abgedeckten Erdgräbern bestattet wurde, ließen sich wohlhabendere Römer aufwendige Mausoleen errichten, wo die Verstorbenen in gemauerten Steinkisten oder in prächtigen, mit figürlichen Reliefs verzierten Sarkophagen beigesetzt werden konnten. Allein aus stadtrömischer Produktion sind bislang über 6000 mit heidnischen und über 1500 mit christlichen Darstellungen geschmückte Reliefsarkophage und Fragmente erhalten geblieben. Darin wird deutlich, welch überragender kunstgeschichtlicher Rang diesem Zweig der Skulptur zukommt.

Im Unterschied zur christlichen Grabmalerei in den stadtrömischen Katakomben, deren älteste Zeugnisse (Abb. 4–5) in das erste Viertel des 3. Jahrhunderts datiert werden, setzte die christliche Sarkophagproduktion (Abb. 10) wohl erst nach 260 ein. Während die christlichen Grabmalereien weitgehend vor der Öffentlichkeit verborgen blieben, arbeiteten die Steinmetzen sozusagen unter den Augen des Publikums. In der Regel wurden Sarkophage auf Vorrat angefertigt oder nach Bedarf mit bestimmten Bildprogrammen ausgestattet, die den religiösen Vorstellungen der jeweiligen Käufer entsprachen. In den Jahr-

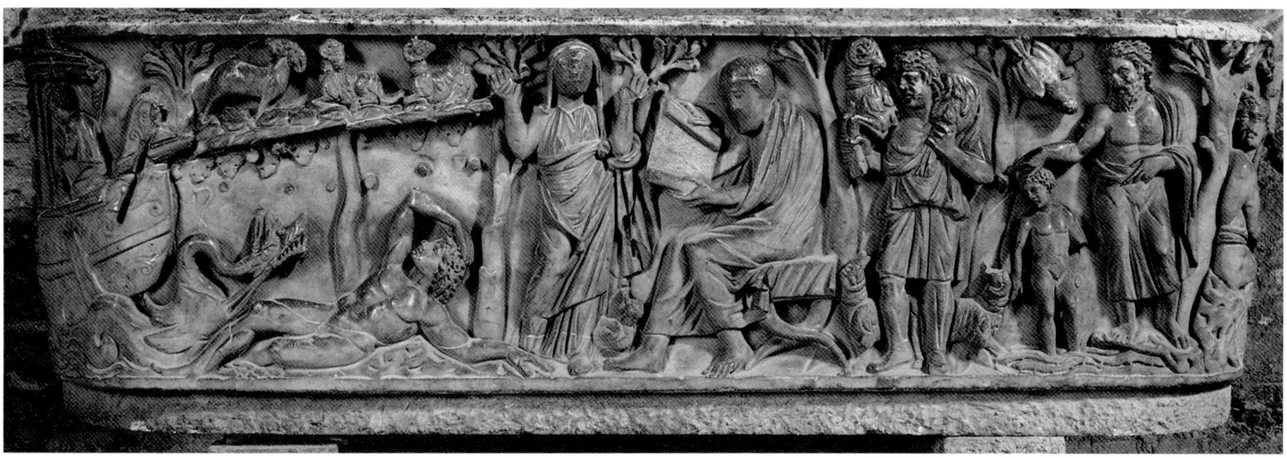

Abb. 10 Christlicher Wannensarkophag. Die Verstorbene als Orans, der Verstorbene als lesender Philosoph, Schafträger, Jonaruhe und Taufe Christi. Rom, drittes Viertel des 3. Jahrhunderts. Rom, Santa Maria Antiqua

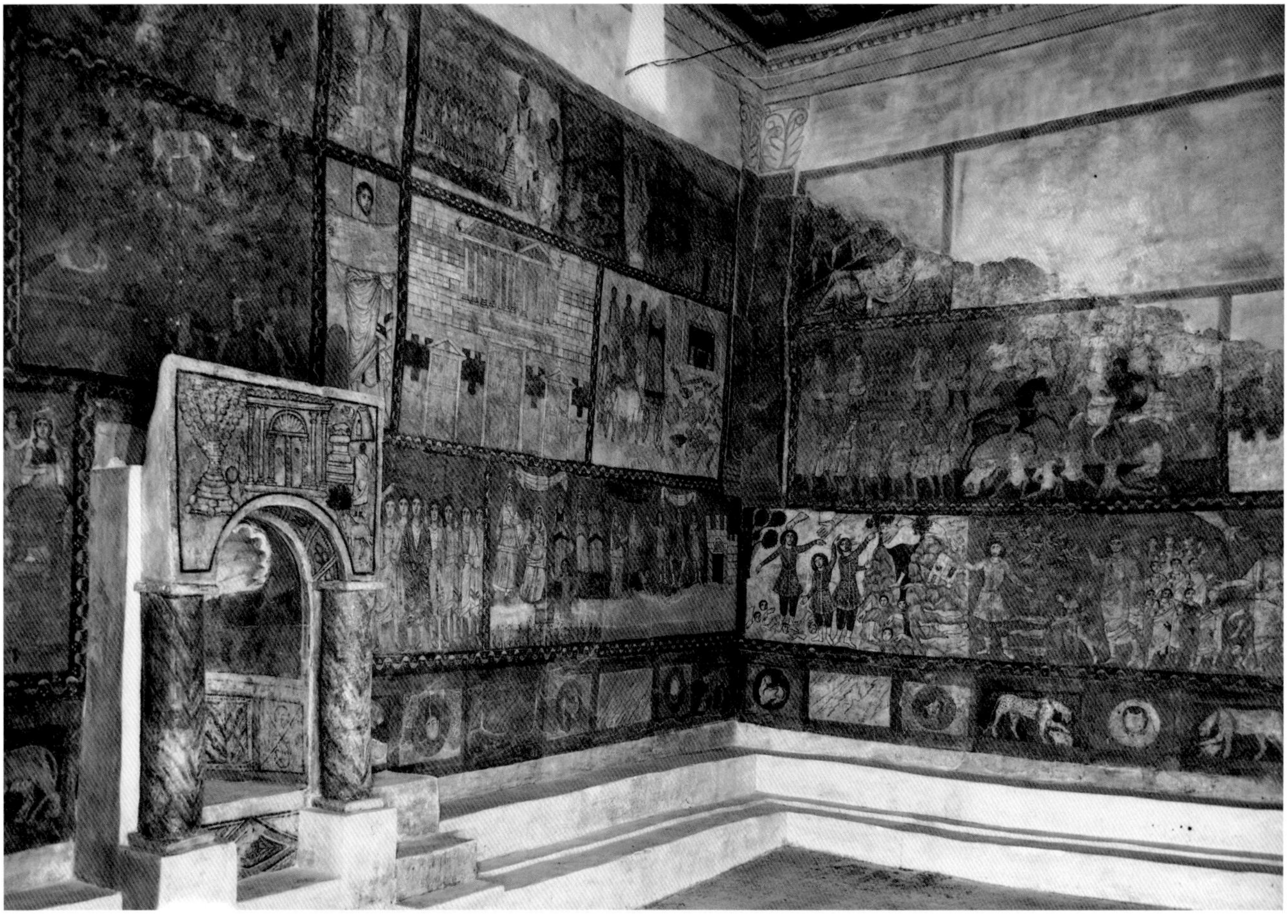

Abb. 11 Dura-Europos, Synagoge. Blick in den Kultraum. Um 245-256. Damaskus, Nationalmuseum

zehnten ständig wiederkehrender Christenverfolgungen war es kaum angebracht, Sarkophage mit christlichen Bildinhalten zu produzieren und öffentlich aufzustellen.
Dies sollte sich bald ändern. Mit Beginn der über vierzigjährigen Friedenszeit zwischen dem Ende der schweren Christenverfolgungen unter den Kaisern Decius und Valerianus (260) und den 303 erneut einsetzenden Pogromen unter Diokletian (283–305) und seinen Mitkaisern (Abb. 13 a/b) erlebte der christliche Kunstzweig eine erste Blüte. Wir dürfen davon ausgehen, daß in dieser friedlichen Zwischenzeit allerorten ungehindert Versammlungsstätten für den christlichen Gottesdienst und christliche Friedhöfe entstehen konnten. Doch lediglich in Dura-Europos, einer am Euphrat gelegenen Grenzstadt im äußersten Osten des Römischen Imperiums, die 256 von den Parthern zerstört und danach von ihren Bewohnern verlassen worden war, haben sich Reste einer mit biblischen Szenen ausgemalten Synagoge (Abb. 11) und einer mit alt- und neutestamentlichen Szenen dekorierten »Hauskirche« (Abb. 12) erhalten. Möglicherweise waren auch an anderen Orten christliche Versammlungsstätten in ähnlicher Weise ausgeschmückt, doch ist davon nichts mehr erhalten.
Die ältesten christlichen Sarkophage lassen in ihrem Reliefschmuck deutlich die sich vollziehende Verschmelzung von herkömmlichen und christlichen Bildelementen er-

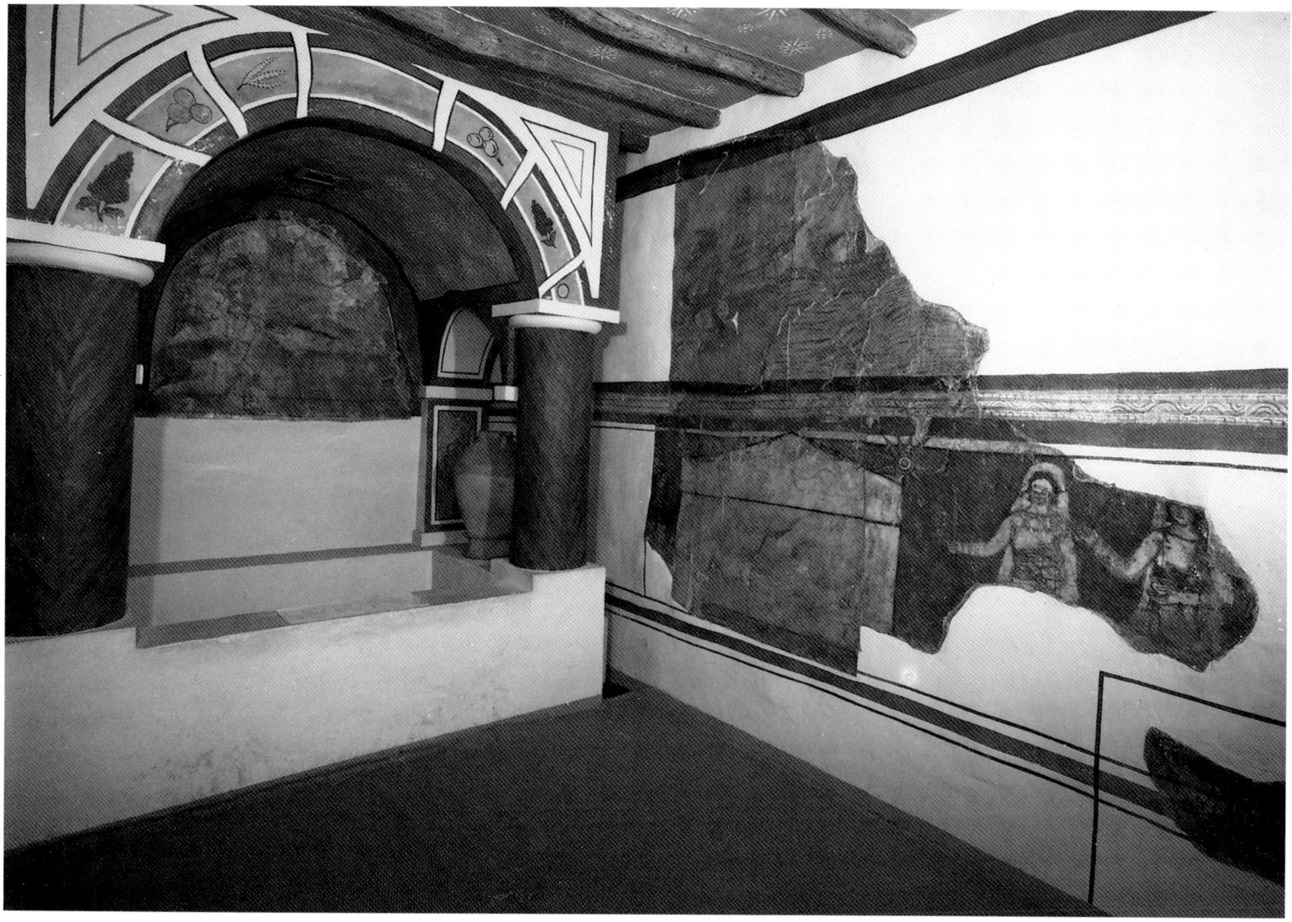

Abb. 12 Dura-Europos, Hauskirche. Blick in den Taufraum. Um 241-256. New Haven, Yale University Art Gallery (Rekonstruktion)

kennen (Abb. 9 und 10). In der Auseinandersetzung mit heidnischen Philosophen wurde das Christentum von seinen gelehrten Verteidigern, den Apologeten, gern als die einzige »verläßliche und nutzbringende Philosophie« (Justin der Märtyrer, gest. um 165) bezeichnet. Daher haben ältere Forscher die auf heidnischen und christlichen Sarkophagen häufig anzutreffenden Darstellungen lesender oder lehrender Philosophen (Abb. 9 und 10) als Hinweis auf das christliche Bekenntnis des Grabherrn gedeutet. So wurden die vier männlichen Gestalten auf dem Fragment Kat.-Nr. 2 lange Zeit als Apostel bzw. als neuplatonische Philosophen interpretiert.
Auch der stadtrömische Sarkophag aus Fiesole (Kat.-Nr. 4) gelangte wohl nur deshalb in die Frühchristlich-Byzantinische Sammlung, weil der lesende Mann als Anhänger der christlichen Lehre gedeutet wurde. Die Darstellung desselben Grabherrn zu Pferde, die römischen Jagd- oder Ernteszenen entlehnt ist, läßt jedoch keinerlei christliche Bezüge erkennen. Bei dem stadtrömischen Sarkophag aus Syrakus (Kat.-Nr. 13), der bereits dem frühen 4. Jahrhundert angehört, schien die Darstellung des Verstorbenen mit Schriftrolle und Rollenbündel inmitten zweier Hirten, die Herdentiere auf ihren Schultern tragen, den christlichen Sinnbezug ganz außer Frage zu stellen. Dabei erweisen Form und Bildschmuck diesen Sarkophag als ein eher traditionelles Werk. Die Verdoppelung des Schafträ-

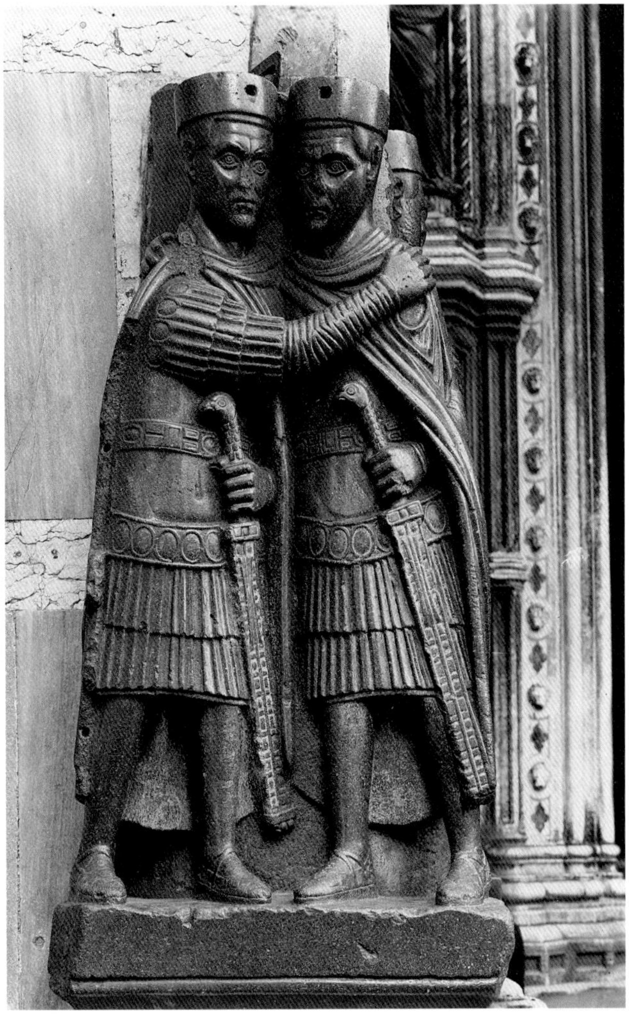
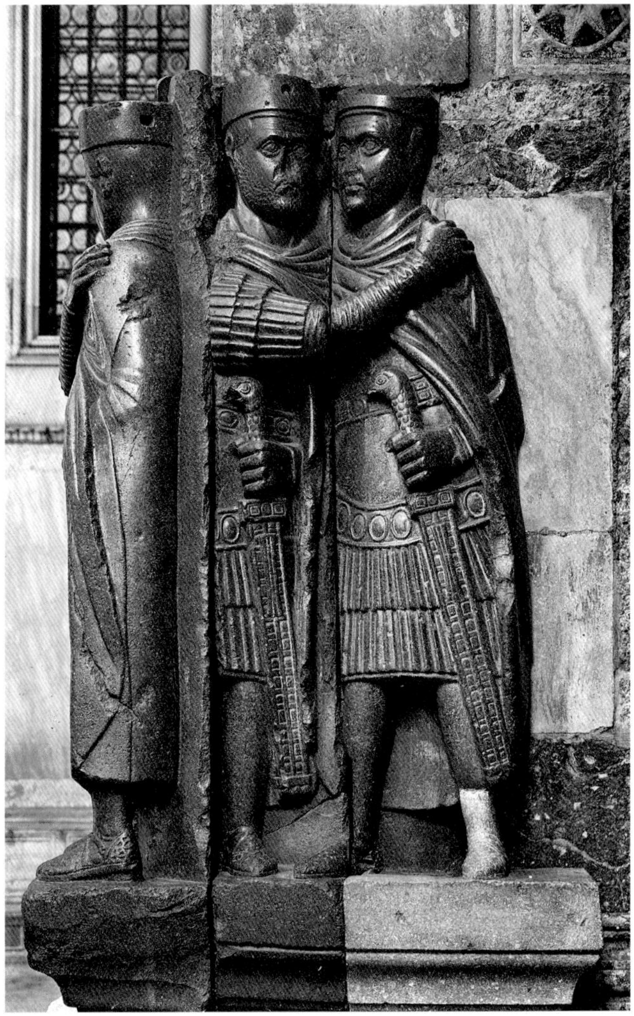

Abb. 13a/b Porphyrgruppen der Kaiser der ersten Tetrarchie. Links Diocletianus Iovius und Galerius, rechts Maximianus Herculius und Constantius Chlorus. Alexandria, um 293-305. Venedig, San Marco

gers, die eine Deutung auf den Guten Hirten Christus geradezu verbietet, zeigt uns, daß selbst noch im frühen 4. Jahrhundert dem Bildmotiv nur die allgemeine, auf den erhofften Grabesfrieden hinweisende Bedeutung innewohnen konnte.

Schon auf dem Berliner Jonasarkophag (Kat.-Nr. 5), der den ältesten christlichen Sarkophagen zugerechnet werden darf, erscheint der isolierte Schafträger an der rechten Ecke als eher beiläufiges Gegenstück zu der weiblichen Beterfigur (Orans) an der linken Ecke. Auch die Orans galt lange Zeit als christliche Bildschöpfung. Tatsächlich geht das`Motiv auf die römische Personifikation der Pietas (»Frömmigkeit«) zurück. Auf dem Berliner Jonasarkophag sind beide zusammenn bereits konventionelle »Chiffren« für den Jenseitszustand des Verstorbenen, der seine Hoffnungen auf Sündenvergebung, ungestörten Grabesfrieden und Auferstehung in viel stärkerem Maße an das biblische Beispiel des geretteten und friedlich ausruhenden Jona geknüpft haben mochte.

Die einzelnen Hirtentypen gehörten zum festen Repertoire der auf Sarkophagen des 3. Jahrhunderts so beliebten bukolischen Szenen. Der Hirte, der sich auf seinen Stab stützt (Kat.-Nr. 5, 6), wird auf Denkmälern der Kleinkunst (Lampen) gelegentlich als Tityros bezeichnet und erinnert an den Kuhhirten, der jedem Gebildeten aus den Werken des römischen Dichters Vergil vertraut war. Da der Hirte auf dem Jonasarkophag (Kat.-Nr. 5) ein Rind hütet – ein Motiv, das unter den Hirtenbildern höchst selten vorkommt –, darf vermutet werden, daß die Mustervorlage des Steinmetzen auf eine Illustration zurückgeht, die von Vergils bukolischen Dichtungen angeregt war. Noch aus dem frühen 5. Jahrhundert sind zwei Bilderhandschriften seiner Hirtengedichte erhalten, die zeigen, wie beliebt und verbreitet die klassische lateinische Poesie in der Spätantike war.

Fragmente mit Mahldarstellungen (Kat.-Nr. 3) verdanken ihre Aufnahme in die altchristliche Abteilung wohl ebenfalls nur dem Umstand, daß Bankettszenen früher gern als christliche Agapen oder gar als Hinweise auf das Abendmahl gedeutet worden sind. Bankettszenen begegnen aber gleichermaßen auf heidnischen wie christlichen Grabmonumenten des 3. Jahrhunderts und erinnern an das Mahl der Seligen im Jenseits oder die zu ihren Ehren abgehaltenen Totenmahle. Da viele Sarkophage nur in Bruchstücken überliefert sind, kann nicht ausgeschlossen werden, daß auf den fehlenden Teilen alt- oder neutestamentliche Szenen dargestellt waren. Doch erst, wenn dieser Zusammenhang wirklich noch erkennbar ist, dürfen wir die betreffenden Werke als christliche Arbeiten bezeichnen. Tatsächlich konnten auf den ersten christlichen Sarkophagen wie auf ihren heidnischen Vorstufen die Verstorbenen als Mann und Frau, als Philosoph und Orans, mit alt- und neutestamentlichen Bildern verbunden werden, umgeben von herkömmlichen Motiven wie Schafträger, Hirten-, Meeres- oder Fischerszenen (Abb. 9 und 10).

Im letzten Drittel des 3. Jahrhunderts wanderten Steinmetzen aus dem phrygischen Dokimeion, nachdem die dortige Produktion der repräsentativen Säulensarkophage (Abb. 23) zum Erliegen gekommen war, nach Rom aus und schufen hier nach dem Muster ihrer künstlerischen Heimat vierseitig verzierte Säulensarkophage mit heidnischen Bildthemen. So steht das Musenfragment (Kat.-Nr. 8), das dieser Gruppe angehört, noch ganz in kleinasiatischer Tradition, weist aber bereits stadtrömische Einflüsse auf. Im 4. Jahrhundert finden wir dann auch in Rom Säulensarkophage – zum Teil vierseitig verziert – mit christlichen Darstellungen (Abb. 18 und 20).

Wie ein halbes Jahrhundert zuvor die Katakombenmaler, so benutzten auch die christlichen bzw. für Christen produzierenden Sarkophagbildhauer den ihnen vertrauten heidnischen Bildervorrat weiter. Die Steinmetzen suchten

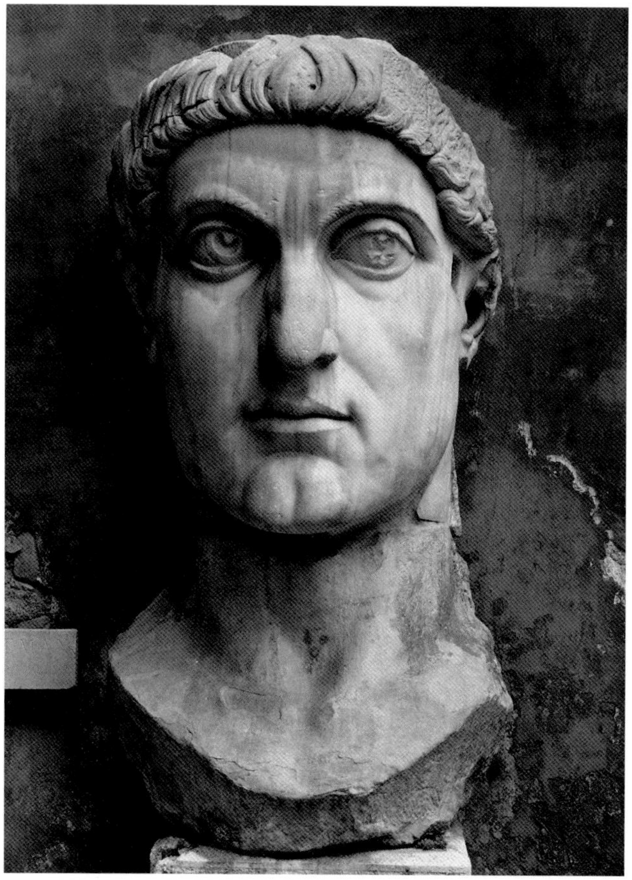

Abb. 14 Konstantin der Große. Kolossalporträt von der Sitzstatue aus der Basilica Nova (»Maxentiusbasilika«) auf dem Forum Romanum. Um 312–315. Rom, Hof des Konservatorenpalastes

ihre Vorlagen aber nicht bei den Malern, sondern entwickelten aus dem ihnen gewohnten Figurenrepertoire weitgehend selbständig alt- oder neutestamentliche Szenen. Für den nackten ruhenden Jona, der auf dem Berliner Jonasarkophag (Kat.-Nr. 5) in geradezu exemplarischer Weise begegnet, griffen die Bildhauer auf Gestalten wie Dionysos unter der Weinlaube oder Okeanos zurück, die in der kaiserzeitlichen Reliefkunst gern als nackte ausruhende Jünglinge dargestellt worden sind. Doch erst durch Umwandlung des dionysischen Weinstocks in eine Kürbislaube, die unabdingbares Kennzeichen der Jonaruhe ist (vgl. Kat.-Nr. 1), wurde aus dem heidnischen Vorbild eine christliche Darstellung. Dabei mußte die

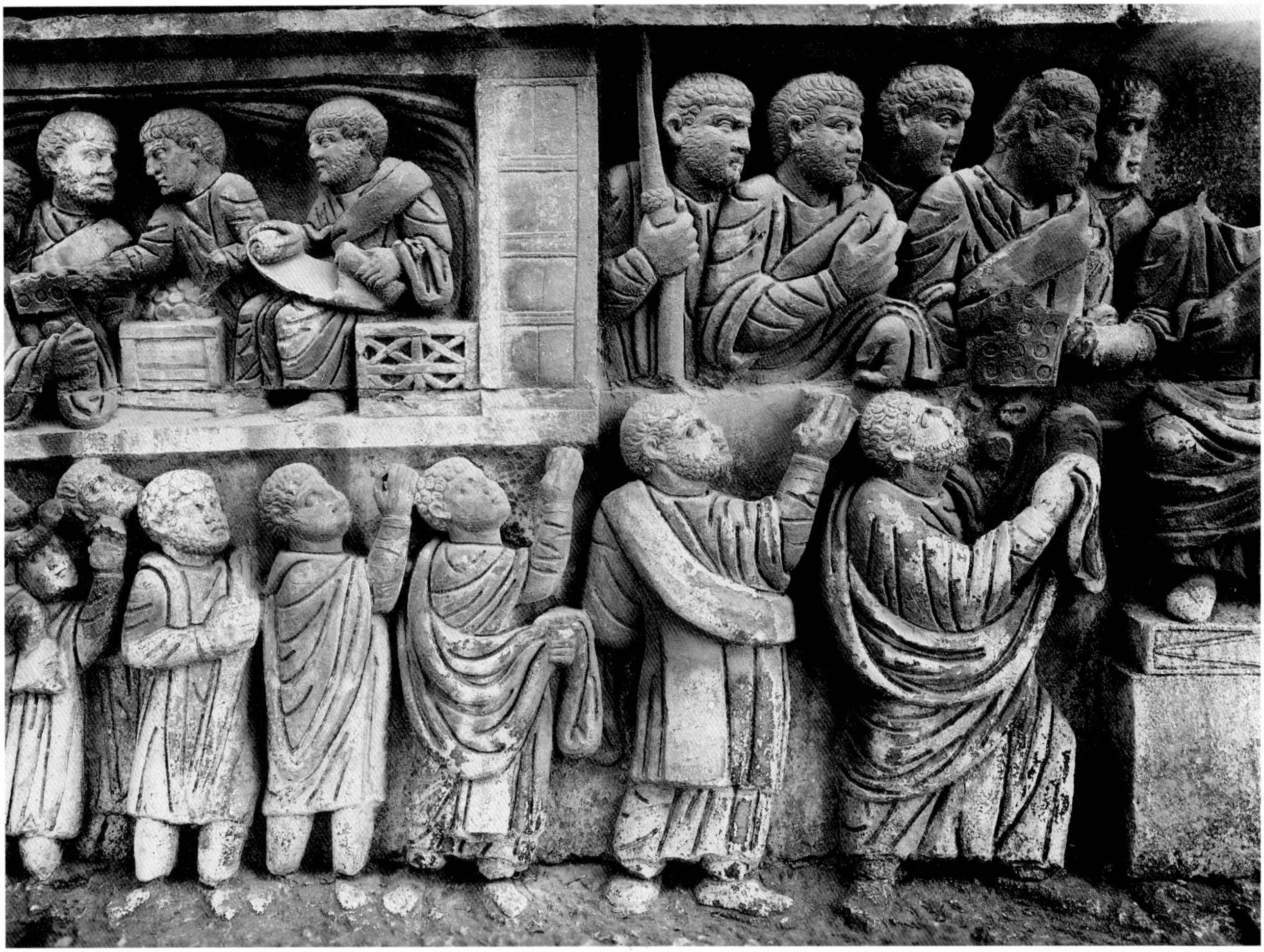

Abb. 16a/b Ausschnitte vom Nordfries des Konstantinsbogens. Ansprache Konstantins auf der Rostra des Forum Romanum (rechts) und Geldverteilung im Congiarium (links)

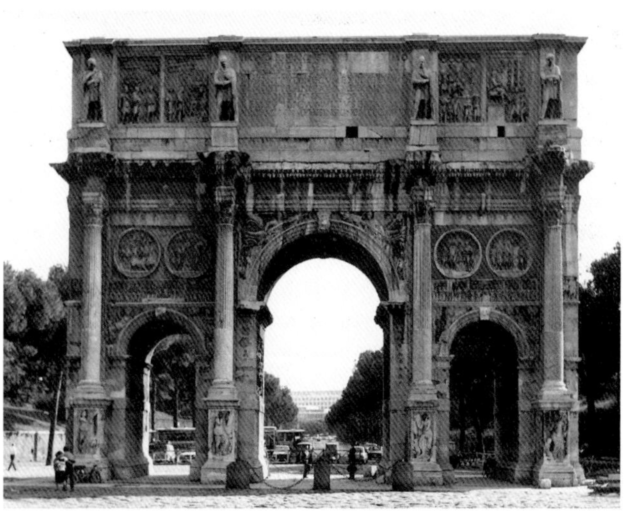

Abb. 15 Rom, Forum Romanum. Konstantinsbogen. Ansicht der Nordseite. Um 312-315

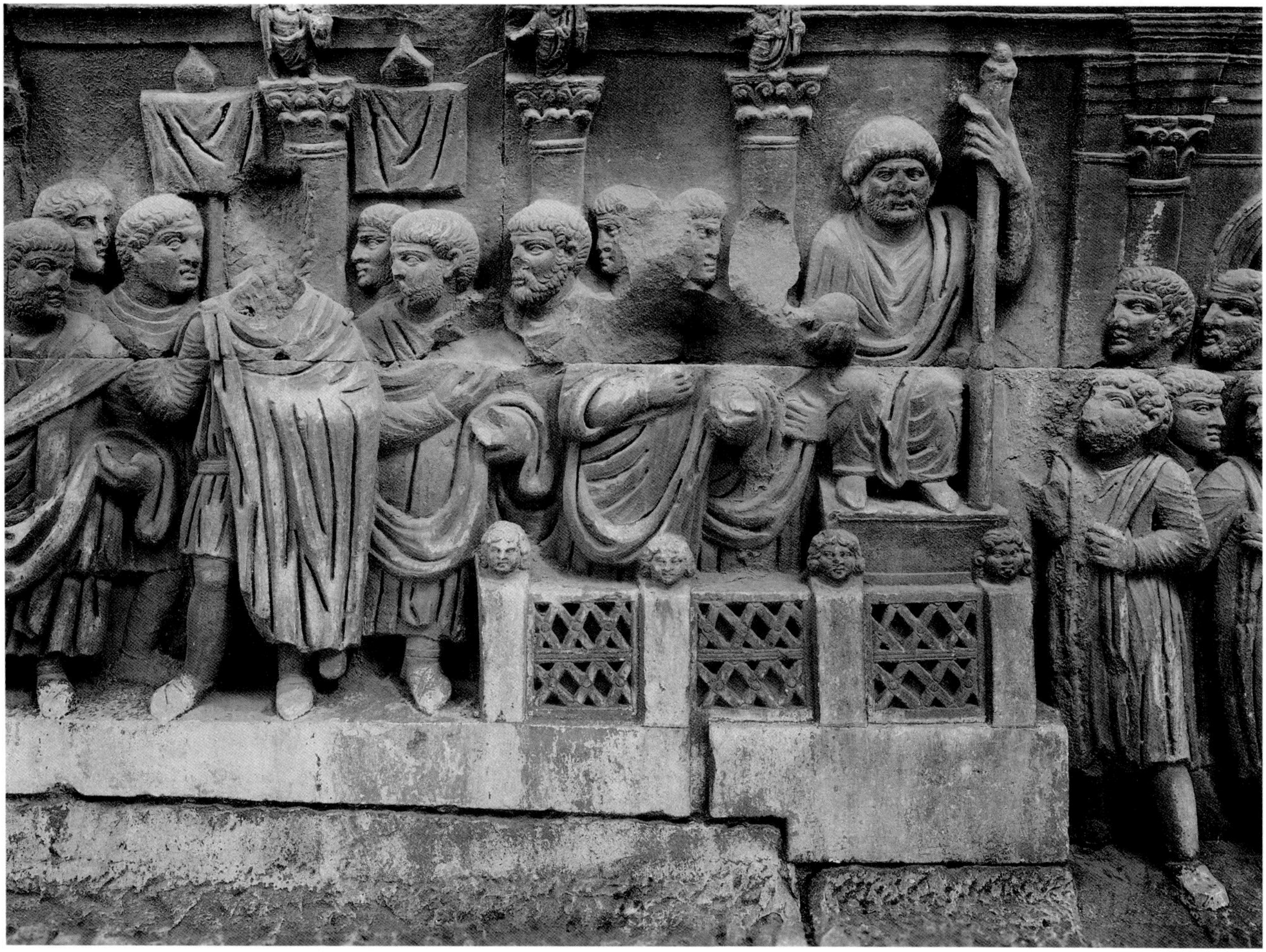

»heroische Nacktheit« des übernommenen Figurentypus einen anderen Sinn annehmen: Sie ist jetzt nicht mehr Ausweis göttlicher oder mythischer Erhöhung, sondern Zeichen der Schutzlosigkeit der Seele, die nach Rettung und Erquickung dürstet.
Die Abhängigkeit von heidnischen Vorlagen gilt auch für andere christliche Bildschöpfungen: Das Opfer Abrahams (Kat.-Nr. 15) wurde von römischen Hinrichtungsszenen angeregt, die Anbetung der Magier (Kat.-Nr. 30) folgt den Darstellungen Tribut bringender Barbaren auf römischen Staatsdenkmälern, die durchaus auch später noch dargestellt wurden (Abb. 22 und 36), und das Ketos in den Jonaszenen gehörte ursprünglich zum Meeresgott Okeanos.

Mit der offiziellen Duldung der christlichen Religion unter Kaiser Konstantin dem Großen (Abb. 14), die gewöhnlich mit dem »Mailänder Edikt« von 313 verbunden wird, im Westen aber schon bald nach 306 einsetzte, erlebte die Produktion christlicher Sarkophage in Rom einen großen Aufschwung. Der christliche Bilderkreis war im Verlaufe des 3. Jahrhunderts in der Katakombenmalerei und seit dem letzten Viertel des 3. Jahrhunderts auch in der Sarkophagskulptur erheblich erweitert worden, wobei die bukolischen Szenen allmählich in den Hintergrund traten.
Schon weitgehend in der künstlerischen Tradition der Friese am Konstantinsbogen von 312/315 (Abb. 15 und 16) stehen die beiden zusammengehörigen Deckelfragmente mit alttestamentlichen Szenen in Berlin und Rom (Kat.-

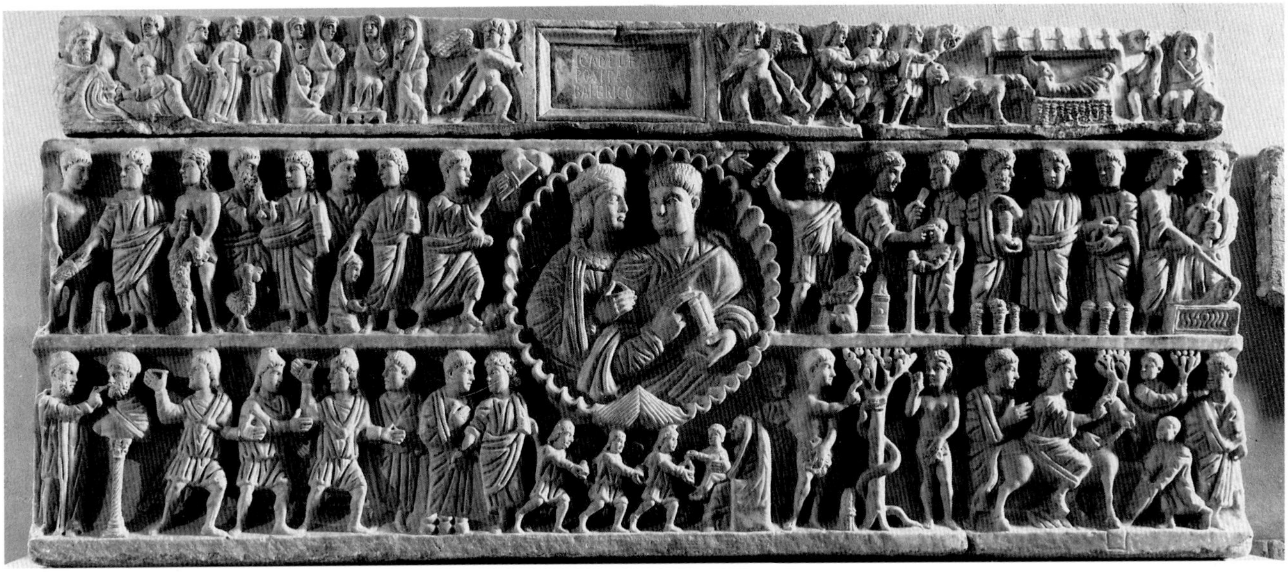

Abb. 17 Zweizoniger Friessarkophag mit Bildnismuschel. Porträts der Adelphia und des Valerius, alt- und neutestamentliche sowie apokryphe Szenen. Rom, um 340-350. Syrakus, Archäologisches Museum

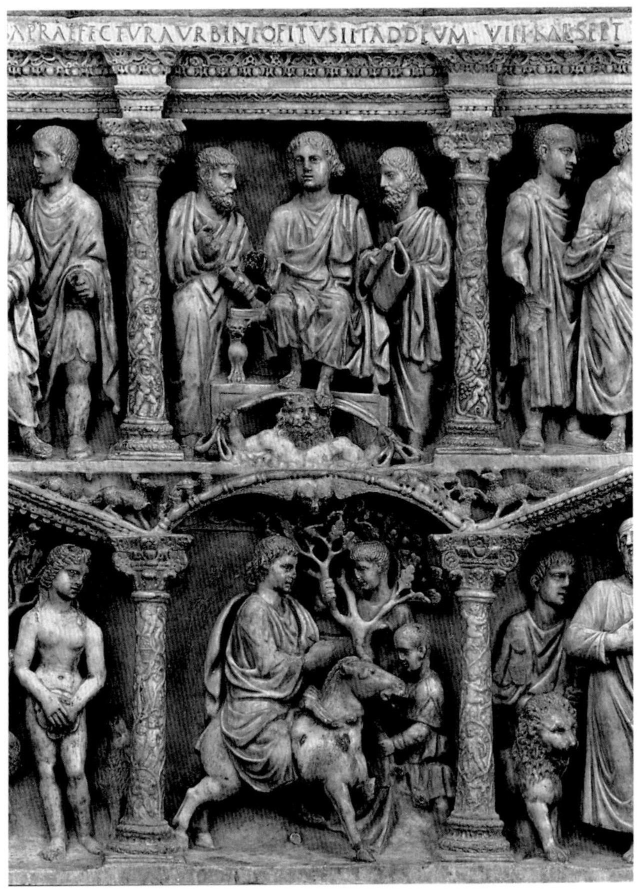

Nr. 12), ferner das Fragment von der Front eines Sarkophagkastens (Kat.-Nr. 15) mit dem Opfer Abrahams und einer Heilungsszene. Diese beiden Stücke mögen hier exemplarisch für Auswahl und Inhalt der alt- und neutestamentlichen Ereignisse stehen, die seither die umfangreichen Bildprogramme ein- oder zweizoniger Friessarkophage und ihrer Deckel geschmückt haben (Abb. 17). Bevorzugt waren alttestamentliche Episoden wie Noe in der Arche, das Opfer Abrahams, die Drei Hebräischen Jünglinge vor Nebukadnezar oder im Feuerofen, Daniel in der Löwengrube und der Jonazyklus, in denen sich der unerschütterliche Glaube an das rettende Eingreifen Gottes manifestierte. Diese »Rettungsparadigmen« wurden ergänzt durch eine Fülle neutestamentlicher und apokrypher Szenen, in denen Jesus oder die Apostel Petrus und Paulus als Wunderheiler, Retter und Vorbilder des Glaubens agierten (Abb. 17, 18 und 20). Ein ganzer Kanon von Zeugnissen wurde aufgeboten, um deutlich zu machen, daß auch den Verstorbenen die rettenden Taten Gottes und seines Sohnes zuteil werden sollten.

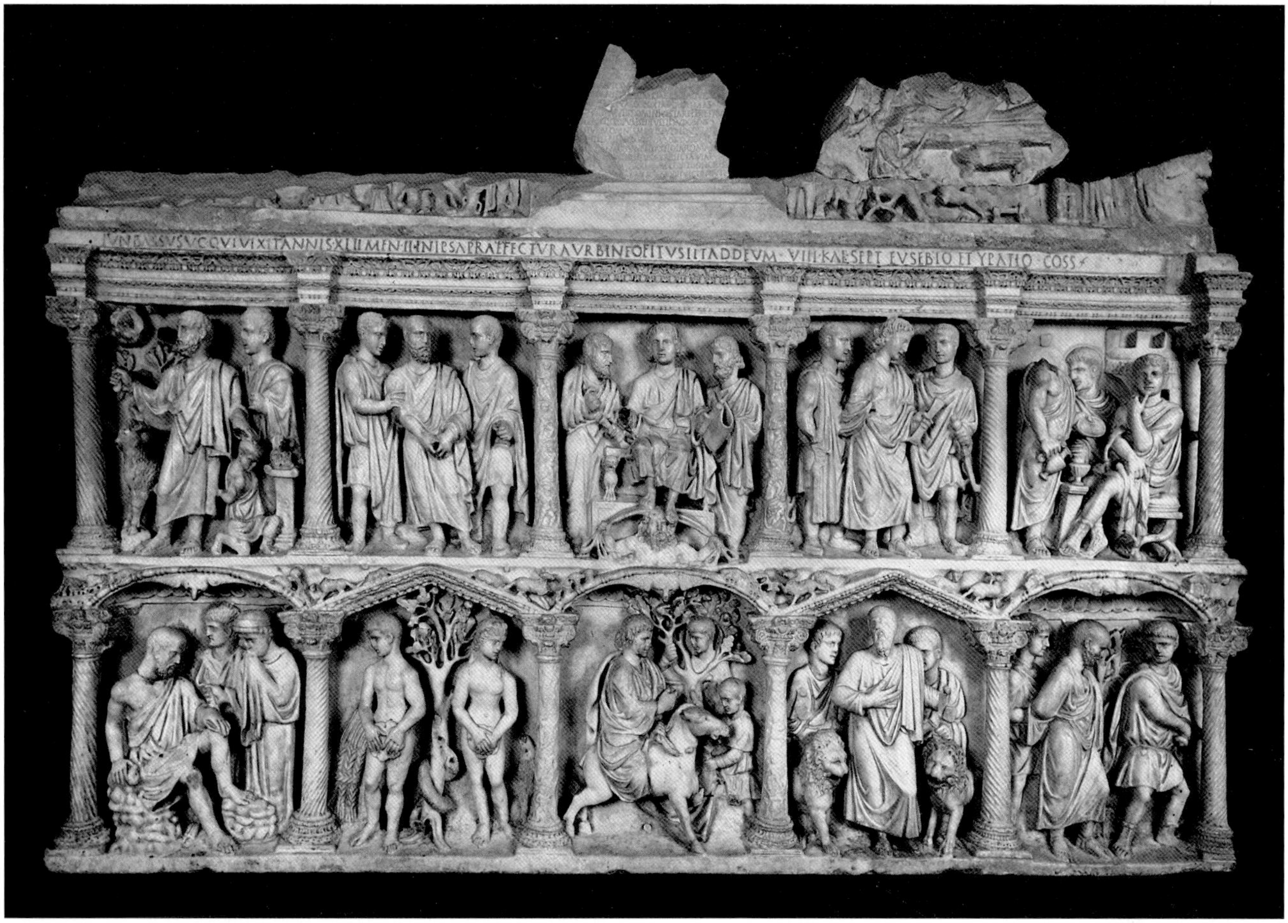

Abb. 18a/b Zweizoniger Säulensarkophag des Stadtpräfekten Iunius Bassus. Alt- und neutestamentliche Szenen, Passion und Herrschaft Christi, Martyrium des Petrus und Paulus. Rom, um 350-360. Vatikan, Grotten der Peterskirche

Daneben traten Darstellungen, die wohl von der Monumentalkunst, etwa den (zum größten Teil verlorenen) Mosaikprogrammen in den Apsiden der stadtrömischen Kirchen (Abb. 21), angeregt waren. In diesen Szenen erscheint Christus zwar als philosophischer Lehrer, jedoch – nach dem Vorbild des irdischen Kaisers – in der Attitüde eines Triumphators (Abb. 20) oder himmlischen Herrschers, der um sich die zwölf Apostel gleich einem kaiserlichen Hofstaat versammelt hat (Abb. 21). Auch die Bekränzung der Apostelfürsten Petrus und Paulus durch Christus, die ein Goldglasboden unserer Sammlung (Kat.-Nr. 20) – freilich in recht »abgekürzter« Gestalt – überliefert, ist dem kaiserlichen Zeremoniell entlehnt.

Mit den wenigen christlichen Stücken unserer Sammlung lassen sich freilich der Themenreichtum und die Entwicklung der Sarkophagplastik im 4. Jahrhundert auch nicht annähernd dokumentieren. Schmerzhaft deutlich wird dies bei der Betrachtung des Fragments eines ursprünglich reich geschmückten zweizonigen Friessarkophags (Kat.-Nr. 17), der – wäre er vollständig erhalten – seinesgleichen nur unter den christlichen Prunksarkophagen der römischen Museen fände. Einige dieser Sarkophage, wie der des 359 verstorbenen Stadtpräfekten von Rom, Iunius Bassus (Abb. 18), lassen sich mit Persönlichkeiten des 4. Jahrhunderts verbinden, die zur Senatsaristokratie gehört haben. Gleichwohl war im 4. Jahrhundert die Be-

stattung in mehr oder weniger aufwendig dekorierten Sarkophagen recht weit verbreitet. Der grobe Stil des Deckelfragments (Kat.-Nr. 12), der sich ähnlich am Fries des Konstantinsbogens (Abb. 16a/b) beobachten läßt, erklärt sich aus der nicht fertig bearbeiteten Reliefoberfläche, die lediglich durch eine abschließende Bemalung scheinbar vollendet worden war. Dieses Verfahren dürfte zu einer erheblichen Verbilligung und Ausweitung der christlichen Sarkophagproduktion seit konstantinischer Zeit geführt haben.
Die Massenherstellung brachte auch Kuriosa hervor. Wenn wir am Sarkophag aus Syrakus (Kat.-Nr. 13) das Porträt des Grabherrn voll ausgebildet finden, so ist das keinesfall die Regel. Viele Porträts blieben schon an Sarkophagen des 3. Jahrhunderts in der Bosse stehen (Abb. 10), weil pietätlose Verwandte die nachträgliche Fertigstellung unterlassen oder andere Gründe diese verhindert haben. Viele Sarkophage wurden später umgearbeitet, wie die ursprünglich weibliche und dann in einen bärtigen Oranten verwandelte Figur auf dem Fragment mit Petrus und Paulus (Kat.-Nr. 16) zeigt. Aber auch in anderen Kunstzweigen finden wir Kuriosa. So wurde ein Relief der frühen Kaiserzeit (Kat.-Nr. 19), das wohl von einem römischen Triumphaldenkmal stammte, gegen Ende des 4. Jahrhunderts wiederverwendet und dabei »verchristlicht«: indem man den beiden römischen Siegesgöttinnen einen Kranz mit dem Christusmonogramm hinzufügte, wurde die Siegesbedeutung der Victorien jetzt auf Christus hingelenkt. Bis zur Ausbildung des christlichen Engeltypus (Kat.-Nr. 53) war es dann nur noch ein kurzer Schritt.
In Rom kam die Sarkophagproduktion gegen Ende des 4. Jahrhunderts zum Erliegen, wie auch die Bestattung in den Katakomben allmählich aufhörte. Für beide Phänomene ist die Ursache bis heute ungeklärt. Gleichwohl lebte die Sarkophagproduktion in anderen Zentren Italiens wie in Mailand und besonders in Ravenna noch im 5. Jahrhundert fort, doch besitzt unsere Sammlung hierfür keine Beispiele.

Monumentale Skulptur des 4. und 5. Jahrhunderts

Unser Bild der spätantiken Kunst – ihres christlichen Zweiges sowohl als ihres traditionell heidnischen – bliebe unvollständig, wollten wir es allein auf Zeugnisse der privaten Grabeskunst einschränken und nicht auch die monumentalen Künste berücksichtigen, deren Träger seit der Anerkennung des Christentums unter Konstantin dem Großen (313) gleichermaßen Kaiserhof und Kirche waren. Konstantin selbst hat als Stifter zahlreicher kostbar ausgestatteter Kirchen in Rom, Konstantinopel und im Heiligen Land gültige Muster für den Kirchenbau geschaffen. Nach dem Vorbild kaiserlicher Palast- und Kulträume wurden die Apsiden und Wände der gottesdienstlichen Räume mit Mosaiken und Malereien ausgestattet. Apsis, Stirnwand und Triumphbogen blieben dabei stets zentralen Bildkompositionen vorbehalten, in denen Christus als königlicher Lehrer, Herrscher und Richter inmitten seines himmlischen Hofstaates der Apostel, Engel oder Heiligen dargestellt werden konnte (Abb. 21).
Bereits bei der Betrachtung der Sarkophage (Abb. 18 und 20) haben wir darauf hingewiesen, daß sich im Verlauf des 4. Jahrhunderts ein tiefer Wandel in der christlichen Kunst vollzogen hatte: In dem Maße, wie das irdische Kaisertum seit Konstantin dem Großen seine Legitimation mehr und mehr auf Christus zurückführte, wurden umgekehrt Züge des Kaiserbildes, der kaiserlichen Repräsentation und des höfischen Zeremoniells zuerst auf die Christusdarstellungen der monumentalen Mosaik- und Wandmalerei, bald aber auch der Reliefskulptur (Sarkophage) und der Kleinkunst (Elfenbeinschnitzereien, Metallarbeiten, Goldgläser) übertragen.
Mit der zunehmenden Ausbreitung christlicher Bildthemen kamen jedoch der heidnische und der profane Kunstzweig nicht zum Erliegen. Als Konstantin 324 seine neue Hauptstadt am Bosporus gründete und ihr bei der Einweihung am 11. Mai 330 den Namen Konstantinoupolis verlieh, ließ er, um sie würdig auszustatten, zahlreiche aus griechischen Städten und Heiligtümern geraubte Kunstwerke hierher schaffen und öffentlich aufstellen. Viele ältere Darstellungen heidnisch-mythologischen Inhalts blieben so lange Zeit erhalten und haben, wenn sie nicht einfach christlich umgedeutet worden sind, immer wieder zur Begegnung und Beschäftigung mit der Antike angeregt.
Die Berliner Sammlung besitzt wenige Zeugnisse der monumentalen Künste aus den westlichen und östlichen Gebieten des spätantik-frühchristlichen Imperiums. So ist das Kaiserporträt – gleichsam das Rückgrat der römischen Kunstgeschichte – nur durch ein überarbeitetes und zudem unvollendet gebliebenes Beispiel Konstantinopler Herkunft vertreten (Kat.-Nr. 9). Die Porphyrstatue eines Kaisers (Kat.-Nr. 10), die zum kostbarsten Besitz der Berliner Sammlung gehört, war ohne Kopf aufgefunden worden, weshalb es auch hier nicht mehr möglich ist, den Dargestellten zu deuten. Der dunkelviolette bis rote Porphyrit (»Porphyr«), aus dem die Statue gefertigt wurde, stammt aus den Steinbrüchen am Mons Porphyrites in der Ägyptischen Wüste nahe dem Roten Meer. Unter Diokletian (284–305) und seinen Mitherrschern, aber auch unter Konstantin und seinen Nachfolgern blieb das Gestein

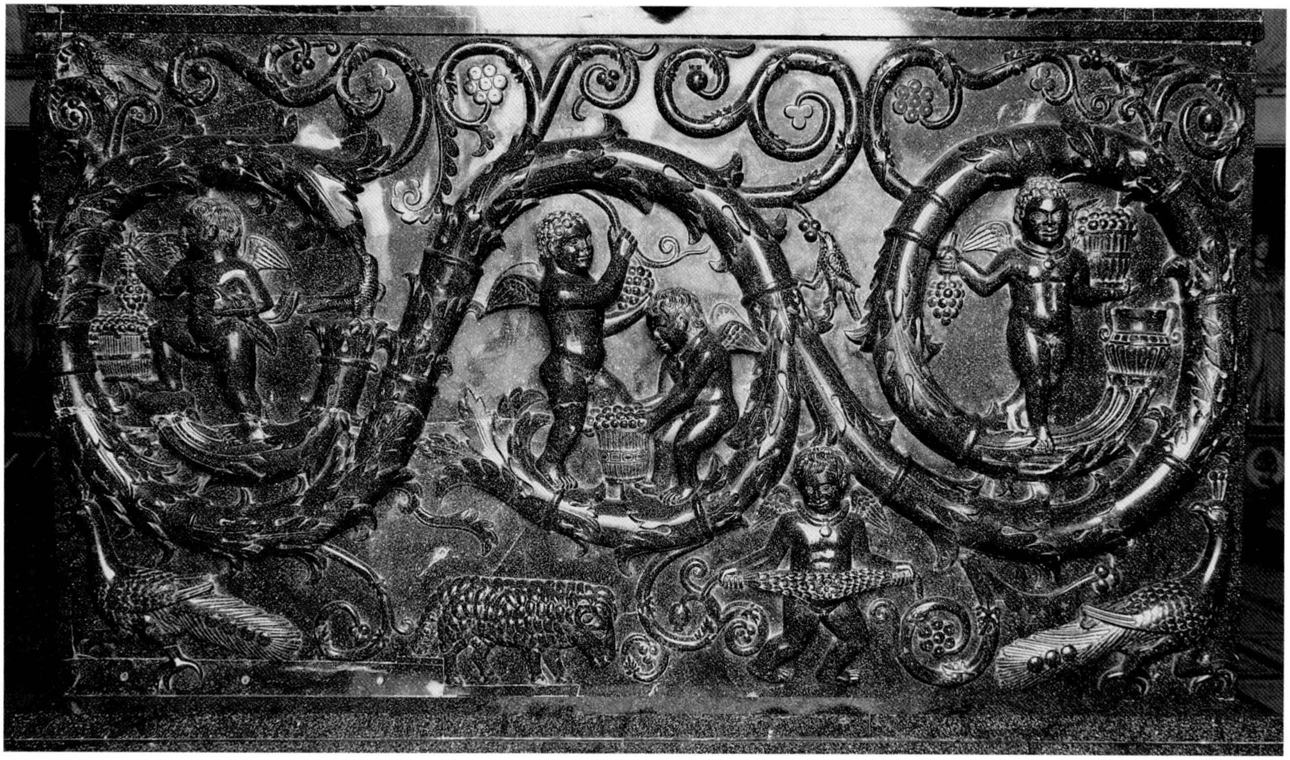

Abb. 19 Porphyrsarkophag der Constantina und ihrer Schwester Helena. Aus ihrem Mausoleum (Santa Costanza) an der Via Nomentana. Ranken und Putten bei der Weinlese. Alexandria, Mitte des 4. Jahrhunderts. Vatikan, Museo Pio Clementino (Sala della Croce Greca)

wegen seiner dem kaiserlichen Purpur vergleichbaren Färbung vorwiegend der imperialen Repräsentation vorbehalten. Wohl noch in Alexandria wurde es zu monumentalen Kaisersarkophagen, Kaiserstatuen, Architekturteilen und dekorativen Werkstücken verarbeitet.

Von einem monumentalen kaiserlichen Prunksarkophag in der Art des Porphyrsarkophags der Constantina (Abb. 19), der 354 verstorbenen Tochter Konstantins des Großen, stammt das Köpfchen eines Genius (Kat.-Nr. 11); es gehörte wahrscheinlich zu dem in Istanbul aufbewahrten Fragment von der Längsseite eines Kastens. Von einem dritten Sarkophag dieses Typus blieb ein Deckel in Alexandria erhalten. Von dorther stammen auch eine nach Wien gelangte Kaiserstatuette, der Berliner Torso (Kat.-Nr. 10) und – unlängst im selben Gebiet gefunden – das Basisfragment einer weiteren Kaiserstatue. Der Seriencharakter all dieser in kaiserlichem Auftrag geschaffenen Porphyrwerke ist vor allem den beiden Gruppen einander paarweise umarmender Kaiser abzulesen (Abb. 13 a/b), die während des vierten Kreuzzugs (1204) von den Venezianern aus Konstantinopel entführt und an der Südwestecke der Schatzkammer (Tesoro) der Markuskirche aufgestellt worden sind. Im Unterschied zu der fast unerbittlichen Härte der venezianischen Porphyrgruppen weist der Berliner Kaisertorso eine freiere Bewegtheit auf und ist feiner durchgebildet. Er gehörte zu einer Denkmalgruppe, die in Alexandria selbst aufgestellt war. Eine vergleichbare Kaiserstatue gelangte wohl zu Beginn des 5. Jahrhunderts nach Ravenna, wo seit 404 die weströmischen Kaiser residierten.

Die schriftlichen Quellen berichten zwar von der regen Bautätigkeit, die Konstantin der Große und seine Nachfolger in Konstantinopel entfaltet haben, gleichwohl ist der Bestand an überkommenen Werken aus der Frühzeit der Stadt eher dürftig zu nennen. Dies mag damit zusammenhängen, daß in der langen Geschichte von Byzanz ältere

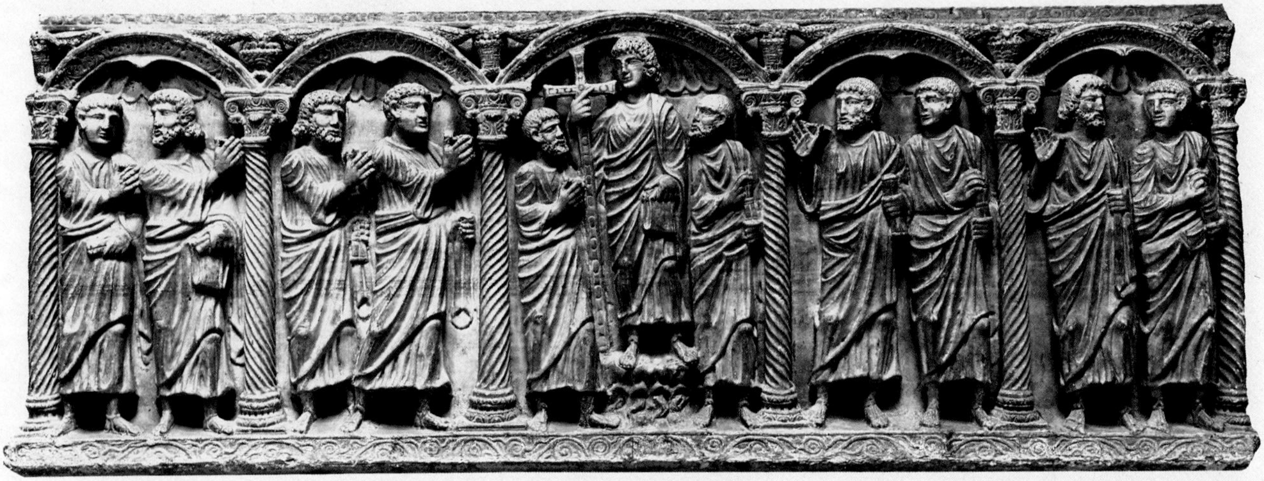

Abb. 20 Vierseitig verzierter Säulensarkophag (sog. Probus-Sarkophag). Christus Victor auf dem Vierstromberg und akklamierende Apostelgruppen. Rom, Ende des 4. Jahrhunderts. Vatikan, Museum in der Peterskirche

Werke der Architektur, Malerei, Skulptur und der angewandten Künste durch Brände, Erdbeben, Raubzüge, mutwillige Zerstörungen und andere katastrophale Ereignisse vernichtet worden sind. Allein die bilderfeindlichen Maßnahmen des 8. Jahrhunderts, die schmähliche Eroberung und Ausplünderung durch die Kreuzfahrer (1204) sowie schließlich die osmanische Eroberung von 1453, die das Ende des Byzantinischen Reiches besiegelte, haben die meisten Zeugnisse aus den früheren Epochen vergehen lassen.

Erst aus dem späten 4. und dem 5. Jahrhundert, aus der Zeit des Kaisers Theodosios I. (gest. 395) und der von ihm begründeten Dynastie, sind mehrere bedeutende Werke oströmischer Skulptur aus Konstantinopel erhalten. Hier wäre vor allem der Reliefschmuck an der Basis des Theodosios-Obelisken im Hippodrom von Konstantinopel zu nennen (Abb. 22), der 390/92 entstanden sein dürfte. Dem höfisch-vornehmen Stil dieser Reliefs lassen sich die wohl von einem Weihwasserbecken stammenden Fragmente der Berliner Sammlung (Kat.-Nr. 30) unmittelbar anschließen. Etwas später entstanden sind das Christusrelief von Psamathia (Kat.-Nr. 31) und das Hetoimasia-Relief (Kat.-Nr. 32).

Das Christusrelief wurde wohl von einem zugewanderten Meister kleinasiatischer Herkunft geschaffen. In der architektonischen Gliederung der Bildfläche mit einem von Säulen getragenen flachen Mittelgiebel, in den Figurentypen und in der Komposition der drei Gestalten hat der Bildhauer bewußt an ältere kaiserzeitliche Vorbilder wie die dokimäischen Säulensarkophage angeknüpft (Abb. 23), deren Produktion allerdings schon gegen 260/70 ausgelaufen war. Die unübersehbare Anlehnung hat zunächst dazu geführt, auch das Christusrelief für die Schmalseite eines christlichen Nachläufers der kleinasiatischen Säulensarkophage zu halten. Neuere Untersuchungen haben aber zeigen können, daß das Relief zu einem Grabmonu-

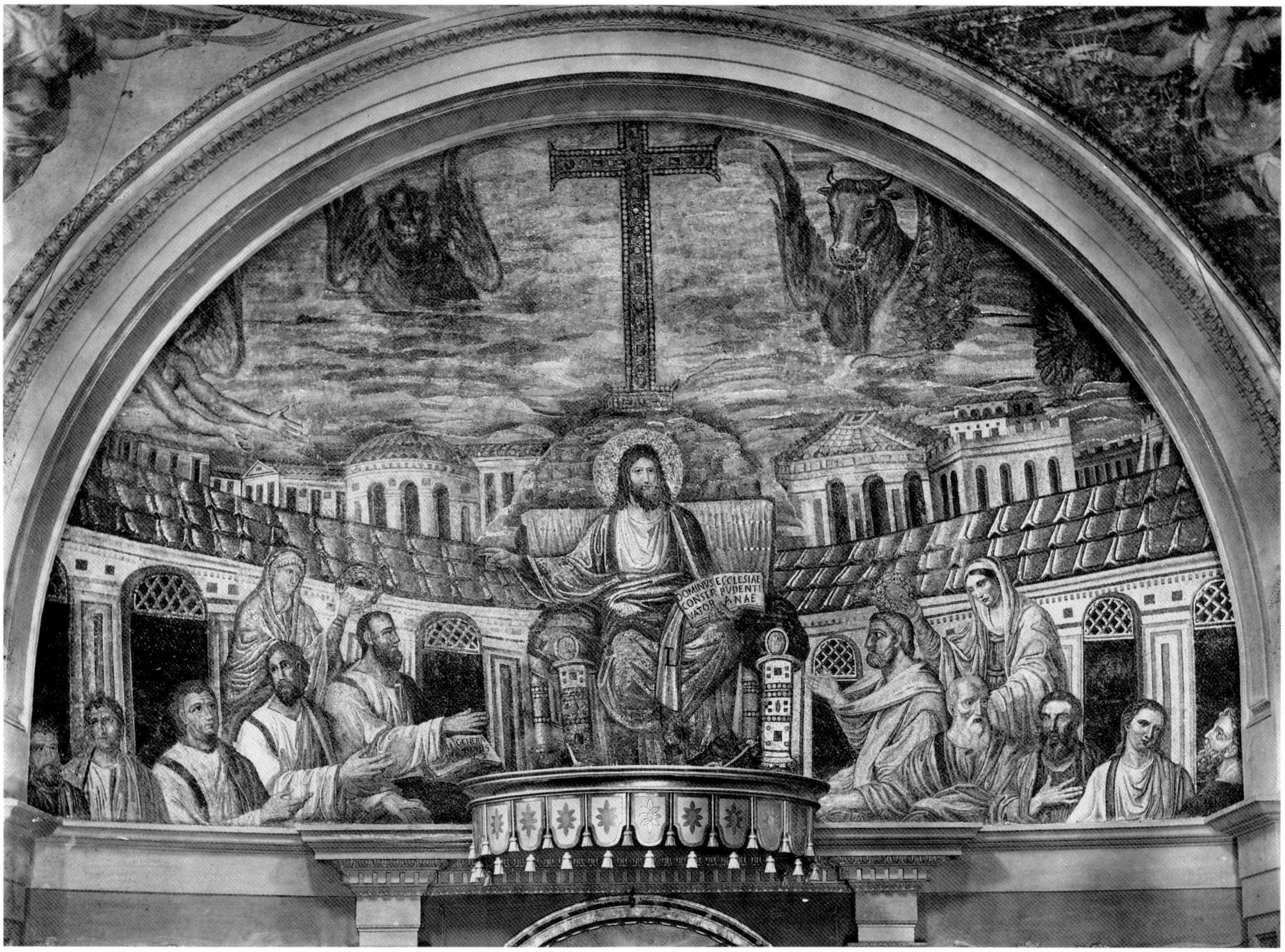

Abb. 21 Rom, Santa Pudenziana. Apsismosaik. Lehrender Christus und die zwölf Apostel vor dem Himmlischen Jerusalem. Um 384-399

ment gehörte, das nur aus zwei im rechten Winkel aufgestellten Platten unterschiedlicher Länge bestand und somit eine Art »Scheinsarkophag« bildete (Abb. 56, 57 auf S. 106). Wenn auch seine genaue Herkunft unbekannt bleiben muß und über seine ursprüngliche Funktion nur Vermutungen angestellt werden konnten: Das Christusrelief ist neben der Basis des Theodosios-Obelisken (Abb. 22) das wohl bedeutendste Denkmal oströmischer Reliefskulptur aus theodosianischer Zeit und steht für die Kunst einer ganzen Epoche.

Das Bildprogramm folgt zwar den Schmalseitenkompositionen kleinasiatischer Säulensarkophage (Abb. 23), erhält jetzt aber Züge des Kaiserbildes: Der jugendliche, im Typus eines Philosophen dargestellte Christus ist durch die Tänie im Haar und vor allem durch den plastisch gebildeten Kreuznimbus als König ausgezeichnet, der seine Lehre – das Evangelium – den beiden ihn gleich Notaren begleitenden Aposteln verkündet. Wie in den großen Mosaikprogrammen (Abb. 21) ist auch hier aus dem philosophischen Gespräch, das Lehrer und Zuhörer vereinigt, ein höfisches Repräsentationsbild geworden. Wie solche offiziellen Repräsentationsbilder aussahen, zeigt das Elfenbeindiptychon des Rufius Probianus (Abb. 35): der thronende und Recht sprechende Stadtvikar wird auch hier

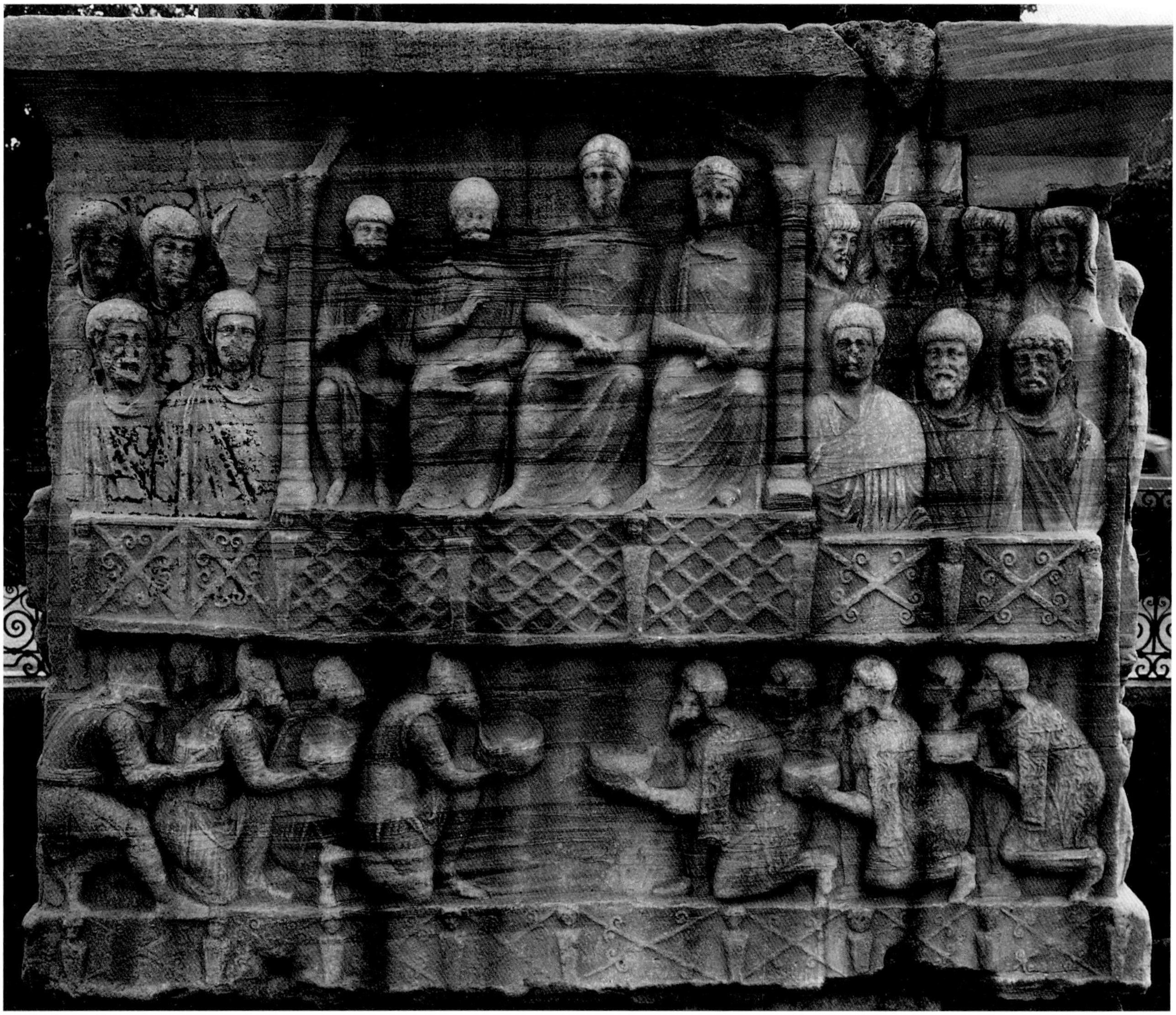

Abb. 22 Istanbul. Sockel des Theodosios-Obelisken. Nordwestseite. Kaiser Theodosios I. und seine Mitherrscher im Hippodrom, Tribut darbringende Barbarenfürsten. Konstantinopel, um 390/92

von zwei Notaren flankiert, die vielleicht ein von ihm verkündetes Urteil zu Protokoll nehmen.

Auch die Komposition des Hetoimasia-Reliefs (Kat.-Nr. 32), über dessen ursprüngliche Herkunft und Funktion wir ebenfalls nichts wissen, verbindet architektonische Motive der kleinasiatischen Säulensarkophage mit Elementen der spätantiken Kaisersymbolik. Der bereitete Thron mit den darauf niedergelegten Herrschaftszeichen versinnbildlicht die Allgegenwart des Kaisers, der allein durch die Insignien seiner Macht vertreten werden konnte. Durch die vom Himmel herabfliegende Geisttaube und wohl auch durch die erwartungsvoll aufblickenden Rehe erhält die

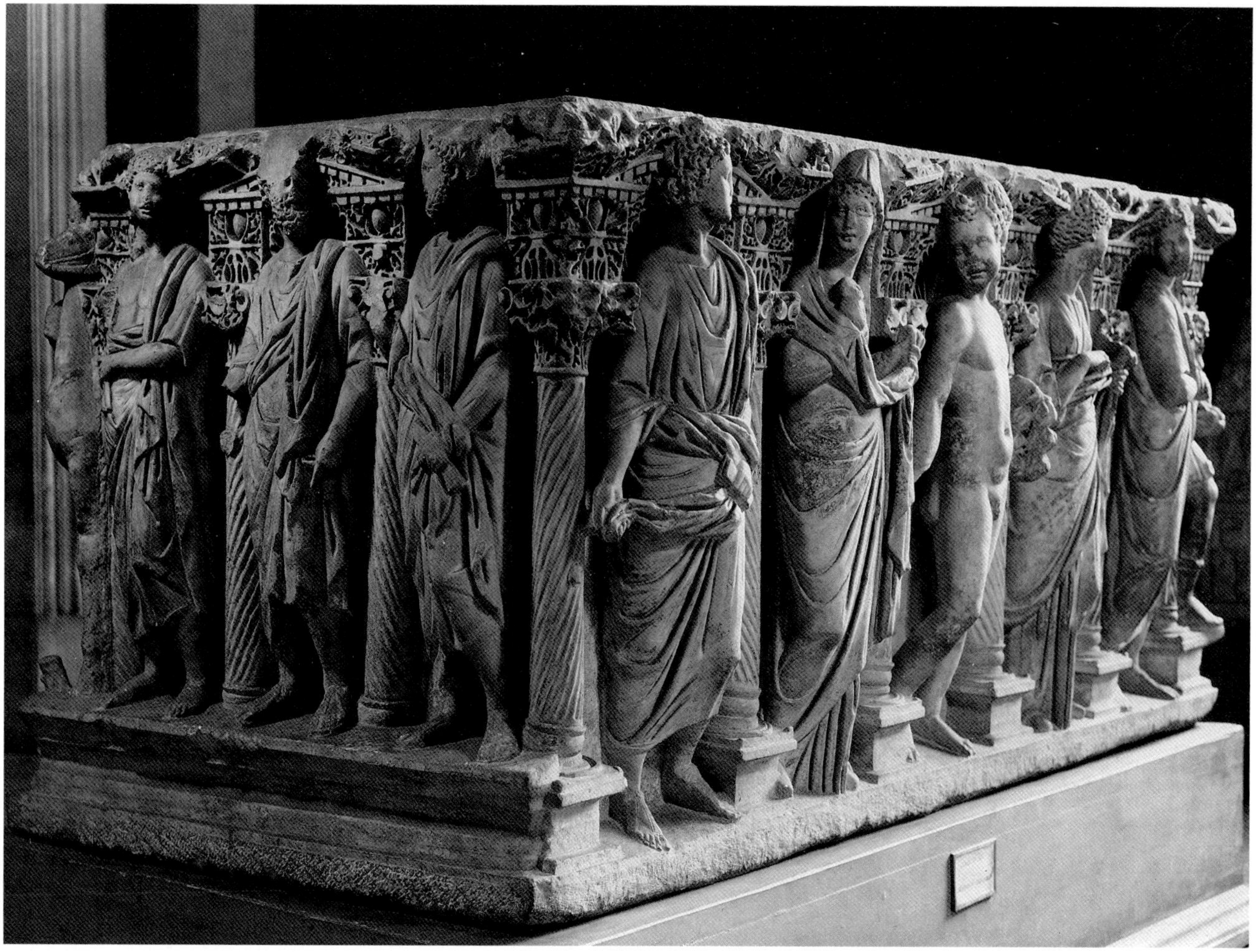

Abb. 23 Säulensarkophag aus Silifke. Schmalseite mit Philosophengespräch. Dokimeion/Phrygien, um 250/60. Istanbul, Archäologisches Museum

Darstellung jedoch einen christlichen Sinn: Der Herrscher, dessen Insignien wir erblicken, ist Christus selbst. Die künftige Wiederkehr des Menschensohnes zum Gericht wird in den Zeichen seiner ewigen Königsherrschaft bereits vorweggenommen und damit zum zeitlos-gegenwärtigen Ereignis erhoben.

Von der »höfischen« Richtung der Konstantinopler Skulptur, denen die bislang besprochenen Denkmäler angehören, unterscheidet sich nun eine charakteristische Gruppe sepulkraler Reliefs, die aus Kalkstein gearbeitet worden sind. Diese Kalksteinreliefs stammen zum überwiegenden Teil aus Nekropolen, die allmählich verfielen, nachdem im ersten Viertel des 5. Jahrhunderts unter Kaiser Theodosios II. (408–450) die neue Landmauer errichtet worden war und die Stadt sich über ihre konstantinische Begrenzung hinaus zu erweitern begann. Den wenigen gesicherten Fundumständen zufolge gehörten etliche dieser Reliefs zu »Scheinsarkophagen«, die nur aus einer dem aufgemauerten Grabbehältnis oder der Grabnische vorgeblendeten Frontplatte bestanden, in Struktur und Bildschmuck aber »wirkliche« Sarkophage nachahmten (Abb. 24). Erst kürzlich wurde vor der theodosianischen Landmauer nahe

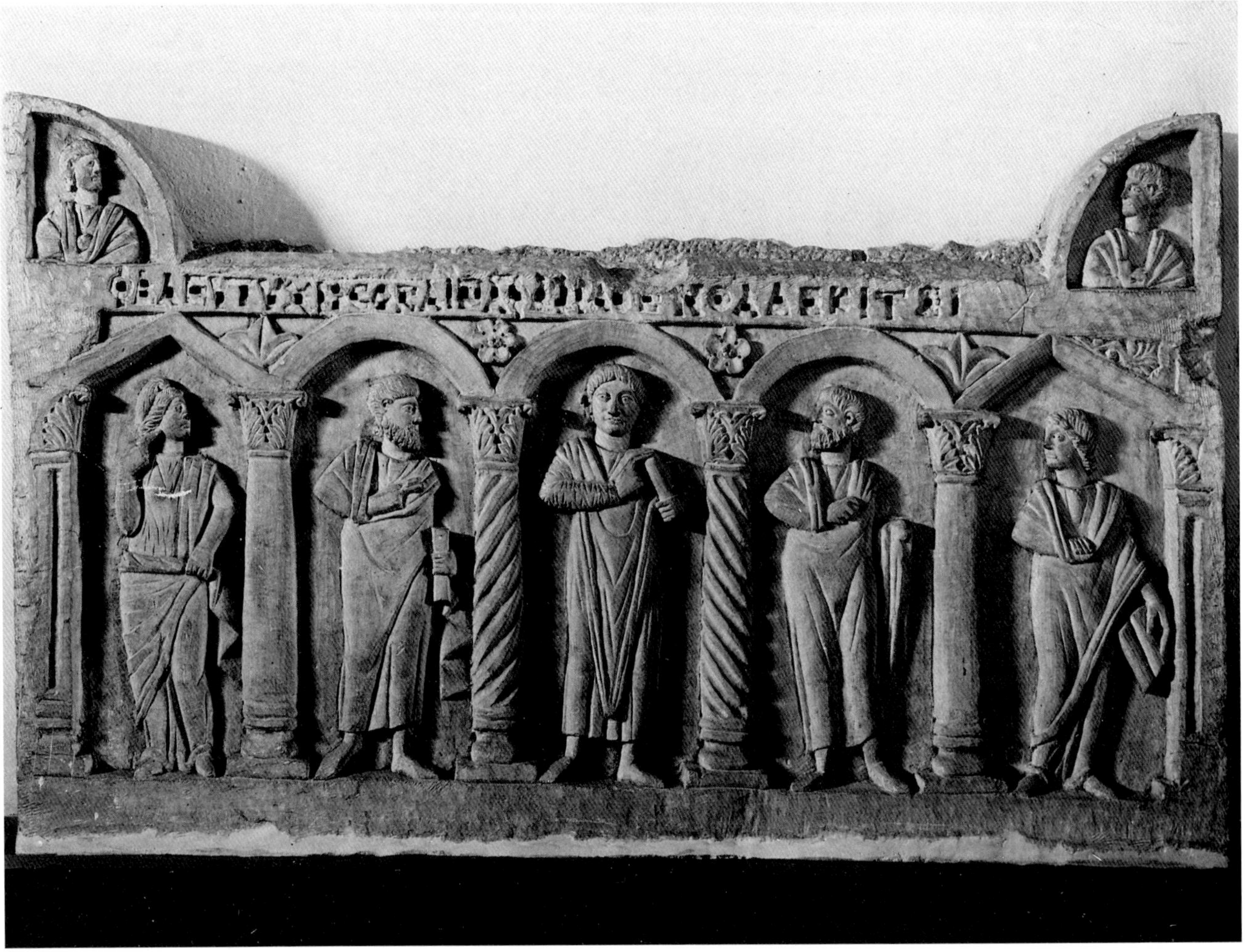

Abb. 24 »Scheinsarkophag« von Taşkasap. Lehrender Christus, zwei Apostel und zwei »Musen«. Konstantinopel, um 400. Istanbul, Archäologisches Museum

dem Pege-Tor (Silivri kapı) ein noch intaktes Mausoleum aus der Mitte des 5. Jahrhunderts entdeckt, das mit fünf dekorierten Scheinsarkophagfronten aus Kalkstein und Marmor ausgestattet ist. Der Reliefschmuck und die reiche malerische Dekoration dieser Grabanlage, die gewiß einer vornehmen Familie gehörte, beweisen, daß die Kalksteinreliefs keineswegs, wie lange angenommen wurde, lediglich Zeugnisse einer eher provinziellen Volkskunst waren.

Ein typischer Vertreter dieser Denkmälergruppe ist das lange verkannte Mosesrelief (Kat.-Nr. 33), das einem Arzt namens Ioannes gestiftet worden war. Obgleich es nur fragmentarisch erhalten ist (es war, wie der Fundort zeigt, zur Reparatur der Landmauer wiederverwendet worden), läßt sich seine ursprüngliche Form mittels vollständig erhaltener Beispiele wie dem Relief aus Ambarlıköy (Abb. 25) oder zweier Fronten in dem erwähnten Mausoleum am Pege-Tor rekonstruieren. Danach bildete das Mosesrelief das linke Drittel einer mit drei gleichartigen Nischen verzierten »Scheinsarkophagfront«. Schon auf

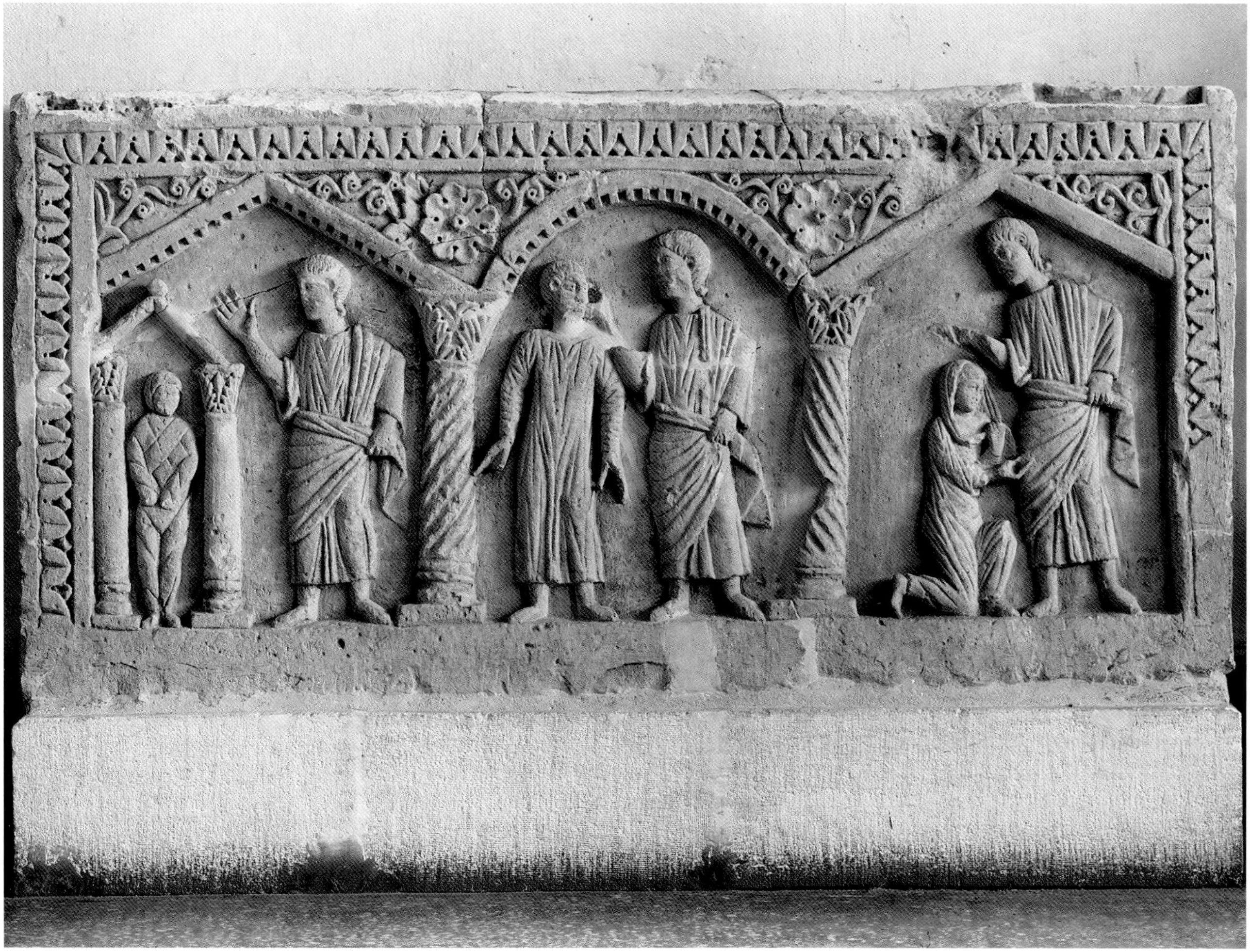

Abb. 25 »Scheinsarkophag« von Ambarlıköy. Auferweckung des Lazarus, Blindenheilung und Heilung der Blutflüssigen. Konstantinopel, um 400. Istanbul, Archäologisches Museum

stadtrömischen Sarkophagen des 4. Jahrhunderts wurden aus formalen Gründen die Berufung des Moses (bzw. die Gesetzesübergabe) und das Opfer Abrahams beiderseits der zentralen Bildnismuschel angeordnet (Abb. 17). Bei dieser Kompositionsweise ragt die Hand Gottes – in spiegelbildlicher Entsprechung – aus den Zwickeln zwischen Bildnismuschel und oberer Reliefleiste in die Szenen hinein. Da unter den Konstantinopler Kalksteinreliefs das Opfer Abrahams mehrfach begegnet, wird man in der Annahme kaum fehlgehen, daß die rechte äußere Nische unseres »Scheinsarkophags« mit diesem Bildthema besetzt war. Für die Mittelnische mit Spitzgiebel oder flachen Rundbogen böte sich hingegen eine frontale Komposition an, wie z. B. Daniel zwischen den Löwen. Obwohl Bildauswahl und -bedeutung nicht wesentlich vom Kanon der stadtrömischen Sarkophage abweichen, erzwangen die ursprüngliche Länge der Platte (ca. 270 cm) und die Höhe der Bildfelder eine Monumentalisierung der Einzelszenen.

Ebenfalls nur fragmentarisch erhalten ist das Petrusrelief

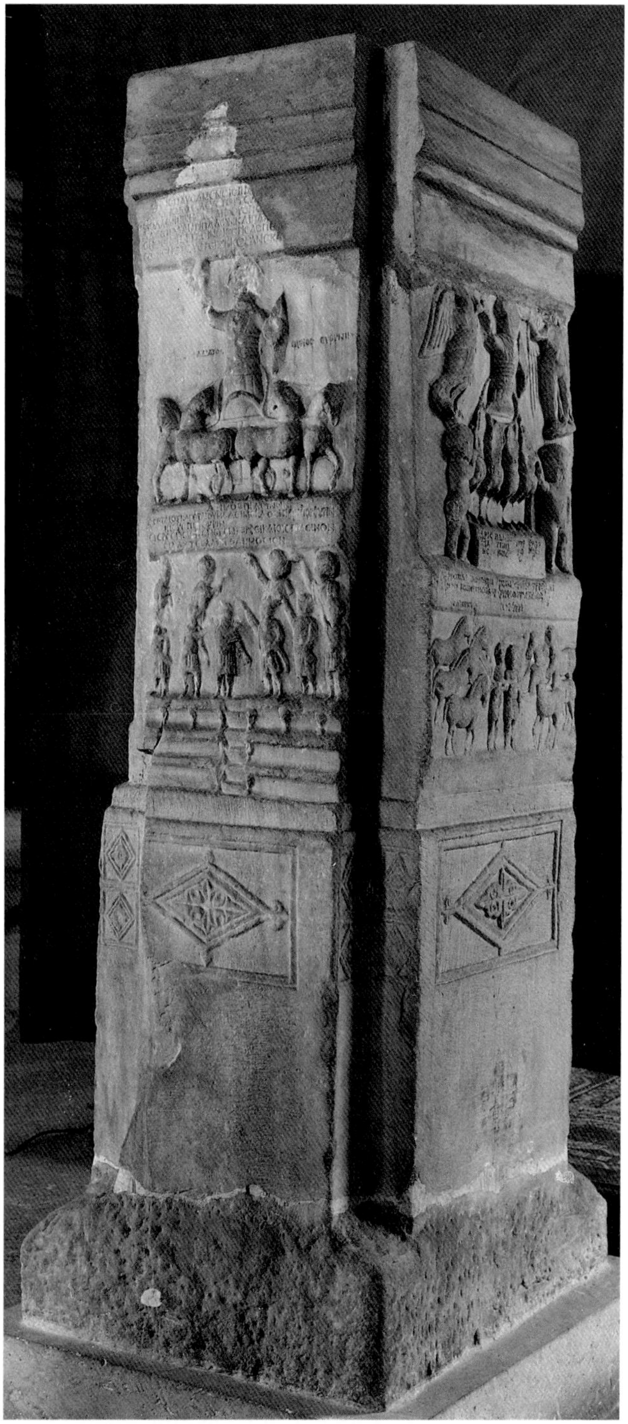

Abb. 26 Basis vom jüngeren Siegesdenkmal des Wagenlenkers Porphyrios aus dem Hippodrom von Konstantinopel. Zirkusszenen. Konstantinopel, um 520. Istanbul, Archäologisches Museum

(Kat.-Nr. 34), das dennoch zu den künstlerisch und ikonographisch bedeutendsten Konstantinopler Bildwerken des fortgeschrittenen 5. Jahrhunderts zählt. Es wurde in der Nähe von Alaçam, einer türkischen Stadt an der pontischen Schwarzmeerküste, gefunden. Alaçam hieß im Altertum Salton Zalichion, wurde später aber nach Kaiser Leon I. (457–474) in Leontopolis umbenannt und in den Rang einer Bischofsstadt erhoben. Wie die meisten hauptstädtischen Werke besteht das Petrusrelief aus jenem Marmor, der auf der Insel Prokonnesos im Marmarameer gebrochen und verarbeitet wurde. Das Relief ist demnach zu einem unbekannten Zeitpunkt – vielleicht als kaiserliche oder private Stiftung – von Konstantinopel aus nach Leontopolis verbracht worden. Ob die Bestimmung des Petrusfragments als Schrankenplatte einer Kirche und die Deutung der rekonstruierten Darstellung (Abb. 61 auf S. 114) als Blindenheilung wissenschaftlicher Kritik standhalten, muß sich erst noch erweisen. Denn die Zahl überkommener Reliefs mit großfigurigen szenischen Darstellungen christlichen oder profanen Inhalts ist zu gering, um darauf sichere Erkenntnisse gründen zu können. Das gilt auch für das Knabenrelief (Kat.-Nr. 35), dessen fragmentarische Darstellung noch der Deutung harrt.

Vollends allein unter den frühbyzantinischen Skulpturen steht das »Kugelspiel« (Kat.-Nr. 36). Für die Darstellung findet sich zwar Vergleichbares auf zahllosen kaiserzeitlichen und spätantiken Zirkusdenkmälern wie der spätantiken Pferdestirnplatte (Kat.-Nr. 23) oder den beiden Ehrenbasen des Wagenlenkers Porphyrios (Abb. 26), die einst im Konstantinopler Hippodrom aufgestellt waren: die technische Ausstattung mit Serpentinen, Kanälen und Spuren mechanischer Vorrichtungen ist jedoch ohne Parallele. Immerhin erbrachte eine kürzlich angefertigte Gipsrekonstruktion wesentliche Erkenntnisse über die Funktionsweise diese seltsamen Geräts. Danach ist es denkbar, daß das »Kugelspiel« vor Beginn der Wagenrennen zum Auslosen der Rennbahnen benutzt wurde. Möglich ist aber auch, daß es nur zum Zeitvertreib diente, um Wagenrennen zu simulieren und Wetten abzuschließen.

In Konstantinopel fanden besonders am Geburtstag der Stadt (11. Mai) große öffentliche Zirkusspiele und Wagenrennen statt. Der Ablauf war durch ein strenges Zeremoniell geregelt, in dessen Mittelpunkt wieder der Kaiser stand. Zu Beginn eines Renntages wurden über den Toren oder Türmen des Hippodroms die Vela genannten Fahnen aufgespannt. Vertreter der Zirkusparteien, der Demen oder Faktionen, überwachten zusammen mit kaiserlichen Beamten die Auslosung der Rennbahnen (Abb. S. 116, links). Die vier angetretenen Gespanne in den Farben der traditionellen Zirkusparteien – der Grünen, Blauen, Weißen und

Roten – fuhren in vier Durchgängen jeweils sieben Runden, angefeuert von berittenen Hortatoren (Kat.-Nr. 23). Zwischen den Rennen fanden die Siegerehrungen mit Akklamationen an den Kaiser, mit musikalischen und pantomimischen Aufführungen, Tänzen und athletischen Kämpfen statt. Nach dem letzten Durchgang, dem »Gemüserennen«, wurden Gemüse- und Fleischspenden an die Zuschauer verteilt. Die Zuschauer selbst gehörten einer der Zirkusparteien an (in Konstantinopel rivalisierten nur noch Grüne und Blaue), zwischen denen es nicht selten zu Tätlichkeiten kam.

Bauskulptur des 5. und 6. Jahrhunderts

Die spätantike und byzantinische Architektur in Teilrekonstruktionen vorzuführen lag, als die Berliner Sammlung begründet wurde, noch außerhalb museologischer Erwägungen. Auch künftig wird es keine Ensembles byzantinischer Bauskulptur geben, die den Rekonstruktionen in den Architektursälen des Pergamonmuseums vergleichbar wären. Dennoch besitzt das Museum für Spätantike und Byzantinische Kunst eine vorzügliche Auswahl an Baugliedern (Kapitelle, Kämpfer, Gesime) und Ausstattungsstücken (Ambonen, Schranken, Ziborien, Wandverkleidungen, Fensterfüllungen, Brüstungen, Zierplatten), die geeignet sind, den Formenwandel der spätantiken und byzantinischen Bauskulptur und Architekturdekoration in Ost und West bis über das 13. Jahrhundert hinaus exemplarisch vorzuführen.

An vielen Orten des spätantiken Imperiums war die Möglichkeit, neue Kirchen zu errichten, sehr oft aus finanziellen und materiellen Gründen eingeschränkt, weshalb ältere kaiserzeitliche Bauten niedergelegt oder ausgeplündert und die dabei gewonnenen Bauglieder wie Kapitelle, Säulenschäfte und Gebälkteile wiederbenutzt worden sind. Diese Art der Spolienverwendung findet sich z. B. sehr häufig an kirchlichen Bauten Roms (Abb. 27). Unter Kaiser Theodosios II. (408–450) begann in den Steinbrüchen und Marmorwerkstätten auf der Insel Prokonnesos im Marmarameer eine breitgefächerte Massenproduktion serienmäßig hergestellter Bauglieder, die teils als fertige Stücke, teils als Halbfabrikate in den gesamten Mittelmeerraum verschickt worden sind. Die Berliner Sammlung besitzt etliche Varianten der in dieser Zeit entwickelten Kapitellformen. Eines dieser Kapitelle findet seine nächsten Parallelen im Narthex der 452/53 begonnenen Johanneskirche des Patrikios Studios (Abb. 28); das hier beschriebene und abgebildete Kompositkapitell (Kat.-Nr. 37b) stammt aus Konstantinopel, doch ist nicht mehr bekannt, zu welchem Bau es einst gehörte.

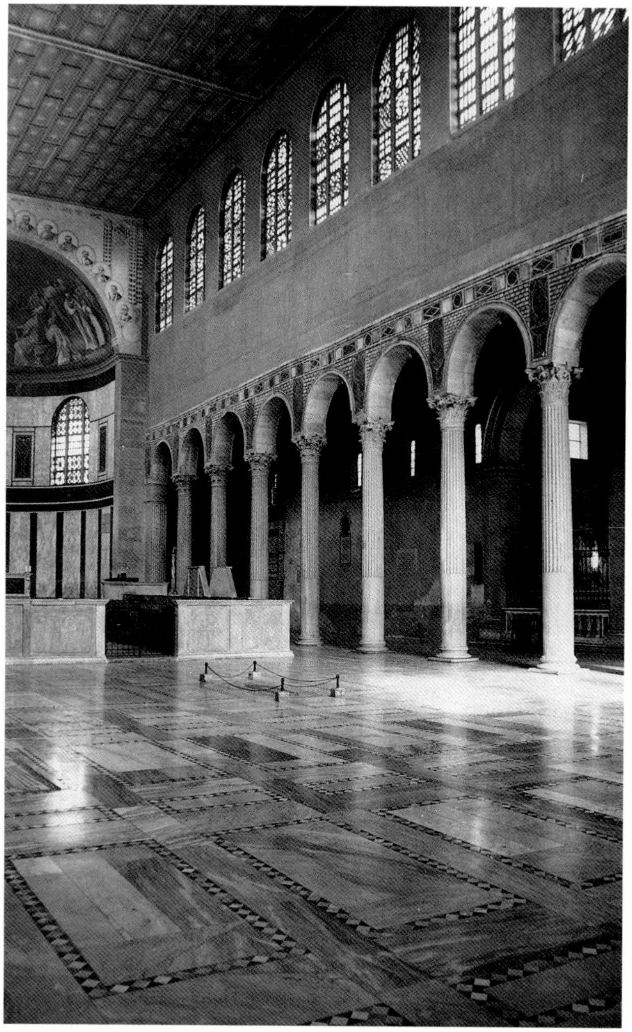

Abb. 27 Rom, Santa Sabina. Inneres nach Südosten. Um 422–432. Säulen und Kapitelle von einem römischen Tempel des 2. Jahrhunderts

Eine im frühen 5. Jahrhundert angefertigte Stadtbeschreibung von Konstantinopel, die *Notitia urbis Constantinopolitanae*, bezeugt für diese Zeit bereits 14 Kirchen, fünf Kaiserpaläste, zwei Basiliken, acht Thermen, vier Foren, vier Zisternen und 52 von Säulengängen gesäumte Straßen. Obwohl etliche dieser Gebäude schon im 4. Jahrhundert entstanden sein dürften, kann davon ausgegangen werden, daß für die Konstantinopler Kirchen und sonstigen Bauten des 5. Jahrhunderts überwiegend standardisierte Bauglieder von der Prokonnesos verwendet worden sind.

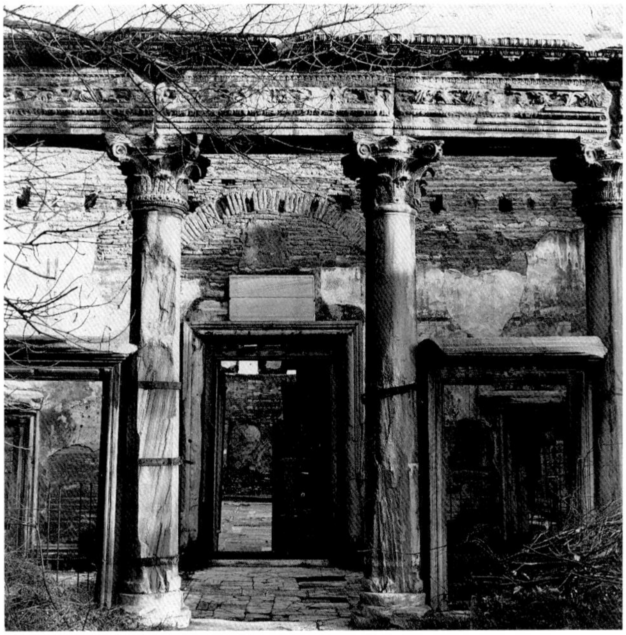

Abb. 28 Istanbul, Johanneskirche des Patrikios Studios. Säulen und Kapitelle des Narthex. Begonnen 452/53

Die meisten Gebäude waren zwar aus Ziegelmauerwerk errichtet, doch wurde für die Ausstattung eine fast unermeßliche Anzahl von marmornen Baugliedern und für die Innenverkleidung der Ziegelwände, besonders in Kirchen, Palästen und öffentlichen Bauten, eine kaum noch vorstellbare Menge an Werkstoffen wie kostbare Buntmarmore für die Wandinkrustationen oder Buntgesteine und Glastesserae für die Mosaiken benötigt. Bestimmte Steinbrüche, in denen edle Buntgesteine wie der grüne »Marmor Thessalicum« (Kat.-Nr. 40) gewonnen wurden, produzierten in kaiserlichem Auftrag für die großen Kirchenbauten der Hauptstadt oder für exklusive Besteller.
Ein perfektes Transportsystem auf dem Seewege und den Flüssen, das Konstantinopel mit allen Küstenregionen des Mittelmeers bis tief in das Landesinnere der einzelnen Provinzen verband, ermöglichte es Bischöfen und Stiftern im gesamten frühbyzantinischen Reich, besonders aber in Italien, Istrien, Griechenland, Ägypten und Nordafrika, sich komplette Kirchenausstattungen von der Prokonnesos kommen zu lassen. Die für Konstantinopel erschließbare Produktivität der prokonnesischen Marmorwerkstätten vermehrt sich also noch um ein Vielfaches, wenn wir diese Praxis bedenken. Zugleich offenbart sich darin die auch in künstlerischer Hinsicht führende Rolle Konstantinopels, die bis weit in das 6. Jahrhundert vorhielt und die relative Einheitlichkeit der Architektur in weiten Teilen des frühbyzantinischen Reichs erklärt.
Die Produktion standardisierter Bauglieder hielt unter Kaiser Iustinian I. (527–563) an. Die rhombische Verzierung, wie sie die Ambonenbrüstung aus Nicäa (Kat.-Nr. 41) und die zweiseitig dekorierte Emporenbrüstung (Kat.-Nr. 42) aus dem Hebdomon zeigen, ist geradezu ein Leitmotiv der justinianischen Architekturdekoration; sie erweist Bauglieder, die in dieser geometrischen Grundstruktur geschmückt sind und die sich besonders zahlreich in Griechenland, Istrien und Italien finden, als hauptstädtische oder unter hauptstädtischem Einfluß entstandene Erzeugnisse. Denn nicht alles, was künstlerisch nach Konstantinopel weist, muß auch dort entstanden sein. In Ägypten sind z. B. etliche Kapitelle aus importiertem prokonnesischem Marmor oder aus einheimischem Kalkstein nach Vorbildern angefertigt worden, die ebenfalls aus Konstantinopel stammten.
Unter Iustinian I. wurde in Konstantinopel ein neuer Dekorationsstil entwickelt, der zuerst in der von Anicia Iuliana 524–527 errichteten Kirche des hl. Polyeuktos faßbar wird (Abb. 29). In kaiserlichen Stiftungen wie der ca. 531–536 errichteten Kirche der beiden Heiligen Sergios und Bakchos (Abb. 30) und vor allem in der 532–537 erbauten Hagia Sophia (Abb. 31) kam er zur vollen Ausbildung. Wenig später wurden bestimmte Elemente dieses Stils, vor allem durch Exportstücke vermittelt, auch in den Kirchenbauten anderer Zentren, wie z. B. in San Vitale zu Ravenna (Abb. 32), nachgeahmt. Dieser neue Stil wird in der Berliner Sammlung durch ein Kämpferkapitell (Kat.-Nr. 43), das eine der vielen Varianten justinianischer Kapitellschöpfungen vertritt, sowie durch eine Stipesfront (Kat.-Nr. 44) und das Fragment einer Wanddekoration (Kat.-Nr. 45) dokumentiert. Bei diesem Dekorationsstil, der mit der Erfindung neuer Kapitellformen wie dem würfelförmigen Typus des Kämpferkapitells oder dem Kessel- und Zweizonenkapitell einherging, wurden die einzelnen Motive so weit hinterarbeitet, daß die Oberfläche sich in ein feines Gespinst ineinander verschlungener Ornamente aufzulösen beginnt. Dadurch entsteht der Eindruck einer fast vollständigen Abhebung vom Reliefgrund, der durch die tiefe Verschattung der Zwischenräume noch verstärkt wird.
Das Bild, das die spätantik-frühchristliche und frühbyzantinische Kunst rund um das Mittelmeer darbietet, ist keineswegs einheitlich. Sosehr zunächst noch Rom und Italien – seit dem 5. Jahrhundert vermehrt auch Konstantinopel durch die expansive Verbreitung seiner architektonischen Skulpturen – in künstlerischer Hinsicht ton-

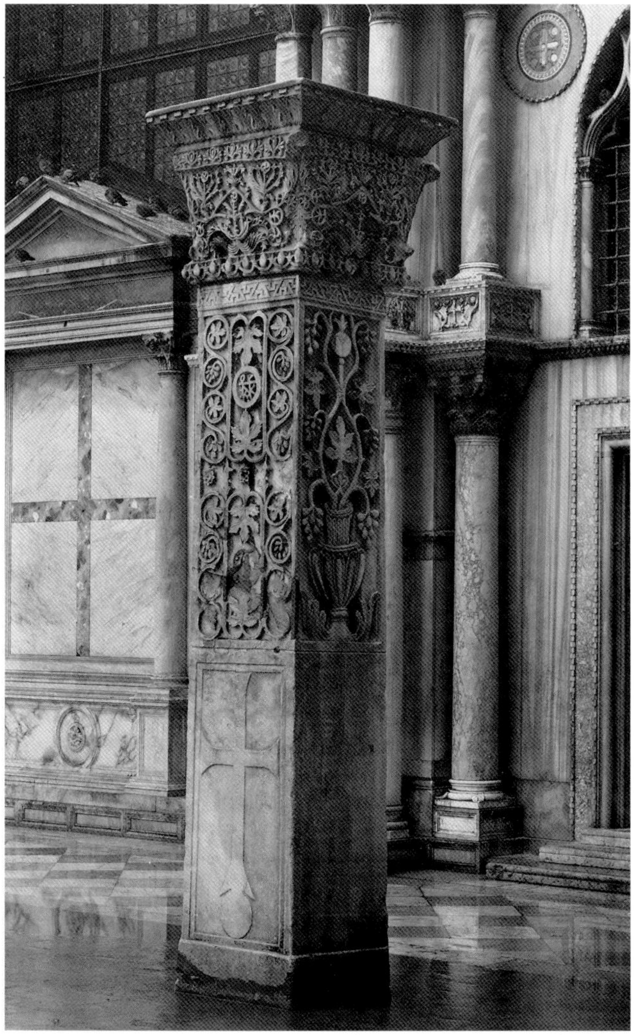

Abb. 29 Zwei Pfeiler aus der Kirche des hl. Polyeuktos zu Konstantinopel. Um 524-527. Venedig, Piazetta bei San Marco

angebend blieben, so groß waren doch die regionalen Unterschiede und künstlerischen Möglichkeiten in den Randgebieten. Aber auch hierin hatte die frühbyzantinische Epoche nur das Erbe der römischen Kaiserzeit angetreten, denn schon die römische Kunst war keine einheitliche Größe; sie stellte sich in Syrien durchaus anders dar als etwa in Spanien oder Nordafrika, in Pannonien oder Ägypten.

Aus den östlichen Gebieten, aus Kleinasien und Syrien, besitzt die Berliner Sammlung nur wenige bemerkenswerte Stücke. Das Relief mit siebenarmigem Leuchter (Kat.-Nr. 28) stammt zwar aus Priene und gehörte somit wohl zur Synagoge dieser Stadt, weist jedoch keinerlei Züge auf, die als spezifisch kleinasiatisch angesehen werden könnten. Das ebenfalls aus Kleinasien stammende Fragment einer betenden weiblichen Figur (Kat.-Nr. 57) entzieht sich einstweilen noch der exakteren kunstgeschichtlichen Bestimmung. Auch für die wieder zusammengesetzten Fragmente einer Ambonenwange (Kat.-Nr. 58) fanden sich bisher keine Vergleichsstücke unter den kleinasiatischen Ambonen. Wenn schließlich eine so wichtige Kunstprovinz wie Syrien in unserer Ausstellung nicht besser dokumentiert ist, so hängt das nicht nur damit zusammen, daß die Berliner Museen hier keine Grabungs- und Erwerbungsmöglichkeiten besaßen. Figürliche Reliefs sind aus Syrien so gut wie nicht bekannt. Das Symeon-Relief (Kat.-Nr. 60) ist ein gewiß originelles, kaum aber typisches Beispiel für die hochentwickelte syrische Steinmetzkunst, wie sie uns vornehmlich in der Architekturdekoration begegnet. Die Stärke Syriens lag wohl eher in den angewandten Künsten, in der Buchmalerei und vor allem in der Silbertoreutik.

Kirchliche Mosaikkunst

Schon oben haben wir darauf hingewiesen, daß die Kirchen seit dem 4. Jahrhundert in der Regel mit kostbaren Mosaiken ausgestattet waren, die Christus im Besitz seiner himmlischen Herrschaft zeigen (Abb. 21). Besonders in Italien, in Rom, Mailand und Ravenna, aber auch in Istrien, in Griechenland und auf den ägäischen Inseln haben sich etliche christliche Mosaikprogramme aus der spätantiken bzw. frühbyzantinischen Epoche erhalten können. Nur in Konstantinopel selbst ist kein einziges kirchliches Wandmosaik aus der Zeit vor dem Bilderstreit (726–843) überliefert. Man muß deshalb, um zu ermessen, was die Geschichte hier ausgetilgt und unwiederbringlich vernichtet hat, auf den Sinai, nach Thessaloniki oder nach Ravenna ausweichen. Während jedoch in Thessaloniki, auf den griechischen Inseln und auf dem Sinai die Konstantinopler Einflüsse besonders ausgeprägt waren, vermischen sich diese in Ravenna stärker mit einheimischen künstlerischen Traditionen.

Nachdem Theodosios I. 394 das Imperium Romanum unter seine beiden Söhne Honorius und Arkadios aufgeteilt hatte, residierten die weströmischen Kaiser zunächst in Mailand und – seit 404 – in Ravenna. Aus der Epoche

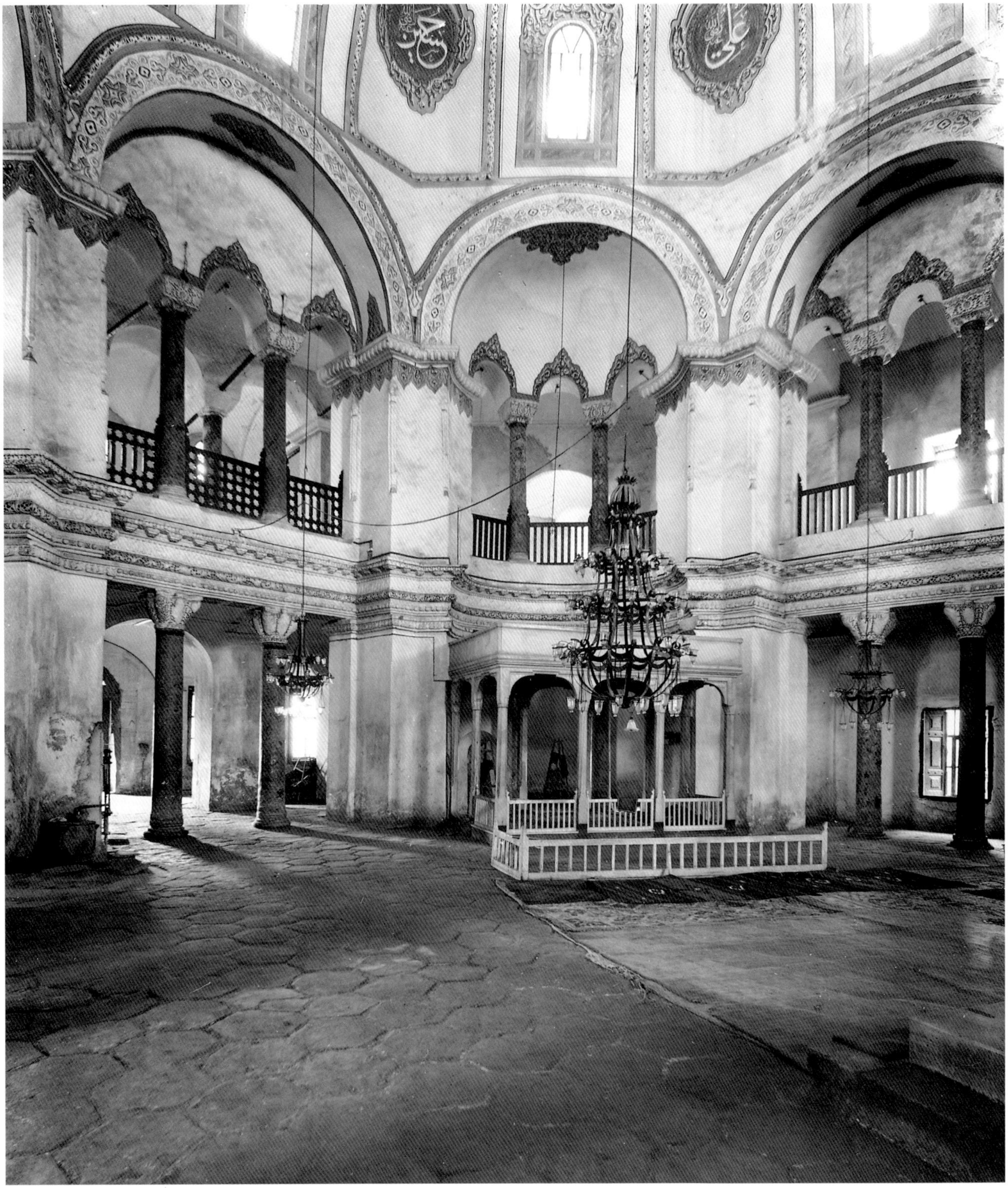

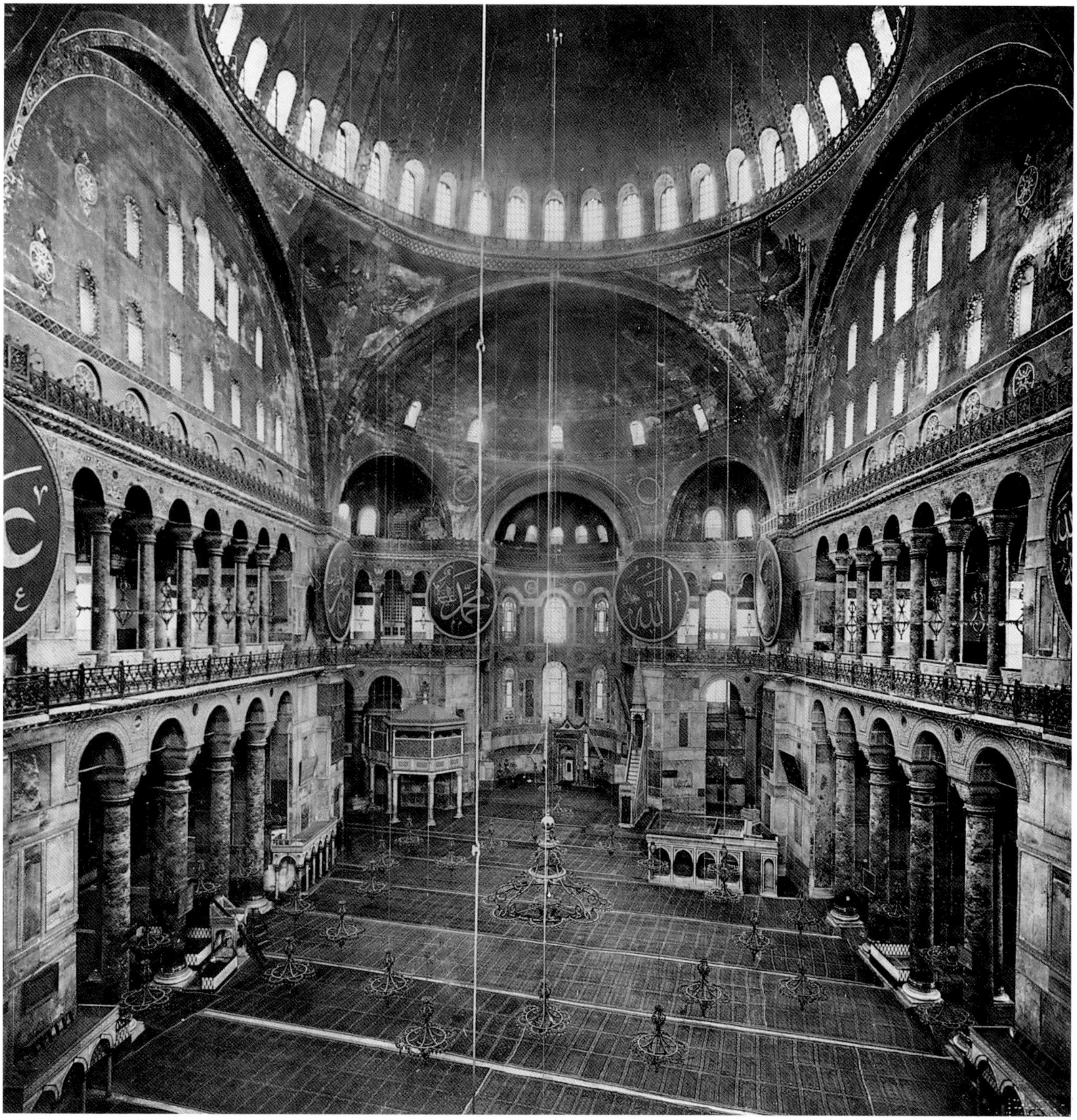

Abb. 31 Istanbul, Hagia Sophia. Inneres nach Osten. Um 532-537 und 558

◁ *Abb. 30 Istanbul, Kirche der Heiligen Sergios und Bakchos. Inneres nach Nordwesten. Um 532–536*

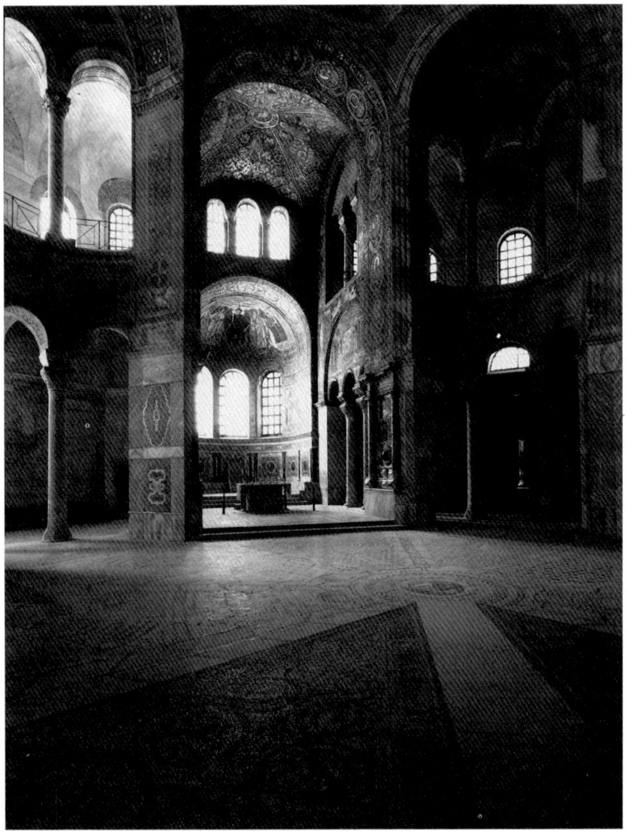

Abb. 32 Ravenna, San Vitale. Inneres mit Blick zum Presbyterium. Begonnen 523, geweiht 547

der weströmischen Kaiser und der Ostgoten, die Ravenna unter König Theoderich (493–526) ebenfalls zu ihrer Residenz erwählt hatten, sind zahlreiche Werke der kirchlichen Mosaikkunst erhalten geblieben. Nach dem Ende der Ostgotenherrschaft und der Wiedererrichtung der byzantinischen Vormacht in Ravenna (540) wurden durch den Bankier *(argentarius)* Iulianus drei Kirchen errichtet und mit Mosaiken kostbar ausgestattet. Die bedeutendste unten ihnen ist die 547 geweihte Kirche des hl. Vitalis (San Vitale) – ein oktogonaler Zentralbau kaiserlichen Zuschnitts (Abb. 32), dessen sich nach Osten hin öffnendes Presbyterium mit der Apsis noch den ursprünglichen Mosaikschmuck aufweist (Abb. 33). In der Hafenvorstadt Classis errichtete Iulianus Argentarius eine große Basilika, die 549 dem hl. Apollinaris geweiht wurde (Sant'Apollinare in Classe); sie ist ebenfalls mit einem prächtigen Apsismosaik ausgestattet (Abb. 34), das zum größten Teil unversehrt erhalten blieb.

Aus der kleinsten dieser drei Kirchenstiftungen, die eher den Charakter eines Privatoratoriums hatte und, wie eine verlorengegangene Inschrift verkündete, von Iulianus Argentarius und einem gewissen Bacauda im Jahre 545/46 dem Erzengel Michael für erwiesene Wohltaten gewidmet worden war, stammt das seit 1904 im Bodemuseum gezeigte Apsismosaik (Kat.-Nr. 47). Trotz tiefgreifender Veränderungen, die das Mosaik aus S. Michele in Africisco seit seiner Abnahme (1844) erlitten hat, läßt sich das vollständige Bildprogamm mit der ursprünglichen Farbikonographie anhand der getreuen Aquarellkopie von E. Pazzi (Abb. 66 auf S. 131) rekonstruieren. Zwar gewinnen wir damit das verlorene Kunstwerk nicht zurück, doch ist es möglich, den außergewöhnlichen geschichtlichen und theologischen Gehalt seines Bildprogramms zu deuten.

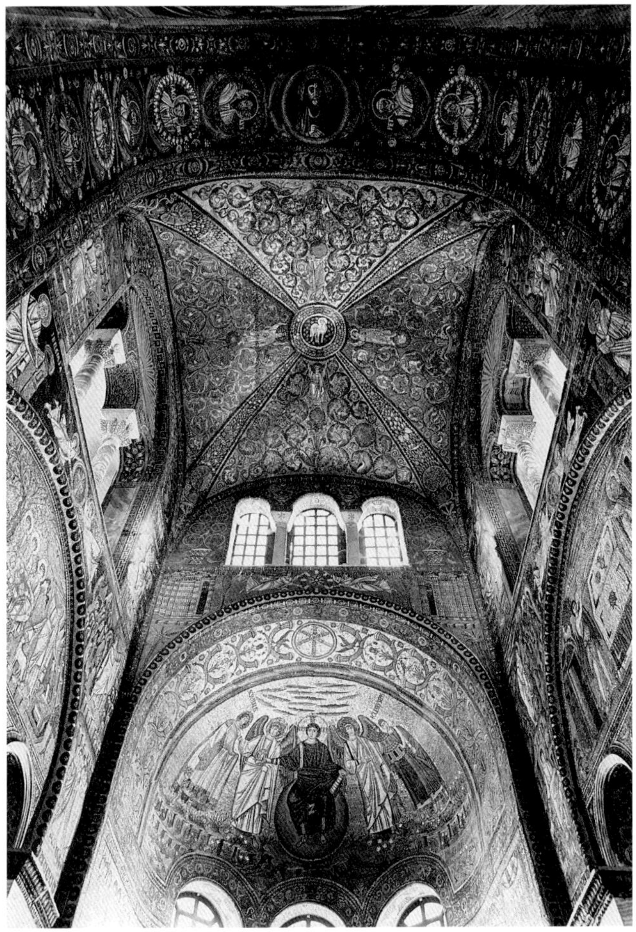

Abb. 33 Ravenna, San Vitale. Mosaikschmuck im Presbyterium und in der Apsis. Um 545-547

Christus erscheint hier in dreierlei Gestalt und Bedeutung, wobei er jedesmal von einem anderen Gefolge umgeben ist: in der Apsis als jugendlicher kaiserlicher Triumphator (Christus Victor), flankiert von den beiden vornehmsten Erzengeln Michael und Gabriel, im Apsisscheitel als Lamm Gottes über den zwölf Aposteltauben und schließlich im Stirnwandbild als künftiger Richter und König der Endzeit, thronend im Kreise der beiden Erzengel und der sieben Posaunenengel der Johannes-Apokalypse. Durch die beiden dem Johannes-Evangelium entlehnten Schriftstellen bezeugt der Menschensohn seine vollkommene Gottheit. Wie auf dem stadtrömischen Probus-Sarkophag (Abb. 20) erinnert das große Stabkreuz, das Christus wie ein kaiserliches Feldzeichen in seiner Rechten hält, an den siegreich überwundenen Kreuzestod. Hingegen ist im Stirnwandbild seine gegenwärtige und künftige himmlische Herrschaft bereits schaubare Wirklichkeit geworden. Die demonstrative Präsentation der beiden Schriftstellen, mit denen im 4. Jahrhundert die ketzerische Lehre der Arianer bekämpft und eines der zentralen Dogmen der Kirche begründet worden war, galt wohl in erster Linie den besiegten Ostgoten, die noch immer dem Arianismus anhingen und in Christus nur eine Gott-Vater untergeordnete Person erkennen wollten. Die beiden heute fehlenden Gestalten der heiligen Ärzte Cosmas und Damianus, die außerhalb des eigentlichen theologischen Progamms stehen, galten vielleicht als die Vermittler jener Wohltaten, die den Stifern Iulianus und Bacauda zuteil geworden waren.

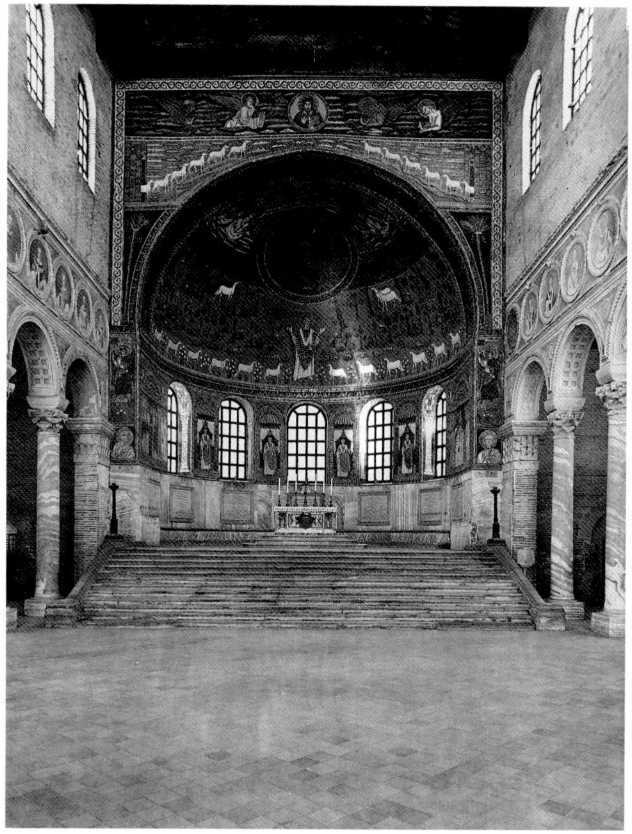

Abb. 34 Ravenna, Sant'Apollinare in Classe. Inneres nach Osten mit dem Mosaik der Apsis. Um 549

Elfenbeinarbeiten

Die Verarbeitung von Elfenbein, das bereits in den orientalischen Hochkulturen und in der griechisch-römischen Antike sehr geschätzt worden war, nahm in der Spätantike, seit dem 4. Jahrhundert n. Chr., nahezu schlagartig zu. Vornehmlich für die Repräsentationssphäre des Hofes und der Aristokratie, als Insignien und Geschenke sowie für kirchlichen Gebrauch wurden in großen Mengen luxuriöse Gebrauchsgegenstände aus Elfenbein hergestellt, vor allem in Form von Büchsen (Pyxiden) und von Schreibtafeln (Diptychen). Die Diptychen bestanden jeweils aus zwei Platten, die mit einem Scharnier verbunden waren; man beschrieb die mit Wachs beschichteten Innenseiten und klappte die Platten, deren Außenseiten meistens dekoriert waren, dann zum Schutz der Schrift zusammen. Der Aufwand, der z. B. mit Diptychen getrieben wurde, muß schon im fortgeschrittenen 4. Jahrhundert enorm gewesen sein, denn im Jahre 384 versuchte ein Gesetz eine gewisse Beschränkung durchzusetzen und ordnete für Konstantinopel an, daß nur die höchstgestellten Würdenträger, nämlich die *Consules ordinarii* (Jahresconsuln), elfenbeinerne Diptychen (und Goldstücke) austeilen dürften.

Die steife Würde und die durch das höfische Zeremoniell bestimmte Haltung der Honoratioren und hohen Funktionäre werden ersichtlich auf den in der Berliner Staatsbibliothek bewahrten Tafeln eines nichtconsularen Amtsdiptychons (Abb. 35). Beide Tafeln sind durch einen Palmettenfries zweizonig gegliedert und gerahmt; sie zeigen Rufius Probianus, Stadtvikar (Vize-Stadtpräfekt) von Rom wahrscheinlich in der Zeit unmittelbar nach 395, beim Dienstantritt in seinem Amtslokal im Sessel über zweifachem Stufenunterbau sitzend: links in die Toga gekleidet, mit geschlossener Buchrolle, rechts in der Chlamys, mit entrollter Schriftrolle; je zwei Schreiber protokollie-

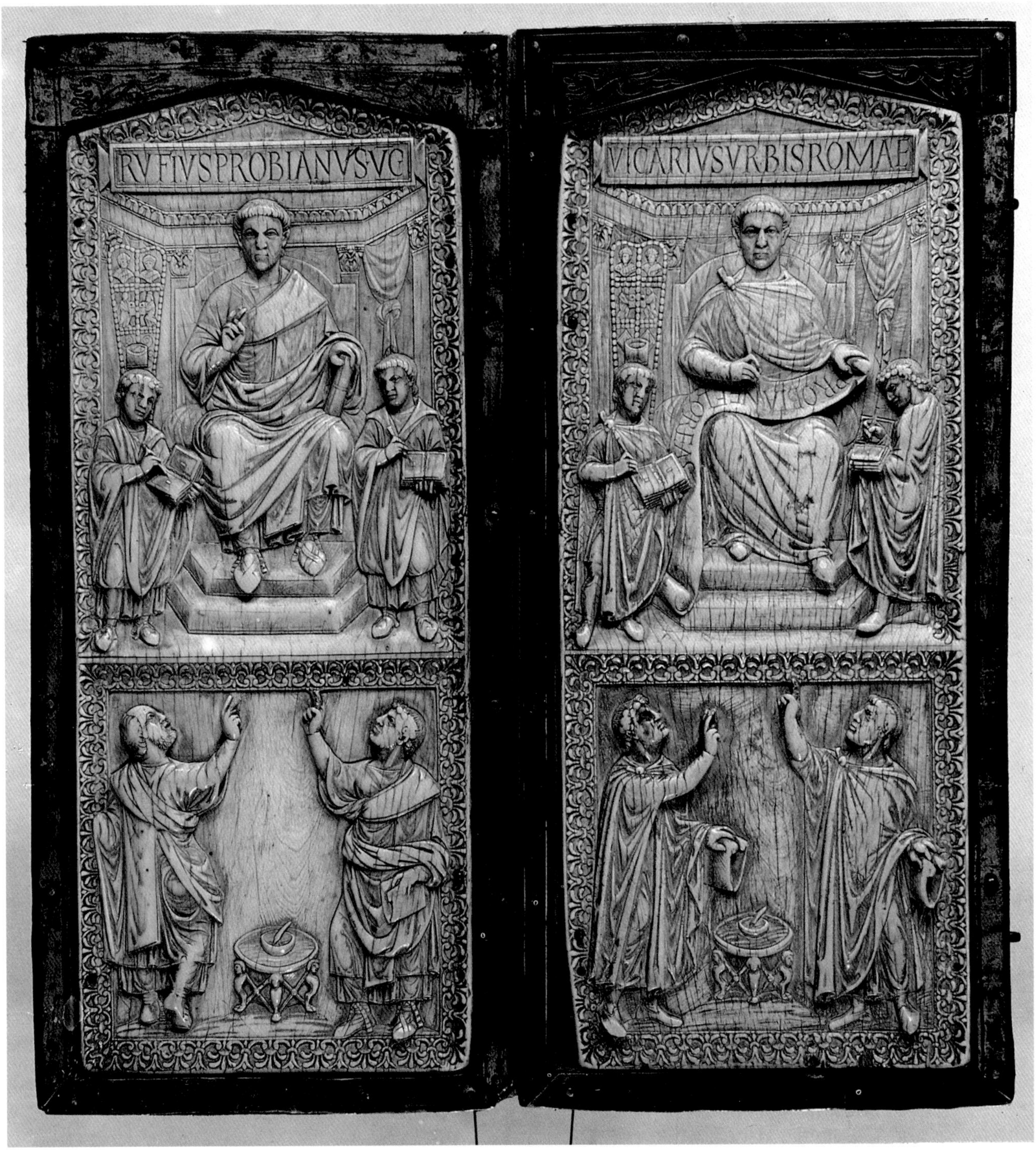

Abb. 35 Elfenbeindiptychon. Der römische Stadtvikar Rufius Probianus in seinem Amtslokal. Rom, nach 395. Berlin, Staatsbibliothek Preußischer Kulturbesitz

ren das Dienstgeschäft in ihre Diptychen, und ein hoher Ständer im Hintergrund zeigt im oberen Register die offiziellen Bildnisbüsten der beiden damals regierenden Kaiser, wahrscheinlich also des Honorius und des Arkadios. In den unteren Feldern der beiden Tafeln stehen zu seiten eines dreifüßigen Tisches mit Tintenschale je zwei in Toga bzw. Chlamys gekleidete Senatoren und Vertreter der Beamtenschaft, die dem neuen Stadtvikar gratulieren; ein Glückwunsch ist auf seiner Schriftrolle zu lesen: »Probianus, sei glänzend!«

Ein großer Teil der erhaltenen spätantiken Elfenbeinarbeiten, die nur ein Bruchteil des ehemals Vorhandenen sind, blieb in Kirchenschätzen bewahrt; denn auch Schnitzereien, deren Dekor keine christliche Thematik aufweist, wurden später oftmals als Kostbarkeiten in der Kirche benutzt: Pyxiden z. B. als Reliquiare, Diptychen für Verzeichnisse von Heiligen oder Verstorbenen.

Das Rohmaterial, Stoßzähne von Elefanten, stammte nach Angabe antiker Schriftsteller aus Indien und Afrika. Noch vor einiger Zeit hat man angenommen, daß vor allem Indien der Hauptlieferant für spätantike Elfenbeinschnitzer gewesen sei. Dabei wurde unter anderem auf den unteren Streifen einer ehemals aus fünf Teilstücken zusammengefügten Elfenbeintafel aus dem zweiten Viertel des 6. Jahrhunderts in Paris (Abb. 36) hingewiesen, wo ein Inder, durch Kopfschmuck und nackten Oberkörper kenntlich, dem byzantinischen Kaiser einen Stoßzahn als Tribut darbringt; und man konnte dazu zeitgenössische literarische Parallelen heranziehen, etwa das Festgedicht des Paulos Silentiarios, das anläßlich der Neueinweihung der Konstantinopler Hagia Sophia im Jahre 562 öffentlich vorgetragen worden war und beim Ruhme der kaiserlichen Allgewalt in folgenden drei Zeilen besagt: »Ruhig verhält sich der medische Herrscher, und der Kelten Geschrei ist verstummt, der Inder aber führte Elefanten und Meeresperlen herbei und gesellte sein befreundetes Schwert deinem Throne« (Ekphrasis 228–230, in Übersetzung von O. Veh).

Etwas später zählt das Gedicht die im Baudekor dieser Kirche verwendeten Marmorsorten auf und schreibt dem charakteristischen schwarzen oder schwarzgrauen Marmor mit weißer Äderung eine Herkunft aus dem Keltenlande zu (Ekphrasis 637–639): Man weiß aber inzwischen, daß diese Marmorsorte gar nicht sehr weit von Konstantinopel abgebaut wurde, und es war nur ein Kunstgriff des Dichters, dieses doch annähernd lokale Marmormaterial ganz aus dem Westen kommen zu lassen, um auch diese entfernte Provinz dem Ruhme des Kaisers dienstbar zu zeigen. So sollten wir wohl auch die von Indern herbeigeführten Elefanten im Festgedicht und den einen Stoßzahn darbringenden Inder auf der elfenbeinernen Darstellung weniger als verläßliche Angabe für die Herkunft des Elfenbeins ansehen, sondern werden sie als rhetorische Steigerung der umfassenden Dienstleistungen aller Provinzen für den kaiserlichen Triumph verstehen dürfen (etwa in dem Sinne: »Selbst das entlegene Indien liefert gehorsam das kostbare Elfenbein«).

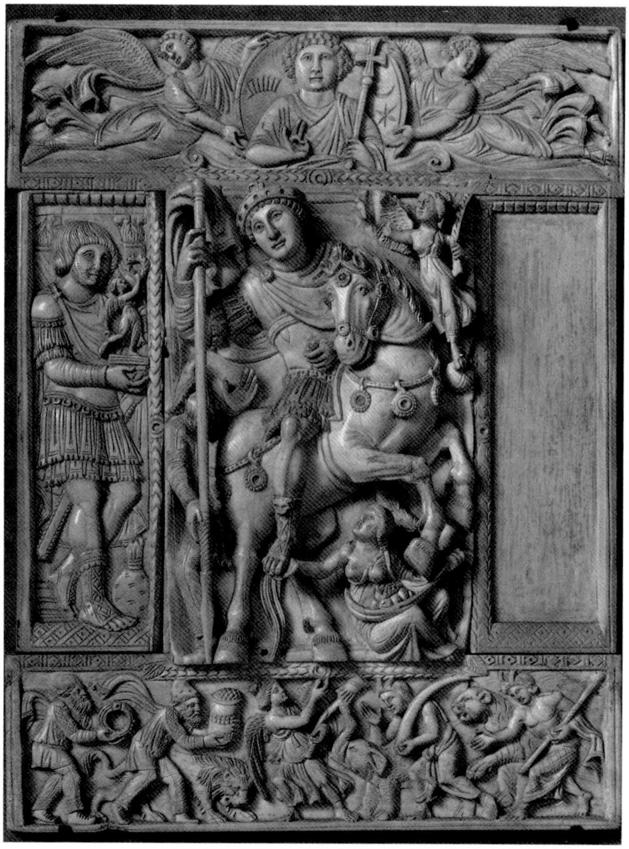

Abb. 36 Tafel eines fünfteiligen kaiserlichen Elfenbeindiptychons (sog. Diptychon Barberini). Konstantinopel, 527-565. Paris, Musée du Louvre

Der Stoßzahn des Elefanten umschließt von seiner Basis an (in seinem unteren Teil bis zum Viertel oder Drittel seiner Länge) eine spitz auslaufende Höhlung, die die sogenannte Pulpa, eine weiche Masse, enthielt. Aus diesem Bereich des Zahnes können keine Platten geschnitten werden, doch bietet er sich wegen der schon vorhandenen Aushöhlung für die Herstellung von breiten, schmalwandigen Reifen an, also auch von Wandungen, die, mit einem Bodenstück und einem Deckel komplettiert, als Büchsen (Pyxiden) dienen konnten. Elfenbeinplatten hingegen mußten aus dem Zahnmaterial außerhalb der Pulpahöhle geschnitten werden, d. h. aus dem mittleren Bereich des Zahnes sowie weiter zur Spitze hin, wo der Basisdurchmesser bereits merklich verringert ist. In dem Wunsch, möglichst breite Platten zu gewinnen, schnitt man sie nicht allein aus der Zahnmitte, sondern nahm bisweilen sogar zwei kleine Abschrägungen des geraden Verlaufs einer Seitenkante, an der oberen und unteren Ecke einer Seite der hochrechteckigen Platte, in Kauf, die durch den gekrümmten Kontur des Zahnes bedingt waren (vgl. Kat.-Nr. 52–53). Wollte man besonders breite Elfenbeintafeln, etwa in Buchdeckelform, herstellen, so mußte man sie aus mehreren Teilstücken zusammensetzen: dies geschah in der Regel durch Kombination eines hochrechteckigen Mittelstücks, zweier schmalhoher Seitenplatten derselben Höhe (vgl. Kat.-Nr. 49) und zweier niedriger, aber sehr breiter querrechteckiger Platten, die den oberen und unteren Streifen bildeten (Abb. 36).

Vor einigen Jahren ist die These aufgestellt worden, daß die Zähne indischer Elefanten an ihrer Basis, d. h. an der dicksten Stelle, höchstens einen Durchmesser von 13 cm aufwiesen, so daß alle spätantiken elfenbeinernen Büchsen, die dieses Maß überschreiten, und Tafeln von größerer Breite als ca. 11 cm aus Zähnen afrikanischer Elefanten hergestellt sein müßten, für die ein beträchtlich höherer Basisdurchmesser verbürgt sei. Diese scheinbar naturwissenschaftlich untermauerte Ansicht, die insbesondere die Große Berliner Pyxis (Kat.-Nr. 48), die mit 14,5 cm Durchmesser die größte der erhaltenen spätantiken Elfenbeinbüchsen ist, und breitere Tafeln (z. B. Kat.-Nr. 52–53 sowie die mittelalterlichen Stücke Kat.-Nr. 124–126, 128, 138) zu betreffen schien, ist jedoch soeben durch eine auf sorgfältigeren Recherchen aufbauende Studie widerlegt worden (Friederike von Bargen). Handfeste Kriterien für die Trennung zwischen afrikanischem und indischem Elfenbein stehen noch nicht zur Verfügung.

Das afrikanische Elfenbein muß zum größten Teil über Alexandria, die Metropole Ägyptens am Mittelmeer, exportiert worden sein, ebenso die Importe aus Indien, die auf dem Schiffswege über das Rote Meer nach Ägypten gelangten. Es liegt nahe, daß diese Stadt, die schon in der hellenistischen Epoche und in der römischen Kaiserzeit für Elfenbeinarbeiten bekannt war, auch in der Spätantike nicht nur als Verladestation für das Rohmaterial gedient hat, sondern daß hier Elfenbein für den eigenen Bedarf und für den Export verarbeitet worden ist. Von dieser vorauszusetzenden alexandrinischen Produktion hat sich aber, wie es bei mobilen Gegenständen geschehen kann, fast nichts im Lande erhalten. Riesige Mengen von Bein-, d. h. von Knochenschnitzereien, die in Ägypten gefunden wurden, führen in dieser Frage auf ein Dilemma: Eine Interpretation sieht darin den Beleg, daß Alexandria das höherwertige Elfenbein in der Spätantike eben nicht in nennenswerten Mengen verarbeitet hat, die andere verweist darauf, daß Bein- und Elfenbeinschnitzerei dasselbe Gewerbe sind und daß die umfangreiche Produktion in Bein auf bedeutende Elfenbeinverarbeitung in Alexandria zurückweisen dürfte.

Die Gründe, warum das Elfenbeinmaterial in spätantiker Zeit so reichlich verfügbar und Elfenbeinschnitzerei so gefragt war, sind noch unbekannt. Es gibt hinsichtlich Alexandrias, das doch wenigstens als Umschlagplatz des Rohmaterials eine maßgebliche Rolle gespielt haben muß, eine bemerkenswerte Parallelerscheinung, die jedoch in Gegenrichtung verlief und eine ganz andere Gattung betraf. Zwischen dem frühen 4. und der Mitte des 6. Jahrhunderts wurde über Alexandria in großen Stückzahlen Marmor nach Ägypten importiert, und zwar fast ausschließlich prokonnesischer Marmor, das für die Konstantinopler Bauskulpturproduktion charakteristische Marmormaterial aus der Umgebung der Hauptstadt. Auch für diese nahezu schlagartig einsetzende Importwelle liegen die Gründe noch im dunkeln. Mangels schriftlicher Belege kann es vorerst nur eine Vermutung bleiben, daß zwischen den beiden Warenbewegungen eine wirtschaftliche Wechselbeziehung bestanden hat: daß also Alexandria der neu gegründeten oströmischen Hauptstadt Elfenbein, in welcher Form der Bearbeitung auch immer, geliefert und aus dem erzielten Gewinn sich unter anderem beträchtliche Mengen Marmor verschafft haben könnte, der ja im Nilland nicht ansteht und dessen Verwendung in ägyptischen Bauten einen hohen, an hauptstädtischer Architektur orientierten Anspruch darstellte.

Gewißheit über den Produktionsort gibt es eigentlich nur bei einer speziellen Gattung der Elfenbeinschnitzereien, den sogenannten Consulardiptychen, die zu Geschenkzwecken hergestellt worden waren. Diejenigen Persönlichkeiten, die vom Kaiser mit der höchsten Würde des Jahresconsuls ausgezeichnet wurden und aus ihrem Privatvermögen öffentliche Festspiele auszurichten und wertvolle Geschenke auszuteilen hatten, verschenkten anläßlich ihres Amtsantritts an befreundete und mächtige Würdenträger zahlreiche Diptychen, und zwar in Anspruch und Aufwand gestaffelt. Ganz besonders große und kostbar verzierte Diptychen (Abb. 36) wurden dem Kaiser überreicht. Senatoren und weitere Würdenträger erhielten aufwendig dekorierte Diptychen mit Namens- und Titelinschrift des Jahresconsuls, oft zusätzlich mit seinem Bildnis verziert (Kat.-Nr. 52) – sämtlich also Elfenbeinarbeiten, die für diesen Anlaß gefertigt oder zumindest mit der aktuellen Inschrift bzw. den passenden Porträts versehen sein mußten. Daneben verschenkte der Jahresconsul einfachere Diptychen ohne Inschrift, die mithin vorgefertigt sein konnten und keiner Aktualisierung bedurften. Diese Consulardiptychen – vielleicht sogar Hunderttausende dürfte es gegeben haben, und weniger als 50 haben sich erhalten – werden jeweils in der Hauptstadt bzw. in einem nicht weit von der Residenz entfernten Kunstzentrum gearbeitet worden sein, denn gerade in der Zeit von der Ernennung des Jahresconsuls bis zu seinem Amtsantritt ruhte die Schiffahrt, und es wäre nicht möglich gewesen, in der verfügbaren Zeitspanne etwa aus Alexandria die erforderlichen Elfenbeinarbeiten mit den passenden Porträts und Inschriften zu beschaffen. Folglich kann man mit ziemlicher Sicherheit davon ausgehen, daß die oströmischen Consulardiptychen in Konstantinopel gefertigt worden sind, die weströmischen hingegen in der Regel in Rom, wo weiterhin, auch wenn der kaiserliche Hof nach Mailand und später nach Ravenna wechselte, zahlreiche Mitglieder der Senatsnobilität lebten, die in erster Linie als Auftraggeber für luxuriöse Kunstgegenstände in Frage kamen.

Über die Herkunft und ethnische Zugehörigkeit der Elfenbeinschnitzer selbst ist nichts bekannt; grundsätzlich waren sie, mit wenigen Instrumenten arbeitend und auf große Lagermöglichkeiten oder schwere Apparaturen nicht angewiesen, weitgehend mobil.

Die aufs Jahr datierten Consulardiptychen bilden auch die Grundlage für die zeitliche und regionale Einordnung der übrigen Elfenbeinschnitzereien der Spätantike. Der Zufall hat es so gefügt, daß – mit geringfügigen Ausnahmen – einerseits wenige weströmische Consulardiptychen aus dem 5. Jahrhundert, andererseits etliche oströmische aus der ersten Hälfte des 6. Jahrhunderts erhalten geblieben sind. Eine lehrreiche Gegenüberstellung annähernd gleichzeitig gearbeiteter Consulardiptychen aus Rom und Konstantinopel ist mithin (sehen wir von einem Sonderfall ab) nicht möglich, ebensowenig eine Überschau von Consulardiptychen aus dem 5. bis ins 6. Jahrhundert für den weströmischen oder den oströmischen Bereich. Hinzu kommt, daß die erhaltenen Consulardiptychen hinsichtlich der formalen Entwicklung eigenartige Befunde ergeben können: So wurde z. B. ein Consulardiptychon des Consuls Basilius ein Jahrhundert lang mit beachtlichen Gründen als weströmische Arbeit für den Consul des Jahres 480 angesehen, wohingegen eine neue Einschätzung das Stück auf den oströmischen Consul des Jahres 541 bezieht. Ferner muß man zu verstehen suchen, warum Diptychen des späteren Kaisers Iustinian I. aus dem Jahre 521 bis in Details des Dekors mit einem Diptychon des Jahres 539 verwandt sind, wo doch dazwischen Arbeiten stehen, die eine andere Entwicklung und sogar eine direkte Beziehung zur Konstantinopler Bauornamentik dieser Zeit erkennen lassen. Auch das Berliner Consulardiptychon des Iustinus für das Jahr 540 (Kat.-Nr. 52) gibt, da die Schnitzarbeit in stilistischer Hinsicht nicht homogen erscheint, Fragen auf, die die Fertigung dieser Gattung betreffen.

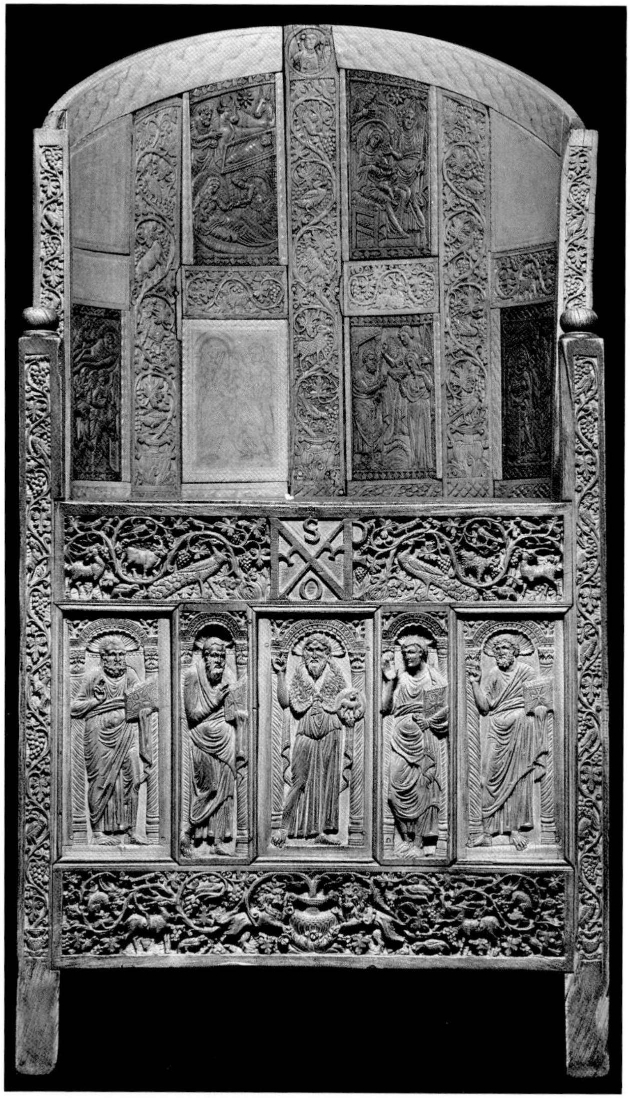

Abb. 37 Elfenbeinkathedra des ravennatischen Bischofs Maximianus. Monogramm des Bischofs Maximianus, Johannes der Täufer und Evangelisten, Kindheit Jesu. Um 546–550. Ravenna, Erzbischöfliches Museum

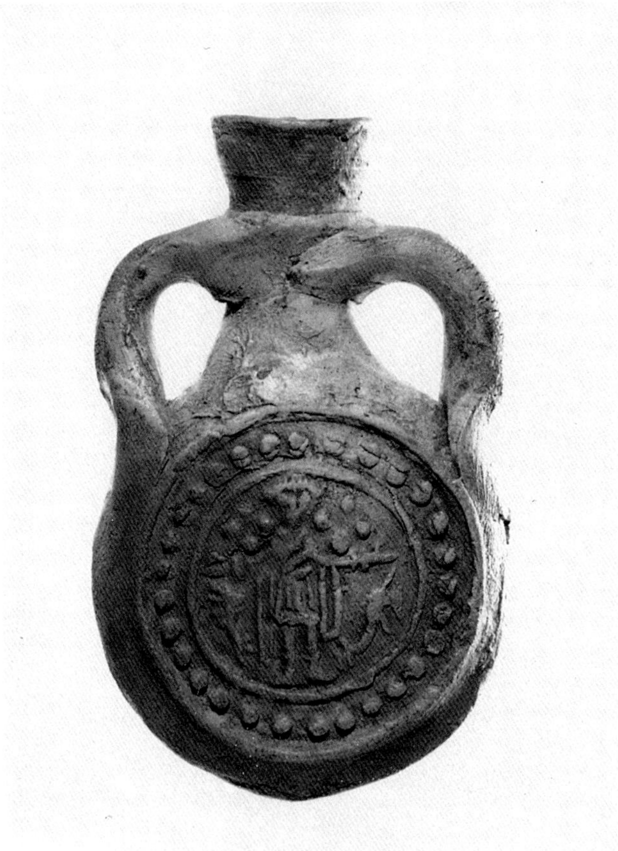

Abb. 38 Tonampulle. Der hl. Menas zwischen zwei Kamelen. 5./6. Jahrhundert. Berlin, Museum für Spätantike und Byzantinische Kunst

Wer diese schwache, ja kümmerliche Basis für das kunstwissenschaftliche Verständnis der spätantiken Elfenbeinarbeiten bedenkt, wird kaum davon überrascht sein können, daß die Forschung reichlich mit Hypothesen arbeitet und daß manche übereinstimmend vertretenen Aussagen lediglich Konventionen sind. Bis heute gibt es prominente Werke wie z. B. die Große Berliner Pyxis (Kat.-Nr. 48), die von der Fachliteratur ausgiebig bedacht worden sind, ohne daß man die Entstehungszeit in enger Spanne festlegen könnte oder hinsichtlich des Entstehungsortes die geringste Gewißheit gewonnen hätte. Andererseits wurden und werden Schnitzereien eher durchschnittlicher Qualität bevorzugt provinziellen Werkstätten zugewiesen; doch einem neueren Istanbuler Bodenfund, dem Teil einer Pyxiswandung mit christlicher Thematik, wird man entnehmen dürfen, daß in Konstantinopel, wohin gewöhnlich (und gewiß zu Recht) die qualitätvollsten oströmischen Schnitzereien lokalisiert werden, neben Spitzenleistungen durchaus auch Durchschnittliches gefertigt worden ist. Man kann es daher recht kritisch sehen, wenn z. B. eine überdurchschnittliche Schnitzarbeit wie die Pyxis mit Marienszenen (Kat.-Nr. 50) häufig in die Provinz geschoben wird (nach Syrien oder Palästina); immerhin war dem Schnitzer der Figurenstil der hauptstädtischen Skulptur des endenden 5. und frühen 6. Jahrhunderts durchaus geläufig, und angesichts dieser Vertrautheit sollte sehr wohl auch eine Konstantinopler Entstehung der Pyxis in Betracht gezogen werden.

Die schönsten spätantiken Elfenbeinarbeiten der Berliner Sammlung sind sicherlich der Seitenstreifen einer mehrteiligen Tafel mit Darstellungen aus der Jugendgeschichte Christi, im frühen 5. Jahrhundert in Rom oder Mailand gearbeitet (Kat.-Nr. 49), und das Diptychon mit Christus und der Gottesmutter (Kat.-Nr. 53), das selbst in seiner Verstümmelung (beide Tafeln hatten ursprünglich ein höheres und schlankeres Format und waren mit einem großen Monogramm gekennzeichnet) ein einzigartiges Zeugnis der oströmischen Kunst unter Kaiser Iustinian I. ist: stilistisch und vielleicht auch durch die Person des Auftraggebers eng verbunden mit der größten erhaltenen, wahrhaft monumentalen Elfenbeinarbeit der Spätantike, dem fast gänzlich reliefverzierten Bischofsstuhl (Kathedra) des Maximianus in Ravenna (Abb. 37). Die Kathedra dürfte ab 546 (Maximianus' Weihe zum Bischof durch Papst Vigilius) in Konstantinopel in Auftrag gegeben worden sein, wahrscheinlich vor ca. 550, bevor Maximianus den Titel des Erzbischofs erhielt, den das lateinische Monogramm der Kathedra noch nicht aufführt; in diese Zeit gehört auch das Berliner Diptychon mit Christus und der Gottesmutter.

Kleinkunst

Schon verschiedentlich haben wir Werke der spätantiken und frühchristlichen »Kleinkunst« herangezogen, wobei jedoch zu sagen ist, daß unter diesem wenig glücklichen Begriff hochoffizielle Arbeiten der Elfenbeinschnitzerei ebenso zusammengefaßt werden wie bescheidene Erzeugnisse der Alltagskultur. Aber auch die einfacheren Werke, die vielfach nur Gebrauchsgegenstände waren und profanen Zwecken dienten, hatten oft anspruchsvolle bildliche oder ornamentale Verzierungen, die sie mit den Werken der »großen Kunst« verbanden: Wie die monumentalen Schöpfungen der Malerei und Skulptur waren sie letztlich aus denselben geistigen Quellen gespeist, wenn

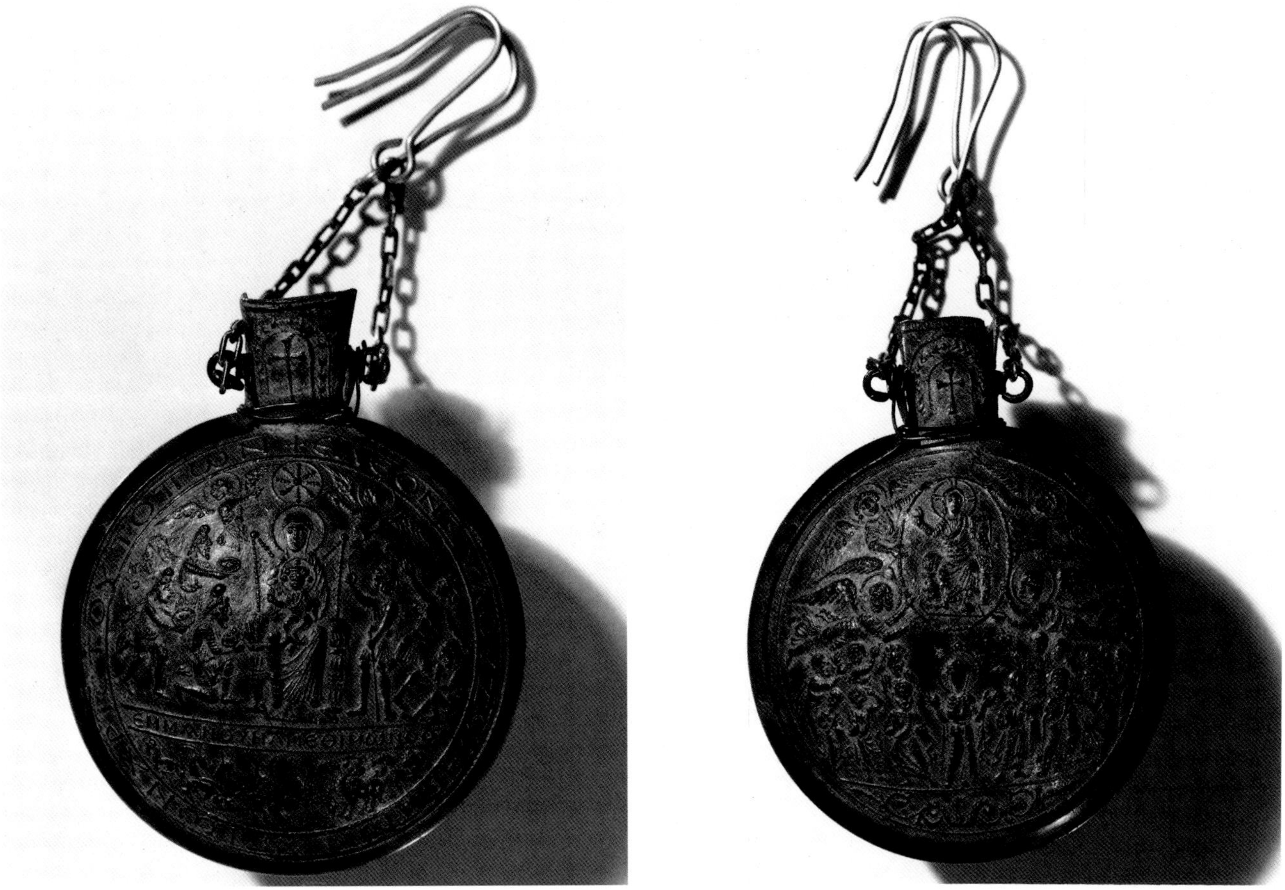

Abb. 39a/b Bleiampulle. Vorderseite Anbetung der Magier, Rückseite Himmelfahrt Christi. Palästina, um 600. Monza, Domschatz

auch weniger bewußt und in einer eher konventionellen Weise.

Lange Zeit galten viele Gegenstände des Alltags, die mit christlichen Darstellungen oder Symbolen versehen sind – besonders aber Silberteller (Kat.-Nr. 54, 55) und Gefäße aus Silber oder Glas, ferner Löffel, Kästchen (»Reliquienbehälter«) und Lampen –, als liturgischem, mindestens aber kirchlichem Gebrauch dienende Gerätschaften. Tatsächlich ist davon auszugehen, daß viele Kleinkunstwerke in derselben Weise, wie sie früher mit heidnisch-mythologischen Bildern geschmückt worden waren, nunmehr mit christlichen Darstellungen versehen wurden. Vielfach ist es daher müßig, hinter den Bildern einen tieferen religiösen Sinn oder Zweck zu vermuten.

Dennoch ist es mehr als nur die Befriedigung eines naiven Schmuckbedürfnisses, wenn der Diskus einer Tonlampe mit kosmischen und biblischen Szenen (Kat.-Nr. 1) ausgestattet wird, wenn die Böden von gläsernen Trinkbechern mit den Idealporträts der von Christus bekränzten Apostelfürsten (Kat.-Nr. 20) oder mit anderen christlichen Darstellungen verziert und auf einfaches Tongeschirr (Kat.-Nr. 27) biblische Szenen appliziert werden. Und wenn Bronzelampen als Henkelaufsatz ein Kreuz (Kat.-Nr. 24) tragen, Schmuckanhänger die Himmelfahrt des Propheten Elias (Kat.-Nr. 25) zeigen oder die Gewichte der Schnellwaagen die Form von Kaiserstatuetten und Kaiserinnenbüsten (Kat.-Nr. 26a/b) annehmen können, so widerspricht allein schon die Würde dieser Sujets einem nur oberflächlichen und sinnentleerten Gebrauch.

Im Falle der Berliner Hirtenlampe (Kat.-Nr. 1) haben wir zeigen können, daß sich die verschlüsselte Bildbotschaft an den Beschenkten richtete. Die Glasbecher mit Goldfoliendekor waren in der Regel ebenfalls Geschenke, denn sie tragen oft Inschriften, die den Namen des Empfängers mit Wunschformeln wie »du mögest leben« verbinden. Die herausgebrochenen Böden hat man gern zur Kennzeichnung der schlichten Loculusgräber in den Katakombengängen benutzt und damit den Verstorbenen ein Bild beigegeben, das in gleicher Weise für ihr Seelenheil warb wie die Gemälde in den Grabkammern oder die Reliefs auf den Sarkophagen. Schließlich wirkten in den Gewichten, die Kaiser Konstantin (Kat.-Nr. 26a) oder eine christliche Kaiserin (Kat.-Nr. 26b) darstellen, die uns schon vertrauten Züge der Kaisersymbolik fort: Das Bild des Kaisers vertritt diesen auf magische Weise; wer mit dem Bilde des Kaisers wägt, betrügt nicht – oder sollte es doch wenigstens nicht tun.

Im engeren Sinne kirchlichen Zwecken dienten – von einigen der bereits erwähnten Elfenbeinarbeiten abgesehen – Gegenstände wie der Lampenhalter (Kat.-Nr. 46) und vor allem das syrische Reliquiar in Sarkophagform (Kat.-Nr. 59), das dazu benutzt wurde, Öl mit der darin eingeschlossenen Reliquie eines Heiligen in Berührung zu bringen. Auf diese Weise geweihtes Öl galt den Gläubigen als Eulogia (»Segen«); es wurde in Ampullen und Fläschchen wie der kleine Vase (Kat.-Nr. 113) aufgefangen. Solche Gefäße führte man als Phylakterion, als Übel abwendendes Amulett, mit sich. So war es besonders unter Pilgern üblich, von den Stätten hochverehrter Heiliger materielle Andenken mitzunehmen und sich auf diese Weise ihres immerwährenden Segens zu versichern. Nicht nur Öl, das mit Reliquien in Berührung gekommen war, galt als Eulogia, sondern ebenso Wasser, Weihrauch oder Erde, etwa von den heiligen Stätten Palästinas. Den gleichen Zweck erfüllten Abbilder der oder des Heiligen, wie die zahllosen Menasampullen (Abb. 38) zeigen. Eine besondere Gruppe von Pilgerandenken bilden die im syro-palästinensischen Gebiet hergestellten Monzeser Ampullen (Abb. 39a/b) und die zahlreich erhaltenen Weihrauchgefäße (Kat.-Nr. 114 bis 115). Die auf ihnen dargestellten Szenen aus dem Leben und der Passion Christi sowie aus dem nachösterlichen Geschehen erinnern vor allem an die Stätten des irdischen Wandelns und der göttlichen Erscheinung des Menschensohnes.

SPÄTANTIKES UND CHRISTLICHES ÄGYPTEN

In einigen östlichen Regionen des Römischen Reiches entstanden seit dem 4. Jahrhundert relativ eigenständige Kunstprovinzen, die teils von der allgemeinen Entwicklung des spätantiken Stils berührt waren, teils jedoch aus eigenen künstlerischen Traditionen genährte Besonderheiten entwickelt haben. Zu diesen Gebieten gehörten Syrien und vor allem das spätantik-christliche (»koptische«) Ägypten. Die Verschmelzung heidnisch-antiker und christlicher Vorstellungen, die wir besonders den stadtrömischen Kunstwerken des 3. und 4. Jahrhunderts ablesen konnten, erhält in Ägypten insofern einen besonderen Akzent, als hier bestimmte ägyptische Eigenarten – etwa im Totenkult – über die hellenistisch-römische Kultur in die Kunst der Spätantike einfließen konnten.

Die kunstgeschichtliche Entwicklung Ägyptens seit der römischen Kaiserzeit verlief, wenn auch in provinzieller Brechung, ähnlich wie in anderen Randgebieten des Imperiums, doch erkennt man deutliche Unterschiede. So behielt die Kunst der großen Metropole Alexandria, die als Hafenstadt stets im lebendigen Austausch mit anderen großen Kunstzentren des Mittelmeerraums stand, auch in der römischen Kaiserzeit und in der Spätantike weitgehend ihre führende Stellung, die sie schon unter den ptolemäischen Herrschern eingenommen hatte. Im ägyptischen Hinterland bot sich jedoch ein ganz anderes Bild. Wir finden hier sowohl Bauwerke und Statuen, die als Stiftungen römischer bzw. spätantiker Kaiser ganz auf der Höhe der Zeit stehen, als auch Werke einheimischer Künstler, deren provinzieller Charakter nicht zu übersehen ist. Das Porträt eines Mannes, wohl eines Priesters (Kat.-Nr. 61), sowie die Köpfe des Gottes Pan (Kat.-Nr. 62) und der Schutzgöttin (Tyche) einer Stadt (Kat.-Nr. 63) sind hierfür sprechende Beispiele: sie galten nur deswegen so lange Zeit als spätantike Werke, weil sich ihr vergreister Stil schwer mit dem tonangebenden der kaiserzeitlichen Porträtserien synchronisieren ließ. Ähnliches gilt für einen Großteil der architektonischen Skulpturen und der Grabdenkmäler, die daher meistens zu spät datiert worden sind.

Seit der Eroberung durch Augustus (30 v. Chr.) war Ägypten eine Art kaiserlicher Privatprovinz. Durch die Reichsreform Diokletians wurde Ägypten jedoch den Ostprovinzen zugeordnet und verblieb mit der theodosianischen Reichsteilung (394) folgerichtig unter der von Konstantinopel ausgehenden byzantinischen Verwaltung. Bis zur arabischen Eroberung (641) stand das reiche und produktive Nilland in regem Austausch mit den östlichen Provinzen. Dies erklärt, weshalb in der spätantiken und frühchristlichen Kultur Ägyptens überwiegend Einflüsse aus Konstantinopel, Kleinasien und Syrien wirksam geworden waren. Ägypten spielte bekanntlich bei der Ausbildung des Mönchtums eine führende Rolle. Der Name des hl. Antonius steht für das Einsiedlertum in der Wüste, Pachom und Schenute von Atripe haben die klösterliche Form mönchischen Lebens organisiert. Andererseits scheint sich in Ägypten, wo die von Alexandria ausgehende Christianisierung des Nillandes im 4. Jahrhundert noch keinesweg abgeschlossen war, das Heidentum länger und zäher bewahrt zu haben als anderswo. Als Kaiser Theodosios I. 381 das Christentum zur alleinigen Religion innerhalb des spätrömischen Imperiums erhob und wiederholt mit verschärften Gesetzen gegen die alten Kulte vorging, trafen diese Maßnahmen in den vorwiegend von Griechen und gräzisierten Ägyptern bewohnten Städten des Nillandes auf eine noch durchaus blühende heidnische Kultur.

An dieser Stelle sei eine notwendige Begriffsbestimmung eingefügt. Wir sprechen im folgenden bewußt nicht von »koptischer«, sondern von spätantiker und frühchristlicher bzw. frühbyzantinischer Kunst Ägyptens. Das Koptische war zwar die Sprache der eingeborenen Ägypter, die gräko-ägyptische Bevölkerung in den Städten sprach hingegen bis weit in das 7. Jahrhundert griechisch. Diese städtische Bevölkerung war aber in erster Linie Träger der spätantiken Kultur Ägyptens – zunächst der heidnischen und seit dem ausgehenden 4. Jahrhundert mehr und mehr auch der christlichen. Versuche, die künstlerische Hinterlassenschaft aus dem spätantiken Ägypten je nach Qualität dem gräzisierten oder dem einheimischen Bevölkerungsteil zuzuweisen, müssen daher als gescheitert gelten. Nach der arabischen Eroberung Ägyptens (641) ist mit der oströmischen Verwaltung auch die dominierende Bevölkerungsgruppe der Städte teils nach Byzanz ausgewandert, teils zurückgedrängt und assimiliert worden Erst von diesem Zeitpunkt an ist es korrekt, die Kultur der einheimischen und christlich verbliebenen Ägypter – ganz wie es die Muslime taten – als »koptisch« zu bezeichnen.

Ein typisches Beispiel für die provinzial-ägyptische Kunst der Spätantike, und zwar ihres noch heidnischen Zweigs, ist die Nischenbekrönung mit Aphroditekopf in der Muschel (Kat.-Nr. 65). Sie entstammte vielleicht einer in Heracleopolis Magna (Ahnas) tätigen Werkstatt und war für einen heidnischen Grabbau bestimmt. Die Werkstätten in den gräzisierten Städten Mittel- und Oberägyptens begannen wohl bald nach 391/92, nach den von Kaiser Theodosis I. mit aller Schärfe erneuerten Verboten jeglicher heidnischer Kultausübung, sich auf christliche Arbeiten umzustellen. Dabei hielten sie zunächst – ähnlich wie anderthalb Jahrhunderte zuvor die stadtrömischen Sarkophagbildhauer – an dem ihnen vertrauten Formenschatz fest und haben daher nicht selten groteske Zwitterbildungen hervorgebracht. So halten die gleichen nackten Knaben, die auf unserem Nischenfragment die Muschel mit dem Aphroditekopf und auf dem Fries (Kat.-Nr. 72) einen Tychekopf im Kranz emporheben, auf Giebelfragmenten in Berlin und Kairo einen Kranz empor, der jetzt das Kreuz umschließt. Ein Großteil der in Ahnas ausgegrabenen Nischenbekrönungen mit »gesprengtem« Giebel und mythologischem oder verchristlichtem Figurenschmuck wurde in einem Bauwerk gefunden, das die Ausgräber für eine Kirche hielten. Dies hat zunächst zu den merkwürdigsten Fehlurteilen über die spätantike und christliche Kunst Ägyptens geführt, deren heidnische Wurzeln lange Zeit übersehen worden sind.

Grabstelen

Am besten können wir die Eigenart der spätanktiken und frühchristlichen Kunst Ägyptens den Grabstelen ablesen, die besonders zahlreich aus dem Fayum erhalten geblieben sind. Sie bestehen – wie der überwiegende Teil der in Ägypten geschaffenen spätantiken Skulpturen – aus einheimischem Kalkstein; nur gelegentlich und nur in Oberägypten begegnet als Material der allein dort anstehende Sandstein (Kat.-Nr. 107).

Noch ganz in der Tradition hellenistisch-römischer Bildschöpfungen steht das farbig gefaßte Ritzbild einer stillenden Mutter (Kat.-Nr. 66). Die unter speziellem Licht lesbare griechische Inschrift enthält eine heidnische Trostformel; die Darstellung selbst folgt dem in hellenistischer Zeit ausgebildeten Typus der sitzenden Göttin Isis, die das Horusknäblein stillt. Erst die beiden Kreuze, die nachträgliche Zutat sein mögen, verleihen dem Bild christliche Bedeutung. Hingegen kann die Stele der Theodora (Kat.-Nr. 67) als typisches Beispiel christlich-ägyptischer Grabreliefs angesehen werden. Das schon von stadtrömischen Sarkophagen her wohlvertraute Bild der Orans (vgl. Kat.-Nr. 5 und 16; Abb. 9 und 10) ist geradezu ein Standardmotiv der frühchristlichen Grabstelen Ägyptens geworden, um die Verstorbenen in ihrer seligen Entrücktheit abbilden zu können.

Der christliche Charakter dieser Bilder ist jetzt immer eindeutig. Die Inschriften in griechischer, seltener in koptischer Sprache bringen oft den Wunsch nach friedvoller Todesruhe zum Ausdruck. Bildelemente wie die Ädikula mit Spitzgiebel oder Arkade, gefüllt mit Muschel, Kranz, Inschrifttafel, Vögeln und Kreuzen, werden wie Versatzstücke behandelt und zu ähnlichen Kompositionen mit immer gleicher Bildaussage zusammgestellt. Das Kreuz selbst begegnet häufig in seiner ägyptischen Sonderform als »Nilschlüssel« oder »Henkelkreuz« (Kat.-Nr. 68). Diese Sonderform geht auf die altägyptische Hieroglyphe *anch* zurück, die »Leben« bedeutet und daher auf sinnfällige Weise mit dem Kreuz Christi, dem »Holz des Lebens«, gleichgesetzt werden konnte.

Wie alle spätantik-frühchristlichen Kunstwerke Ägyptens stammt auch kein einziges Grabrelief aus einer ordentlichen archäologischen Grabung, weshalb Datierungskriterien fast immer fehlen. Insofern ist es auch hier fast aussichtslos, anhand stilistischer Kriterien eine Entwicklungsreihe aufstellen zu wollen. Die Grabinschriften nennen oft Name und Todestag (Kat.-Nr. 107), auch das Jahr innerhalb einer Indiktion (eines Steuerzyklus von 15 Jahren), niemals aber das exakte Jahr. Nur die Stele des Pusei und Kosmas (Kat.-Nr. 70) besitzt eine auf das Jahr 703 datierte Inschrift, doch scheint hier ein älteres Relief wiederverwendet zu sein. Noch seltener lassen sich ikonographische Anhaltspunkte für die Zeitbestimmung finden. So kann die Stele der Theodote (Kat.-Nr. 108) nicht vor dem Ende des 6. Jahrhunderts entstanden sein, weil der Typus des Kreuzes mit Stufenunterbau (»Golgathakreuz«) erst seit dieser Zeit in der frühbyzantinischen Münzprägung begegnet. Reliefs wie das Fragment (Kat. 112) dürften bereits Einflüsse der islamischen Ornamentierkunst aufweisen und werden daher nicht lange nach der arabischen Eroberung (641) entstanden sein.

Bauskulptur

Ihre reifsten Schöpfungen hat die spätantik-frühchristliche und frühbyzantinische Kunst Ägyptens auf dem Gebiet der dekorativen Architekturskulptur hervorgebracht. Die Berliner Sammlung besitzt eine vorzügliche Auswahl dekorativer Bauglieder und architektonischer Reliefs, auch wenn deren genaue Herkunft in fast allen Fällen unbekannt ist. Wieder läßt sich beobachten, wie seit dem ausgehenden 4. Jahrhundert bestimmte traditionelle Schmuckformen durch Austausch zentraler Motive »verchristlicht« worden sind: an die Stelle der heidnischen Stadtgöttin (Tyche) auf einem Fries mit Wedelranke und eingefügten Tierprotomen (Kat.-Nr. 72) ist auf einem etwas später entstandenen Fries mit verkümmerten Ranken und deutlich hervorgehobenen Tieren (Kat.-Nr. 74) das Kreuz getreten; beide Friese dürften aus dem Fayum stammen, zeigen also den thematischen und stilistischen Wandel innerhalb einer vorwiegend von Griechen bewohnten Region.

Zu den schönsten erhaltenen Werken des entwickelten frühbyzantinischen Dekorationsstils in Ägypten gehören ein Zweizonenkapitell (Kat.-Nr. 88), eine Schrankenplatte (Kat.-Nr. 87) sowie zwei Fries- oder Wandverkleidungsplatten (Kat.-Nr. 90 und 91). Die genaue Herkunft all dieser Werke ist wieder unbekannt. Viele Stücke wurden schon früh mit der Herkunftsangabe »Bawit« versehen. In Bawit sind zu Beginn unseres Jahrhunderts Teile des Apollonklosters wie die »Süd-Kirche« ausgegraben worden. Der reiche Skulpturenschmuck der »Süd-Kirche« (heute überwiegend im Louvre) galt lange Zeit gewissermaßen als Markenzeichen des gehobenen »koptischen« Dekorationsstils in der Architektur. Neuere Forschungen haben aber zeigen können, daß der Stil von Bawit in Wirklichkeit kein einheitlicher ist, weil in der »Süd-Kirche« Spolien des 4. Jahrhunderts und zeitgenössische Skulpturen des 6. Jahrhunderts nebeneinander verbaut worden sind und der Stil der jüngeren Skulpturen sich auch an anderen Orten nachweisen läßt. So finden ein Kesselkapitell (Kat.-Nr. 85) und eine Friesplatte (Kat.-Nr. 86), die beide ebenfalls aus Bawit stammen sollen, ihre unmittelbaren Parallelen unter den Bauskulpturen aus dem Jeremiasklosters von Saqqara.

Wie ein Großteil der Kapitelle von Bawit und Saqqara folgt auch das Zweizonenkapitell (Kat.-Nr. 88) Konstantinopler Anregungen. Sowohl der Typus des Zweizonenkapitells als auch die virtuos angewandte Technik des durchbrochen gearbeiteten und fast gänzlich vom Kern abgelösten Reliefdekors setzt die Kenntnis hauptstädtischer Vorbilder und des iustinianischen Dekorationsstils (Kat.-Nr. 44 und Abb. 30–31) voraus. Bereits früher haben wir darauf hingewiesen, daß besonders im 6. Jahrhundert vornehme ägyptische Familien wie die Apionen (Kat.-Nr. 45) am Kaiserhof von Konstantinopel zu höchstem Rang und Einfluß gelangt waren. Daher darf man vermuten, daß Familien ägyptischer Abkunft, die in ihrer Heimat riesige Ländereien und damit die Quellen ihres oft immensen Reichtums besaßen, durch die Stiftung von Kirchen und Klöstern die Übernahme hauptstädtischer Kunstformen gefördert haben. Aus Bawit stammt ein zweiseitig skulptierter Pfeiler mit figürlichem, floralem und geometrischem Dekor von höchster Qualität (Abb. 40), der geradezu als »Musterbuch« Konstantinopler Dekorationskunst gelten kann und zeigt, auf welche Weise bestimmte hauptstädtische Anregungen vermittel worden sind. Daher ist es müßig, darüber zu streiten, ob Konstantinopler Steinmetzen in Ägypten tätig waren oder ägyptische Bauleute in Konstantinopel gelernt hatten: entscheidend ist, daß die hauptstädtischen Kunstformen ohne großen Zeitverzug auch in der tiefsten ägyptischen Provinz stilbildend gewirkt haben. Damit ist wenigstens für die Datierung dieser Skulpturen eine Anhaltspunkt gewonnen.

Unter den späteren Reliefs befinden sich etliche mit ungewöhnlichen christlichen Darstellungen. Dazu gehört vor allem das Christusrelief (Kat.-Nr. 94), dessen ursprüngliche Herkunft und Funktion wieder unbekannt sind. Schon die Verbindung der einzelnen Gestalten überrascht, obwohl andererseits deutlich bleibt, aus welchen Komponenten

– kaiserlicher Adventus und »koptischer« Reiterheiliger – das Bild zusammengesetzt wurde. Da die Darstellung kein erkennbares neutestamentliches Ereignis wiedergibt und keinem geläufigen ikonographischen Schema zugeordnet werden kann, dürfte die Intention des Steinmetzen wohl nur darin bestanden haben, die Erscheinung des kommenden Christus mit ganz eigenen künstlerischen Mitteln sichtbar zu machen.

Holzschnitzerei

Sieht man von den Resten monumentaler Holztüren in Rom, Mailand oder auf dem Sinai sowie einigen wenigen Zufallsfunden ab, so ist die Holzschnitzerei als ein bedeutender Zweig der spätantiken Skulptur fast ausnahmslos vergangen. Nur im trockenen Wüstenklima Mittel- und Oberägyptens blieben hölzerne Bauteile und Gegenstände des Alltags in größerer Zahl erhalten. Verwendet wurden einheimische Holzarten wie Akazie und Sykomore oder importierte Hölzer wie Tanne und Zeder. Einige der besten Stücke wie das Rundrelief mit der rätselhaften »Völkerschlacht« (Kat.-Nr. 95) und die Konsole mit Daniel (Kat.-Nr. 96) konnten schon bald für die Berliner Sammlung erworben werden. Für das Relief mit der »Völkerschlacht« gibt es nichts Vergleichbares unter den spätantiken Skulpturen. Funktion und Darstellung entziehen sich daher bis heute der Deutung, denn weder ist der ursprüngliche Ort der Anbringung gesichert, noch läßt sich die Darstellung mit einem mythischen oder biblischen Kampfgeschehen identifizieren. Schon früher wurde daher vermutet, daß sich die abgebildeten Ereignisse auf ein historisches Geschehnis beziehen könnten: denn gerade im 5. Jahrhundert sind die Städte Ober- und Mittelägyptens mehrmals von den räuberischen Horden des in Nubien lebenden Nomadenstamms der Blemmyer heimgesucht worden, die jedoch erfolgreich zurückgeschlagen werden konnten.

Die Konsole mit Daniel zwischen den Löwen (Kat.-Nr. 96) bildete einst das Auflager eines Balkens und gehörte zu einer Holzkonstruktion, die eigentlich das Vorhandensein mehrerer gleichartiger, mit alttestamentlichen Szenen geschmückter Konsolen voraussetzt. Da ein Großteil der erhaltenen Holzbalken von Grabbauten stammen dürfte (Kat.-Nr. 97 und 98a), wäre es naheliegend, auch die Danielkonsole einem Mausoleum von beachtlichen Ausmaßen und bedeutsamen Bildschmuck zuzuweisen. Hingegen waren die mit geschnitzten und farbig gefaßten Darstellungen verzierten Friesbretter (Kat.-Nr. 98b–c und 99) in die aufgehenden Außenwände von Kirchen und

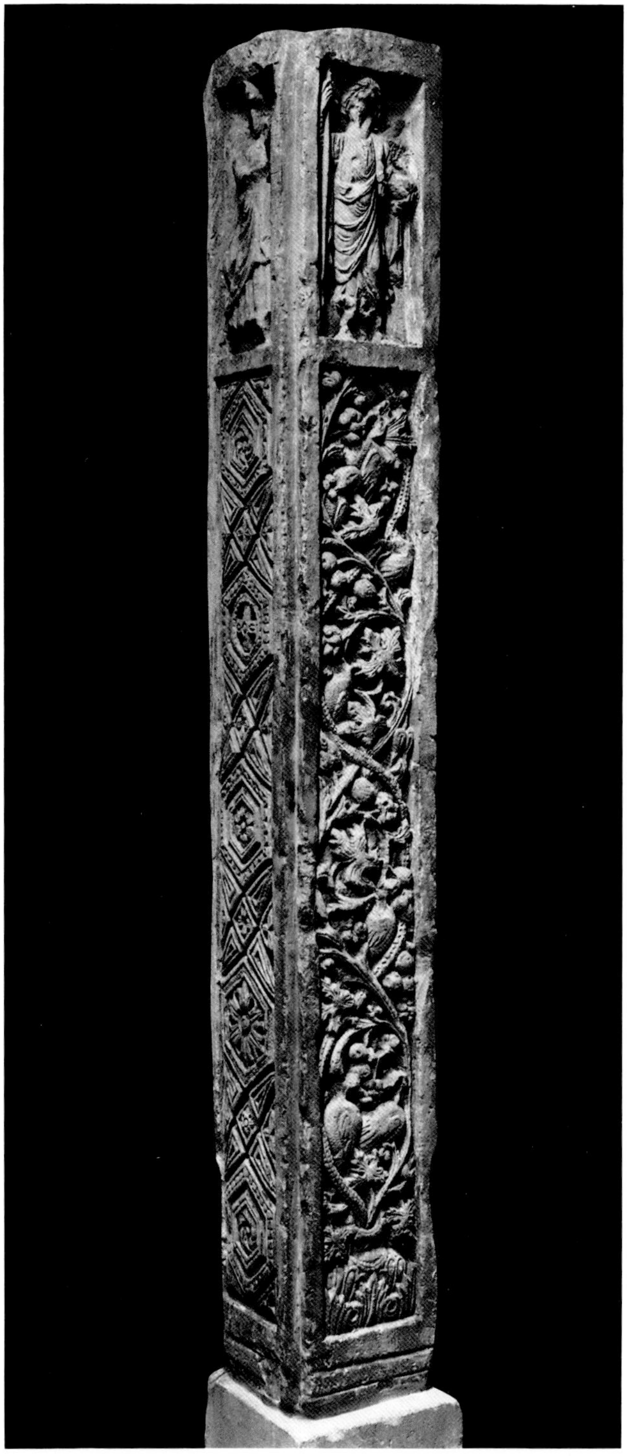

Abb. 40 Zweiseitig skulptierter Türpfeiler (?). Aus Bawit, 6. Jahrhundert. Paris, Musée du Louvre.

Grabbauten eingelassen. Es entsprach einer Eigenart der christlichen Architektur Ägyptens, daß solche Friese in mehreren Reihen übereinander angebracht werden konnten. Füllbretter von Türen und Schreinen (Kat.-Nr. 102 und 103) ergänzen das Bild einer blühenden Schnitzkunst ebenso wie die zahlreich erhaltenen Gegenstände des Alltags (Kat.-Nr. 100 bis 101).

Tafelmalerei

Dem trockenen Wüstenklima Mittel- und Oberägyptens verdanken wir auch die Konservierung zahlreicher anderer Werke aus organischen Materialien wie der Tafelmalerei oder der Textilkunst. Zwar muß die Malerei auf Holztafeln oder anderen vergänglichen Untergründen überall in der antiken Welt in hoher Blüte gestanden haben, doch ist davon nur wenig erhalten geblieben. Wie die zahlreichen Mumienporträts des 1. bis 4. Jahrhunderts und die bemalten Holzsärge, Mumienhüllen oder Leichentücher zeigen, hatte die Malerei mit Wachs- und Temperafarben auf Holz, Leder, Stoff und Papyrus in Ägypten eine lange Tradition, die mit der farbigen Fassung von Steinreliefs oder Stuckarbeiten einherging und bis weit in die Spätantike anhielt (vgl. Kat.-Nr. 66 und 71).
Der Begriff »Tafelmalerei« meint zunächst nur die künstlerische Technik. In der spätantiken Tafelmalerei Ägyptens ist jedoch sorgfältig zwischen profaner und sakraler Zweckbestimmung zu unterscheiden, weil nur dadurch deutlich wird, wo inhaltliche Traditionen weitergewirkt und das Wesen des Bildes bestimmt haben. So führen die bemalten Holztafeln, die zur Füllung von Kassettendecken dienten (Kat.-Nr. 81 und 82), lediglich eine lange geübte Praxis weiter, nämlich die Umsetzung skulptierter Vorbilder in die billigere Gattung der Malerei. Bereits die Freskomalerei der hellenistisch-römischen Zeit hatte Wände und Decken von Innenräumen in illusionistischer Weise mit architektonischen Elementen oder mit ganzen »Scheinarchitekturen« geschmückt. Die gemalten Büsten der jüngeren Platte (Kat.-Nr. 82) sind also nicht von der Porträtmalerei herzuleiten, sondern von den Köpfen in den plastisch ausgebildeten Kassettendecken kaiserzeitlicher Gebäude.
Auch das Tafelbild des Apa Abraham (Kat.-Nr. 84) kann nur bedingt mit den späteren ägyptischen Mumienporträts in eine Traditionsreihe gestellt werden, denn zwischen dem Ende der mit Bildnissen geschmückten Mumienbereitung und dem Beginn der christlichen Bildnismalerei klafft eine Lücke von etwa 200 Jahren. Die Mumienporträts hatten ihren Platz im Totenkult. Im Unterschied dazu war das »Porträt« des Apa Abraham wohl das offizielle Amtsbildnis dieses Bischofs. Seit Konstantin war es nämlich den Bischöfen erlaubt, ihr Porträt in den Kirchen ihres Sprengels aufhängen zu lassen. Vergleicht man die typisierten Gesichtszüge und Attribute des Abrahambildes mit den Heiligengestalten der christlichen Apsidenmalerei Ägyptens, so müßte man aus den zahlreichen Übereinstimmungen folgern, daß ein zu Lebzeiten angefertigtes Amtsbildnis schon mit allen Zeichen der Heiligkeit ausgestattet worden wäre. Daher kann nicht ausgeschlossen werden, daß das Bildnis des Apa Abraham erst nach seinem Tode (620) angefertigt und als Ikone, als Heiligenbild, verehrt worden ist. In welch hoher Blüte die Bilderverehrung bereits im 6. Jahrhundert stand, wird durch ein aus Ägypten stammendes Tafelbild mit Christus und dem Abt Menas (Paris, Louvre) und vor allem durch die große Zahl früher Ikonen bewiesen, die sich im Katharinenkloster auf dem Berg Sinai erhalten haben.

Textilkunst

Die Berliner Sammlung besitzt mit über 1300 »koptischen« Stoff-Fragmenten einen reichen Bestand dieses für Ägypten so charakteristischen kunsthandwerklichen Zweigs. Obwohl die Textilien aus konservatorischen Gründen gegenwärtig nicht ausgestellt sind, sollen sie hier nicht unberücksichtigt bleiben. Die meisten Fragmente stammen primär von Gebrauchstextilien, also von Kleidungsstücken (Tuniken), Decken (Kat.-Nr. 77 und 79) und Tüchern (Kat.-Nr. 76); etliche Fragmente gehörten zu großformatigen Behängen (Kat.-Nr. 75), die ursprünglich zum Schmuck der Wände in Privathäusern oder in kirchlichen Bauten gedient haben werden. Die sekundäre Verwendung der überkommenen Textilien ergibt sich hingegen aus ihren Fundorten: der überwiegende Teil der heute auf unzählige Museen und Sammlungen der Welt verstreuten Stoffe stammt aus geplünderten oder wenig sachgerecht ausgeräumten Gräbern Mittel- und Oberägyptens. In der Spätantike wurden die Toten nicht mehr in der alten Weise sorgfältig mumifiziert und mit Binden umwickelt, sondern in ihren Alltags- oder Festtagskleidern beigesetzt, oft aber auch nur in abgelegte oder nicht mehr benutzte Textilien eingehüllt.
Die Verzierung der Tuniken mit aufgenähten oder eingewirkten Hals- und Brustborten, mit senkrechten Streifen *(clavi)* und mit runden oder quadratischen Besätzen entsprach allgemeinem Brauch, wie die Darstellungen bekleideter Figuren in spätantiken Wand- und Bodenmosaiken aus dem gesamten Imperium belegen. Die figür-

lichen oder szenischen Darstellungen auf den Borten und Besätzen der Tuniken, die teils dem heidnisch-mythologischen (Kat.-Nr. 78 und 80), teils dem christlichen Bildrepertoire entnommen sind, hatten durchaus »ihren Sitz im Leben«, auch wenn solche Kleider gewiß nicht alle Tage getragen worden sind.

BYZANTINISCHE KUNST

Die »dunklen Jahrhunderte« und der Bilderstreit

Bevor wir im folgenden die Kunstwerke der Berliner Sammlung aus der eigentlichen byzantinischen Epoche – der Zeit zwischen dem Ende des Bilderstreits (843) und dem Untergang des byzantinischen Reichs (1453) – betrachten, ist es vielleicht von Nutzen, zunächst einen Blick auf die Landkarten zu werfen (Karte 1 und 2, Vorsatz vorn und hinten). Denn die territorialen und politischen Veränderungen, die sich unter den Kaisern Iustinian I. (527–563) und Herakleios (610–641) sowie vor allem im Zeitalter des Bilderstreits innerhalb der spätantiken und frühmittelalterlichen Welt vollzogen haben, blieben nicht ohne Einfluß auf die weitere Entwicklung der Kunst. Erstreckte sich das Römische Imperium in der Zeit seiner größten Ausdehnung noch von Spanien im Westen bis Mesopotamien im Osten, so umfaßte das Byzantinische Reich unter Herakleios I. kaum mehr als Kleinasien und Teile von Griechenland. Das weströmische Reich war schon im 5. Jahrhundert in den Wirren der Völkerwanderungen zerfallen. In Spanien hatten sich die Westgoten niedergelassen, Gallien und Teile Germaniens waren in den Händen der Franken, Italien wurde von den Ostgoten beherrscht, und in Nordafrika saßen die Vandalen. Obgleich es Iustinians Generälen noch einmal gelungen war, Teile Nordafrikas und Italiens für Byzanz zurückzuerobern, ging Italien schon 568 – mit Ausnahme von Rom sowie der Exarchate Ravenna und Venetien – an die Langobarden verloren.
Hingegen wurden die oströmischen Kernländer Griechenland und Kleinasien seit dem ausgehenden 6. Jahrhundert von Slawen, Awaren und Persern auf das äußerste bedroht. Slawische und awarische Stämme eroberten, von Norden kommend, den größten Teil der Balkanhalbinsel, während die Perser seit 611 ganz Vorderasien mit Syrien und Palästina überrannten und 619 sogar Ägypten besetzten. Kaum hatte Herakleios die Awaren und vor allem die Perser zurückgeschlagen und die Ostprovinzen dem Byzantinischen Reich wiedergewonnen, gingen 636 Syrien, 638 Palästina und 641 Ägypten an die Araber verloren. Mit der Ausbreitung der Araber, die ihre Herrschaft schließlich über ganz Nordafrika (711) bis nach Spanien ausdehnen konnten, gelangten die drei östlichen Patriarchate Antiochia, Jerusalem und Alexandria für immer unter arabische Herrschaft, was die Lage der Christen in diesen Regionen zeitweilig beeinträchtigt, ihnen in der Regel jedoch ein durchaus friedliches Zusammenleben mit den Muslimen ermöglicht hat. Mit dem arabischen Kalifat und seinen Nachfolgeherrschaften war vor allem im Osten, aber auch auf den griechischen Inseln, an der nordafrikanischen Küste und bald auch auf Sizilien, ein entscheidender Machtfaktor entstanden, mit dem Byzanz fortan in ständiger Auseinandersetzung zu leben hatte.
Die Epoche des Kaisers Herakleios steht allgemein für das Ende der Spätantike und den Beginn des eigentlichen byzantinischen Zeitalters, das freilich zunächst noch wenig glanzvoll anbrach. Denn für die Kunstgeschichte gelten die Jahrhunderte zwischen Herakleios und dem Ende des byzantinischen Bilderstreits noch immer als die »dunklen Jahrhunderte«, weil aus dieser Zeit auffallend wenige Kunstwerke erhalten geblieben sind. In der Tat scheint es schon seit der zweiten Hälfte des 6. Jahrhunderts zu einem allmählichen Rückgang der künstlerischen Kräfte gekommen zu sein. Unter den Kaisern der Herakleios-Dynastie hat die Sicherung des Reiches offenbar alle finanziellen Kräfte gebunden, so daß, von wenigen Ausnahmen abgesehen, kaum öffentliche und private Mittel für große Bauaufgaben und andere künstlerische Aktivitäten vorhanden waren. Manche Kunstzweige wie die Elfenbeinschnitzerei (vgl. S. 62) und die Silbertoreutik versiegten wohl ganz einfach deshalb, weil jetzt die Araber die alten Fernhandelswege kontrollierten und Byzanz dadurch zunächst für längere Zeit von seinen früheren Bezugsquellen abgeschnitten war.
Einen tiefen Einschnitt für die Entwicklung der byzantinischen Kunst bedeuteten schließlich die Ereignisse des Bilderstreits (726–843). Wie auch immer man die theologischen, politischen, kirchenpolitischen und ethnischen Ursachen und Beweggründe dieses mit äußerster Erbitterung geführten Kampfes für oder gegen die Bilderverehrung bewerten mag, der Byzanz für mehr als ein Jahrhundert in eine schwere geistige und innerpolitische Krise stürzte: weder hat der Bilderstreit zu einer radikalen Vernichtung älterer oder zeitgenössischer Kunstwerke geführt, noch wurde durch ihn überhaupt jegliche künstlerische Betätigung unmöglich gemacht. Denn in diesem Streit ging es nicht so sehr um die abbildenden Künste schlechthin, sondern um die mit theologischen Argumenten begründete Frage nach der Erlaubtheit der Heiligenbilder und ihrer Verehrung. Die bilderstürmerischen Maßnahmen der ikonoklastischen Kaiser und ihrer Parteigän-

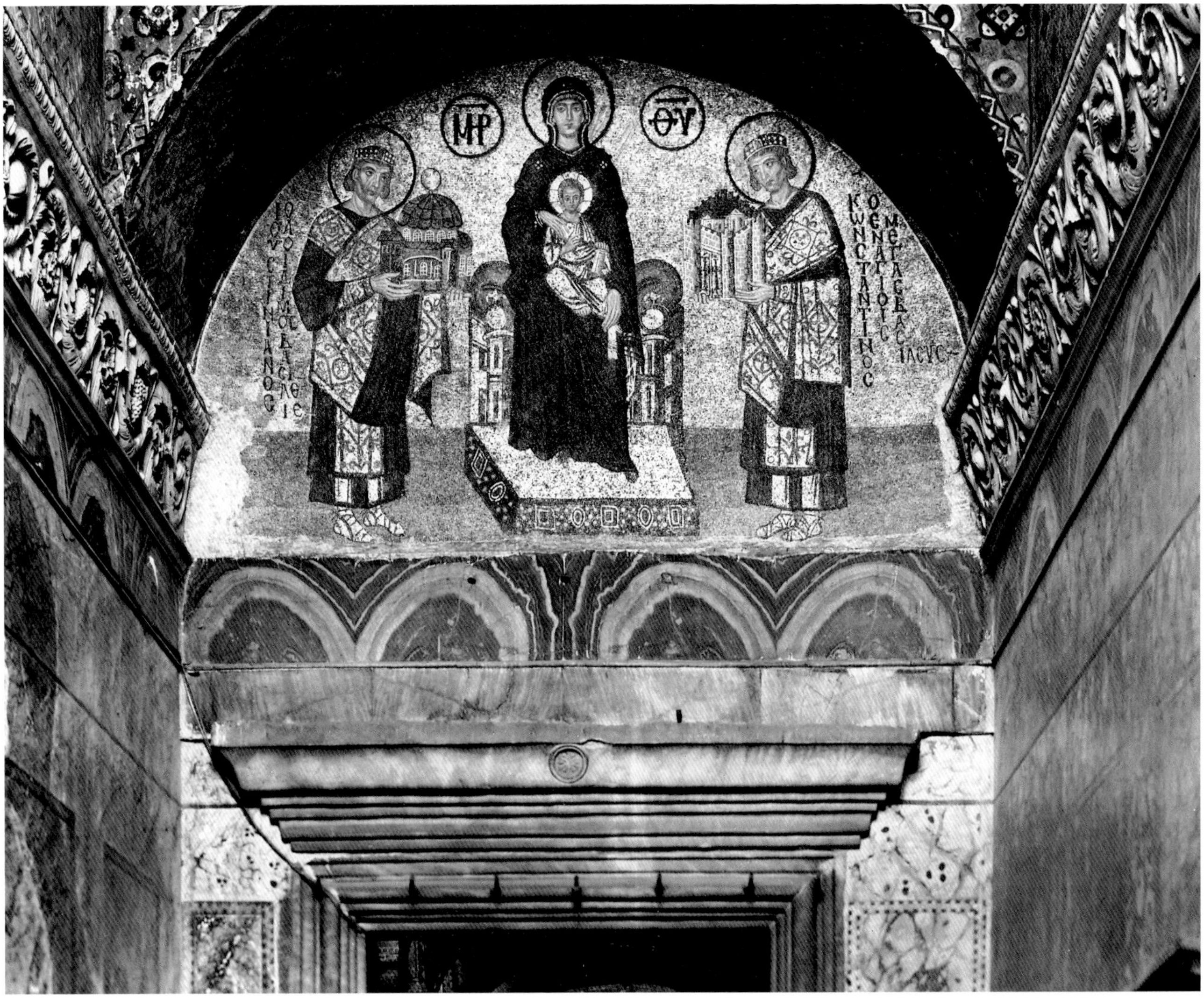

Abb. 41 Istanbul, Hagia Sophia. Mosaik über dem Südwesteingang des inneren Narthex. Thronende Gottesmutter zwischen Kaiser Konstantin dem Großen und Iustinian I. Konstantinopel, um 986-994

ger unter den bilderfeindlichen Theologen richteten sich also nicht gegen die profanen Kunstwerke, sondern gegen die in Kirchen und Klöstern verehrten Heiligenbilder und Reliquien.

Am Ende siegten die Ikonodulen, die Bilderfreunde. Damit gewann die schon auf dem VII. Ökumenischen Konzil von Nicäa (787) formulierte Auffassung die Oberhand, wonach die Verehrung nicht den Bildern selbst, sondern allein den auf ihnen dargestellten heiligen Personen gelte. Gleichwohl stand nicht die Rückkehr zur künstlerischen Praxis der Spätantike zur Debatte, sondern ein Neubeginn der Kunst im Rahmen theologisch sanktionierter Normen. Den Künstlern waren jetzt gewisse Einschränkungen auferlegt, die sich aus der zum Dogma erhobenen Bilderlehre ergaben. Die dreidimensionale Skulptur, die frei aufgestellte und allseitig zu betrachtende Statue, die schon in der spätantiken Kunst weitgehend an Bedeutung verloren hatte, war nunmehr endgültig verpönt, weil ihr stets das

Odium des Götzenbildes anhaftete. Das Bild (griechisch eikōn, »Ikone«) begegnet seither nur noch in der Malerei, als monumentales Wand- und Gewölbemosaik (Abb. 41, 42, 51) oder als Fresko, als gemalte oder mosaizierte Ikone (Kat.-Nr. 144, 148), als Buchillustration (Abb. 43–44) oder als miniaturhaftes Zellenemail (Abb. 50); es begegnet ferner als flaches Relief in Stein (Abb. 46; Kat.-Nr. 145–147), Elfenbein (Kat.-Nr. 123–131), Metall (Abb. 50), Steatit oder Holz (Kat.-Nr. 157). In allen genannten Kunstzweigen spielt das verwendete Material für den Zweck der Verehrung der dargestellten göttlichen oder heiligen Personen keine Rolle. Alle diese Bilder sind im strengen Wortsinne »Ikonen«. Die oft sehr geringe Plastizität byzantinischer Reliefs (Abb. 46; Kat.-Nr. 145–147) und die strikte Bindung an die Fläche erinnern so eher an Malerei und Zeichnung, doch hat es immer wieder Rückgriffe auf klassische Muster des Reliefstils gegeben.

In die Zeit des Bilderstreits fällt ein Ereignis, das für die weltgeschichtliche Rolle, die Byzanz künftig spielen sollte, ebenso folgenreich war wie die Ausbreitung des arabischen Kalifats oder die Befestigung der slawischen Herrschaft auf dem Balkan: die Entstehung des Karolingerreichs im Westen. Karl dem Großen (768–814) war es gelungen, den Langobarden große Teile Italiens zu entreißen, auf die Byzanz von jeher Anspruch erhoben hatte. Ungleich schwerer wog jedoch in den Augen von Byzanz, daß sich der Frankenherrscher mit Unterstützung des Papstes zu Ostern des Jahres 800 in Rom zum Kaiser krönen ließ. Damit stellte sich Karl in die Nachfolge der römischen Imperatoren, als deren legitime Erben sich bis dahin einzig die Kaiser von Konstantinopel betrachtet hatten. Mit diesem Akt, der in den Augen von Byzanz als Usurpation erscheinen mußte, war gleichwohl die politische Trennung der aus dem spätantiken römischen Reich hervorgegangenen mittelalterlichen Staatenwelt in einen westlichen lateinischen und in einen östlichen griechischen Teil vollzogen, der bald auch die kirchliche Spaltung folgen sollte.

Die mittel- und spätbyzantinische Epoche

Ihre erste große Blüte erlebte die byzantinische Kultur und mit ihr die bildende Kunst unter den Kaisern der makedonischen Dynastie (867–1056). Unter den Herrschern aus diesem Hause sind vor allem Leon VI. (886 bis 912), den man den Weisen nannte (Kat.-Nr. 122), und Konstantin VII. Porphyrogenetos (913–959) hervorzuheben (Abb. 47), der selbst ein bedeutender Gelehrter war und mit dem »Zeremonienbuch« eine kulturhistorische Quelle

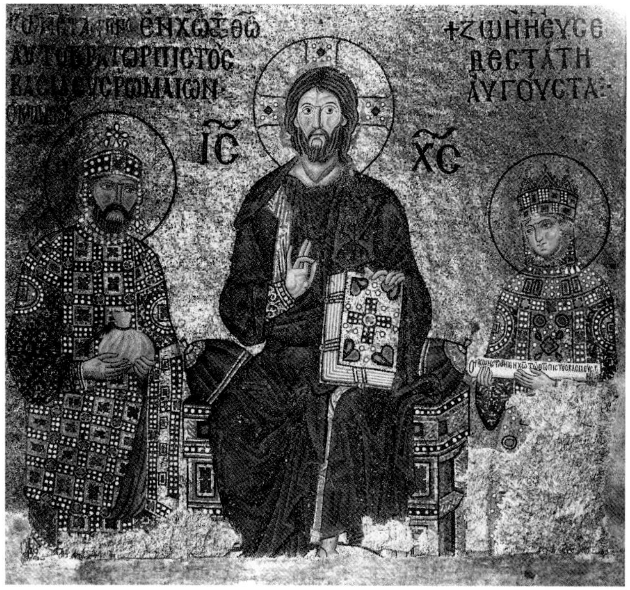

Abb. 42 Istanbul, Hagia Sophia. Mosaik an der Ostwand der Südempore. Christus Pantokrator zwischen Kaiser Konstantin IX. Monomachos und der Kaiserin Zoë. Konstantinopel, um 1028-1042

von unschätzbarem Wert hinterlassen hat. Wie nach allen Zeiten großer materieller und geistiger Verluste regten sich in der nun einsetzende Epoche bald Kräfte, die auf Sammlung und Bewahrung des Verbliebenen bedacht waren. So wurden, durch den Konstantinopler Patriachen Photios (858–867 und 877–886) angeregt, alte griechische Handschriften gesammelt und in die zeitgenössische byzantinische Minuskel umgeschrieben, damit die Texte wieder gelesen werden konnten. Allein byzantinischer Gelehrsamkeit und byzantinischem Sammlerfleiß ist es zu verdanken, wenn wichtige Teile des antiken literarischen Erbes, so die meisten Dramen der drei attischen Dichter Aischylos, Sophokles und Euripides, der Nachwelt erhalten geblieben sind. Aber auch Werke der Spätantike, wie prächtige und mit Miniaturen ausgestattete Handschriften, die die »dunklen Jahrhunderte« und das Zeitalter des Bilderstreits überdauert hatten, wurden gesammelt und erneut abgeschrieben, wobei ihre Illustrationen zugleich als Vorlagen dienten und dadurch inspirierend und befruchtend auf die sich formierende künstlerische Produktion eingewirkt haben. Das vielfach erkennbare Weiterleben älterer Bildformen findet hierdurch eine plausible Erklärung.

Das Wesen der spätantiken Kunst besteht, kunstgeschichtlich betrachtet, vor allem darin, das Erbe der klassischen

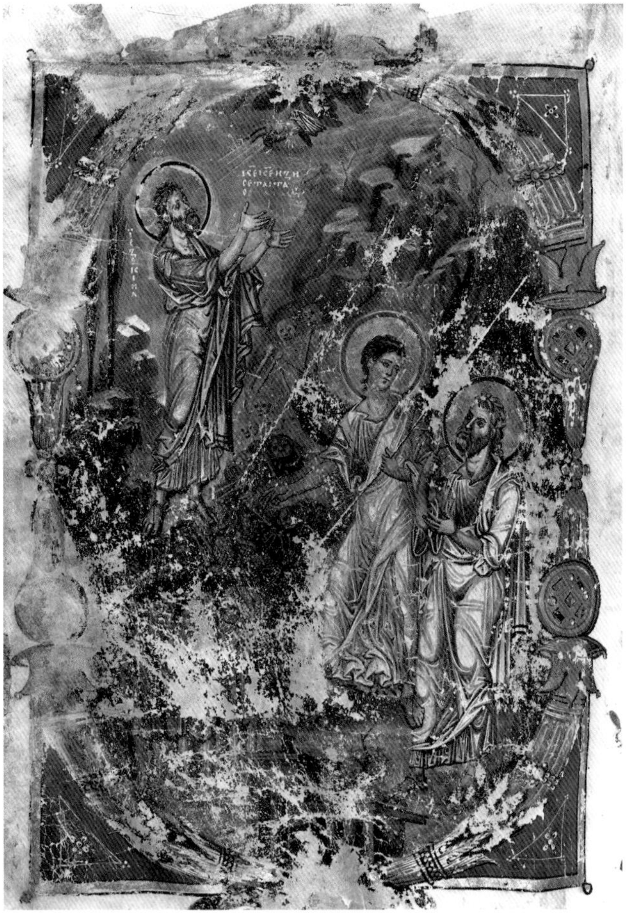

Abb. 43 Vision des Propheten Ezechiel (der Engel führt Ezechiel in das Tal der Gebeine). Homilien des Gregorios von Nazianz, fol. 438v. Konstantinopel, um 867-886. Paris, Bibliothèque Nationale, Gr. 510

Antike durch Auswahl und Anverwandlung in die geistige Welt und die Formensprache des beginnenden Mittelalters übertragen zu haben. Die byzantinische Kunst der makedonischen Epoche hat die in der spätantiken Kunst aufbewahrten antiken Traditionen abermals aufgenommen und weitergeführt. Obwohl keine einzige Vorlage mehr erhalten ist, können die Miniaturen im Pariser Gregor (Abb. 43) oder im Pariser Psalter (Abb. 44) – etwa in der Art und Weise, wie Figur und Landschaft miteinander verbunden sind – nur von spätantiken Mustern angeregt worden sein. Nicht zu Unrecht hat man einen Teil der Kunst der beginnenden mittelbyzantinischen Epoche mit dem Begriff »makedonische Renaissance« zu charakterisieren versucht.

Seit der zweiten Hälfte des 9. Jahrhunderts nahmen die monumentalen Künste, insbesondere der Kirchenbau und die sakrale Wandmalerei, wieder einen mächtigen Aufschwung, obwohl wir darüber zunächst mehr aus den schriftlichen Quellen erfahren als aus den nur spärlich erhaltenen Monumenten selbst. So wurden in der Regierungszeit des Kaisers Basileios I. (867–886) und seines Sohnes Leon VI. in der Apsis und auf den Schildwänden unterhalb der Kuppel der Hagia Sophia zu Konstantinopel (Abb. 31) ältere Mosaiken, die während des Bilderstreits beseitigt worden waren, durch neue ersetzt. Wohl in der zweiten Hälfte des 10. Jahrhunderts wurde über dem Eingang, der von Süden her in den inneren Narthex führt, ein Mosaik mit der thronenden Gottesmutter angebracht, der Konstantin der Große und Iustinian I. ein Kirchen- bzw. und Stadtmodell darbringen (Abb. 41). Unter den Mosaiken, mit denen Teile der südlichen und der nördlichen Empore ausgeschmückt worden sind, zeigt eines den thronenden Christus, flankiert von Kaiser Konstantin IX. Monomachos (1028–1042) und der Kaiserin Zoë

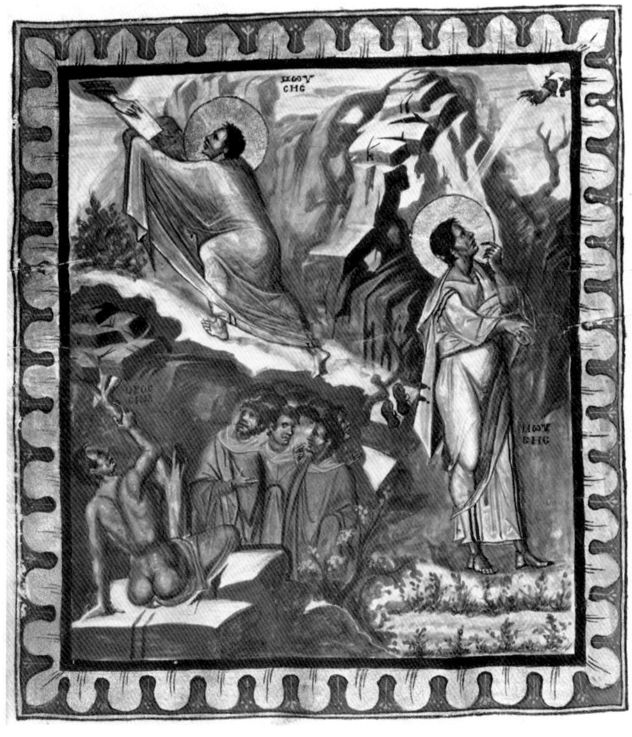

Abb. 44 Moses am Sinai. Pariser Psalter, fol. 422v. Konstantinopel, 9. Jahrhundert. Paris, Bibliothèque Nationale, Gr. 139

(Abb. 42). Die Ausstattung der Hagia Sophia mit Mosaiken dauerte bis in das 13. Jahrhundert an. Bereits der paläologischen Zeit, der beginnenden spätbyzantinischen Epoche nach dem Ende der Lateinerherrschaft (1261), gehört das nur fragmentarisch erhaltene Mosaik der Deesis (»Fürbitte«) auf der Südempore an (Abb. 51), das mit Recht zu den vollkommensten Werken der byzantinischen Mosaikkunst gerechnet wird.

In seiner 10. Homilie schildert der Patriarch Photios die künstlerische Ausstattung einer Kirche, die durch Basileios I. 864 im Großen Palast von Konstantinopel zu Ehren der Gottesgebärerin (Theotokos) Maria errichtet worden war. Der Beschreibung können wir entnehmen, daß die Kirche und ihr reicher Bildschmuck bereits den Normen entsprochen haben, die für den Kirchenbau der mittelbyzantinischen Zeit als gültig angesehen werden können. Die Kirche selbst folgte dem Typus der Kreuzkuppelkirche, der im wesentlichen erst nach dem Bilderstreit ausgeformt worden war: Die vier Umfassungsmauern des Baukörpers erheben sich auf einem in der Regel gleichseitigen Grundriß. Im Zentrum tragen vier mächtige, im Quadrat angeordnete Stützen (Pfeiler oder Säulen) eine Kuppel, die den Außenbau zumeist in Gestalt eines Tambours überragt. Vom Kuppelquadrat zweigen nach den vier Seiten tönnengewölbte Kreuzarme ab, die dem Baukörper wie ein griechisches Kreuz eingeschrieben erscheinen. Der östliche Kreuzarm schließt mit dem Bema und der am Außenbau hervortretenden Apsis ab. Die vier zwischen den Kreuzarmen und den Ecken der Umfassungsmauer entstehenden Zwickelbereiche haben im Osten meist vorgelagerte Räume (Pastophorien), denen ebenfalls Apsiden angefügt sein können. Durch die westliche Vorhalle (Narthex) und die betonte Ostpartie bewahrt die Kreuzkuppelkirche in ihrem Äußeren zwar gewisse Elemente eines längsgerichteten Gebäudes, der Innenraum wird jedoch eindeutig von der zentralen Anordnung der über dem Kreuz errichteten Kuppel beherrscht.

Entsprechend richtet sich die Ausschmückung mit Mosaiken oder Wandmalereien nach der Bedeutung der einzelnen Raumbereiche. Als Kuppelschmuck nennt Photios ein Bild des Pantokrators (»Allherrscher«) Christus, umgeben von den Engeln: Christus selbst ist also die alles bestimmende Mitte der Kirche. In der Apsis war Maria mit fürbittend erhobenen Händen dargestellt (Maria Orans), ähnlich wie sie später auch auf monumentalen Reliefikonen (Abb. 46) begegnet. Auf den oberen Wandpartien befanden sich Bilder der Patriarchen, Propheten und Apostel. Die theologisch begründete Anordnung der Bilder, welche die göttlichen und himmlischen Mächte sowie die der Heilsgeschichte zugehörenden Personen nach einer festgelegten Rangfolge innerhalb des Kirchenraums verteilte, machte so aus der Kirche ein Abbild des Himmels.

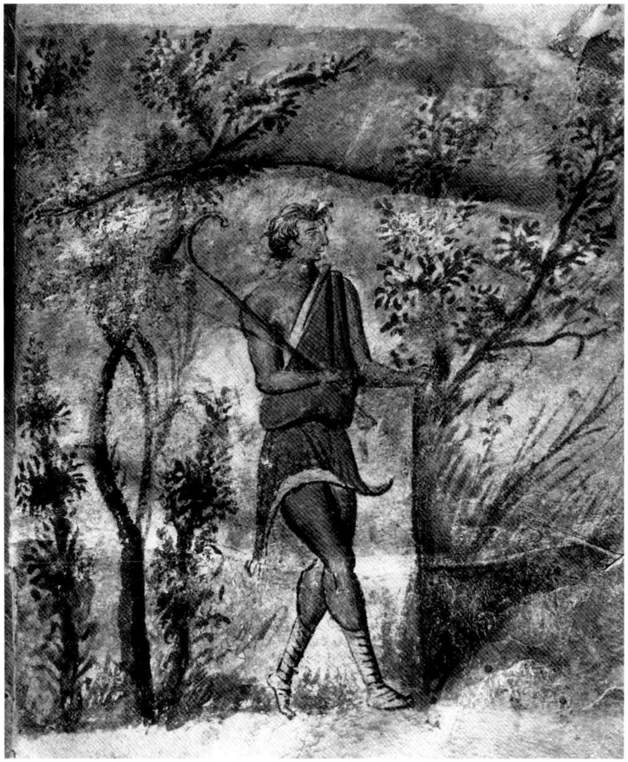

Abb. 45 Pan Nomios in einer illustrierten Handschrift der »Theriaka« und »Alexikopharmaka« des griechischen Dichters Nikandros von Thera, fol. 48. Konstantinopel, Ende des 10. Jahrhunderts. Paris, Bibliothèque Nationale, Suppl. Gr. 247

Sicher überschritte es die Möglichkeit dieses Katalog-Handbuchs, die kunstgeschichtliche Entwicklung des byzantinischen Kirchenbaus und der kirchlichen Bildprogramme darstellen zu wollen; gleichwohl dürften die wenigen Hinweise auf die theologisch begründete Anordnung der Bilder und ihren hieratischen Charakter für das Verständnis der ausgestellten und beschriebenen Bildwerke von Nutzen sein. Denn in allen Fällen ist der ursprüngliche funktionale und geistige Zusammenhang, in den diese Werke einstmals eingebunden waren, verlorengegangen. Daher muß es unser Anliegen sein, die künstlerische Ordnung, die dem heute vereinzelten Monument in seiner Ganzheit wie in seinen einzelnen Bestandteilen noch abgelesen werden kann, wieder als Teil einer umfassenden und übergreifenden Ordnung verständlich zu machen.

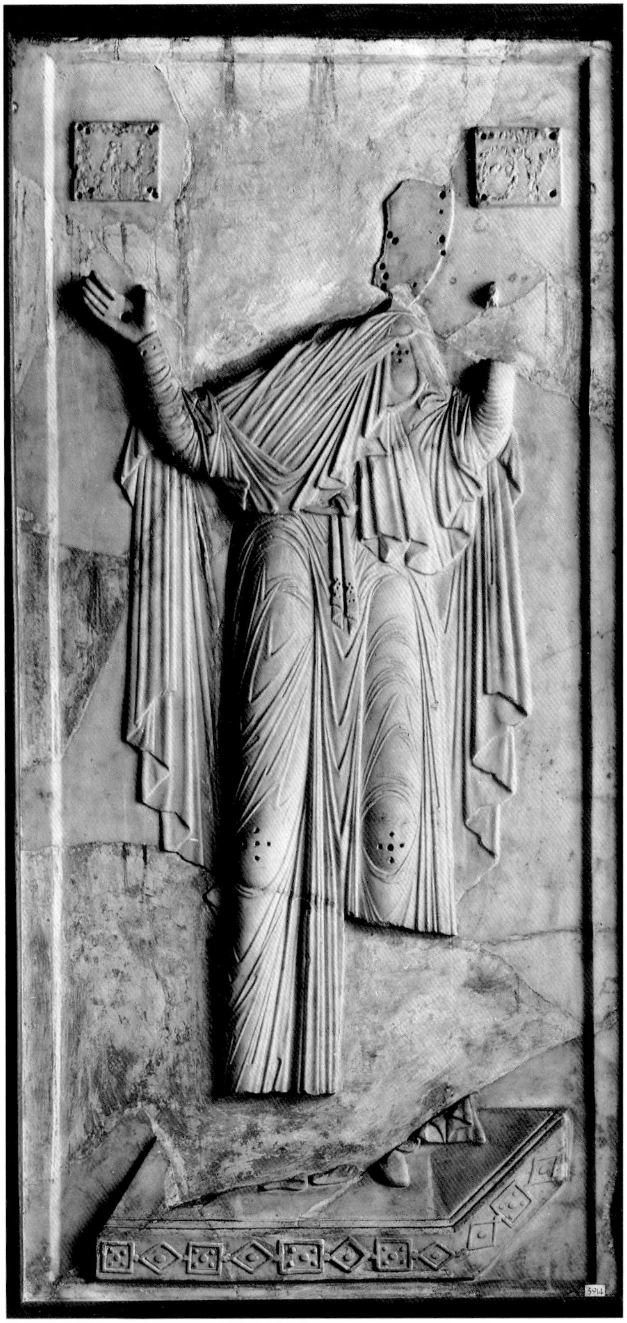

Abb. 46 Brunnen-Ikone der Gottesmutter Blachernitissa aus dem Georgskloster im Manganenviertel. Konstantinopel, Mitte des 11. Jahrhunderts. Istanbul, Archäologisches Museum

Skulptur

Am wenigsten gelingt dies bei den figürlichen und ornamentalen Reliefskulpturen, da hier die ursprüngliche Verwendung fast immer unbekannt ist. Das Fragment aus Adapazarı (Kat.-Nr. 139) und das Pfauenrelief (Kat.-Nr. 142) mögen von Brüstungs- oder Schrankenplatten stammen. Aber schon bei der Pfauenplatte können wir nicht mehr entscheiden, ob sie eine Konstantinopler oder eine venezianische Arbeit ist. Etwas sicherer gehen wir nur bei der großen Reliefikone der Gottesmutter Orans oder Blacherni(o)tissa (Kat.-Nr. 145), die aufgrund ihrer durchbohrten Hände einer Gruppe monumentaler Brunnenreliefs zugeordnet werden kann. Die Verbindung mit einem Hagisma, einer Brunnenanlage der 1152 erneuerten Stephanoskirche von Psamathia, muß zwar Hypothese bleiben, wird aber durch die heute bevorzugte Datierung des Reliefs um die Mitte des 12. Jahrhunderts gestützt. An der Spitze der Brunnen-Ikonen steht ein Relief der Gottesmutter Blachernitissa (Abb. 46), das 1921 – in viele Teile zerbrochen – in einer ehemaligen Brunnenanlage des Klosters Hagios Georgios im Konstantinopler Manganenviertel gefunden wurde. Das Georgskloster wurde unter Konstantin IX. Monomachos (1042–1055) errichtet. Aufgrund des Fundorts und vor allem des Stils, der sich recht gut mit demjenigen einiger Elfenbeinreliefs vergleichen läßt (vgl. Kat.-Nr. 128, 129 und 131), wird die Manganen-Ikone allgemein in das 11. Jahrhundert datiert.
Ihre Deutung erfahren die Brunnenreliefs, auf denen außer Maria auch als Fürbitter besonders verehrte Heilige wie Demetrios oder Georgios dargestellt sein konnten, letztlich durch die Schilderungen im Zeremonienbuch Kaiser Konstantins VII. Porphyrogenetos (vgl. Kat.-Nr. 145), wodurch die Existenz solcher wasserspendenden Gnadenbilder bereits für die erste Hälfte des 10. Jahrhunderts bezeugt ist. Der Typus der mit betend erhobenen Händen und in leichtem Kontrapost (d.h. mit unterschiedenem Standbein und Spielbein) frontal dargestellten Maria Orans begegnet bereits in der spätantiken Kunst, auf palästinensischen Pilgerampullen (Abb. 39) und in der Buchmalerei, jedoch stets in szenischem Zusammenhang. Das isolierte Bild der fürbittenden Maria ist wohl erst in der mittelbyzantinischen Zeit bevorzugt worden; es ist frühestens für das Jahr 864 bezeugt, nämlich für die Apsis der bereits erwähnten, von Patriarch Photios beschriebenen Kirche im Palastbezirk (vgl. oben S. 59). Die Fürbitte der Gottesmutter und der Heiligen war ein zentrales Thema der christlichen Kunst, wie schon das Apsismosaik in Sant' Apollinare in Classe (Abb. 34) zeigte, wo der hl. Apollinaris, der sagenhafte erste Bischof von Ravenna, für die ihm anvertraute Kirche immerwährende Fürbitte bei Christus

einlegt. In den Brunnen-Ikonen der Maria Orans verbindet sich in geradezu magischer Eindringlichkeit eine alte, im antiken Volksglauben verwurzelte Vorstellung von der lebenspendenden und lebenerhaltenden Mütterlichkeit der Quellen und Brunnen mit dem Bild der fürbittenden Maria, die durch die Geburt des Erlösers als Zoodochos Pege, als Quelle des Lebens, verehrt wurde.
Vergleichen wir die Manganen-Ikone (Abb. 46) mit dem Berliner Fragment (Kat.-Nr. 145), so werden wir einerseits übereinstimmende Züge feststellen können, die sich aus der Verbindlichkeit des einmal geprägten Typus erklären lassen; andererseits bemerken wir zahlreiche Unterschiede, die zeigen, in welchen Bahnen sich die künstlerischen Freiheiten der Steinmetzen bewegen konnten. Beide Reliefs hatten ursprünglich etwa dieselben Maße (Höhe der Manganen-Ikone 2,01 Meter), doch war die Berliner Blachernitissa durch die rahmenden Spiralsäulen und den abschließenden Rundbogen in ein festes architektonisches Gerüst eingebunden. Ihre Gestalt ist, verglichen mit der zarten und überschlanken Körperbildung der Manganen-Madonna, gedrungener, die Gewandfalten sind unorganisch und hartkantig aufgelegt, das Standbein wird vollkommen von senkrecht herabfallenden und gratigen Faltenstegen verhüllt und verunklärt. Bilden bei der Manganen-Madonna Körper und Gewand eine organische Einheit, so wird der Körper unserer Figur von den schweren und unstofflichen Gewandmassen nahezu erdrückt. Zwar wirkt das reiche Faltengekräusel der Manganen-Ikone ein wenig manieriert, ist jedoch – etwa in der Art, wie die Maphorionfalten die Armbeugen umspielen – von maßvoller Virtuosität. Die ungeschickte Bildung des Gewandsaums und die »negative« Wiedergabe der Falten des Maphorionzipfels lassen den Abstand unserer Brunnen-Ikone von der fast klassisch anmutenden Körperlichkeit der Figur und der Stofflichkeit der Gewänder der Manganen-Madonna um so deutlicher hervortreten.
Diese Unterschiede sind weniger zeitlich als künstlerisch bedingt. Unsere Materialbasis ist allerdings zu dünn, um für die monumentale Reliefskulptur des 11. und 12. Jahrhunderts sichere Stilurteile fällen zu können. Für die beiden Relief-Ikonen aus Psamathia (Kat.-Nr. 146–147) scheint eine Datierung in das 12. Jahrhundert, etwa in die späte Komnenenzeit, allerdings ganz ausgeschlossen. Seit wir über die Skulptur aus der Epoche der Paläologenkaiser (1261–1453) besser Bescheid wissen, wurde auch der Blick frei für eine vorurteilslose Bewertung des Stils dieser beiden Stücke. Ihre Zuordnung zu einer kaiserlichen Grabausstattung – in dem von Michael VIII. Palaiologos (1261 bis 1282) mit großem Aufwand wiederhergestellten Kloster der Theotokos Peribleptos – muß freilich ebenfalls nur Hypothese bleiben. Die Mischung aus provinzieller Unbeholfenheit und übertriebener Detailhaftigkeit erweist beide Reliefs als Inkunabeln eines neuen Stils. Sie stehen damit ganz am Beginn der sich nach der Öde der Lateinerherrschaft abzeichnenden Konsolidierung der künstlerischen Kräfte, die wohl vornehmlich aus Griechenland und Westkleinasien nach Konstantinopel gekommen waren.
Die Wiederbelebung klassischer Traditionen, von der wir eingangs gesprochen haben, konnte sich freilich nur in den Kreisen der Gebildeten behaupten und wurde für die Künstler nur selten zur Quelle der Inspiration. Dennoch finden wir seit dem 9. Jahrundert, besonders in der Buchmalerei, in der profanen Reliefskulptur (Kat.-Nr. 140), aber auch in der Elfeinbeinschnitzerei (Kat.-Nr. 134) und in anderen Zweigen der Kleinkunst zahlreiche Reminiszenzen antiker Bildthemen und künstlerischer Bildschöpfungen. So entstand gegen Ende des 10. Jahrhunderts in einem Skriptorium von Konstantinopel eine illustrierte Handschrift mit Werken des griechischen Dichters Nikandros von Thera, der im 2. Jahrhundert v. Chr. lebte. Die Handschrift dürfte auf eine spätantike Vorlage zurückgehen, die ihrerseits auf illustrierten römischen Kopien gefußt haben wird. Die Miniatur mit dem jünglingshaften Pan Nomios (Abb. 45) läßt sich mit dem Relieffragment aus Athen (Kat.-Nr. 140) vergleichen. Offenbar waren von der Buchmalerei abhängige Medien wie Muster- und Skizzenbücher die Bildquellen, aus denen Steinmetzen, Elfenbeinschnitzer, Toreuten und Maler geschöpft haben; doch gerade das Panrelief zeigt, wie frei die byzantinischen Künstler mit solchen bildlichen Vorlagen umgegangen sind und wie wenig sie diese noch verstanden haben. Dennoch ist zu fragen, in welchem Bereich des profanen Alltagslebens im 11. Jahrhundert dionysische Darstellungen ihren Platz gefunden haben könnten. Die gleiche Frage gilt für die Reliefplatte Kat.-Nr. 141, deren doppelseitige Verzierung eine freie Aufstellung voraussetzt. Die Tierkampfszene ist auf mittelbyzantinischen Zierplatten – wenn auch niemals in vergleichbarer künstlerischer Qualität – mehrfach belegt und gehörte offensichtlich zum gewöhnlichen Bildrepertoire. Die Hahn-Fuchs-Szene enthält hingegen eine thematische, um nicht zu sagen literarische Anspielung, wodurch sie sich an einen gebildeten Betrachter gerichtet haben wird. Die Frage, ob das Relief als Schrankenplatte in einer Kirche oder in einem Palastraum aufgestellt gewesen sein könnte, muß einstweilen offengelassen werden.

Elfenbeinarbeiten

Die persische Eroberung Südarabiens um 570 schloß den Weg für Importe, die aus Indien und Ostafrika über das

Rote Meer nach Ägypten und weiterhin nach Konstantinopel verhandelt wurden. Ägypten selbst wurde 619 von den Persern eingenommen, und mit der arabischen Eroberung des Nillandes 641 ging diese reiche Provinz dem Byzantinischen Reich endgültig verloren. Wir kennen keine mit Sicherheit in der Epoche des Bilderstreites gearbeiteten Elfenbeinschnitzereien aus Byzanz. Es erscheint daher müßig, über den primären Grund zu spekulieren: ob zu dieser Zeit das Rohmaterial nicht verfügbar gewesen ist oder ob kein Bedarf an Erzeugnissen dieser Kunstgattung bestanden hat.

Erst gegen die Mitte des 10. Jahrhunderts setzte wieder eine ausgedehnte Produktion und eine Blütezeit der byzantinischen Elfenbeinschnitzerei ein. Das Rohmaterial, mit großer Wahrscheinlichkeit im wesentlichen aus Afrika stammend, wird über das islamische Herrschaftsgebiet Ägypten nach Konstantinopel verhandelt worden sein, wobei die kulturelle Blüte des Landes unter den toleranten Herrschern der Fatimiden-Dynastie (969–1171) begünstigend gewirkt haben dürfte. Nach dem 11. Jahrhundert ging die byzantinische Produktion wieder zurück, und seit dem späteren 12. Jahrhundert bis zum Ende des Byzantinischen Reiches 1453 sind nur noch vereinzelte Elfenbeinschnitzereien überliefert.

Zwischen dem Ende des Bilderstreits und der gut bezeugten Blüte byzantinischer Elfenbeinschnitzkunst des 10. Jahrhunderts steht vereinzelt ein in mehrfacher Hinsicht außergewöhnliches Werk (Kat.-Nr. 122): das Fragment wohl eines Szepters des Kaisers Leon VI. (886–912). Auffallend ist die kräftige Körperlichkeit der Figuren, die von einer sehr feinen, bisweilen fast ornamentalen Oberflächenzeichnung begleitet wird. Zur Spätantike führt nichts Greifbares zurück, aber auch zu den Werken der Folgezeit bestehen keine formalen Verbindungen. Das erstaunliche Bildwerk, zugleich archaisch wie auch reif wirkend, ist ein ungewöhnlich kostbares Zeugnis aus einer Zeit des Neubeginns und der Rückbesinnung.

Auch in mittelbyzantinischer Zeit wurden große Elfenbeinplatten als besonders wertvoll empfunden, und man hat ihnen stets einen besonderen Rang zugemessen: die breitesten Platten wurden zu Mittelstücken von Triptychen (vgl. Kat.-Nr. 124, 126–128) verarbeitet, was, wenn sie isoliert erhalten blieben, an ihrer Zurichtung mit großer Sicherheit erkannt werden kann (vgl. Kat.-Nr. 124, 126, 127), oder die Schnitzer fertigten Ikonen daraus, wobei auf Bohrlöcher verzichtet werden konnte, weil die Tafel in anderem Material gerahmt wurde (vgl. Kat.-Nr. 125, 130).

Die Chronologie der mittelbyzantinischen Elfenbeinarbeiten des 10. und des 11. Jahrhunderts ist noch keineswegs geklärt. Auf Jahrzehnte der vermeintlichen Klarheit folgte 1977 eine gewisse Erschütterung: ein Schlüsselstück, die seit 1927 auf Kaiser Romanos II. bezogene und zwischen 945 und 949 angesetzte Pariser Tafel mit der Darstellung eines von Christus gekrönten Kaiserpaares namens Romanos und Eudokia (Abb. 48), wurde mit guten Gründen in

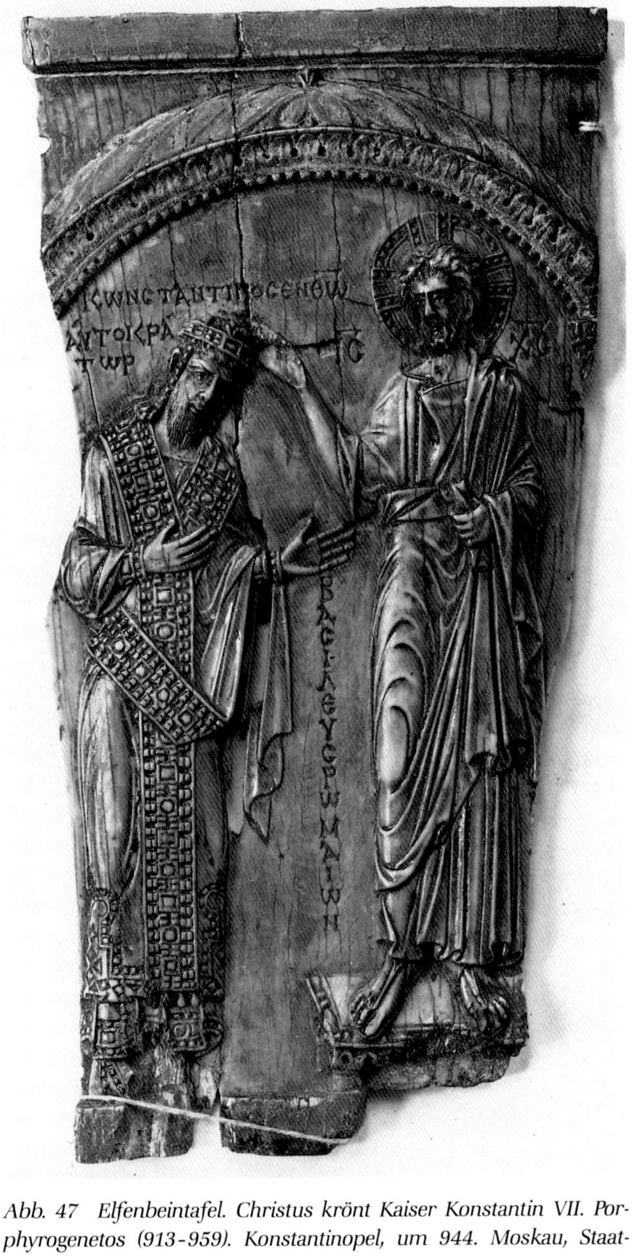

Abb. 47 Elfenbeintafel. Christus krönt Kaiser Konstantin VII. Porphyrogenetos (913-959). Konstantinopel, um 944. Moskau, Staatliches Puschkin-Museum

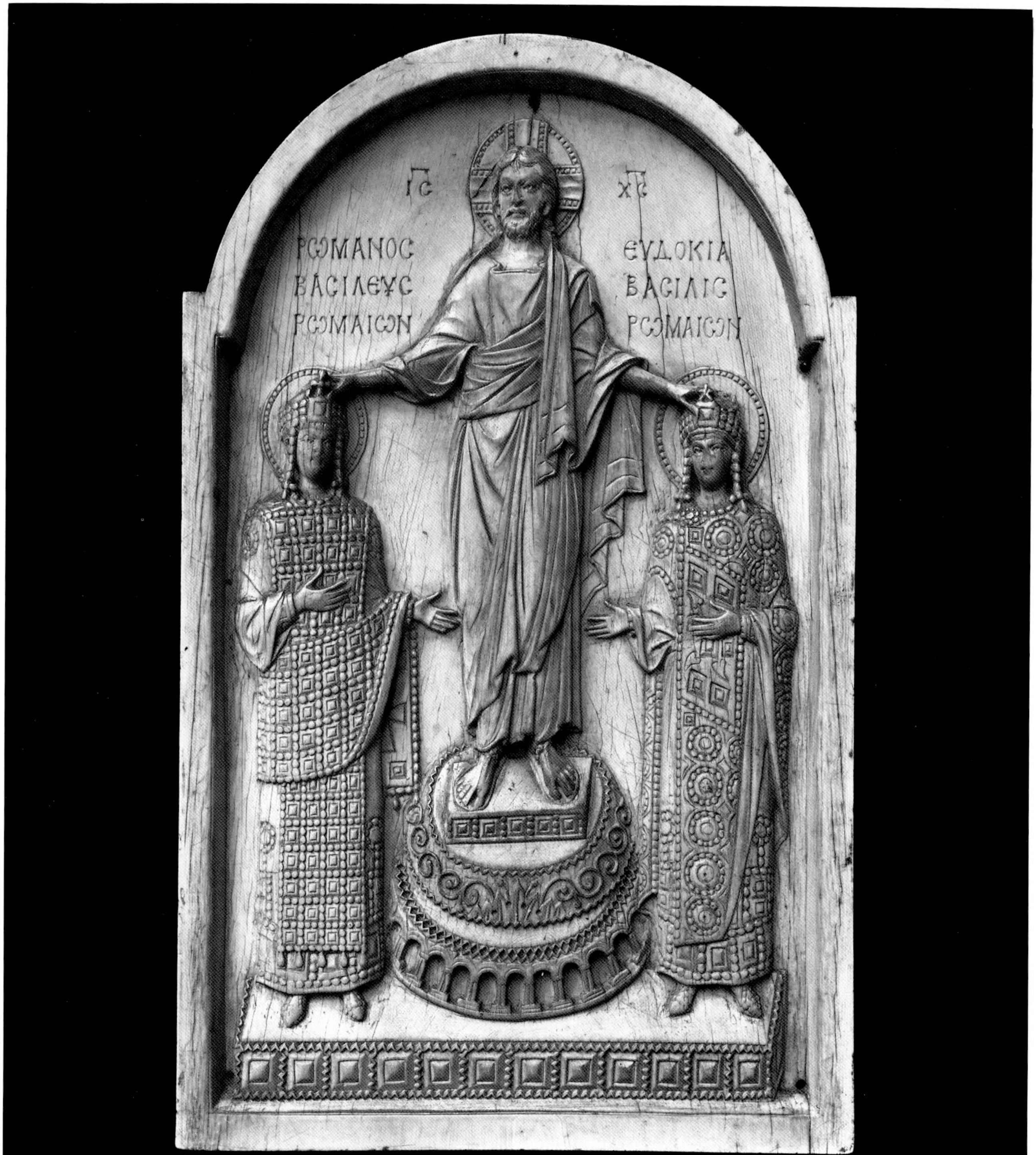

Abb. 48 Elfenbeintafel. Christus krönt Kaiser Romanos und die Kaiserin Eudokia. Konstantinopel, um 945-949 oder 1068-1071. Paris, Cabinet des Médailles

die Zeit des Romanos IV. (1068–1071) versetzt, womit für eine ganze Gruppe verwandter Arbeiten ebenfalls eine Datierung in die zweite Hälfte des 11. Jahrhunderts nahegelegt war. Als Fixpunkt der höfischen Elfenbeinschnitzkunst Konstantinopels um die Mitte des 10. Jahrhunderts verbleibt nunmehr die Moskauer Tafel mit der Krönung eines Kaiser Konstantin durch Christus, die überzeugend auf Konstantin VII. Porphyrogenetos bezogen und um 945 angesetzt wird (Abb. 47). So können wir jetzt zwar Arbeiten aus der Mitte des 10. Jahrhunderts einigermaßen klar von solchen des Gegenpoles in der zweiten Hälfte des 11. Jahrhunderts unterscheiden, aber wie der Weg der Elfenbeinschnitzkunst zwischen den beiden Stationen im einzelnen verlaufen ist, muß noch durch zukünftige Untersuchungen geklärt und erhärtet werden.

Bei Arbeiten des 10. Jahrhunderts (vgl. vor allem Kat.-Nr. 123–124) erscheint charakteristisch die relativ kompakte Körperlichkeit der Figuren; sie zeigt sich z. B. oft im Kontrast dichter Faltenzüge vor dem Standbein zu glatterem oder gespanntem Stoff über dem Spielbein an. Die Gewänder sind von fester, bisweilen sogar schwerer Stofflichkeit und weisen relativ bewegte Konturen der Säume mit voluminösen Faltenbuchten auf. Die Figuren werden gerne gänzlich oder weitgehend hinterschnitten, so daß sie schattenwerfend sich vom Reliefgrund lösen. Die Gesamterscheinung des Reliefs wird von Hell-Dunkel-Gegensätzen bestimmt und ist kontrastreich.

In den Schnitzereien des 11. Jahrhunderts (vgl. Kat.-Nr. 128–129), meist in flachem Relief gearbeitet, sind schlankere Figuren bevorzugt. Oft scheinen sie nur zur Hälfte ihres Volumens aus dem Reliefgrund vorzutreten. Für die Gewänder sind große glatte Partien neben gespannten, platten Faltenzügen charakteristisch; der Stoff umhüllt wie schwere glatte Seide den Körper, ohne daß die Einzelformen der Extremitäten hervortreten oder Stand- und Spielbein deutlich akzentuiert wären. Der Saumverlauf ist relativ ruhig, seine Faltenbuchten erscheinen recht flach. Das Relief wirkt insgesamt heller, da der Grund nur wenig verschattet wird und die Gewandbildung selbst nur geringe Schatten zuläßt, die die Falten in schmalem Streifen oder strichartig begleiten.

Aus der stattlichen Reihe der mittelbyzantinischen Elfenbeine in der Berliner Sammlung ragen vor allem zwei hervor, die auch durch fast perfekte Erhaltung wenigstens der Elfenbeinsubstanz (die farbliche Fassung hingegen ist bis auf winzige Reste verloren) begünstigt sind: die Tafel mit der Darstellung des Einzuges Christi in Jerusalem (Kat.-Nr. 126) und jene mit den Vierzig Märtyrern (Kat.-Nr. 124). Es ist kein Zufall, daß beides recht breite Tafeln sind, die zu Mittelstücken von Triptychen gearbeitet wurden.

Auf zwei Werke sei noch verwiesen, die beide in den Bereich der nur durchschnittlichen Arbeiten gehören, aber durch jeweils besondere Eigenschaften aufschlußreich sind. Der Oliphant aus dem 11./12. Jahrhundert (Kat.-Nr. 132) belegt anschaulich eine Verbindung islamischer Ornamentik und byzantinischer Figurenvorbilder, die im regen Austausch verschiedener Kulturen auf dem Boden Italiens zustande kam. Der Rosettenkasten des 12. Jahrhunderts (Kat.-Nr. 133) läßt Arbeitsteilung und Verwendung vorgefertigter Elemente erkennen; sein Dekor ist nur aus Bein geschnitzt und steht unverkennbar in der kraftlosen Nachfolge prachtvoller mittelbyzantinischer Elfenbeinkästen.

Kunsthandwerk

Untrennbar mit der allgemeinen Vorstellung von byzantinischer Kunst verbunden ist, neben der Mosaik-, Wand- und Ikonenmalerei, vor allem der Begriff der »Schatzkunst«. Angesichts des sagenhaften Reichtums, der im byzantinischen Kaiserpalast ebenso geherrscht hat wie in den großen Kirchen und Klöstern, ist dieser etwas schillernde Begriff durchaus berechtigt. Er umfaßt all das, was die Berliner Sammlung nicht oder nicht mehr besitzt: Werke der Silbertoreutik wie liturgische Gefäße – Diskos (Abb. 49) und Kelch (Abb. 50) –, aber auch getriebene und ziselierte Reliquiare, Kreuze, Buchdeckel, Räuchergeräte, Lampen oder Ikonenbeschläge; ferner Juwelier- und Goldschmiedearbeiten, Zellenemails (oft als Bestandteile anderer Arbeiten), Werke der Steinschneidekunst oder mit gewebten Darstellungen verzierte Seidenstoffe.

Wenigstens einige dieser in zumeist kaiserlichen Werkstätten hergestellten und für höchste Ansprüche bestimmten Kunstwerke können wir hier berücksichtigen. Die Elfenbeinarbeiten wurden bereits genannt. Ihr oft nur noch fragmentarischer, der Rahmung oder der zugehörigen Teile beraubter Erhaltungszustand, ihre häufige Wiederverwendung auf den Buchdeckeln abendländischer Handschriften des Mittelalters zeugt von dem Schicksal, das sie seit ihrer Verbringung in die westlichen Länder erlitten haben. Ihrer ursprünglichen Bestimmung nach waren sie jedoch – ob als Einzeltafeln oder Triptychen – Ikonen und dienten der privaten Andacht. Für den gleichen Zweck wurden auch die kostbaren Miniaturmosaiken (Kat.-Nr. 148) hergestellt, von denen sich kaum mehr als 60 Exemplare erhalten haben. Sie entstanden überwiegend wohl in kaiserlichen Ateliers der Hauptstadt Konstantinopel und wurden an Klöster, hohe Gesandte und andere ausgezeichnete Personen verschenkt. Die Mosaiktechnik konnte jedoch

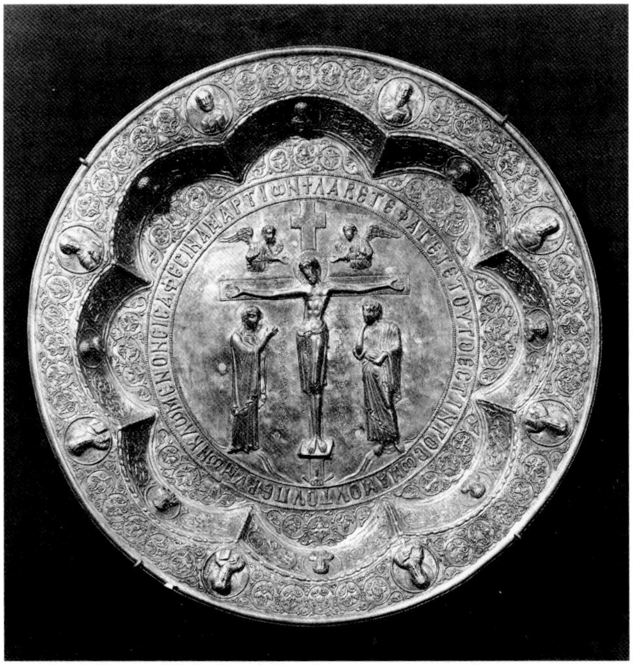

Abb. 49 Silbervergoldete Weihbrotschale (liturgischer Diskos). Kreuzigung Christi, Kirchenväter und Heilige. Konstantinopel, 11. Jahrhundert. Halberstadt, Domschatz

auch für größere, tragbare Tafelbilder anstelle der Malerei angewendet werden (Kat.-Nr. 144).
Wenigstens ein Beispiel kann hier für die byzantinische Schmuckkunst stehen: das Ohrring-Paar Kat.-Nr. 135, das fest datiert ist und zudem durch eine sich auf Kaiser Ioannes Tzimiskes beziehende Inschrift offiziösen Charakter hatte. Das umfangreiche Gebiet der byzantinischen Siegelkunde ist durch ein unlängst erworbenes Exemplar repräsentiert (Kat.-Nr. 136).

Frühmittelalterliche Skulpturen aus Italien

Ein nicht geringer Teil der frühmittelalterlichen Skulpturen der Berliner Sammlung stammt aus verschiedenen Orten Italiens, vor allem aus Rom und Venedig. Sie entstanden zwischen dem 8. und 13. Jahrhundert, in derselben Zeit wie die zuvor betrachteten Bildwerke der mittel- und spätbyzantinischen Epoche, obwohl sie nicht im strengen Sinne der byzantinischen Skulptur zugerechnet werden können. Früher hat man diese Werke unter dem summarischen Begriff »langobardenzeitlich« zusammgefaßt. Das Herrschaftsgebiet der Langobarden, das durch Karl den Großen erheblich eingeschränkt worden war, deckte sich aber weder mit der Verbreitung der frühmittelalterlichen Skulptur Italiens, noch berücksichtigt dieser Begriff deren regionale Unterschiede. Hinzu kommt, daß Teile Unteritaliens wie Apulien und Kalabrien auch weiterhin zum Byzantinischen Reich gehörten. Sowohl unter den Päpsten in Rom, die niemals unter langobardischer Herrschaft standen, als auch unter den Langobarden selbst sind zahlreiche eingewanderte oder herbeigerufene byzantinische

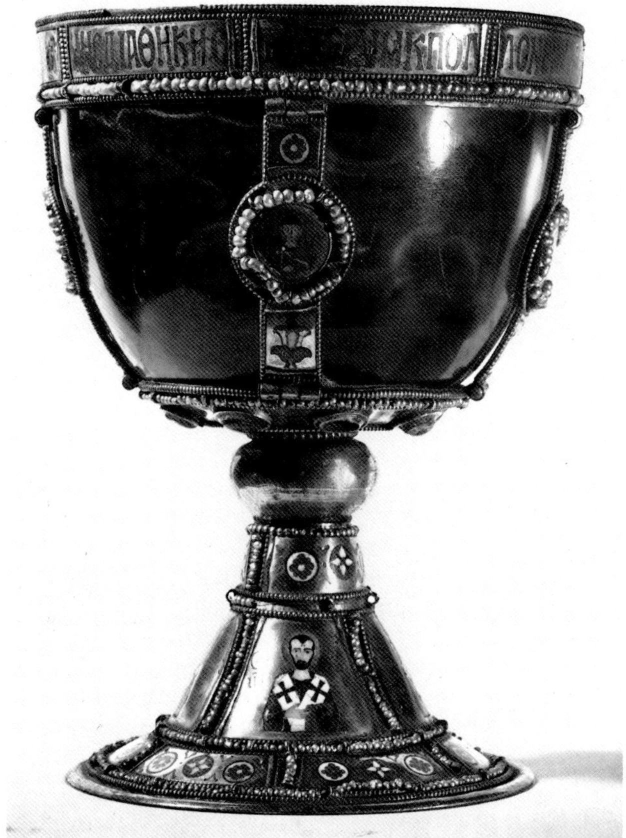

Abb. 50 Liturgischer Kelch mit Sardonyxkuppa in einer silbervergoldeten Fassung mit Nielloinschrift, Zellenemails und Perlen. Konstantinopel, 11. Jahrhundert. Venedig, Schatz von San Marco

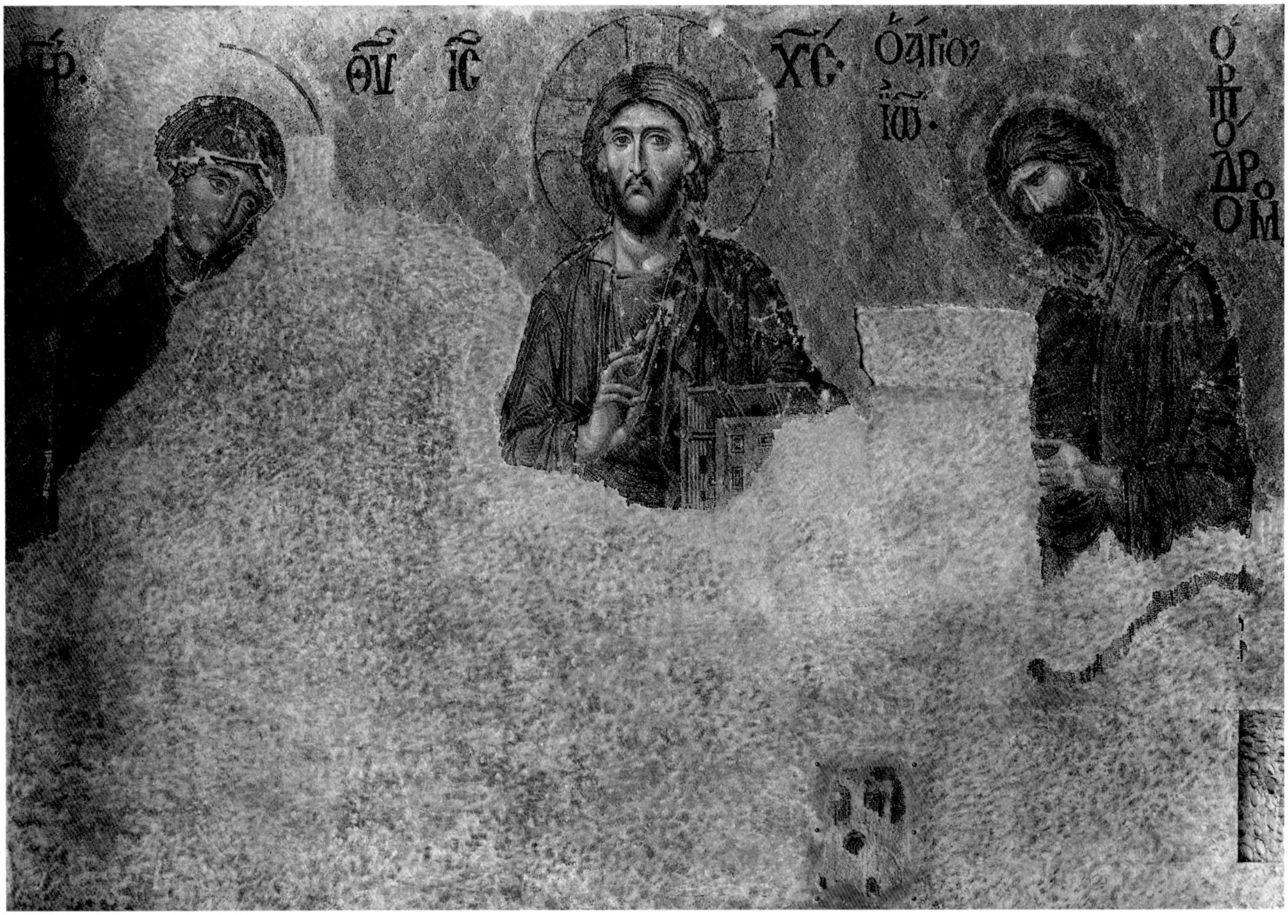

Abb. 51 Istanbul, Hagia Sophia. Mosaik auf der Südempore. Christus Pantokrator zwischen Maria und Johannes dem Täufer (Deesis). Konstantinopel, zweite Hälfte des 13. Jahrhunderts

Künstler tätig gewesen, die maßgeblich den Stil der einzelnen Kunstgattungen bestimmt und beeinflußt haben.
Der Stil der frühmittelalterlichen Reliefsskulpturen Italiens, ihre charakteristische Verzierungsweise mit überwiegend geometrisch-abstrakten Motiven, unter denen das Flechtband in seinen verschiedensten Varianten vorherrscht, weist gleichwohl Züge germanischer Herkunft auf, wodurch sich nun wiederum die italischen Werke von gleichzeitigen byzantinischen, in Konstantinopel oder Kleinasien entstandenen, deutlich unterscheiden lassen. Dies betrifft vor allem die aus dem oberen Adriagebiet stammenden Stücke wie den istrischen Sarkophag (Kat.-Nr. 116) und die venezianische Brunneneinfassung (Kat.-Nr. 119), aber auch die wieder rekonstruierte Schrankenplatte aus Alt-St. Peter (Kat.-Nr. 117), für die sich im Osten nichts Vergleichbares findet. Hingegen vermischen sich bei der römischen Schrankenplatte (Kat.-Nr. 118) in der Anlage des ineinander verschlungenen Kreisgeflechts und in den Flechtbandkreuzen östliche und westliche Elemente. Zwischen der Schrankenplatte Kat.-Nr. 121 und dem Fragment aus Adapazarı (Kat.-Nr. 139) schließlich sind die Unterschiede nur noch gradueller Art, weshalb man beide Stücke auch zeitlich nicht allzuweit auseinanderrücken sollte. Von ganz anderer Art ist dagegen der üppige florale Schmuck der Pfeilerverblendung aus Neapel (Kat.-Nr. 120), der auf persische (sassanidische) Textilmuster zurückgehen dürfte.
Ein besonderes Gebiet innerhalb der Berliner Sammlung

stellen die venezianischen Zierreliefs (Kat.-Nr. 150–155) dar. Sie stammen aus einer Zeit, als Venedig längst nicht mehr byzantinisches Exarchat, sondern die selbständige, vom übrigen Italien unabhängige, mit Konstantinopel rivalisierende Seemacht war. Gleichwohl blieb die Kunst von Venedig bis weit in das 13. Jahrhundert von Byzanz beeinflußt. Die Stadt selbst ist voll von byzantinischen Skulpturen; allein die Markuskirche, die nach Konstantinopler Vorbild errichtet und noch im 13. Jahrhundert von zugewanderten Mosaizisten ausgeschmückt wurde, ist ein wahres Museum byzantinischer Spolien. Die Kapitelle im Innern und ein großer Teil der an den Außenwänden angebrachten Reliefs stammen von östlichen Bauten des 6. bis 13. Jahrhunderts. Hinzu kommt eine große Anzahl Skulpturen, die in bewußter Anlehnung an spätantike und byzantinische Vorbilder in Venedig selbst geschaffen worden sind. Die schon mehrfach erwähnte Pfauenplatte (Kat.-Nr. 142) dürfte hierzu gerechnet werden. Die Bildung der Pfauen findet, wenn überhaupt, ihre nächste Parallele in den veneto-byzantinischen Schrankenplatten der Basilika Santa Maria Assunta zu Torcello, doch weisen Motiv, Komposition und Einzelformen wie die Bildung der Weinblätter auf Konstantinopler Vorbilder des 6. Jahrhunderts zurück.

Die hochrechteckigen Zierplatten mit dem rund-, spitz- oder kielbogenförmigen oberen Abschluß, die als *formelle* bezeichnet werden, finden wir sowohl im Fassadenschmuck der Markuskirche wie an zahlreichen venezianischen Palästen, wo sie im Wechsel mit den runden Ziersteinen, den *patere*, angebracht waren. Für die typische Verzierungsweise der *formelle* mit dem zentralen Lebensbaum oder Lebensbrunnen, vor oder neben dem – nicht selten mehrfach übereinander gestaffelt – Tiere, Vögel (vor allem Pfauen), Fabelwesen und mythologische Figuren angeordnet sind, wird sich kaum ein byzantinisches Vorbild finden lassen, obgleich viele Einzelformen und Motive aus der spätantiken, byzantinischen, sassanidischen oder arabischen Kunst hergeleitet werden können.

NACHBYZANTINISCHES

Wenigstens zwei Kunstwerke sollen hier exemplarisch für die nach- oder postbyzantinische Epoche stehen – eine Phase, in der sich die Kunst in den griechischen und kleinasiatischen Kerngebieten des Byzantinischen Reichs, die jetzt größtenteils unter osmanische Herrschaft gelangt waren, nur noch bedingt fortbilden konnte. Da viele Künstler nach dem Ende von Byzanz nach Italien, besonders nach Venedig, auswanderten und dort eigene Gemeinschaften bildeten, lebte hier die byzantinische Tradition noch eine Weile fort. Wohl in Italien entstanden die beiden aus Lithographierstein gefertigten Ikonentafeln (Kat.-Nr. 156), die in der byzantinischen Tradition der Miniaturschnitzerei in Halbedelstein oder Steatit stehen.

Besonders in den Athos-Klöstern, aber auch in Venedig und auf den griechischen Inseln blühte seit dem 15. Jahrhundert die Miniaturschnitzerei in Buchsbaumholz. Die Arbeiten reichen von winzigen Kreuzchen, auf denen gleichwohl komplette Darstellungen des Festzyklus in lupenreiner, filigranhafter Durchbrucharbeit wiedergegeben sein konnten, bis hin zu stattlichen Standkreuzen wie dem von Georgios Laskaris gefertigten der Berliner Sammlung (Kat.-Nr. 157).

1
Lampe
Schafträger und Herde, alttestamentliche Szenen und Gestirngottheiten

Rom, Florentius-Werkstatt, frühes 3. Jahrhundert
Aus Rom, Ende des 17. Jahrhunderts in der Sammlung des römischen Antiquars G. B. Bellori, seit 1698 in der Brandenburgischen Kunstkammer; 1897 vom Antiquarium überwiesen
Ton; Länge 15,2 cm, Durchmesser 10,2 cm
Inv.-Nr. 2354

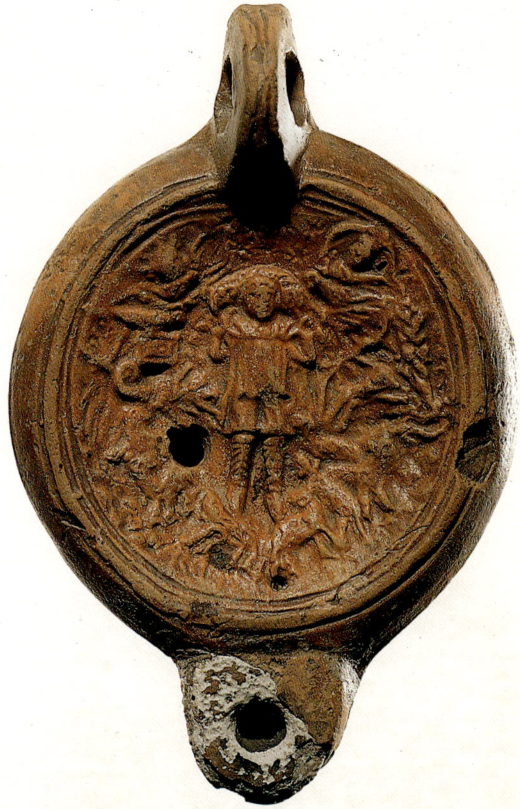

Die Bildlampe, deren Spiegel mit gepreßtem Reliefdekor versehen ist, trägt auf der Unterseite die Inschrift FLORENT, die zu »Florentius« zu ergänzen ist. Form, Stil, Ikonographie und Signatur datieren die Florentius-Lampen, die sonst stets nur mit heidnischen oder »neutralen« Motiven geschmückt sind, in das ausgehende 2. und das frühe 3. Jahrhundert. In der Bildmitte steht frontal ein Schafträger inmitten einer Herde von sieben Schafen. Darüber erscheinen die Büsten von Sol (Sonne) und Luna (Mond) sowie sieben Sterne. Links erkennt man die »Arche ohne Noe« mit einem darauf sitzenden Vogel (Genesis 8, 9) und darunter das Seeungeheuer (Ketos), das den Propheten Jona ausspeit (Jona 2, 11). Rechts ruht der nackte Jona unter einer Kürbislaube (Jona 4, 6), ganz rechts außen steht ein Baum (Abb. 52).
Bildlampen wurden gern als glückbringende Gaben verschenkt oder an Gräbern angebracht, was Auswahl und Sinn ihrer Darstellungen bestimmt hat: Der Schafträger ist eine Allegorie des Friedens. Die sieben Planeten und die Gestirngottheiten versinnbildlichen die kosmische Ordnung und den Anbruch eines glücklichen Zeitalters. Durch die Verbindung der »heidnisch-neutralen« Chiffren mit den alttestamentlichen Rettungsbildern erhält die Lampe jedoch einen verschlüsselten christlichen Sinn: Frieden und Glückseligkeit werden mit Hinweisen auf den unerschütterlichen Glauben und das rettende Eingreifen Gottes begründet. Mit dieser Zusammenstellung erweist sich die Lampe als eines der ältesten erhaltenen christlichen Kunstwerke. Zwar ist ihr Fundort unbekannt, doch scheint sie aus einer der römischen Katakomben zu stammen. Der Sinn ihres »Bildprogramms« würde einer Verwendung am Grabe - als Lichtspender oder als Erkennungszeichen - nicht widersprechen.

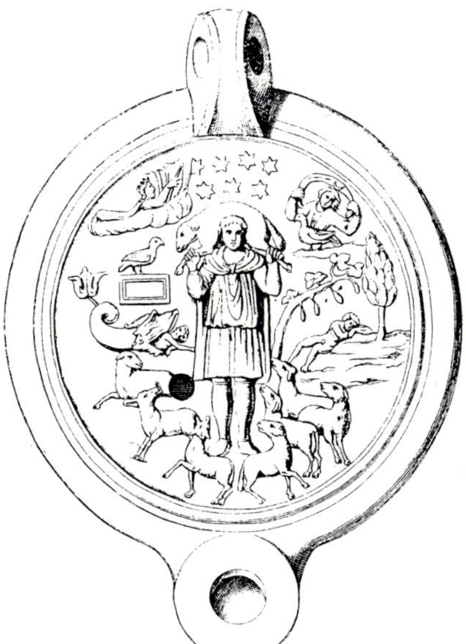

Abb. 52 Kat.-Nr. 1 Kupferstich nach Beger (1702)

Literatur: Beger (1702) S. 9-10 Nr. 29, Taf. 29. - Wulff (1909) S. 244 Nr. 1224, Taf. 59. - Wollmann (1924) S. 90. - Schumacher (1977) S. 94-95. - Cahn-Klaiber (1977) S. 111 Anm. 207. - Himmelmann (1980) S. 147-148, Taf. 54c. - Effenberger (1986) S. 20, 31, 92, Abb. 2.

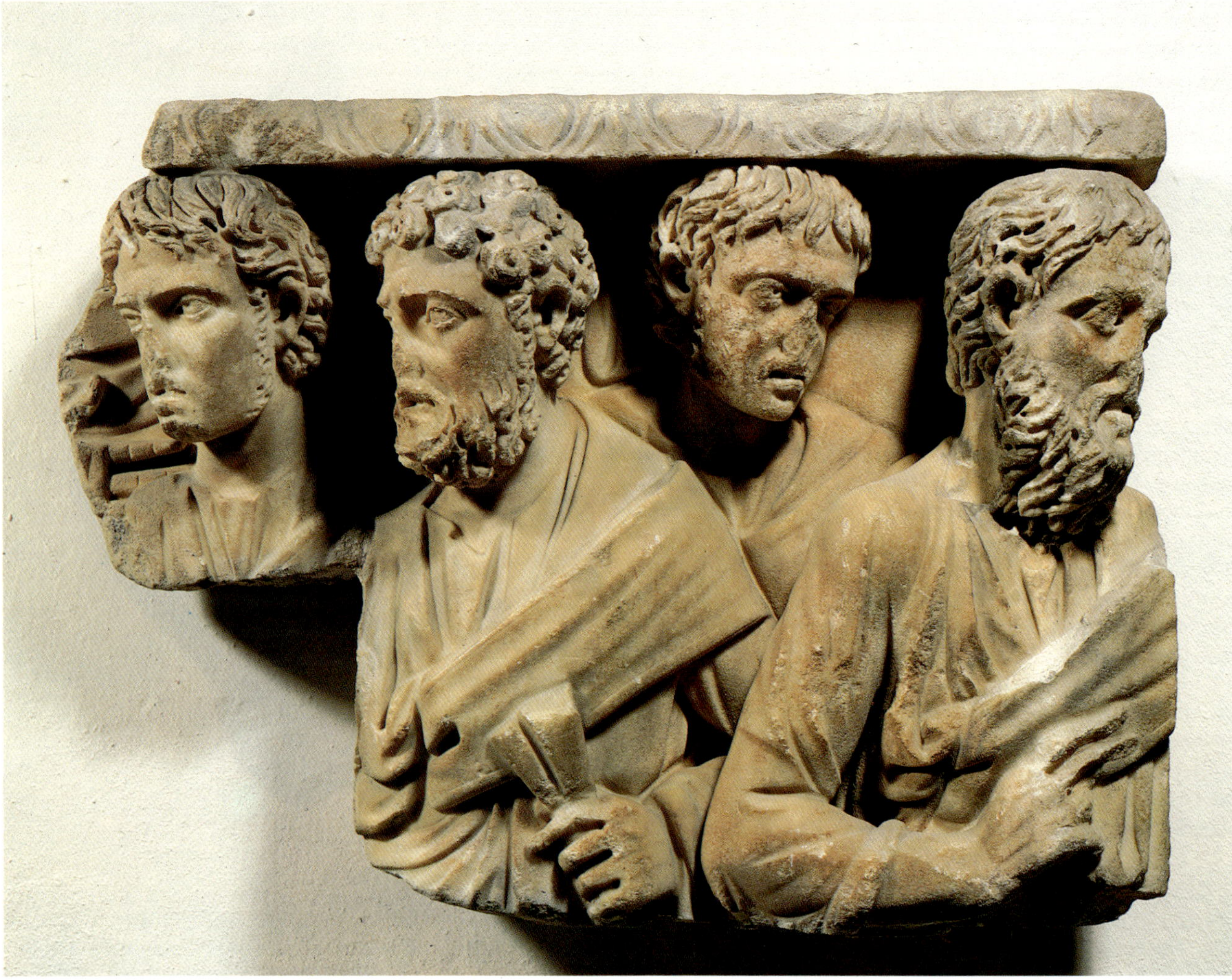

2

Fragment vom Kasten eines einzonigen Friessarkophags
Vier männliche Figuren

Rom, um 270
Aus Rom; 1902 erworben
Marmor; Höhe noch 45 cm, Breite noch 67 cm
Inv.-Nr. 3262

Das Fragment ist schon in der ersten Hälfte des 17. Jahrhunderts in einer Zeichung des Cassiano Dal Pozzo festgehalten worden. Es stammt wohl von einem kelterförmigen Sarkophag, dessen überfallende obere Randleiste mit einem ionischen Kymation, einem Eierstab, geschmückt ist. Die Vorderfront und die wannenförmig gerundeten Seiten werden einst mit zwei oder drei Szenen geschmückt gewesen sein. Die beiden linken Männer, die die vornehme senatorische Toga *(toga contabulata)* tragen, gehörten vermutlich zu einer mehrfigurigen Hochzeitsszene, doch ist die Deutung nicht gesichert. Am linken Bruchrand erkennt man die Schulter des Bräutigams und vielleicht die geöffnete linke Hand der Göttin Concordia, die das (nicht mehr erhaltene) Brautpaar zusammenführte. Der Mann in mittlerem Alter und der ältere Bärtige, der in seiner Linken eine Schriftrolle hält, müßten zur Gruppe der Trauzeugen gehört haben. Die ganze Szene spielt sich vor einem aufgespannten Vorhang *(parapetasma)* ab und erscheint dadurch in eine höhere Sphäre gerückt. Die beiden rechten Männer, die ebenfalls mit der Toga contabulata bekleidet sind, gehörten zu einer Szene, in der die Einführung des Grabherrn in ein öffentliches Amt dargestellt war. Hinter dem rechten bärtigen Mann wird die Spitze einer Amtsinsignie (?) sichtbar. Es ist gut möglich, daß der Sarkophag noch mit einer dritten Szene geschmückt war, etwa einem Philosophengespräch. Die Darstellungen spiegeln nicht unbedingt biographische Stationen aus dem Leben des Grabinhabers wider, sondern sind vor allem Allegorien vollkommener Lebensführung. Nach römischer Auffassung beruhte diese auf der im Privatleben *(vita privata)* geübten Tugend der Eintracht *(concordia)*, auf der im öffentlichen Leben *(vita publica)* bewiesenen *virtus* (»Männlichkeit«) und einer von philosophischer oder musischer Bildung bestimmten Geisteshaltung *(vita contemplativa)*. Durch den Hinweis auf diese drei im Leben angestrebten Tugenden erhoffte man sich nach römischer Auffassung für den Verstorbenen eine Milderung des Todesschicksals.

Literatur: Wulff (1909) S. 8-9 Nr. 15. - Gerke (1940) S. 19 Anm. 3. - Wessel (1955). - Wessel (1957) S. 107-108, Abb. 2. - Vermeule (1960) S. 20 Nr. 161, Abb. 65 (Zeichnung Dal Pozzos). - Fittschen (1969). - Geyer (1978) S. 372 Anm. 16.

3
Eckfragment eines Klinen-Mahl-Sarkophags Diener aus einer Mahlszene

Rom oder Oberitalien, um 270
Aus Florenz; 1904 als anonymes Geschenk erworben
Marmor; Höhe 117 cm, Breite noch 38 cm
Inv.-Nr. 2786

Das Fragment stammt von der rechten Ecke eines nur an der Front dekorierten Sarkophags, doch greift das Relief ein wenig auf die Nebenseite über. Ein Jüngling mit langgelocktem Haar schreitet nach rechts und blickt dabei zur Bildmitte zurück. Er ist mit einer langen, gerafften Ärmeltunika bekleidet, die untergegürtet ist und einen Bausch bildet. Um den Hals trägt er einen gedrehten Metallreif *(torques)* mit broschenförmiger Schließe. In beiden Händen hält er einen Teller, auf dem Zweige und ein gebratener Vogel liegen. An der Nebenseite wird sein linker Arm mit einem flatternden Handtuch sichtbar. Zwischen seinen Beinen sitzt am Boden

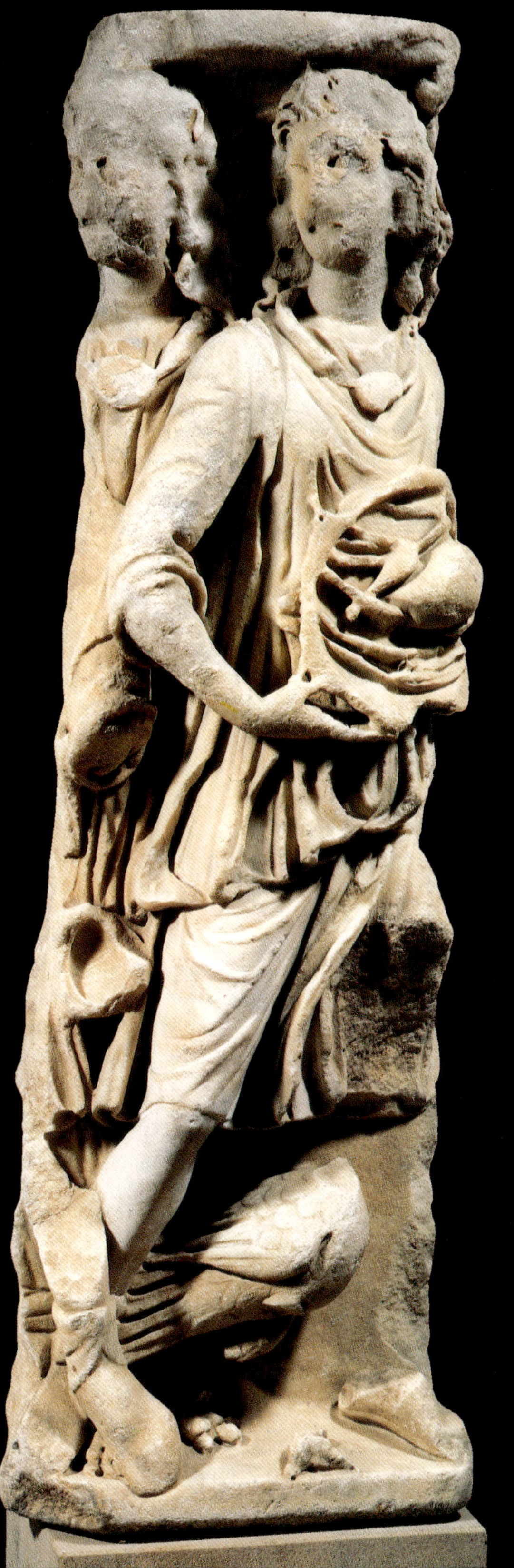

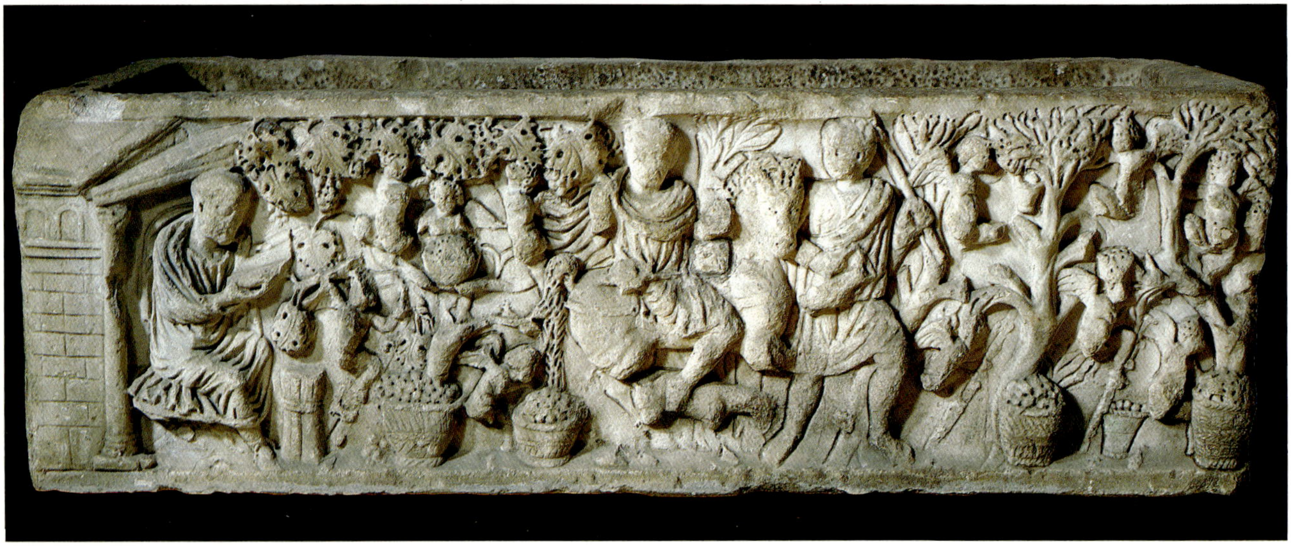

Kat. Nr. 4

ein Vogel (Gans?). Sein rechtes Bein wird vom linken Fuß (mit Stiefel) einer benachbarten Dienerfigur überschnitten. Diese hält in ihrer gesenkten Linken als Teil einer Waschgarnitur eine Griffschale, wie man sie beim Mahl zur Handwaschung gebrauchte. Im Hintergrund, der durch einen Vorhang *(parapetasma)* abgeschlossen wird, erscheint ein weiterer zurückblickender Diener mit einem Torques. In der Mitte des Sarkophagkastens hat man sich den auf einer Kline zum Mahle gelagerten Grabherrn und seine am Fußende oder auf einem Sessel sitzende Gattin vorzustellen, verbunden mit weiteren Dienerfiguren. Haartracht, Kleidung und vor allem die Torques kennzeichnen die Jünglinge nicht als gewöhnliche Mahldiener, sondern gleichsam als Kultdiener, die dem entrückten Verstorbenen zum ewigen Freudenmahl aufwarten.

Literatur: Wulff (1909) S. 13-14 Nr. 25. - Himmelmann (1973) S. 54 Nr. 38. - Koch/Sichtermann (1982) S. 111.

4

Kasten eines einzonigen Friessarkophags Reitender Mann mit Begleiter, lesender Mann, Wein- und Olivenernte

Rom, Ende des 3. Jahrhunderts
Aus Florenz, um 1768 im Giardino della Pieve in Vicopisano, danach im Palast der Rinuccini in Florenz, 1875 im Landhaus der Rinuccini bei San Domenico unterhalb Fiesole; zwischen 1902 und 1910 erworben
Marmor; Höhe 67 cm, Länge 210 cm, Tiefe 84 cm
Inv.-Nr. 6596

Der Inhaber des Sarkophags ist hier zweimal dargestellt: In der Mitte als vom Ausritt oder von der Jagd heimkehrender Reiter, begleitet von seinem Hund und einem Diener. Der Grabherr sitzt auf seinem nach Art eines Jagdpferds geschirrten Reittier, das nach rechts schreitet. Er trägt eine kurze gegürtete Tunika und einen wehenden Mantel. Sein Kopf ist frontal aus dem Bild herausgekehrt, doch ist das Antlitz weitgehend zerstört, so daß die Gesichtszüge nicht mehr erkennbar sind. Die Linke ist leicht erhoben, die gesenkte Rechte hält wohl einen kurzen Stab. Sein jugendlicher Begleiter schreitet nach rechts aus und blickt zu seinem Herrn zurück. Er ist mit einer Tunika *(tunica exomis)* bekleidet, die eigentlich rechte Schulter und Brust frei läßt, doch werden hier die Falten eines Untergewandes sichtbar. In der

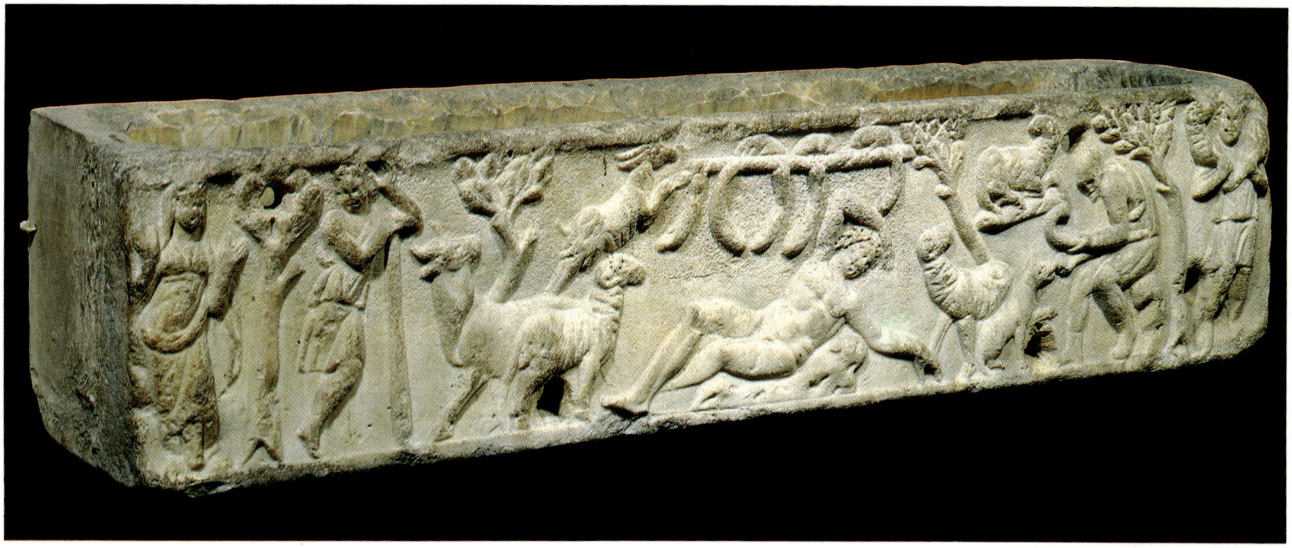

Kat.Nr. 5

Linken trägt er einen Stab leicht geschultert, in der Rechten hält er eine Kanne. Links außen sitzt der Grabherr unter dem von einer Säule flankierten Vordach seiner Villa. Das Gebäude ist aus sorgsam behauenen Quadern errichtet und weist über dem Wandgesims eine Reihe von Rundbogenfenstern auf. Der Grabherr ist diesmal nach Art eines Philosophen mit Tunika und Pallium bekleidet und liest in einer Schriftrolle; zu seinen Füßen steht ein zusammengeschnürtes Rollenbündel. Die Zwischenräume werden links durch fünf weinlesende und rechts durch sechs olivenerntende Eroten ausgefüllt, die über Leitern den Weinstock und die Ölbäume erklettern, auf den Rebzweigen und Baumästen herumturnen und die eingesammelten Früchte in die am Boden stehenden Körbe füllen. Mit dem Motiv des lesenden Mannes sollte auf die geistige Bildung des Grabherrn, seine Vertrautheit mit den klassischen Dichtern und Philosophen und eine darauf gegründete Lebensführung hingedeutet werden. Die idyllische Abgeschiedenheit der ländlichen Villa mit ihren Weinlauben und Olivenhainen ist dabei zeichenhafte Staffage für innere Einkehr, was jedoch nicht ausschließt, daß der Grabherr auch in Wirklichkeit ein Landgut besaß. Das Motiv des Verstorbenen zu Pferde mit dem männlichen Begleiter ist vielszenigen Bildkompositionen entlehnt, in denen Jagd, Heimtragung der Jagdbeute, Einbringung der Ernte, Wagenfahrt und Heimritt als bildliche Allegorien für die Fülle des Daseins und die Summe des Lebens geschildert werden, wobei das Bild des Reiters, für sich betrachtet, wieder auf die *virtus* des Grabherrn hindeutet. Die Ernteszenen weisen auf die Monate September und November und damit auf den Herbst hin; sie bezeichneten den immerwährenden Kreislauf der Jahreszeiten und wurden so zu Sinnbildern der Ewigkeit, an welcher der Verstorbene kraft seiner im Leben geübten Tugenden Anteil zu finden hoffte.

Literatur: Dütschke (1875) S. 133 Nr. 317. - Wulff (1911) S. 1-2 Nr. 2234. - Gerke (1940) S. 53, 101, 208-209, Taf. 38,3. - Turcan (1966) S. 316, 322, 354, 364. - Schumacher (1977) S. 163 Anm. 63. - Himmelmann (1980) S. 154. - Koch/Sichtermann (1982) S. 205 Anm. 32. - Heilmeyer (1987) S. 224, 228. - Schmidt (1989) S. 159-160, Abb. 6.

5

Kasten eines einzonigen Friessarkophags Hirtenszenen, schlafender Jona, Schafträger und Orans

Rom, letztes Viertel des 3. Jahrhunderts

Aus Rom (um 1883 in der nachmaligen Via Amba Aradam gefunden); 1902 erworben

Marmor (Rückseite und linke Schmalseite ergänzt); Höhe 42 cm, Länge 182 cm

Inv.-Nr. 2704

In der Mitte liegt der nackte Jona unter einer Kürbislaube (Jona 4, 6), eingerahmt von zwei bukolischen Szenen: Links steht mit verschränkten Beinen ein jugendlicher Hirte auf seinen Stab gelehnt und bewacht eine Herde aus Rind, Schaf und springendem Ziegenbock. Rechts sitzt ein älterer, bärtiger Hirte mit krummem Wurfstock und füttert seinen Hund. Ein zurückblickendes und ein im »Hintergrund« gelagertes Schaf bilden seine Herde. Vier Bäume deuten die friedvolle Landschaft an, in der Jona im Kreise der Hirten ausruht. Ganz außen stehen links eine Frau mit betend erhobenen Armen (Orans) und rechts ein Schafträger. Zeitlich und inhaltlich markiert die Komposition ziemlich genau den Übergang von heidnischer zu christlicher Bildersprache innerhalb der stadtrömischen Sarkophagskulptur. Das Jonamotiv ist von römischen Darstellungen des ruhenden Dionysos angeregt. Erst die Kürbislaube, die nur in der Septuaginta, der griechischen Übersetzung des Alten Testaments, erwähnt wird, macht deutlich, daß der in heroischer Nacktheit gelagerte Jüngling der Prophet Jona ist. Das Einzelbild steht hier stellvertretend für den gesamten Jonazyklus, der Meerwurf und Verschlingung, Ausspeiung und Ruhe des Jona schildert und in der Katakombenmalerei sowie in der Kleinkunst (vgl. Kat.-Nr. 1) bereits seit dem frühen 3. Jahrhundert begegnet. Die Gestalt der Orans versinnbildlicht in der älteren römischen Kunst ursprünglich die Tugend der Pietas, der Frömmigkeit. Auf frühchristlichen Denkmälern erscheint sie häufig als Gleichnis seliger Entrückung oder als Abbild der Verstorbenen selbst. Sie findet ihr Pendant im Bild des Schafträgers, der aus der idyllischen Hirtenlandschaft gleichsam herausgetreten und eine selbständige Allegorie des Grabesfriedens geworden ist. Im Bild des ausruhenden Jona verdichtet sich die Friedensbedeutung der Hirtenszenen und der Orans zu einem eindringlichen christlichen Paradigma: Wie Jona durch das rettende Eingreifen Gottes aus dem Bauch des Meeresungeheuers befreit wurde und unter der Kürbislaube Ruhe und Erquickung finden durfte, so mögen auch die Verstorbenen von ihren Sünden und aus aller Todesbedrängnis befreit werden und in ihren Gräbern Frieden finden.

Literatur: Wulff (1909) S. 3-4 Nr. 5. - Gerke (1940) S. 234-240. - Wessel (1957) S. 111-113, Abb. 3. - Ferrua (1962) S. 43. - Engemann (1973) S. 71, 73, 75, Taf. 33c. - Effenberger (1986) S. 50, 54, 55, 85, 178, Abb. 26. - Schmidt (1988) S. 9, Abb. 11. - Engemann (1990) Sp. 597, Abb. 4.

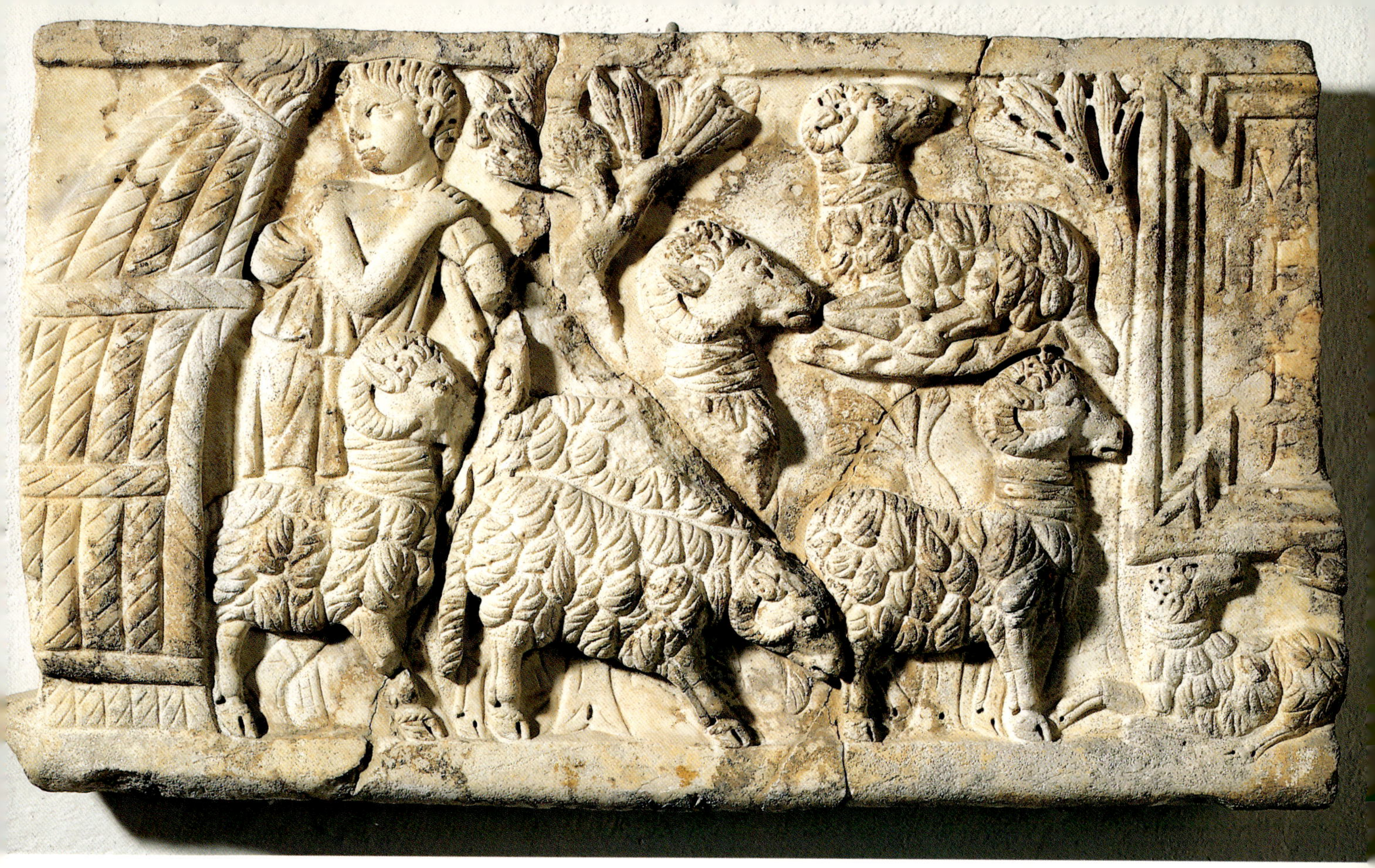

6
Fragment vom Deckel eines Sarkophags Hirt und Herde

Rom, Ende des 3. Jahrhunderts
Aus Rom; 1906 erworben
Marmor; Höhe 46 cm, Länge noch 84 cm
Inv.-Nr. 3036

Die Deckel spätantiker Sarkophage hatten entweder die Form eines Daches (vgl. Kat.-Nr. 13) oder bestanden aus einer tafelförmigen Deckplatte mit einer an der Vorderseite aufragenden und oftmals recht hohen Leiste, die mit Reliefs verziert sein konnte. Erhalten ist die linke Hälfte einer solchen Deckelfront. Nahe der Mitte erkennt man rechts Reste der Inschrifttafel *(tabula ansata)* und die eingetieften Anfangsbuchstaben einer vierzeiligen Grabinschrift, die Name, Abstammung und wohl auch das Lebensalter des Verstorbenen enthielt. Am linken Rand erhebt sich eine aus Stroh geflochtene Hütte, wie sie den Landleuten zum Schutz gegen Sonne und Regen diente. Davor steht ein jugendlicher Hirte mit übergeschlagenen Beinen, auf seinen Stab gelehnt, und blickt zurück, wobei er die rechte Hand auf seine linke Schulter gelegt hat. Nach Hirtenart ist er mit der Tunica exomis bekleidet, die seine rechte Schulter frei läßt. Auf dem Rücken trägt er eine Hirtentasche. Fünf Schafe, die aus dem Pferch hervorzutreten scheinen, und zwei liegende Tiere bilden die Herde. Die Schafe sind teils neben- und hintereinander, teils übereinander angeordnet, wodurch räumliche Tiefe angedeutet werden sollte. Zwei Bäume - in den Zweigen des linken sitzt ein Vogel - und zwei Büsche vervollständigen das Bild einer idyllischen Landschaft.

Literatur: Wulff (1909) S. 4-5 Nr. 6. - Wessel (1957) S. 114-115.

7
Fragment vom Kasten eines Säulensarkophags
Zwei Musen

Rom oder Kleinasien, letztes Viertel des 3. Jahrhunderts
Aus Rom; 1912 als Geschenk W. v. Bodes erworben
Marmor; Höhe noch 78 cm, Breite noch 59 cm
Inv.-Nr. 6685

Das Fragment stammt von einer der vier mit Säulen, Rundbogenarkaden und Figuren geschmückten Seiten eines Sarkophags, der noch ganz in der Tradition der kleinasiatischen Säulensarkophage (Abb. 23) steht. Von der architektonischen Dekoration sind erhalten: ein Säulenschaft mit gedrehten Kanneluren, Kompositkapitell und Rest der profilierten Basis, die Ansätze zweier Bogenlaibungen mit Blattschmuck und Muschelfüllung sowie ein Akanthus-Dreiblatt innerhalb des Zwickels. In der linken Muschelnische steht, zu ihrer Nachbarin hingewendet, die Muse Klio mit einer Schreibtafel, einem Diptychon in der Linken und einem Schreibgriffel in der Rechten. Die rechte Muse (Kalliope?), die ihre rechte Hand im Sprechgestus erhebt und in der linken eine Schriftrolle hält, wendet ihr in Resten noch erkennbares Haupt wiederum einer ursprünglich rechts benachbarten Figur zu. Beide Musen tragen hochgegürtete Ärmeltuniken und sind in unterschiedlich drapierte Mäntel gehüllt, wobei das Gewand der Klio ein wenig von der Schulter herabgeglitten ist. Die eingerollten Doppelvoluten am Kapitell sowie das Blattwerk der Archivolten und des Zwickels sind mit dem Bohrer tief ausgearbeitet, so daß eine scharfe Licht- und Schattenwirkung entsteht, die zu der sanften Schönlinigkeit der Gewänder einen wirkungsvollen Kontrast bildet. Der Sarkophag, zu dem das Fragment gehörte, wurde wohl in Rom angefertigt, und zwar von Steinmetzen, die aus Kleinasien, aus Dokimeion in Phrygien, eingewandert waren, nachdem die dortigen Marmorwerkstätten gegen 260/270 ihre Sarkophagproduktion eingestellt hatten.

Literatur: Wulff/Volbach (1923) S. 4. - G. Rodenwaldt. In: Gnomon 1 (1925) S. 123-124. - Wessel (1957) S. 110-111, Abb. 4. - Wiegartz (1965) S. 138, 153. - Wegner (1966) S. 13-14, Taf. 90a - Strocka (1971) S. 83. - Waelkens (1982) S. 70-71. - Koch/Sichtermann (1982) S. 202 Anm. 90.

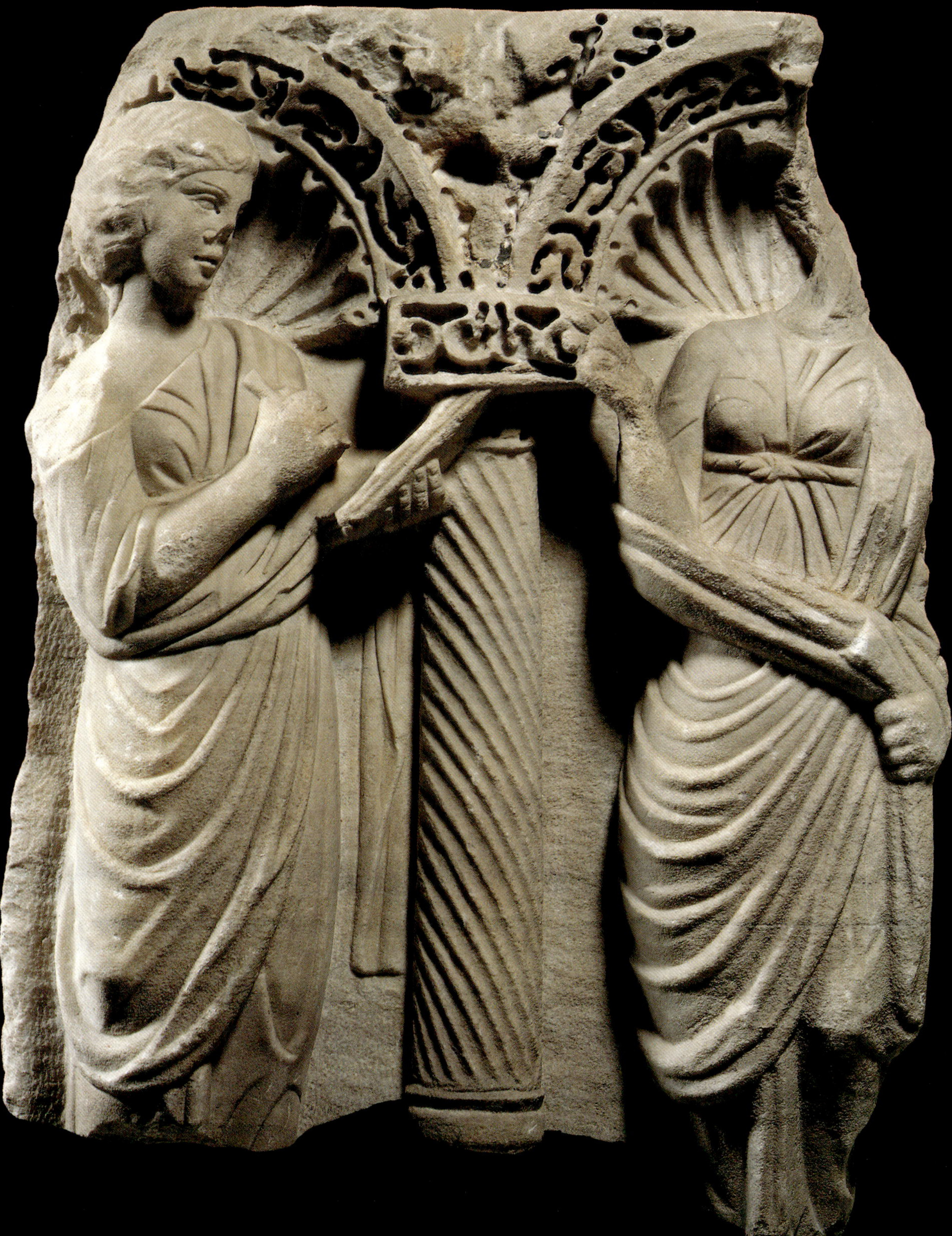

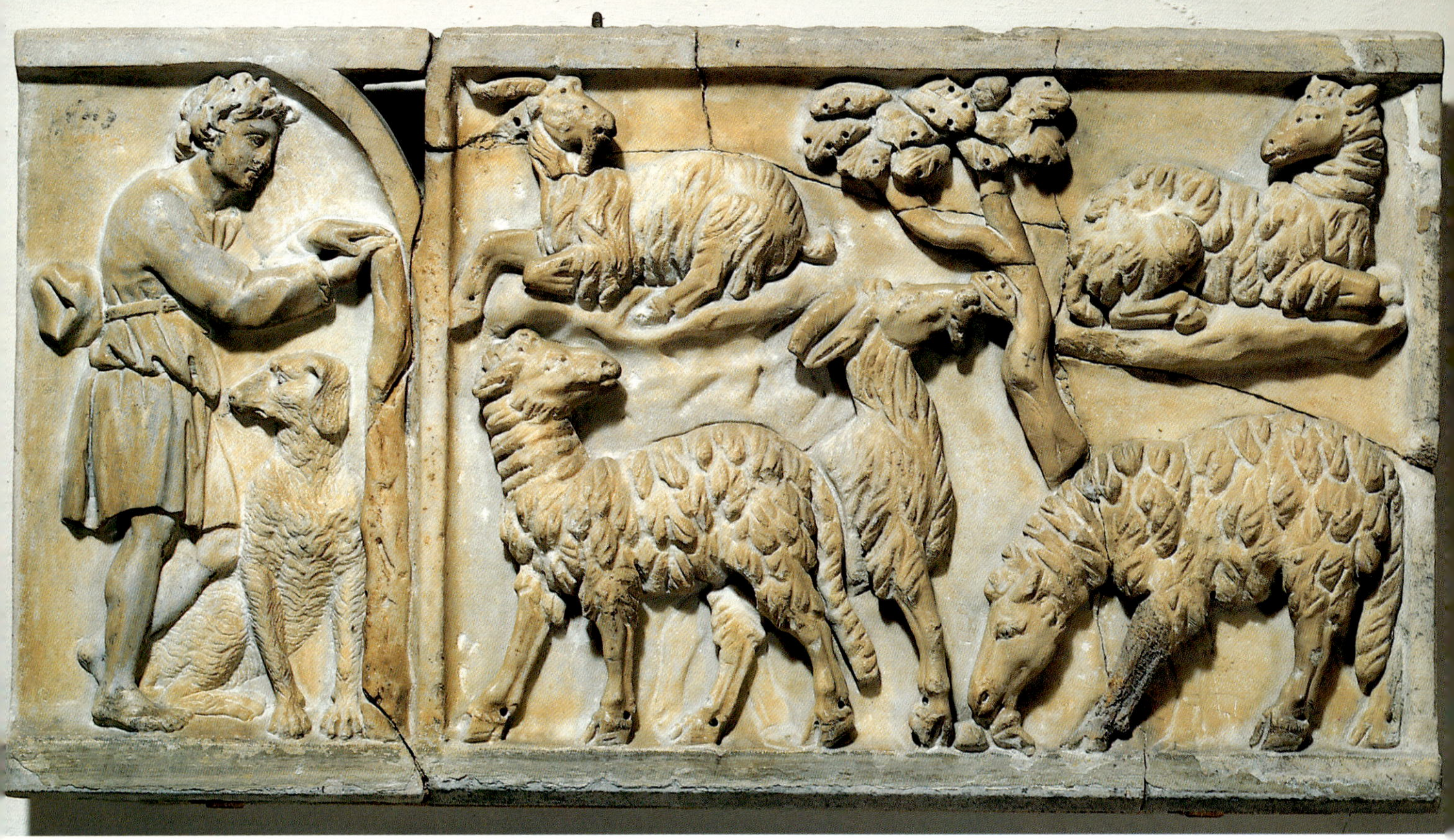

8

Zwei Fragmente vom Deckel eines Sarkophags
Stehender Hirte und Schafträger mit ihren Herden

Rom, Ende des 3. Jahrhunderts
Aus Rom (Villa Carpegna); 1904 von L. Pollak erworben
Marmor; Höhe 50 cm, Länge noch 96 bzw. 91,5 cm
Inv.-Nr. 4685 a/b

Erhalten sind die beiden äußeren Hälften der friesartigen Reliefleiste eines Sarkophagdeckels; das Mittelstück mit der Inschrifttafel *(tabula ansata)* ist in neuerer Zeit herausgesägt worden, um die Platten für dekorative Zwecke wiederverwenden zu können. Zwar befanden sich beide Fragmente in den siebziger Jahres des 19. Jahrhunderts in der Villa Carpegna in Rom, doch wissen wir nichts über ihre dortige Anbringung und den Verbleib der Inschrifttafel. Auf dem linken Relief steht außen unter einem Halbbogen mit durchbrochen gearbeitetem Zwickel ein Hirte in Profilansicht nach rechts und stützt beide Hände auf einen großen, keulenförmigen Knüttel. Er trägt eine untergegürtete Tunika mit langen Ärmeln und überfallendem Bausch. Hinter seinem Rücken wird eine Hirtentasche erkennbar, die mit einem Gürtelriemen um den Leib geschnallt ist. Zu seinen Füßen sitzt ein mächtiger, zottiger Hund in Dreiviertelansicht. Im anschließenden, durch einen schmalen Steg abgetrennten und von einer Rahmenleiste eingefaßten Bildfeld sind drei Schafe und zwei Ziegen dargestellt. Je eine Ziege und ein Schaf liegen mit zurückgewandten Köpfen auf einem Felsvorsprung im »Hintergrund«. Ein wenig rechts der Bildmitte wächst ein Baum auf, an dessen Blättern eine Ziege frißt. Im

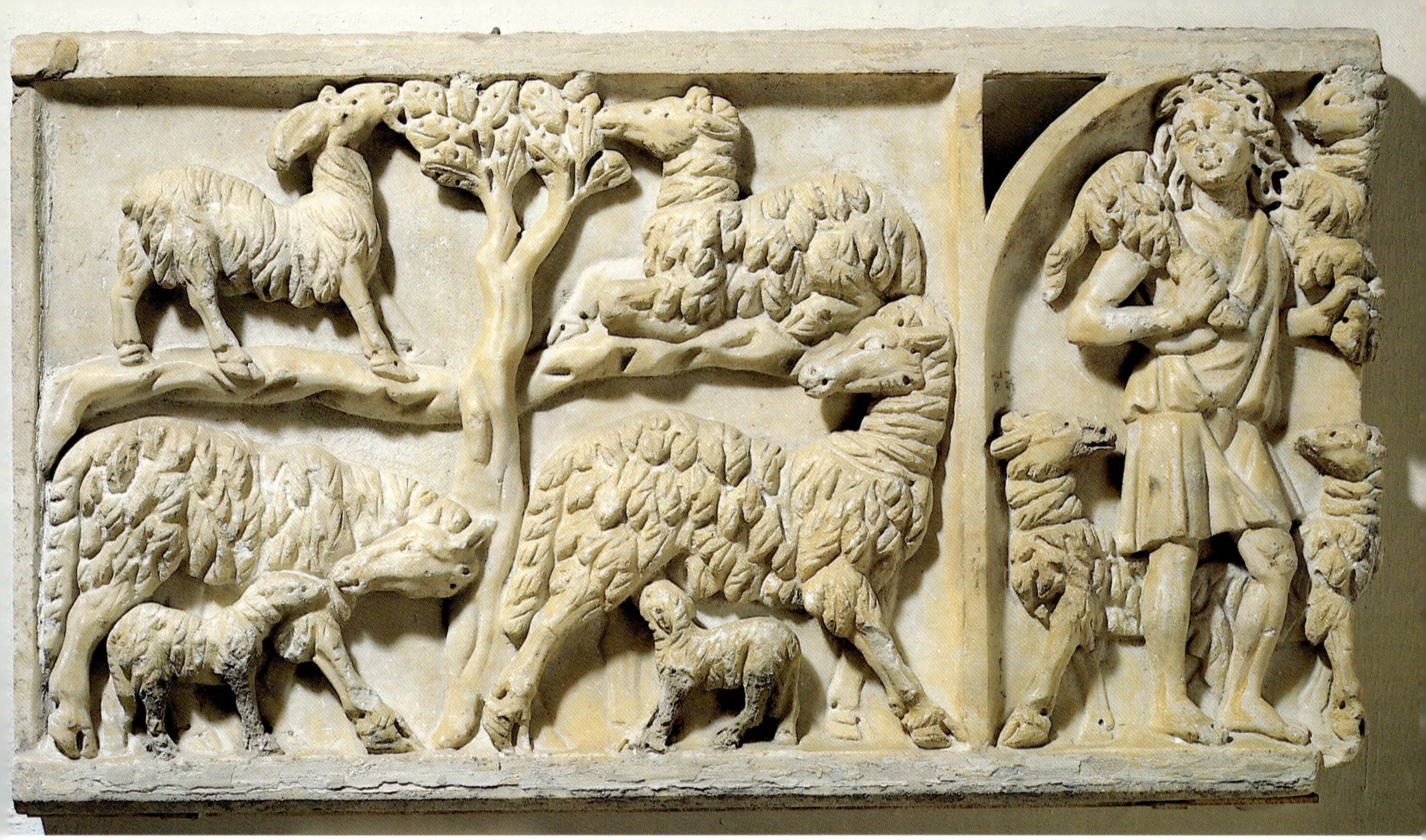

»Vordergrund« erscheinen links ein sich umblickendes und rechts ein äsendes Schaf. - Auf der rechten Hälfte besteht die Herde aus zwei Mutterschafen, die ihre Lämmer säugen bzw. liebkosen; ferner aus einer stehenden Ziege auf der Bodenlinie im »Hintergrund« links und einem liegenden Schaf rechts, die beide an der Krone des Baumes fressen, der im »Vordergrund« aufwächst und die Bildmitte beherrscht. Im äußeren Halbbogenfeld steht in leichter Schrittstellung und Dreiviertelwendung nach rechts ein Schafträger, der von zwei fast symmetrisch angeordneten und zu ihm hinblickenden Schafen flankiert wird. Sein von langlockigem Haar eingerahmtes Antlitz ist nach links zurückgewendet und in pathetisch anmutender Weise emporgereckt, wodurch die Schreitbewegung wieder aufgefangen wird und die Gruppe jene emblematische Geschlossenheit zurückgewinnt, die für das Schafträgerbild typisch ist. Der Schafträger erscheint hier wie auf dem Jonasarkophag (Kat.-Nr. 5) oder auf dem Riefelsarkophag aus Syrakus (Kat.-Nr. 13) am äußeren rechten Ende der Komposition. Die Anordnung folgt einer typologischen Tradition, die von der dekorativen Struktur der Riefelsarkophage vorgegeben war. Dies erklärt, weshalb auf unserem Deckelfragment der kompositorische Bezug der Schafträgergruppe zur benachbarten Herde nur schwach entwickelt ist. Die merkwürdige Form der mit einem Halbbogen abgeschlossenen Eckfelder leitet sich von der Verzierung der Deckelenden mit Profilköpfen, den sogenannten Eckmasken, her.

Literatur: Garrucci (1879) S. 136, Taf. 394. - Wulff (1909) S. 3 Nr. 3 und 4. - Gerke (1940) passim, S. 280, 364 Katalog IX Nr. 39, Taf. 19,1 und 20,1. - Schumacher (1977) S. 71, 111, Taf. 34c. - Koch/Sichtermann (1982) S. 118. - Guldan (1988) S. 157 Anm. 171; S. 160, Abb. 25-26.

9
Porträt eines Kaisers

Konstantinopel, erstes Drittel des 4. Jahrhunderts
Aus Istanbul; 1907 durch Th. Wiegand erworben (anonymes Geschenk)
Marmor; Höhe 27 cm
Inv.-Nr. 4694

Das Porträt gehörte ursprünglich zu einer Bildnisstatue, wobei gewisse Unregelmäßigkeiten in der Anlage des Gesichtes dafür zu sprechen scheinen, daß der Kopf ein wenig zur linken Schulter gewendet war. Dargestellt ist wohl einer der Söhne Konstantins des Großen. Er trägt einen Kranz *(corona civica)*, der aus einer doppelten Reihe von Eichenblättern besteht und über der Stirn mit einem Juwel geschmückt ist. Über den hinteren Teil des Kranzes und den Nacken ist ein Tuch gelegt, dessen Reste am Ohr und am Halsansatz rechts sichtbar werden. Deutlich erkennt man, daß das Gesicht nachträglich mit dem Zahn- und Spitzeisen überarbeitet wurde. Reste der einstigen, sorgsam geglätteten Oberfläche sind noch ober- und unterhalb der Augenlider, an den Nasenflügeln, an der Schläfenpartie links, in den Mundwinkeln und am Halsansatz sichtbar. In seiner ursprünglichen Ausführung, besonders in dem festen Umriß des Gesichtes und in der Bildung der Augen, muß das Porträt eine eher klassizistische Formgebung aufgewiesen haben, die sich an ältere kaiserzeitliche Vorbilder aus der Epoche des Augustus oder Trajan angelehnt zu haben scheint.

Da die Fertigstellung des überarbeiteten Porträts wieder abgebrochen wurde, konnte bis heute nicht geklärt werden, welcher Kaiser ursprünglich dargestellt war, welche kaiserliche Persönlichkeit dargestellt werden sollte und weshalb die Vollendung unterblieb. Manches spricht dafür, daß die erste Fassung Konstantins Sohn, den Caesar Crispus, darstellte. Crispus wurde 326 hingerichtet und verfiel der *damnatio memoriae*, der Auslöschung seines Andenkens, was in aller Regel mit der Entfernung seiner öffentlich aufgestellten Bildnisse verbunden war. Daher ist es denkbar, daß in unserem Kopf ein getilgtes Porträt des Crispus vorliegt, das aus Sparsamkeitsgründen in das Bildnis eines anderen Kaisers umgearbeitet werden sollte.

Literatur: Wulff (1909) S. 23 Nr. 39. - Delbrueck (1933) S. 161-162, Abb. 55, 56. - Calza (1972) S. 277 Nr. 189, Taf. 97, 347. - Zuchold (1977). - L'Orange (1984) S. 67, 129, Taf. 45b.

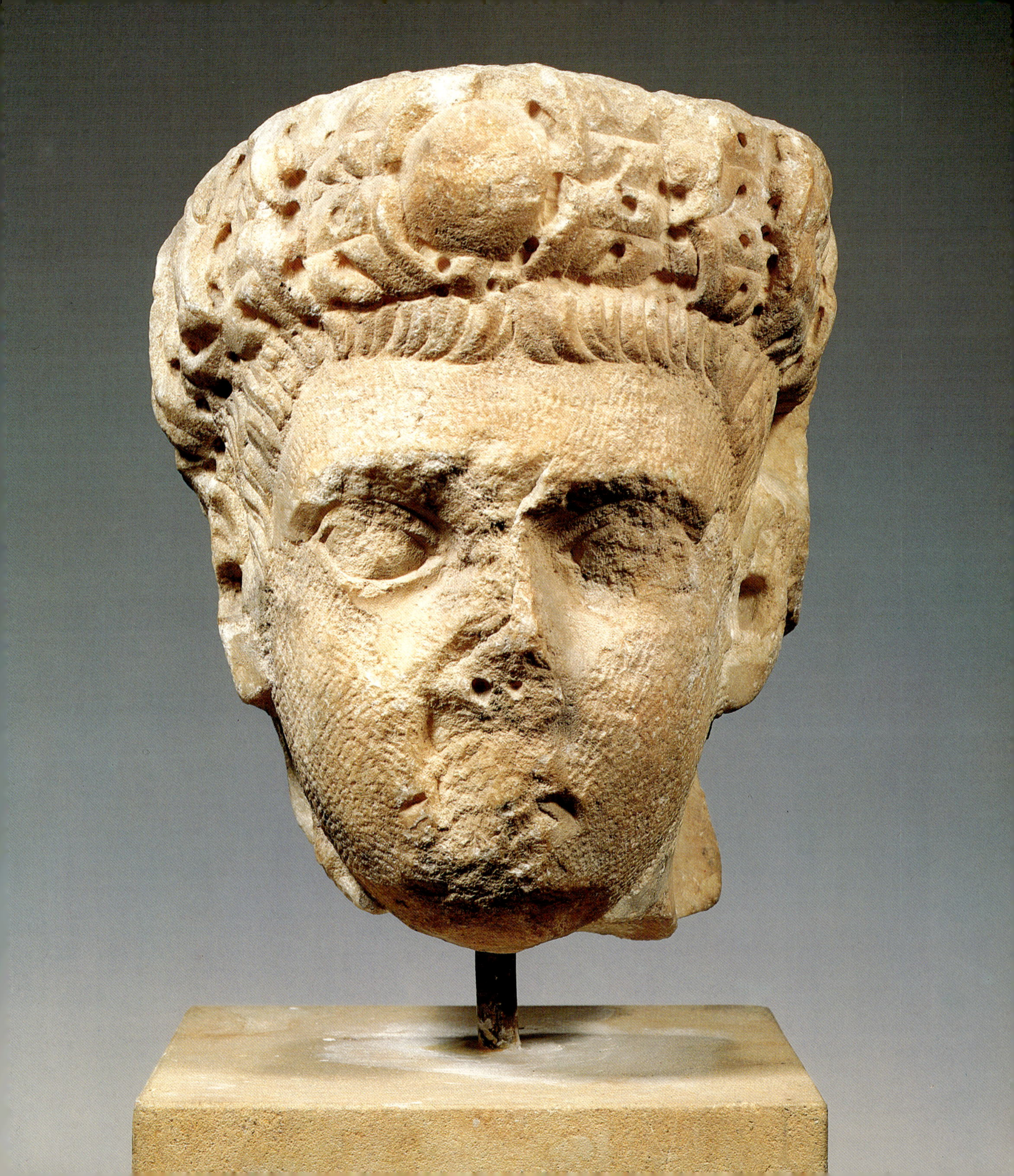

10
Torso einer Kaiserstatue

Ägypten, 4. Jahrhundert
Aus Alexandria, gefunden im Garten des ehemaligen Deutschen Konsulats; 1909 erworben
Roter Porphyrit; Höhe noch 96 cm
Inv.-Nr. 6128

Die wenig unterlebensgroße Figur besteht aus rotem ägyptischen Porphyrit, der am Mons Porphyrites nahe dem Roten Meer gebrochen und noch an Ort und Stelle oder in Alexandria zu Säulen, Statuen und dekorativen Bildwerken verarbeitet wurde. Das purpurfarbene Gestein war seit der Spätantike vorwiegend der imperialen Repräsentation vorbehalten. Obwohl der Kopf der Statue abgebrochen ist, weisen Tracht und Habitus den Dargestellten als Angehörigen des Kaiserhauses aus. Aus der Zeit Diokletians und seiner Mitherrscher (284-305) sind mehrere Statuengruppen und -fragmente verwandten Typs erhalten, die jedoch einen wesentlich härteren und strengeren Stil aufweisen (Abb. 13 a/b). Der Dargestellte trägt das militärische »Dienstkostüm«. Es besteht aus einer bis zu den Waden herabreichenden Tunika mit langen Ärmeln und aus der Chlamys, einem kurzen, auf der rechten Schulter mit einer Fibel zusammengesteckten Mantel. Die Spange ahmt die Form einer Scheibenfibel nach, mit einem in Gold gefaßten Edelstein in der Mitte und je drei angefügten Perlen an den Seiten; drei Pendilien - geflochtene Goldschnüre mit goldenen Anhängern - reichen vorn bis weit auf die Brust herab. Am breiten Gürtel, dessen Schnalle vermutlich auf dem Rücken saß, ist seitlich an einem Riemen ein Schwert mit Vogelkopfgriff befestigt. Die Schwertscheide weist unterhalb der sie umfassenden linken Hand ein breites Ortband auf, das mit einem gefaßten Edelstein besetzt ist. Die rechte Hand liegt mit angewinkelten Fingern leicht auf dem Schwertgriff. Die vordere Hälfte der Chlamys ist zur linken Körperseite geschoben. Durch den Gürtel und besonders durch den angewinkelten rechten Unterarm gewinnt die Figur eine deutliche horizontale Gliederung, die sich wirkungsvoll gegenüber den sparsam herabgleitenden Faltenzügen der Gewänder behauptet. Das herrscherliche Gepräge der Gestalt wurde einst durch das leicht zur linken Schulter gewendete Haupt und durch das sich abzeichnende rechte Spielbein unterstrichen. Die Rückenseite der Figur ist nur oberflächlich bearbeitet und war nicht sichtbar. Der Bronzestift am rechten Oberschenkel bedarf noch der Erklärung.

Literatur: Wulff (1909) S. 307-308 Nr. 1624. - Delbrueck (1932) S. 104-106, Taf. 47. - Kat. Leningrad (1982) S. 14-15 Nr. 1. - L'Orange (1984) S. 67-68, 129-130, Taf. 46c. - Kiss (1984) S. 107-109, Taf. 23, 1-2 (Basisfragment in Alexandria). - Effenberger (1986) S. 184, Abb. 65. - Kötzsche (1986) S. 173. - Kiss (1988) S. 51 Nr. 77, Abb. 131-132 (Basisfragment in Alexandria).

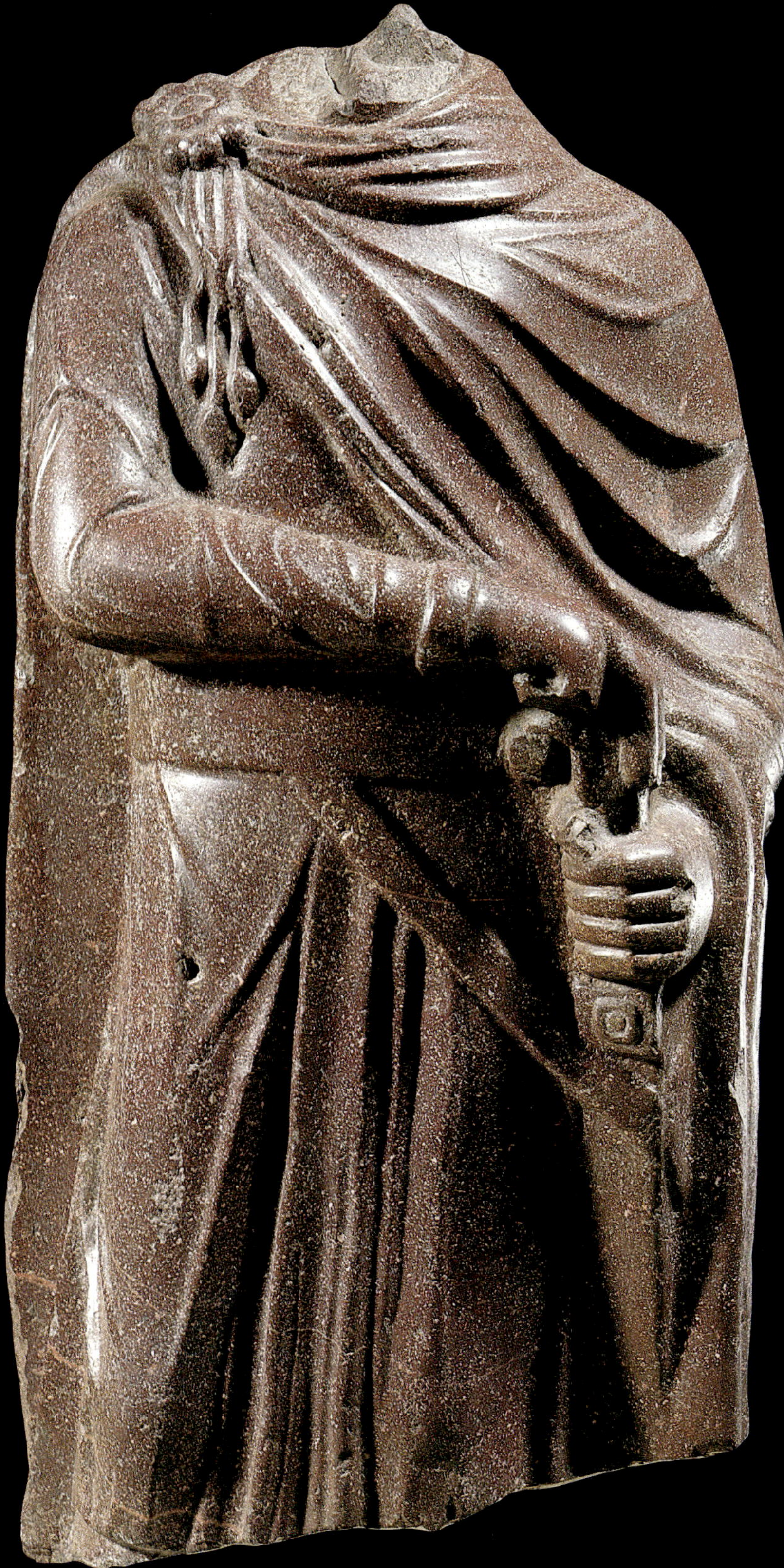

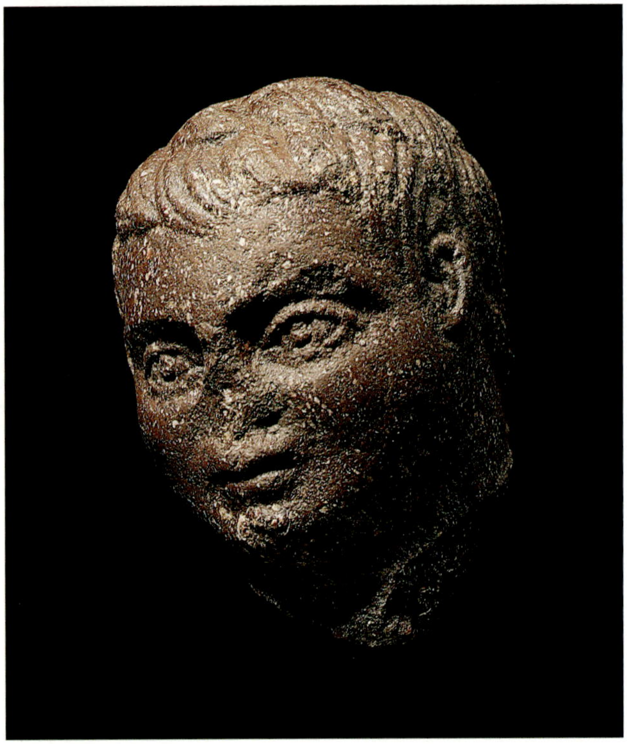

11
Fragment von der Längsseite eines kaiserlichen Sarkophags Kopf eines Genius

Alexandria, zweites Drittel des 4. Jahrhunderts
Aus Istanbul; 1908 durch Th. Wiegand erworben
Roter Porphyr; Höhe noch 13,5 cm
Inv.-Nr. 6129

Das Relieffragment gehört zu einer speziellen Gruppe spätantiker kaiserlicher Sarkophage aus Porphyr, von der drei Exemplare bekannt sind. Ihr Hauptstück ist der in Rom, in den Vatikanischen Museen, bewahrte Sarkophag der Constantina (Abb. 19), Tochter Konstantins des Großen, der aus ihrem Mausoleum an der Via Nomentana (S. Costanza bei S. Agnese) stammt. Der Reliefschmuck der Längsseiten des Kastens zeigt in den drei Einrollungen einer großen Akanthusranke nackte, geflügelte Genien bei der Weinernte; auf den Schmalseiten sind drei dieser Genien bei der Kelterarbeit dargestellt, mit den Füßen Trauben stampfend; in den Mittelachsen des Deckels je ein Kopf, von den Ecken herabhängende Blattgirlanden tragend. Ein in Alexandria (Griechisch-Römisches Museum) erhaltener Deckel mit übereinstimmendem Dekor gehörte zu einem zweiten Sarkophag dieses Typus; da kein spätantiker Kaiser in Alexandria bestattet worden ist, belegt dieser Deckel, daß das in den ägyptischen Porphyrbrüchen gewonnene Steinmaterial dann im Nilland, wahrscheinlich in Alexandria, fertig ausgearbeitet wurde und von dort aus verschifft werden konnte; der alexandrinische Sarkophag, aufgrund eines kaiserlichen Auftrags gefertigt, ist aus unbekannten Gründen nicht zum Export gelangt und in der Hafenstadt verblieben. Von einem dritten Exemplar dieser Sarkophage hat sich das Fragment einer Längsseite des Kastens in Istanbul (Archäologisches Museum) erhalten, das wiederum weinlesende Genien in der Akanthusranke zeigt; die Köpfe der drei erhaltenen Genien sind fortgebrochen, und zu diesem nach Konstantinopel exportierten Sarkophag dürfte unser Fragment, das ebenda erworben wurde, gehört haben. Das Istanbuler Exemplar wird erst nach der offiziellen Einweihung der oströmischen Hauptstadt Konstantinopel 330 entstanden und könnte der Sarkophag Konstantins des Großen († 337) gewesen sein; die untere Grenze der Datierungsspanne dieser Sarkophaggruppe ist durch die Todesdaten der beiden im römischen Mausoleum bestatteten Töchter des Kaisers (Constantina † 354, Helena † 360) gegeben.

Der vollständig erhaltene Sarkophag der Constantina in Rom ist in der Neuzeit gänzlich übergangen und poliert worden, so daß die Details der Reliefarbeit nicht mehr authentisch sind. Der Deckel in Alexandria bewahrte den ursprünglichen Dekor dieses Sarkophagteils, und das Berliner Köpfchen ist das einzige überkommene Zeugnis für die Formgebung und Detailbildung der Genienköpfe dieser ägyptischen Sarkophagskulptur spätkonstantinischer Zeit im Dienste der kaiserlichen Familie. Offensichtlich hat die außerordentliche Härte des Porphyrmaterials kaum Einfluß auf die Formgebung gehabt, denn das Köpfchen zeigt bei kompakter Grundform und klarer, etwas summarischer Anlage der Details feine Übergänge und geschmeidige Wölbungen; viele im relativ weichen Kalkstein gearbeitete lokale Skulpturen der ägyptischen Spätantike weisen hingegen, hierin merklich provinzieller, gerade bei den Gesichtern scharf abgesetzte und betonte bzw. überdimensionierte Detailformen auf, den fließenden Zusammenhang einer modellierten Oberfläche vernachlässigend und in der Gesamterscheinung die Eindrücklichkeit der Einzelformen bevorzugend (vgl. z. B. Kat.-Nr. 64, 65).

Literatur: Wulff (1909) Nachtrag S. 308 Nr. 1625. - Delbrueck (1932) S. 219. - Severin (1977) S. 251 Nr. 284. - Zum Sarkophag der Constantina: Repertorium (1967) S. 108-110 Nr. 174.

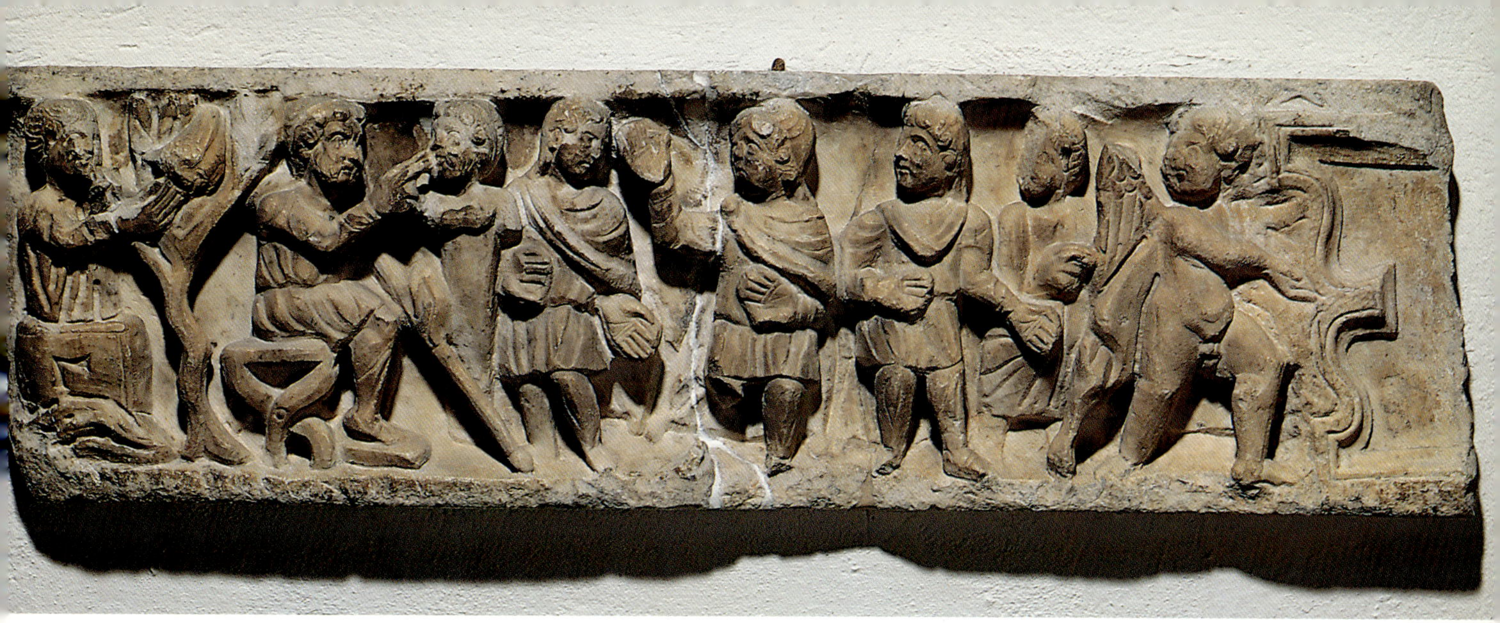

12

Fragment vom Deckel eines Sarkophags
Alttestamentliche Szenen

Rom, erstes Viertel des 4. Jahrhunderts
Aus Rom; 1906 als Geschenk L. Pollaks erworben
Marmor; Höhe 30 cm, Länge noch 102 cm
Inv.-Nr. 4688

Die rechte Hälfte der Deckelleiste befindet sich im Museo Nazionale (Thermenmuseum) zu Rom (Abb. 53). Damit ist es möglich, das Bildprogramm des gesamten Deckelfrieses zu beschreiben. Ganz links außen erscheint Noe in der Arche. Die Arche ist als Truhe (*arca* oder *kibotos*) mit gammaförmigem Schlüsselloch gebildet und schwimmt auf einer Woge. Noe erhebt seine Rechte und begrüßt die auf einem Baum sitzende Taube, deren Rückkehr das baldige Ende der Sintflut ankündigt (Genesis 8, 10-11). Rechts neben dem Baum sitzt König Nebukadnezar von Babylon mit geschulterter Lanze auf einem Klappschemel vor einer Bildnisherme und befiehlt den drei hebräischen Jünglingen die Anbetung seines Bildes, was diese jedoch mit beredten Gebärden verweigern (Daniel 3, 1-18). Der rechts folgende Mann ist vielleicht der Engel, der die drei Jünglinge aus dem Feuerofen erretten wird (Daniel 3, 19-25). Die drei hebräischen Jünglinge sind wie Nebukadnezar mit der persischen Tracht bekleidet, die aus Ärmelchiton, Hose, Mäntelchen und phrygischer Mütze besteht. Durch die orientalische Kleidung sind sie als Fremdlinge gekennzeichnet, wohingegen der »Engel« das griechische Pallium trägt. Rechts der biblischen Szene folgt sodann ein nackter geflügelter Putto, der die Inschrifttafel hält. Sein Pendant begegnet uns auf dem Fragment in Rom, auf dem der Meerwurf des Jona, das Meeresungeheuer und die Ruhe des Jona unter der Kürbislaube dargestellt sind. In der Komposition des Deckelfrieses sind gleich mehrere alttestamentliche Episoden aneinandergereiht, die alle von der Rettung aus tödlicher Gefahr berichten und darin das Wirken Gottes sichtbar werden lassen. Die Errettung wird sowohl jenen zuteil, die wie Noe und die drei hebräischen Jünglinge fest im Glauben beharrten, als auch dem Propheten Jona, der sich Gottes Auftrag entziehen wollte, doch auf wunderbare Weise geläutert und gerettet wurde. Die christlichen Sarkophaginhaber beschworen mit solchen »Rettungsparadigmen« die Hoffnung, daß auch ihnen kraft des im Leben bewiesenen Glaubens die Befreiung der Seele aus allen Gefahren, ein friedvoller Todesschlaf und die Hinführung zum ewigen Leben beschieden sein mögen.

Literatur: Wulff (1909) S. 9-10 Nr. 17. - Fink (1955) S. 44. - Repertorium (1967) S. 333-334 Nr. 797, Taf. 128 (Fragment in Rom). - Wischmeyer (1982) S. 57 Anm. 139; S. 91 Anm. 25. - Schmidt (1986) S. 697, Abb. 32. - Guldan (1988) S. 160 Anm. 180.

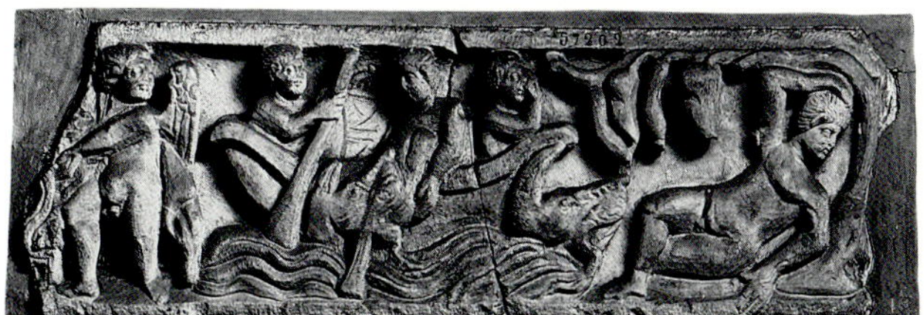

Abb. 53 Kat.-Nr. 12 Zugehöriges Deckelfragment in Rom

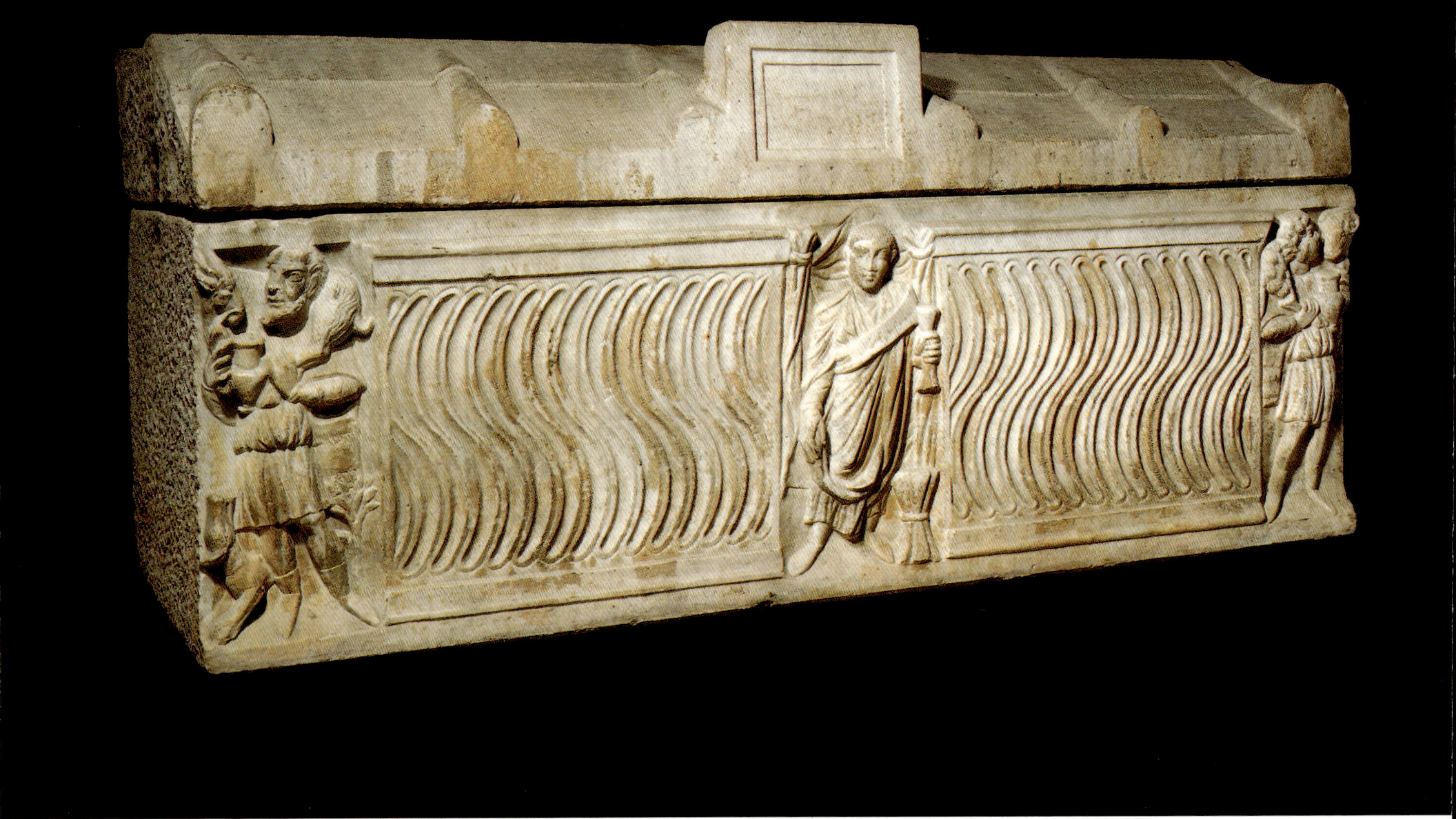

13
Riefelsarkophag mit Deckel
Philosoph und zwei Schafträger

Rom, erstes Viertel des 4. Jahrhunderts
Aus Syrakus; 1904 von L. Pollak in Rom erworben
Marmor; Höhe 105 cm, Länge 236 cm, Tiefe 88 cm
Inv.-Nr. 3020

Der Sarkophag, der bereits 1891 bei Syrakus gefunden wurde, gehört zu den wenigen Stücken mit vollständig erhaltenem Deckel. Der Deckel ahmt die Form eines Daches mit Flach- und Hohlziegeln nach, denen Stirnziegel vorgeblendet sind. In der Mitte ist eine hochragende Tabula angebracht, deren (einst gemalte?) Inschrift heute fehlt. Die Front des Sarkophagkastens folgt der in Tausenden von Exemplaren belegten Verzierungsweise mit S-förmig geschwungenen und in paralleler Folge angeordneten Riefeln (sog. *strigileis).* Diese sind auf zwei in sich geschlossene Felder verteilt und oben und unten von einem profilierten Rahmen eingefaßt. In der Mitte und an den Enden blieben drei schmale Bildfelder ausgespart, die Raum für jeweiligs eine Figur boten. Im Zentrum steht vor einem aufgespannten Vorhang *(parapetasma),* der seitlich geknotet und oberhalb der Mitte an einem Nagel befestigt ist, der Grabherr mit ausgearbeiteten Porträtzügen. Er trägt eine lange Tunika und eine Toga *(toga contabulata),* in deren geschwungenen Bausch er mit seiner Rechten greift. Die anspruchsvolle Gebärde, die vornehme senatorische Tracht und der Vorhang sollen deutlich machen, daß der Verstorbene in eine höhere Sphäre entrückt ist. Durch die Schriftrolle in seiner Linken und das zusammengeschnürte Rollenbündel am Boden ist er als Philosoph gekennzeichnet. Im linken Eckfeld steht ein bärtiger Hirte nach außen gewandt, bekleidet mit kurzer, gegürteter Ärmeltunika, Schulterkragen *(alicula)* und Stiefelchen. Von seinem linken Arm hängt eine Hirtentasche herab. Auf den Schultern trägt er eine Ziege, deren Beine er mit der Linken zusammenhält, während er in der Rechten einen Kantharos emporhält, um das Tier zu tränken. Links unten neben ihm sitzt ein Hund, rechts sprośt ein Zweig empor. Der Hirte im rechten Eckfeld ist jugendlich gebildet. Er wiederholt das Motiv des linken Hirten in spiegelbildlicher An-

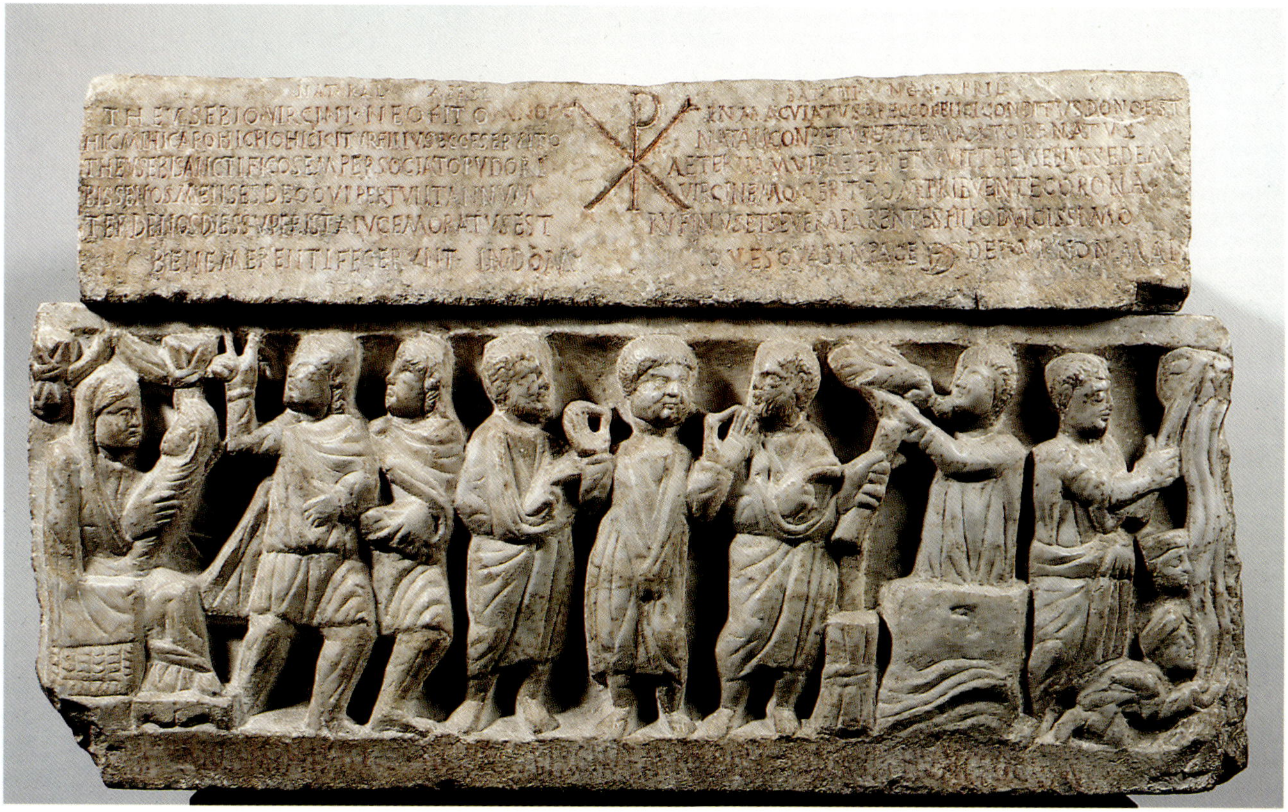

ordnung, trägt jedoch ein Schaf auf den Schultern. Als Allegorien des erhofften Jenseitsfriedens stehen beide Hirtenfiguren in fortdauerndem Sinnbezug zu dem bereits entrückten Toten.

Literatur: Wulff (1909) S. 6-7 Nr. 11. - Tusa (1957) S. 204 Nr. 110, Taf. 134, Abb. 248 (Foto von 1891). - Klauser (1958) S. 49, Anhang B, Dc II, Nr. 67. - Klauser (1965/66) S. 146 Nr. 30.

14
Sarkophag für ein christliches Kind

Rom, um 320-30 (Kasten), und Sardinien, wahrscheinlich erstes Drittel des 5. Jahrhunderts (Deckel)
1961 aus dem Kunsthandel erworben
Marmor, bei Kasten und Deckel verschieden; Kasten: Breite 98,5 cm, Höhe 38,5 cm, Tiefe 38 cm; Deckel: Breite 90 cm, größte Höhe 19,5 cm, größte Tiefe 45 cm
Inv.-Nr. 17/61

Bei dem Sarkophag und seinem Deckel handelt es sich um höchst durchschnittliche Arbeiten; sie sind aber dadurch von besonderem Interesse, daß sie ungewöhnliche Einblicke in die wechselvolle Geschichte der beiden marmornen Werkstücke bieten. Der Marmorblock, aus dem in spätantiker Zeit der Sarkophagkasten gearbeitet wurde, diente vorher im kaiserzeitlichen Rom als Teil eines Gesimses oder als Konsole und war an nur einer Seite, seiner Schauseite (sie entspricht der jetzigen linken Schmalseite des Sarkophagkastens), mit einem Profil dekoriert. Von diesem Ursprungszustand zeugen noch die erhaltene Unterkante des Profils und vor allem das Unterlager (d. h. die Unterseite des späteren Sarkophagkastens), das perfekt plan ausgeführt wurde: dies ist die einzige handwerklich einwandfrei, im antiken Sinne vollendet gearbeitete Partie des gesamten Werkstücks. In konstantinischer Zeit wurde dieses Architekturglied, möglicherweise aus einem bereits ruinösen Bau entnommen, nach Abarbeiten der profilierten Schauseite in einen Sarkophagkasten mit dekorierter Front umgearbeitet. Der Figurenfries zeigt als Mittelgruppe das verstorbene Kind zwischen zwei Männern, die nach rechts auf die Figur des

Noe in seiner Arche weisen; die ihm zufliegende Taube zeigt das Ende der Sintflut, im weiteren Sinne die Rettung aus Todesnot an. Im linken Randbereich ist die Anbetung der Magier dargestellt, wobei die normale Dreizahl der Magier auf zwei verkürzt wurde und eine saubere Ecklösung merklich fehlt, sicherlich vor allem durch die geringe verfügbare Breite des Werkstücks bedingt, die ja durch die Tiefe des ehemaligen Architekturgliedes vorgegeben war. Im rechten Randbereich der Front das Quellwunder des Petrus, das als Sinnbild der Taufe verstanden werden konnte; auch hier ist eine handwerklich gute Ecklösung nicht gelungen. Der Deckel des konstantinischen Sarkophages ging verloren und damit auch der Name des zuerst darin bestatteten Kindes. Der jetzt noch vorhandene Deckel, wiederum ein wiederverwendetes älteres Werkstück aus architektonischem Zusammenhang, kam erst bei einer späteren Bestattung auf den Sarkophagkasten, dessen obere Seitenkanten nachgearbeitet und an die zu kurzen Breitenmaße des Deckels angepaßt werden mußten; Kasten und Deckel wurden durch eiserne Klammern verbunden. Die metrische Inschrift des Deckels ist in dieser Form eindeutig erst nach der konstantinischen Zeit datierbar; ihre Formulierungen waren nicht nur für Rom ungewöhnlich, sondern hatten nachweislich ein Vorbild in Sardinien, für eine weibliche Verstorbene. Diese sardische Grabesinschrift wurde sehr wahrscheinlich für die neue Bestattung zum Muster genommen und in philologisch durchaus nicht tadelloser Weise umgeformt: für einen Jungen namens Theusebios, der am 1. April geboren, am 2. April getauft wurde und im Alter von dreizehn Monaten verstarb. Die neue Belegung des Kindersarkophages dürfte also in Sardinien erfolgt sein, zweifellos erst nach der Mitte des 4. Jahrhunderts und sehr wahrscheinlich (bei Annahme des Tauftermins am Karsamstag) im 2. oder 3. Jahrzehnt des 5. Jahrhunderts. Zu dieser späteren Bestattung gehört auch die in roter Farbe gemalte Inschriftzeile am Bodenstreifen des Sarkophagkastens.

Literatur: Hempel (1966) S. 72-87, Taf. 6. - Jastrzebowska (1989) S. 783-804, Abb. 1. - Arnulf (1989) S. 139-50, Taf. 3.

15

Fragment vom Kasten eines einzonigen Friessarkophags
Heilung der Blutflüssigen und Opfer Abrahams

Rom, frühes 4. Jahrhundert
Aus Rom; 1902 von L. Pollak erworben
Marmor; Höhe noch 45 cm, Länge noch 64 cm
Inv.-Nr. 3261

In der linken Szene war wohl die Heilung der Blutflüssigen durch Jesus dargestellt (Markus 5, 25-34). Erhalten sind nur noch Kopf und Schulter einer knienden Frau und die Reste zweier männlicher Zeugen. Der rechte, im mittleren Alter, trägt das Philosophengewand und hält eine Schriftrolle in der Linken. Er erhebt seine rechte Hand in einer Gebärde, die gleichermaßen Staunen, Bewunderung und Anbetung ausdrückt. Links neben ihm ist der jugendliche Kopf eines weiteren Jüngers erhalten. Die Gestalt des Wundertäters Jesus fehlt. In der rechten Bildhälfte steht Abraham, nach Art eines Hirten mit der *tunica exomis* bekleidet, frontal mit erhobenem Schwert und ist bereit, auf Gottes Geheiß seinen Sohn Isaak zu opfern (Genesis 22, 1-14). Vom Schwert sind nur noch der Knauf in der rechten Hand Abrahams und ein winziger Rest der Spitze an der oberen Randleiste erkennbar. Am rechten unteren Bruchrand blieben ein Stück vom Kopf und von der rechten Schulter Isaaks sowie einige aufgeschichtete Holzscheite des Brandopferaltars erhalten, vor dem der Knabe kniet. Oben, das heißt im »Hintergrund«, erscheint ein liegender Widder - wohl das Tier, das Abraham an Stelle des Sohnes opfern wird.

Literatur: Wulff (1909) S. 9 Nr. 16. - Gerke (1940) S. 21 Anm. 3; S. 102 Anm. 1, Taf. 62,1. - Wessel (1957) S. 113-114. - Speyart von Woerden (1961) S. 243 Nr. 6. - Geischer (1967) S. 130 Anm. 17, Nr. 8. - Stutzinger (1982) S. 71. - Guldan (1988) S. 157 Anm. 168; S. 160 Anm. 180. - Schmidt (1990) S. 48-49, Abb. 10.

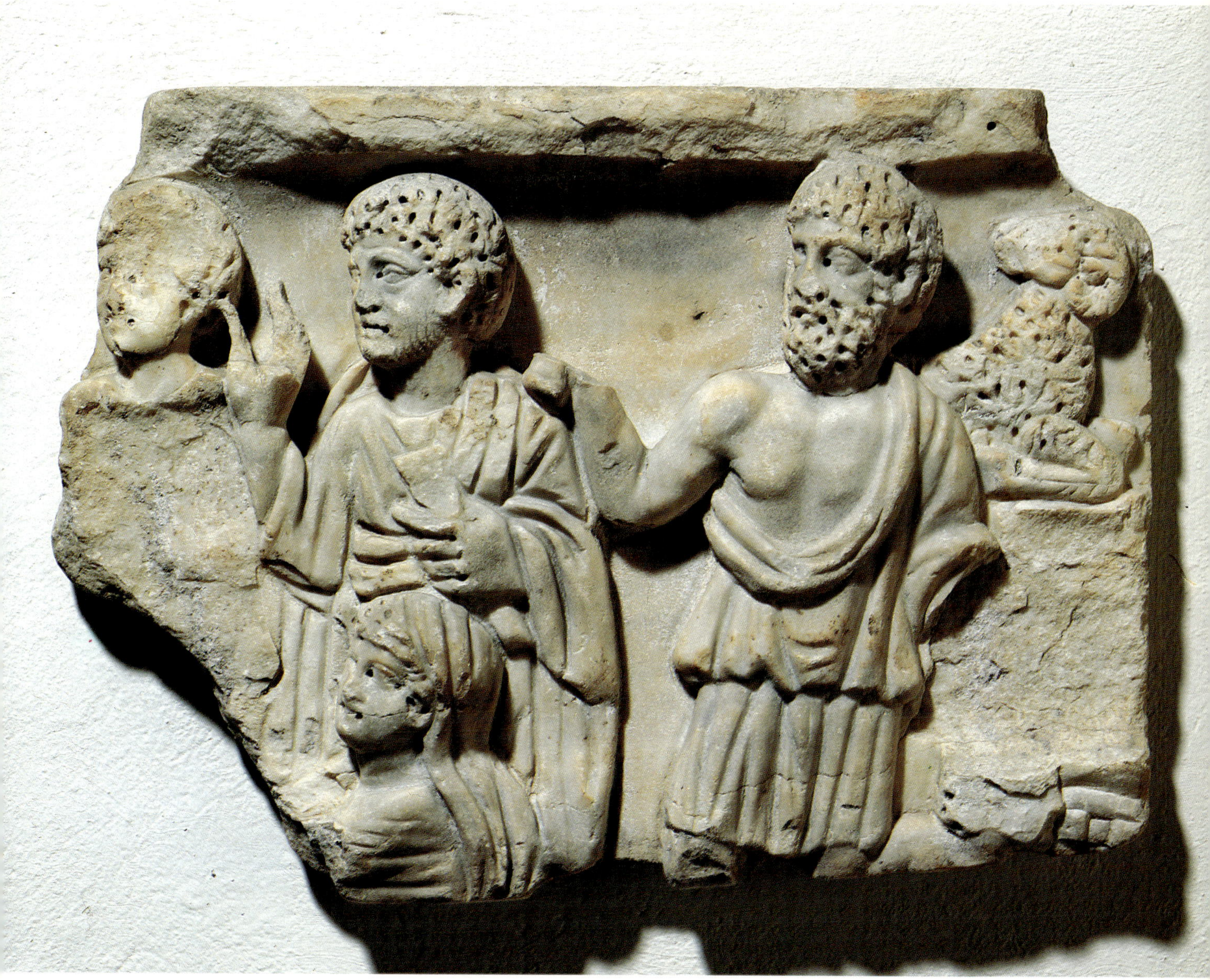

16
Fragment vom Kasten eines einzonigen Friessarkophags
Orant zwischen Petrus und Paulus

Rom, Mitte des 4. Jahrhunderts
Aus Rom; 1912 als Geschenk W. v. Bodes erworben
Marmor; Höhe 54,5 cm, Breite noch 44,5 cm
Inv.-Nr. 6686

Das Fragment, dessen obere und untere Randleiste erhalten ist, stammt aus der Mitte des Sarkophagkastens. Ursprünglich war die Gestalt des Verstorbenen als weibliche Beterfigur (Orans) gebildet. Der lange, bis auf die Füße herabreichende Ärmelchiton und die Palla - ein Mantel, dessen hinterer Bausch wie ein Schleiertuch über den Kopf gelegt wird - sind in ihrer Anordnung typisch für weibliche Gewandfiguren. Auch erkennt man, daß die rechte Brust abgearbeitet ist. Offensichtlich wurde eine bereits fertig ausgeführte weibliche Gestalt auf Wunsch des Bestellers nachträglich in einen männlichen Oranten umgewandelt, eine Verfahrensweise, die sich an nicht wenigen Sarkophagen des 3./4. Jahrhunderts beobachten läßt. Das Haupthaar ist durch die nur teilweise erfolgte Wegarbeitung der Palla gebildet, mit dem Spitzeisen wurde der Bart angedeutet. Die von Paulus und Petrus begleitete weibliche Orans begegnet seit der Mitte des 4. Jahrhunderts häufig auf stadtrömischen Sarkophagen. Von den Apostelfürsten, die gerade in Rom höchste Verehrung genossen, erhoffte man sich in besonderem Maße schützende Begleitung ins Jenseits und Fürbitte bei Gott. Es ist dies auch die Zeitstufe, wo in der stadtrömischen Kunst die für das gesamte Mittelalter verbindlichen Idealporträts der Apostelfürsten ausgebildet worden sind, die Paulus (links) mit Stirnglatze und spitz zulaufendem Bart, Petrus (rechts) aber mit fülligem Haarschopf und kräftigem Vollbart zeigen (vgl. dagegen noch Kat.-Nr. 20). Die Jünglingsfigur ganz links, von der nur der Kopf und Reste des langen Gewandes erhalten sind, gehört bereits zur benachbarten Szene, die wir nicht mehr deuten können.

Literatur: Wulff (1913/14) Sp. 238-239, Abb. 129. - Wulff/Volbach (1923) S. 1-2. - Stutzinger (1982) S. 52-53, 64-65, 89-90, 99. - Schmidt (1988) S. 9, Abb. 12.

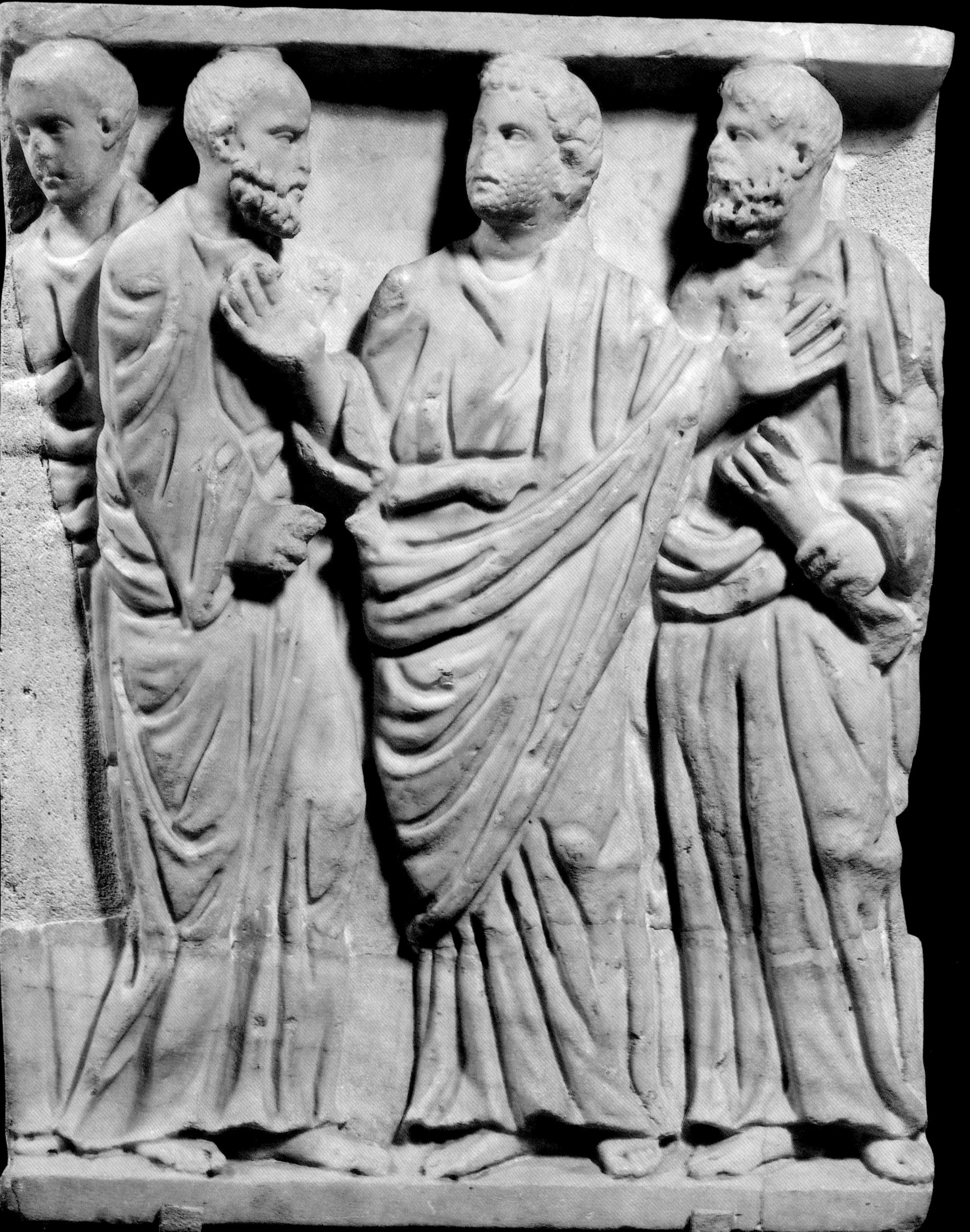

17

Fragment vom Kasten eines zweizonigen Friessarkophags
Moses, die Sandalen lösend, und Einritt Christi in Jerusalem

Rom, drittes Viertel des 4. Jahrhunderts
Aus Rom; 1913 von L. Pollak erworben
Marmor; Höhe noch 76,5 cm, Breite noch 66,5 cm
Inv.-Nr. 6721

Unter der Inventarnummer 6721 waren ursprünglich fünf Fragmente von drei verschiedenen Sarkophagen zusammengefaßt. Jüngste Untersuchungen haben zeigen können, daß nur die beiden hier abgebildeten Teile Bruch an Bruch zusammenpassen; auf der Rückseite ist in späterer Zeit ein Mühlespiel eingeritzt worden, dessen Linienverlauf die richtige Zusammensetzung ermöglichte. Die beiden Fragmente gehörten zu einem großen, zweizonigen Friessarkophag mit Bildnismuschel in Zentrum. Mit Hilfe verwandter Sarkophage ließen sich die einzelnen Figurenszenen deuten und eine Rekonstruktion anfertigen (Abb. 54). So erkennt man im unteren Fries ganz links den Rest einer Schilfstaude und den Torso eines römischen Soldaten. Dargestellt war hier gemäß einer apokryphen römischen Märtyrerlegende die Enthauptung des Apostels Paulus. Rechts folgt der Einzug Christi in Jerusalem (Matthäus 21, 1-9). Jesus sitzt auf einer Eselin, unter der einst ein Füllen lief. Drei männliche Gestalten (von einer »Hintergrundsfigur« ist nur der Kopf erhalten) folgen ihm; ganz rechts breitet ein Knabe sein Gewand vor Jesus aus. Zur vollständigen Szenerie gehört auch der Baum im Hintergrund, in dessen Krone gewöhnlich der Zöllner Zachäus sitzt (Lukas 19, 4). - Vom oberen Fries, der vom unteren durch einen schmalen Steg mit einem Astragal, einer Perlschnur, getrennt ist, sind erhalten: zwei Kanneluren der Bildnismuschel, die einst die Mitte der zweizonigen Komposition beherrschte und tief in den unteren Fries hineinreichte, Moses, der mit angewinkeltem rechten Knie am Berge Horeb seine Sandalen auszieht (Exodus 3), und der seine Rechte erhebende Christus aus einer Wunderszene.

Literatur: Wulff (1913/14) Sp. 242-244, Abb. 130. - Wulff/Volbach (1923) S. 3. - Wilpert (1931) S. 1-5, Taf. 1, 2 und 4. - Dinkler (1970) S. 17, Tabelle 1 Nr. 16; S. 24, Abb. 19. - Guldan (1988) S. 160 Anm. 180. - Schmidt/Fiedler (1990) S. 169-188, Abb. 3, 11 (Rekonstruktion) und 12-14 (Mühlespiel). - Schmidt (1990) S. 43-45, Abb. 7-8.

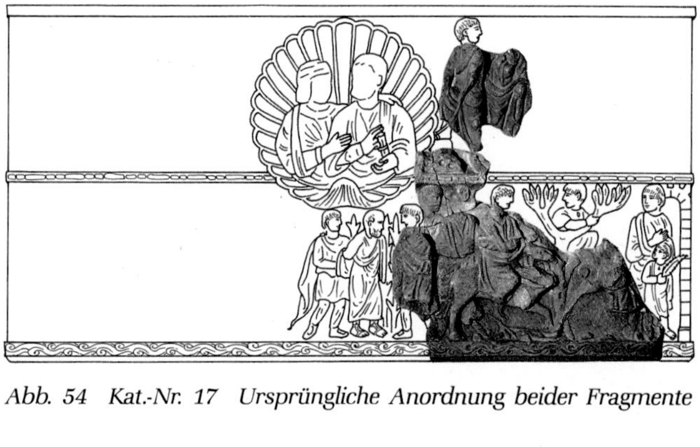

Abb. 54 Kat.-Nr. 17 Ursprüngliche Anordnung beider Fragmente

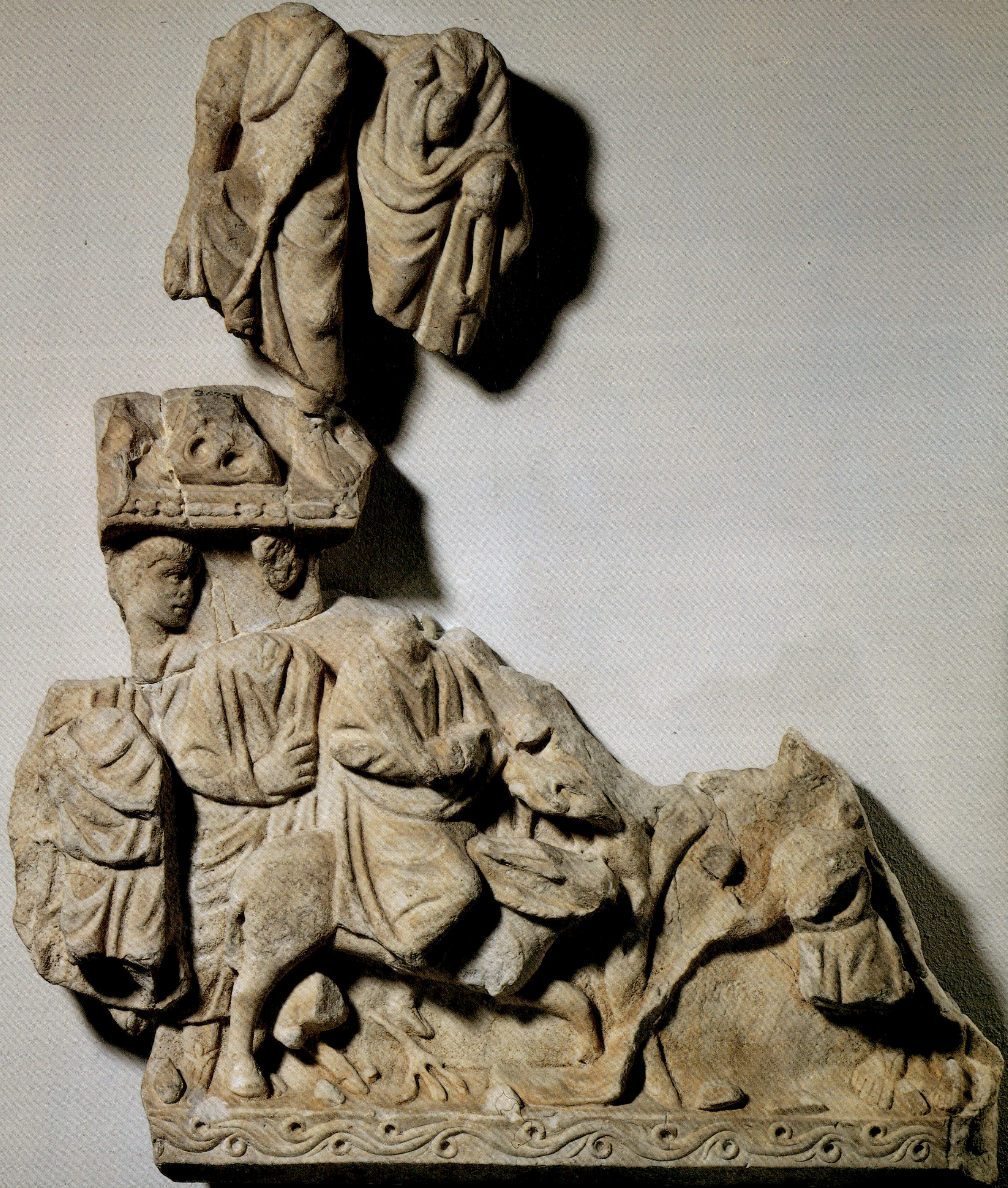

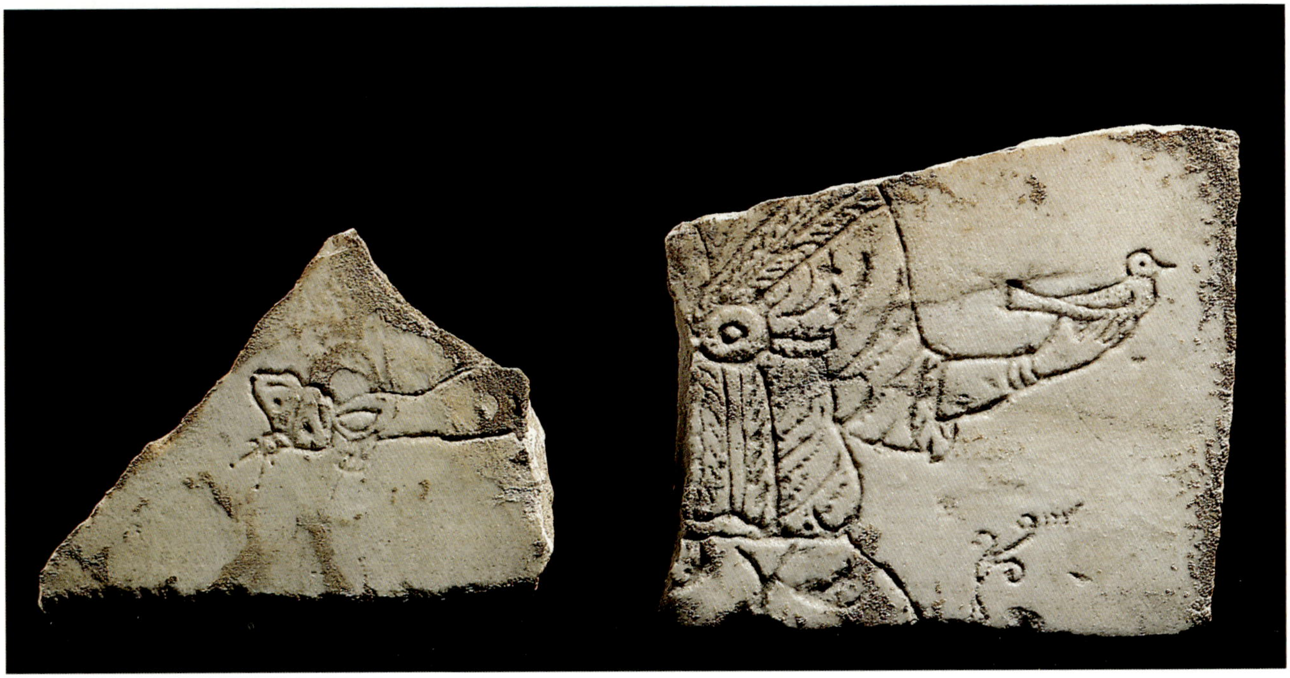

18
Zwei Fragmente einer (?) Grabverschlußplatte Sitzendes Mädchen mit Schmetterling und Vogel

Rom, 4. Jahrhundert
Aus Rom; 1914 als anonymes Geschenk erworben
Marmor; Höhe noch 13 cm, Breite noch 19 cm (linkes Fragment); Höhe noch 21 cm, Breite noch 19 cm (rechtes Fragment)
Inv.-Nr. 6778

Beide Bruchstücke gehörten vielleicht zu ein und derselben Verschlußplatte eines Wandfachgrabes *(loculus)*, wie man sie in den stadtrömischen Katakomben zu Tausenden gefunden hat (Abb. 6), wenngleich zumeist undekoriert. Die vollständige Platte maß ursprünglich etwa 45 x 65 cm, gehörte also, wie schon die in Ritztechnik (Graffito) eingetiefte Darstellung nahelegt, zu einem Kindergrab. Ein Mädchen sitzt frontal in einem durch die Ranke unten rechts angedeuteten paradiesischen Garten und hält in der erhobenen linken Hand einen Vogel. Die ebenfalls ausgestreckte rechte Hand greift nach einem Schmetterling. Beide Lebewesen sind Symbole der Seele. Das Mädchen trägt eine Ärmeltunika mit Bündchen und darüber ein Kittelchen, das mit einer bestickten Borte am Halsausschnitt und am senkrechten Saum verziert ist und von einem Gürtel mit einer großen Schließe zusammengehalten wird.

Literatur: Wessel (1957) S. 116.

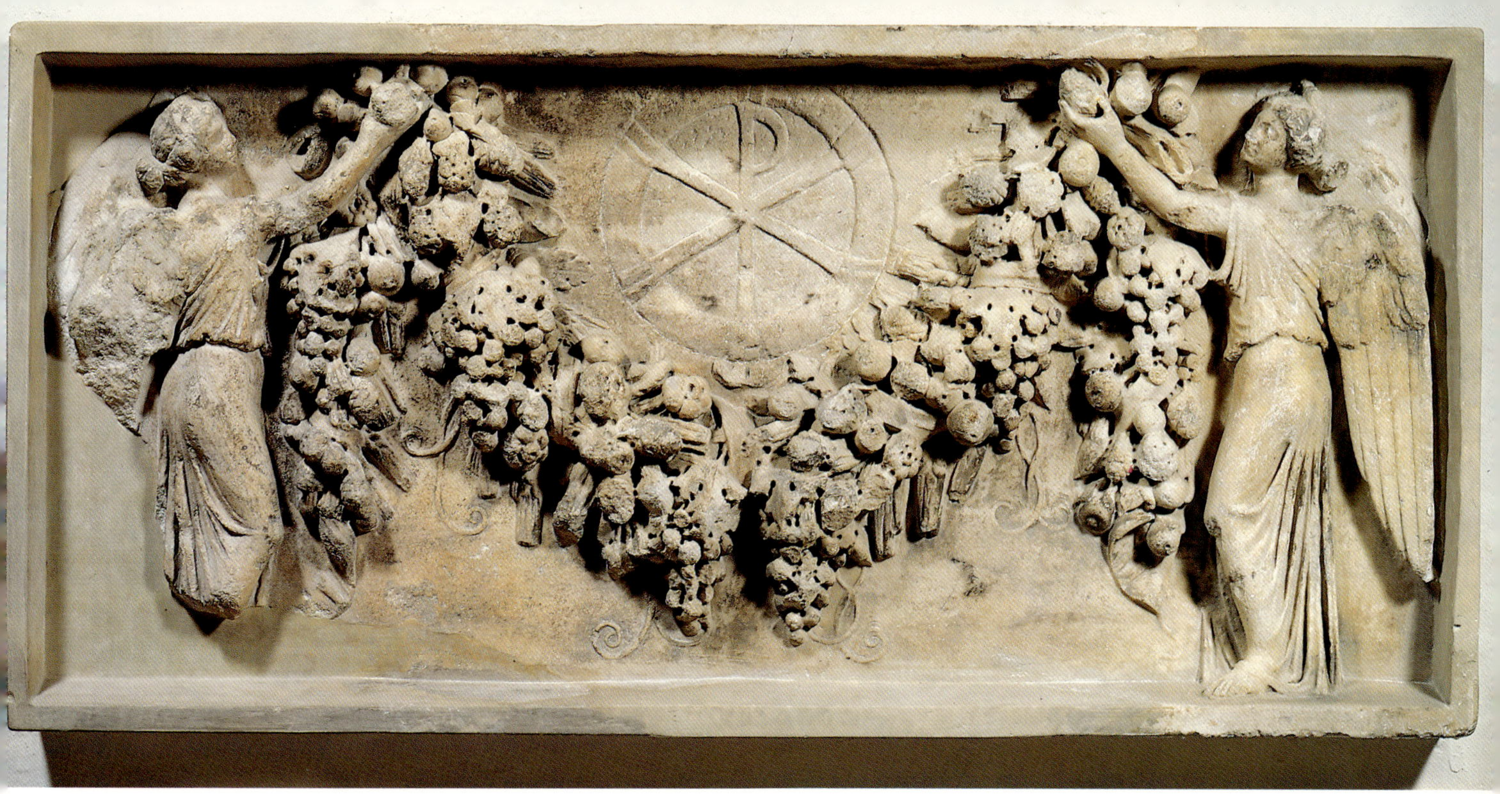

19

Relief
Engel-Victorien, Girlande und Christusmonogramm

Rom, drittes Viertel des 1. Jahrhunderts und spätes 4. Jahrhundert
Aus Rom, bis 1847 in einem Haus an der Piazza di Spagna eingemauert, später im Casino von Schloß Glienicke; 1968 erworben
Marmor; Höhe 59 cm, Länge 126 cm, Tiefe 13,5 cm
Inv.-Nr. 11359

Das Relief ist ein typisches Beispiel für die Wiederverwendung und christliche Umdeutung älterer, kaiserzeitlicher Kunstwerke in der Spätantike. Oberhalb einer üppigen Fruchtgirlande, die von zwei römischen Siegesgöttinen (Victorien) gehalten wird, war ursprünglich eine Spendenschale oder eine Opferkanne dargestellt. Gegen Ende des 4. Jahrhunderts ist dieses Motiv weggemeißelt und durch ein ziemlich roh gearbeitetes Christusmonogramm im Kranz ersetzt worden. Das Monogramm besteht aus einem X (= Chi) und einem P (= Rho), den beiden griechischen Anfangsbuchstaben des Namens »Christus«. Diente das Relief in seiner ursprünglichen Fassung als Attikabrüstung eines Grab- oder Siegesmonuments, so wurde ihm durch die »Verchristlichung« eine neue Funktion und Bedeutung verliehen. Das Bild des Engels war bis weit in das 4. Jahrhundert indifferent. Meist wurden Engel wie gewöhnliche männliche Figuren dargestellt (vgl. Kat.-Nr. 12). Im späten 4. Jahrhundert begann die Angleichung an den traditionellen römischen Bildtypus der Siegesgöttin Victoria, indem die Engel jetzt Flügel erhielten, jedoch ein jünglingshaftes Aussehen annahmen. Das Relief ist ein exzeptionelles Zeugnis für die Unbedenklichkeit, mit der die Verschmelzung von Antike und Christentum erfolgte.

Literatur: De Rossi (1882) S. 104, Taf. X,2. - Körner (1885) S. 383. - Felis (1912) S. 20-21. - Beck (1936) S. 14. - Effenberger (1984). - Nehls (1987) S. 16.

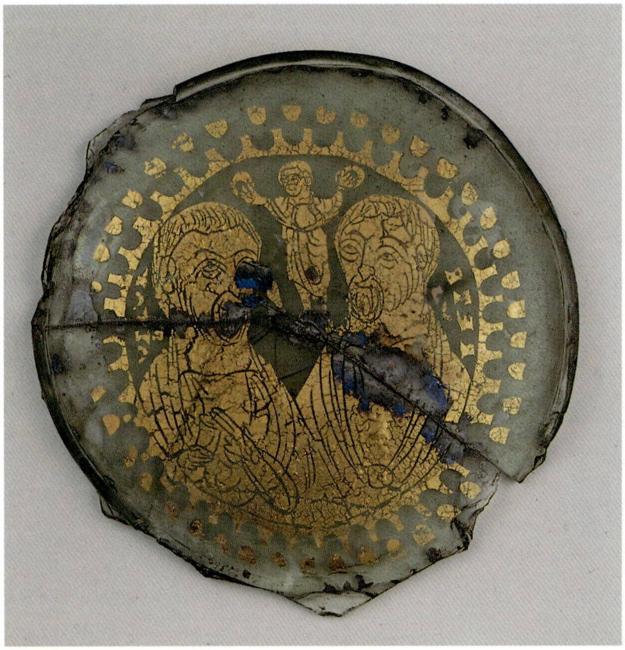

20
Bodenstück einer Schale
Petrus und Paulus von Christus bekränzt

Rom, zweite Hälfte des 4. Jahrhunderts
Aus Rom (Sammlung Lanna); 1911 als anonymes Geschenk erworben
Glas mit geritzter Goldfolieneinlage; Durchmesser 10,5 cm
Inv.-Nr. 6631

Die ehemalige Schale hatte einen doppelten Boden mit eingelegter Goldfoliendarstellung; als relativ massiver Bestandteil des Gefäßes blieb er erhalten, wohingegen die dünner verlaufende Wandung fortgebrochen ist. Im Normalfall wurden bei Innenansicht einer derartigen Schale der Dekor des Bodens und eine Inschrift in seitenrichtiger Darstellung sichtbar. Bei diesem Fragment ist der obere Boden aber sehr beschädigt; daher gibt die Abbildung behelfsmäßig die Unterseite des Fragments mit dem kleinen Standring wieder, wobei der Dekor und die beiden Namensinschriften seitenverkehrt erscheinen. Innerhalb einer kreisförmigen Bordüre sind Petrus und Paulus in Büstenform dargestellt, fast das gesamte Bildfeld füllend. Zwischen ihren Köpfen erscheint eine sehr kleine Figur, die durch eine bei manchen anderen Exemplaren vorhandene Beischrift als Christus identifiziert werden kann, und erhebt über die Apostel je einen Kranz. Daß die Christusfigur nicht ihrer Bedeutung entsprechend groß bzw. größer als die Heiligen dargestellt ist und daß die von ihr gehaltenen Attribute für eine tatsächliche Bekränzung viel zu klein sind, erklärt sich durch die formale Entlehnung des Motivs aus Darstellungen der Kaiserehrung; anstelle der kleinfigurigen Victoria verleiht nunmehr Christus den Siegeskranz.

Literatur: Wulff (1911) 2. Nachtrag S. 11. - Schlunk (1939) S. 74 Nr. 216. - Zum Bildmotiv: Engemann (1968/69) S. 23-25.

21 a
Kelch

Ägypten (?), 4. Jahrhundert
Aus Giza (Händler Ali); 1902 durch J. Strzygowski erworben
Glas, geblasen; Höhe 8,3 cm
Inv.-Nr. 4058

21 b
Flasche

Ägypten (?), 4. Jahrhundert
Aus Giza (Händler Ali); 1902 durch J. Strzygowski erworben
Glas, geblasen; Höhe 17,3 cm
Inv.-Nr. 4068

21 c
Becher

Ägypten (?), 4./5. Jahrhundert
Aus Giza (Händler Farag); 1902 durch J. Strzygowski erworben
Glas, geblasen, mit Zickzackfadendekor; Höhe 9 cm
Inv.-Nr. 4060

Bei allen drei Gläsern handelt es sich wohl um spätrömische Importstücke östlicher Herkunft.

Literatur: Wulff (1909) S. 241 Nr. 1198 (4058) und 1200 (4060); S. 242 Nr. 1211 (4068), Taf. 58.

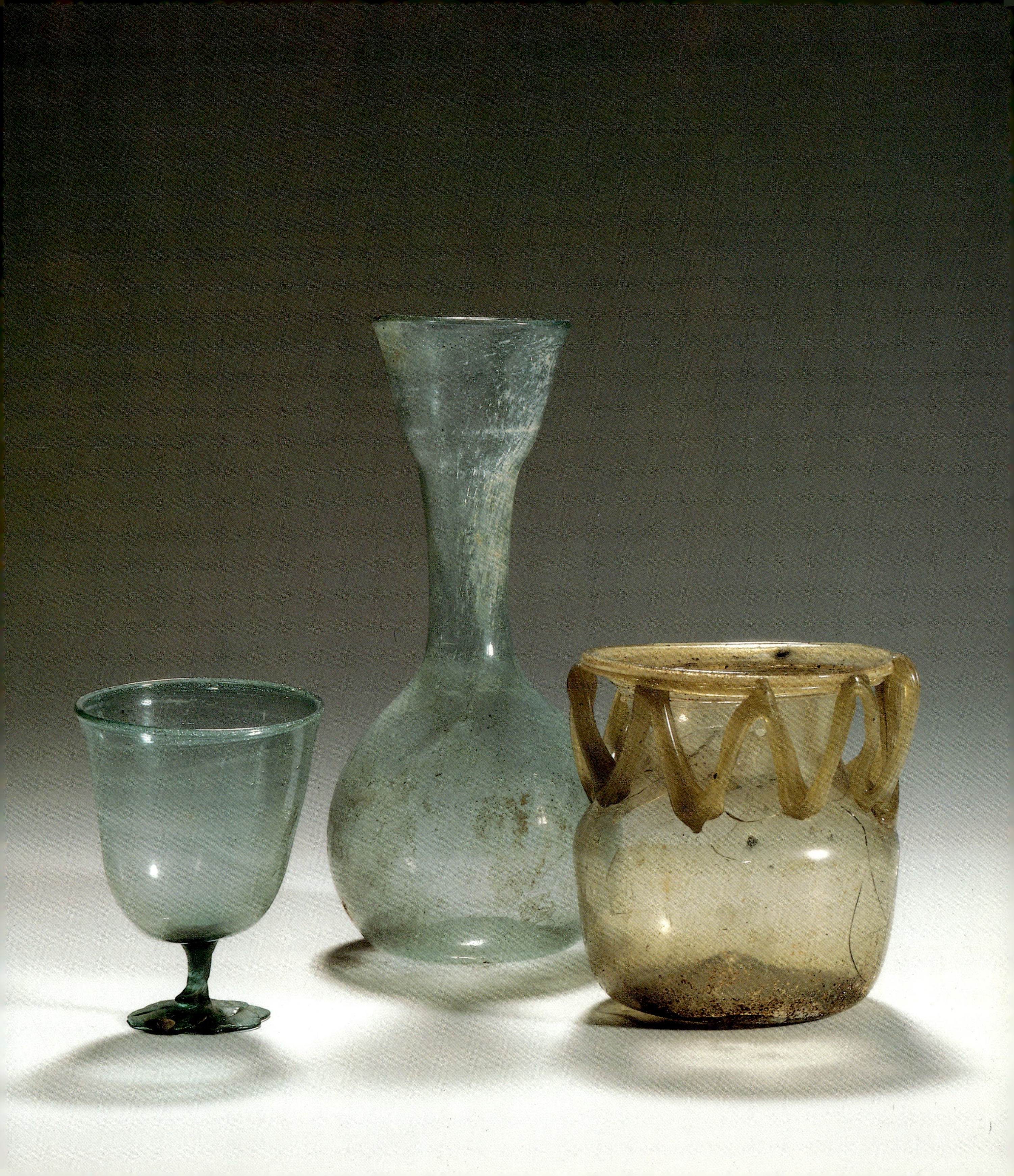

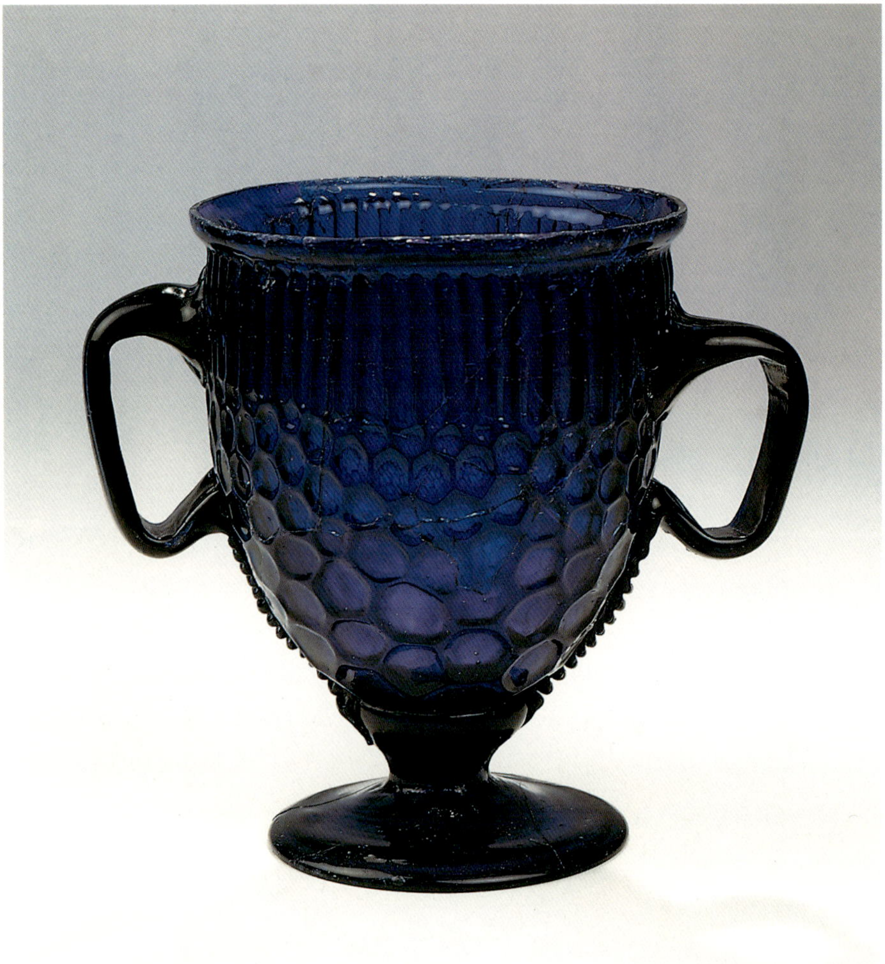

22

Doppelhenkelpokal

Östlicher Mittelmeerraum, 4./5. Jahrhundert
Aus Aleppo; 1918 erworben
Dunkelblaues Glas mit Ergänzungen in Acrylharz; Höhe 17,1 cm, Durchmesser der Öffnung 13,4 cm, Durchmesser des Fußes 10 cm; 1988/89 restauriert
Leihgabe des Museums für Islamische Kunst SMPK, Inv.-Nr. I. 2856

Unter der Lippe des Gefäßes verläuft eine Reihe vertikaler Rippen; darunter schließt ein Netzwerk aus sechseckigen Maschen an, wobei die Maschenweite nach unten hin deutlich zunimmt. Der erhaben hervortretende Dekor, die Rippen und das Wabenmuster, sind auf der glatten Innenseite des Pokals nicht fühlbar. Offenbar wurde zuerst vermittels einer oben offenen Form eine flache Schale hergestellt, deren Wabenmuster regelmäßig verlief. In einem folgenden Arbeitsgang mußte das Glas erneut erwärmt werden und entweder durch Blasen oder durch Schleudern zur Becherform gelängt werden; dabei ergab sich die charakteristische zunehmende Dehnung der Maschen (»Waben«) nach unten hin. Anschließend wurden Fuß und Henkel angefügt. Wabenbecher sind recht verbreitet gewesen; Exemplare in der vorliegenden Form mit Doppelhenkel gehören zu den Raritäten.

Literatur: Bossert (1930) S. 360 (H. Glück). - Zur Technik: Haberey (1966). - Gegenstück in grünem Glas aus Kairo im Kelsey Museum of Archaeology, University of Michigan: Kat. Rhode Island (1989) S. 209 Nr. 122.

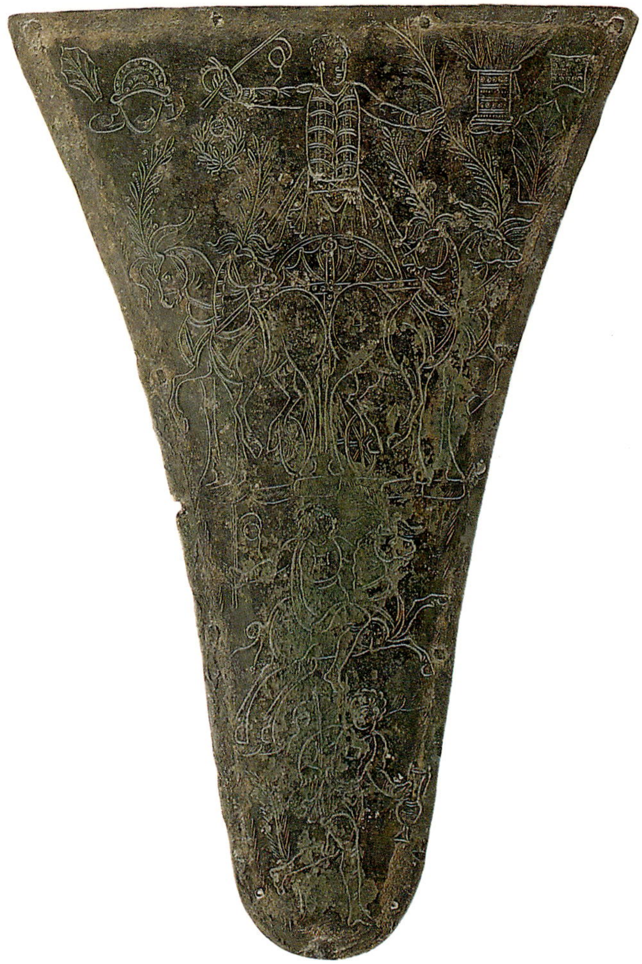

23
Pferdestirnplatte
Zirkusszenen

Rom, zweite Hälfte des 4. Jahrhunderts
Aus Rom; vermutlich 1930 erworben
Bronze, gegossen und graviert, ursprünglich wohl mit Leder hinterlegt; Höhe 21,5 cm, Breite 14,9 cm
Leihgabe der Antikensammlung, Inv.-Nr. Fr. 1558aaaa

Die Platte diente ursprünglich als Stirnschmuck eines Rennpferds. Sie ist in drei Zonen mit gravierten Zirkusszenen und Einzelmotiven aus dem Rennfahrermilieu verziert. In der oberen Zone erscheint ein frontal gebildetes Viergespann (Quadriga) mit einem siegreichen Wagenlenker, der den typische Lederpanzer der Rennfahrer trägt. In der erhobenen Rechten hält er die Peitsche, in der Linken einen Palmzweig. Auch die Köpfe der siegreichen Pferde sind mit aufragenden Palmzweigen geschmückt. In der linken Ecke werden ein Sturzhelm, ein Siegerkranz und ein Blatt sichtbar, wobei das Blatt aus getriebenem Silberblech zu denken ist, wie sie die Rennfahrer als Siegespreise erhielten. In der rechten Ecke erkennt man einen mit Zweigen geschmückten Altar, ein beschriebenes Siegerdiplom und wieder ein Silberblatt. In der mittleren Zone sprengt ein Reiter auf einem Pferd mit aufgebundenem Schweif nach rechts und schwingt eine Peitsche. In ihm haben wir einen Hortator zu erkennen, der während des Rennens das Gespann seiner Partei begleitete und den Wagenlenker durch Zurufe »aufmunterte«. Zuunterst erscheint ein Sparsor, ein »Sprenger«, mit Peitsche und Wasserkanne, dessen Aufgabe wohl darin bestand, den Rennfahrer mit einem Guß kalten Wassers zu erfrischen.

Literatur: Byzantinische Kostbarkeiten (1977) S. 50 Nr. 92, Taf. 24 (G. Heres). - Effenberger (1986) S. 193, Abb. 89.

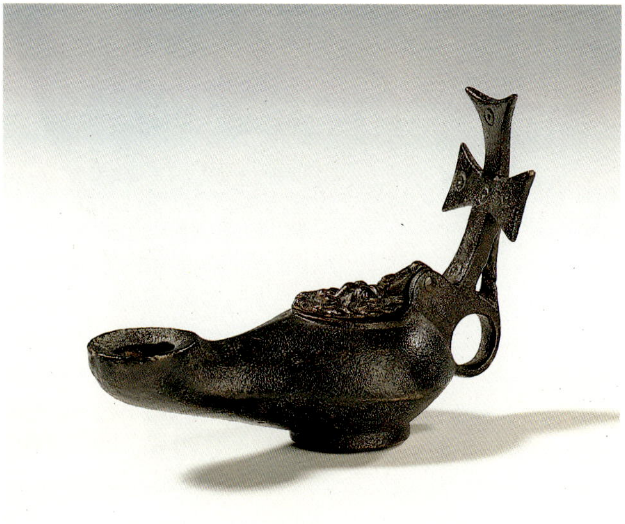

24
Lampe

Syrien (?), 6. Jahrhundert
Herkunft unbekannt
Bronze, gegossen und ziseliert; Höhe 10,5 cm. Länge 14,2 cm
Leihgabe der Antikensammlung, Inv.-Nr. 33 011

Im Gegensatz zu den wohlfeilen Tonlampen waren Bronzelampen wertvoller und blieben daher über lange Zeit in Gebrauch. Der Deckel auf dem Eingußloch ist schon in frühbyzantinischer Zeit verlorengegangen und mußte ersetzt werden; er zeigt einen Löwenkopf in Relief. Der Henkelaufsatz weist die Form eines Kreuzes mit geschweiften Armen auf und ist mit gepunzten Kreisen verziert.

Literatur: Byzantinische Kostbarkeiten (1977) S. 53 Nr. 99, Taf. 26 (G. Heres).

25
Gußform
Himmelfahrt des Elias

Ägypten (?), 6. Jahrhundert
Aus Ägypten (?); 1902 von R. Forrer erworben
Schwarzer Kiesel; Höhe 5,7 cm, Breite 4,5 cm
Inv.-Nr. 3297

Erhalten ist nur die eine Hälfte einer zweiteiligen Gußform, die zur Herstellung eines Schmuckanhängers diente. Deutlich erkennt man den trichterförmigen Eingußkanal (unten) und die beiden Vertiefungen, in welche die Nuppen der anderen Formhälfte einrasteten. Waren die beiden Formhälften zusammengesteckt, wurde ein Hartholzstab durch die (beiderseits als Rinne eingeschliffene) Vertiefung geschoben, um mit dem Gußvorgang zugleich die Öffnungen der Hängeösen zu gewinnen. Dargestellt ist der auf einem Zweigespann (Biga) zum Himmel auffahrende Prophet Elias (2. Könige 2). Das Motiv des Wagenlenkers war in der römischen Profan- und Sakralkunst (Zirkus, vgl. Kat.-Nr. 36; Apotheose Kaiser Konstantins des Großen) weit verbreitet. Durch Übertragung auf den Propheten Elias, dem sich vom Himmel her die Hand Gottes entgegenstreckt, erhielt der Bildtypus eine neue - christliche - Sinngebung.

Literatur: Wulff (1909) S. 231 Nr. 1127, Taf. 56 - Kötzsche-Breitenbruch (1984) S. 244 Anm. 111.

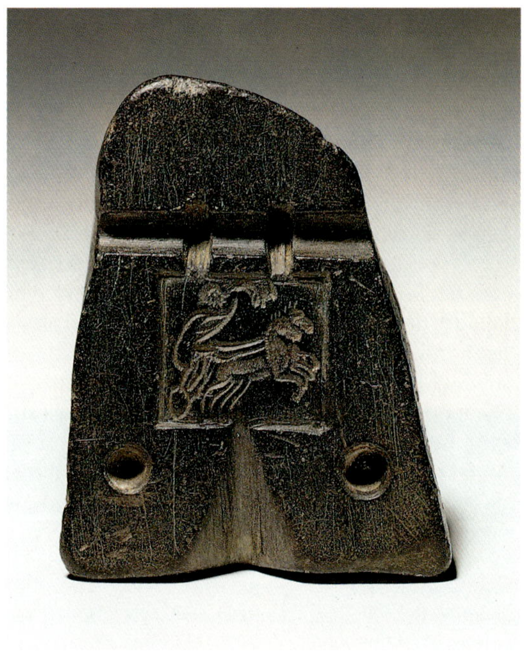

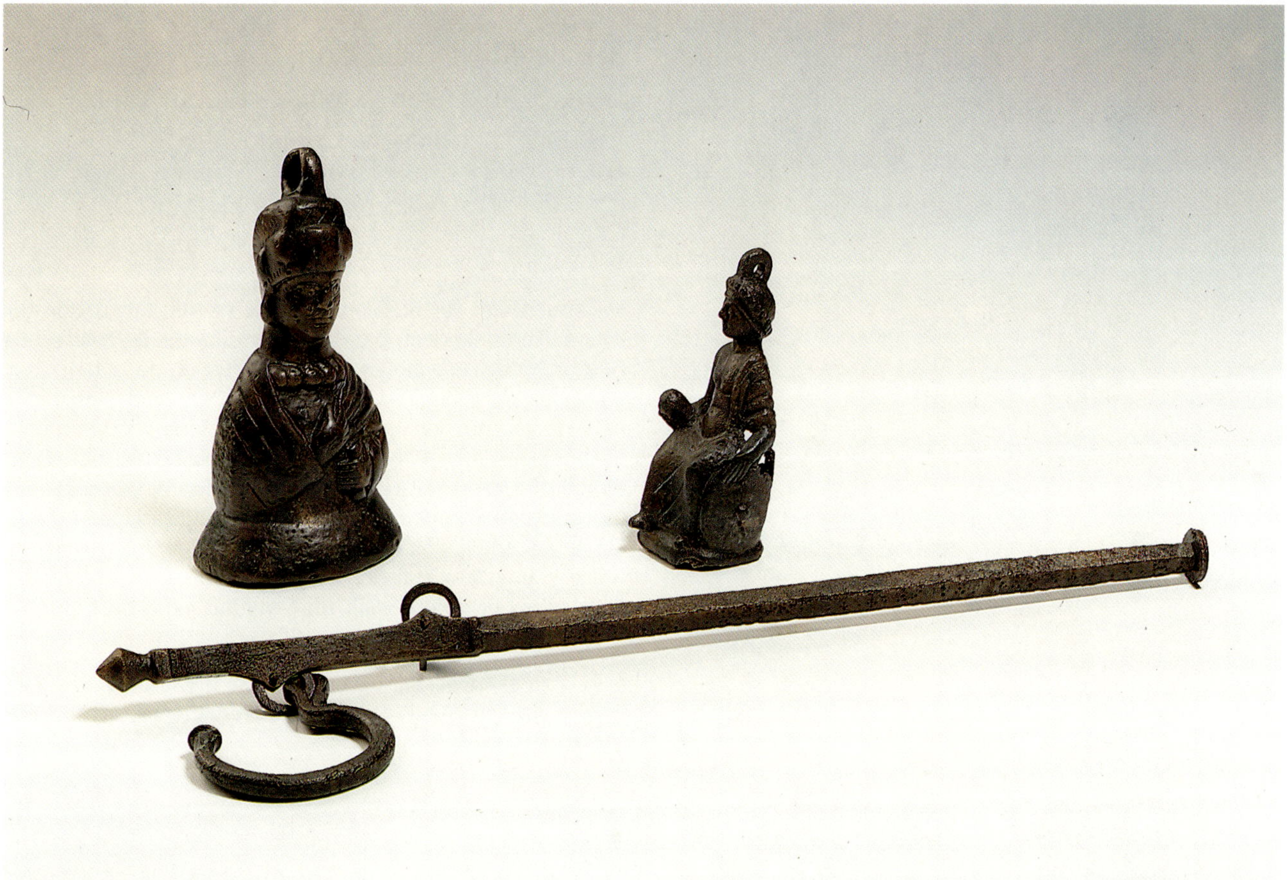

26a
Teile einer Schnellwaage

Rom (?), erste Hälfte des 4. Jahrhunderts
Aus Pergamon; 1906 im Kunsthandel erworben
Bronze, gegossen und ziseliert; Länge 37,2 cm, Höhe des Gewichts 10,0 cm
Leihgabe der Antikensammlung, Misc. Inv. 10 817

Die Waage ist nicht mehr vollständig; ein altes Foto (Abb. 55) zeigt den urprünglichen Aufbau. Waagen dieser Art sind noch heute in den südlichen Ländern im Gebrauch. Sie funktionieren nach dem Hebelgesetz, wobei der Drehpunkt wahlweise durch einen der beiden Hängehaken verändert werden kann. Entsprechend weist das lange Ende des Wägebalkens jeweils oben und unten eine gekerbte Skala auf. Wird der Balken durch Verschieben des Laufgewichts in die waagerechte Stellung gebracht, kann das Gewicht der Ware, die auf der Schale liegt oder an dem Haken hängt, an der jeweiligen Skala abgelesen werden. Das Laufgewicht selbst hat die Form einer Kaiserstatuette. Das Innere ist jetzt hohl; ursprünglich war es zum Zweck der Eichung mit Blei ausgefüllt. In dem thronenden Kaiser mit Perlendiadem, Globus und Schild hat man Konstantin den Großen erkennen wollen.

Literatur: Zahn (1913/14) S. 1-10. - Schlunk (1939) S. 50 Nr. 139, Taf. 42. - Byzantinische Kostbarkeiten (1977) S. 51 Nr. 94, Taf. 25 (G. Heres). - Engemann (1988) Sp. 1023 (allgemein zu den figürlichen Gewichten).

26b
Gewicht einer Schnellwaage

Konstantinopel, erste Hälfte des 5. Jahrhunderts
Aus Istanbul; 1933 als Geschenk Th. Wiegands erworben
Bronze, gegossen und ziseliert; Höhe 14,1 cm
Leihgabe der Antikensammlung, Inv.-Nr. 31 392

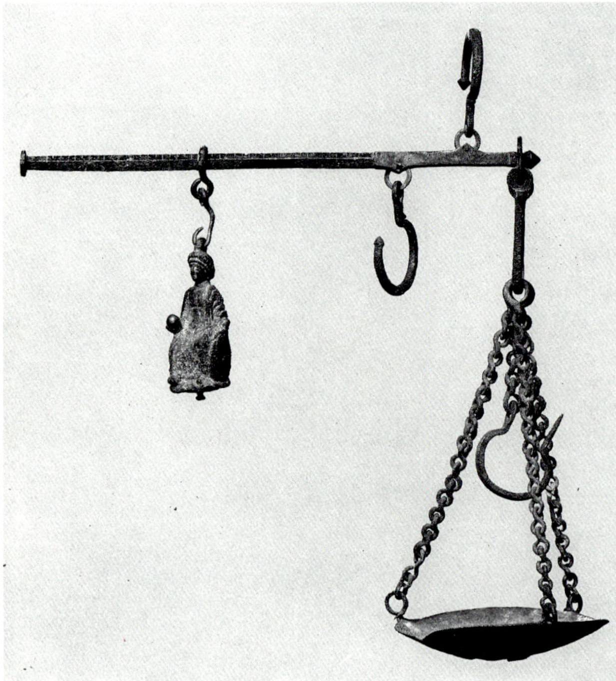

Abb. 55 Kat.-Nr. 26a Die vollständige Schnellwaage (1939)

Das hohl gegossene und zum Zweck der Eichung ursprünglich mit Blei ausgefüllte Laufgewicht hat die Form einer Kaiserinnenbüste. Die Kaiserin, in der man Pulcheria, die Schwester Theodosios' II. (408-450), erkennen wollte, trägt ein Perlenhalsband mit eingelegtem Silberkreuz und hält in der linken Hand eine Schriftrolle. Die Falten der Palla sind mit gepunzten Kreisen verziert, der Sockel weist eine punktierte Wellenlinie auf.

Literatur: Delbrueck (1933) S. 231 Nr. E, Abb. 76. - Schlunk (1939) S. 50 Nr. 138, Taf. 41. - Byzantinische Kostbarkeiten (1977) S. 51-52 Nr. 95, Taf. 25 (G. Heres).

27
Schale mit Reliefdekor
Drei Szenen der Jonageschichte

Nordafrika, zweite Hälfte des 4. Jahrhunderts
1972 aus Privatbesitz erworben
Roter Ton (Terra sigillata) mit aufgepreßten Reliefs, Ergänzungen;
Höhe 4,2 cm Durchmesser 18,7 cm
Inv.-Nr. 10/72

Die Innenseite der Schalenwandung ist mit aufgelegten Reliefappliken dekoriert, die drei Episoden aus der biblischen Geschichte des Propheten Jona wiedergeben (Jona 1-4): Jona wird aus dem Schiff ins Meer geworfen; der Seedrache nähert sich, um Jona zu verschlingen; Jona wird von dem Tier wieder ausgespieen. Die Reliefverzierung wurde in Modeln ausgepreßt und in einem zweiten Arbeitsgang auf die gedrehte Schale aufgetragen. Die Sigillataschalen dieses Typus stammen aus nordafrikanischen Manufakturen; sie wurden ungefähr von der Mitte des 4. bis zum Anfang des 5. Jahrhunderts hergestellt und weithin exportiert.

Literatur: Unpubliziert. - Zur Datierung der Keramik: Hayes (1972) S. 78. - Zu ähnlichen Stücken: Salomonson (1969). - Kat. New York (1979) S. 426 Nr. 384 (E. Lucchesi-Palli). - Kat. Frankfurt/M. (1983) S. 613-614 Nr. 204-205.

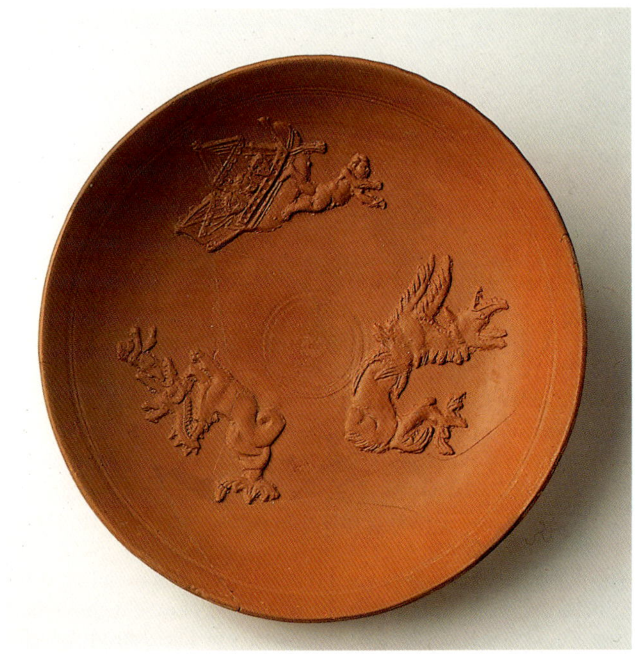

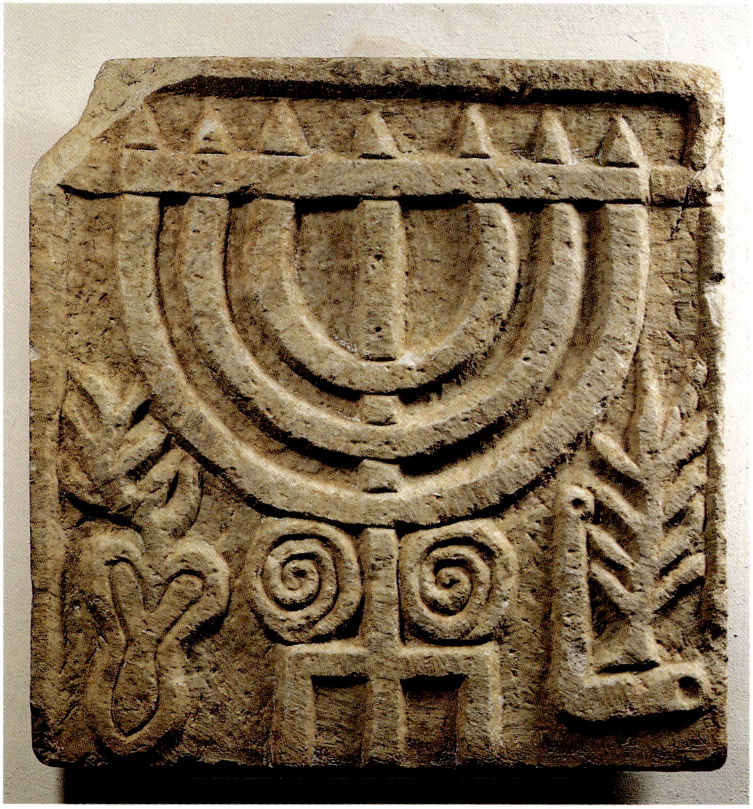

28
Relief
Siebenarmiger Leuchter

Kleinasien, 3./4. Jahrhundert
Aus Priene; 1904 aus den Grabungsfunden überwiesen
Marmor; Höhe 61,5 cm, Breite 61 cm
Inv.-Nr. 4691

Das Relief wurde im Fußbodenbelag der Kirche beim Theater von Priene gefunden, stammt jedoch aus einem älteren Bau, wohl aus der weiter hangabwärts in der Westtorstraße aufgefundenen Synagoge. Seine ursprüngliche Verwendung ist unbekannt. In flachem Relief sind jüdische Kultsymbole dargestellt: in der Mitte der siebenarmige Leuchter auf einem Dreifuß, die Menora. Die spiralförmigen Gegenstände zu beiden Seiten sind als Thora-Rollen zu deuten. Das Gebilde links meint entweder den Lulab, den beim Laubhüttenfest verwendeten Feststrauß aus Früchten und einem Palmzweig, oder den Ethrog, eine Zitrusfrucht mit hineingesteckten Zweigen. Rechts sind das beim Gottesdienst geblasene Widderhorn (Schofar) und ein weiterer, wohl zu einem Ethrog gehörender Bachweidenzweig zu erkennen.

Literatur: Wiegand/Schrader (1904) S. 481, Abb. 582. - Wulff (1909) S. 21-22 Nr. 36. - Cohn-Wiener (1929). S. 111-112, Abb. 70. - Sukenik (1934) S. 43. - Kanael (1961) S. 84. - Ausstellungskatalog: Synagoga, Frankfurt a. M. 1961, Kat.-Nr. 63, Abb. 30. - Foerster (1981) S. 165-166 mit Abb.

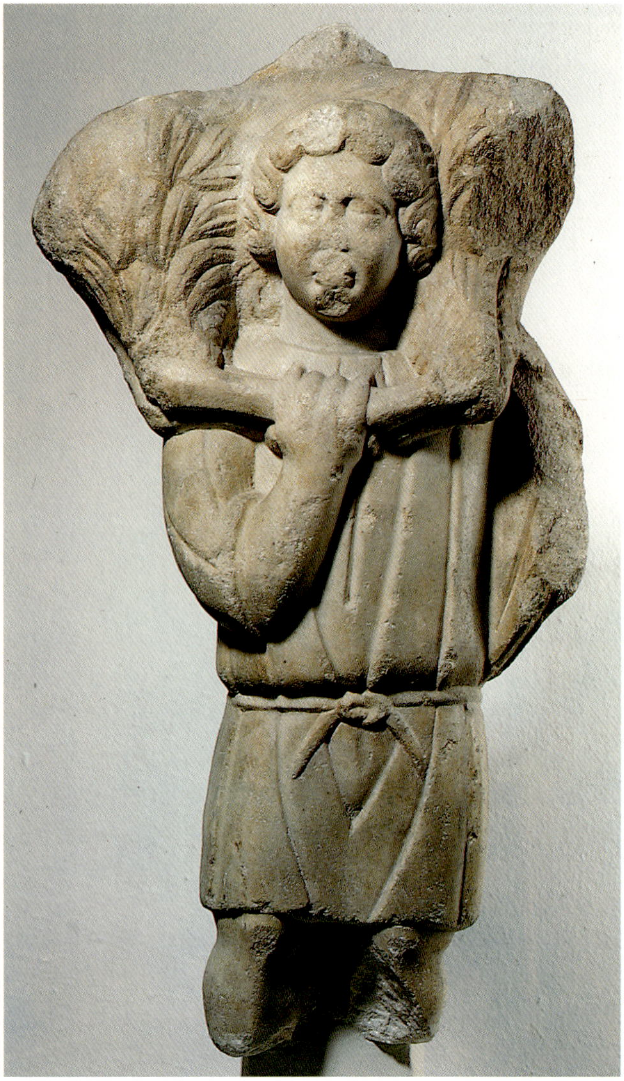

29
Fragment einer Tischstütze mit angearbeiteter Statuette Widderträger

Kleinasien, 4. Jahrhundert
1957 aus Privatbesitz erworben
Marmor; Höhe noch 63,5 cm
Inv.-Nr. 4/57

Die Figur ist hinten summarisch bearbeitet und weist mittig eine pfeilerartige Zurichtung auf, die auf die ursprüngliche Verwendung der Skulptur als Tischstütze schließen läßt. Bisher sind über zwei Dutzend derartiger »Pfeilerhirten« bekanntgeworden, und nach wenigen fast gänzlich erhaltenen Beispielen kann das Berliner Fragment recht verläßlich rekonstruiert werden. Der Hirte stand auf einer Basisplatte, die von einem Piedestal getragen wurde, hielt in seiner Linken einen Hirtenstab und faßte mit der rechten Hand die Vorder- und Hinterfüße eines um seinen Nacken gelegten Widders zusammen. Der rückwärtige Pfeiler endete, den Rücken des Tieres überragend, in einem vegetabil dekorierten Aufsatz, in dem die marmorne Tischplatte befestigt war. Bei der speziellen Gruppe, der das Berliner Fragment zuzurechnen ist, gesellten sich zum widdertragenden Hirten zwei weitere, auf der Basisplatte hockende Schafe und vervollständigten die Einzelfigur zum Genrebild. Von der älteren Forschung generell als Statuetten des Guten Hirten angesehen, werden die Rückenstützfiguren des Widderträgers heute als religiös neutrale Symbolfiguren, als Sinnbilder des Friedens erkannt. Sie sind wahrscheinlich aus der Kunst des Hellenismus herzuleiten, bestanden in der Kaiserzeit und beginnenden Spätantike neben einer größeren Anzahl ähnlich zugerichteter Tischstützen mit vorwiegend mythologischer Thematik (z. B. Dionysos, Orpheus, Bellerophon) fort und dürften vor allem im Privatbereich des Hauses und in Nymphäen verwendet worden sein.

Literatur: Klauser (1958) S. 45 Nr. 9, Taf. 2a. - Elbern (1963) S. 12-22, Abb. 1-4. - Schuhmacher (1977) S. 99-102.

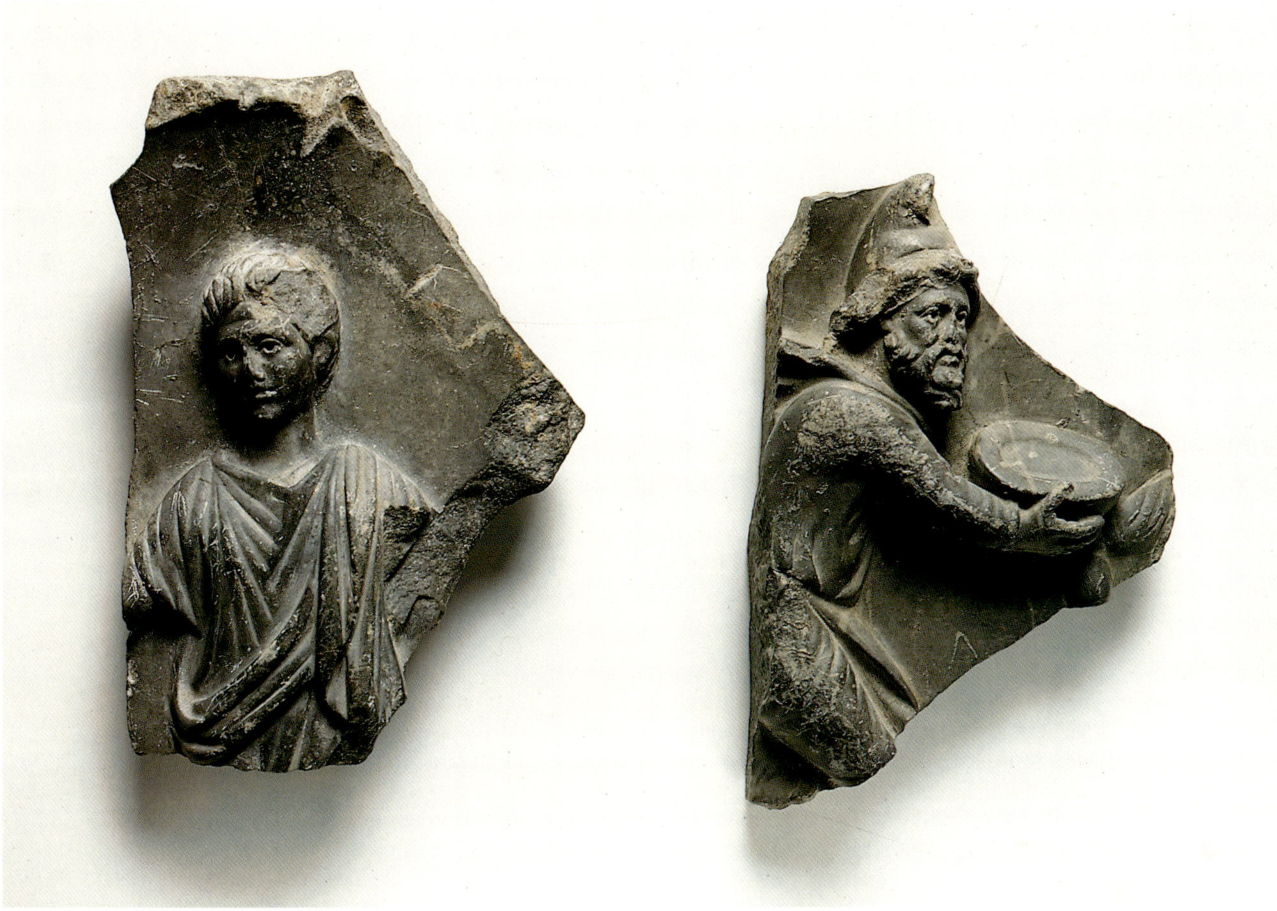

30
Zwei Fragmente eines Beckens

Konstantinopel, um 390
1921 aus dem Nachlaß H. Dressel erworben
Westkleinasiatischer (?) dunkelgrauer Marmor; Höhe 16,3 cm, Breite 11 cm bzw. Höhe 15,4 cm, Breite 10,7 cm
Ohne Inv.-Nr.

Die beiden Fragmente stammen aus der Wandung eines tiefen Beckens, das links abgebildete Teilstück bewahrte sogar einen Rest des Randes, woraus sich ein ursprünglicher oberer Durchmesser von 60-65 cm rekonstruieren läßt; es handelte sich mit großer Wahrscheinlichkeit um ein Weihwasserbecken. Die beiden Figuren werden zu zwei verschiedenen Szenen gehört haben: Die jugendliche Gestalt dürfte einen Jünger oder Apostel zeigen und Bestandteil einer Darstellung gewesen sein, in deren Mittelachse Christus thronte; das Fragment des älteren Bärtigen mit phrygischer Mütze, der eine Schale übergeben will, war Teil einer Huldigungsszene der drei Magier vor dem Christuskind. Ein besser erhaltenes Weihwasserbecken, das diese beiden Szenen bietet, ist der in schwarzem Marmor mit weißer Äderung gearbeitete Krater im römischen Thermenmuseum. Auch die Wahl des dunkelgrauen Steins der Berliner Fragmente erklärt sich wahrscheinlich aus dem Wunsch, durch seltenes Material von ungewohnter Farbe einen besonderen Akzent zu setzen. Die beiden Fragmente sind wertvolle Zeugnisse (besonders kostbar, seit ein hochgeschätztes Relief kleinen Formats mit der Darstellung der Blindenheilung in einer amerikanischen Sammlung als nicht authentisch erwiesen worden ist), denn sie überliefern die klassisch gestimmte Formensprache der frühtheodosianischen Hofkunst Konstantinopels in kleinem Maßstab; die Bildung der Köpfe des Jugendlichen und des Älteren hat klare Parallelen in Porträts eines um 390 datierten Staatsdenkmals dieser Zeit auf den Reliefs des Obeliskensockels im Konstantinopler Hippodrom (Abb. 22).

Literatur: Volbach (1933) S. 72-75, Abb. 1-2. - Severin (1970) S. 219-237, Abb. 7-8, 10. - Dresken-Weiland (1991) S. 4, 36, 175.

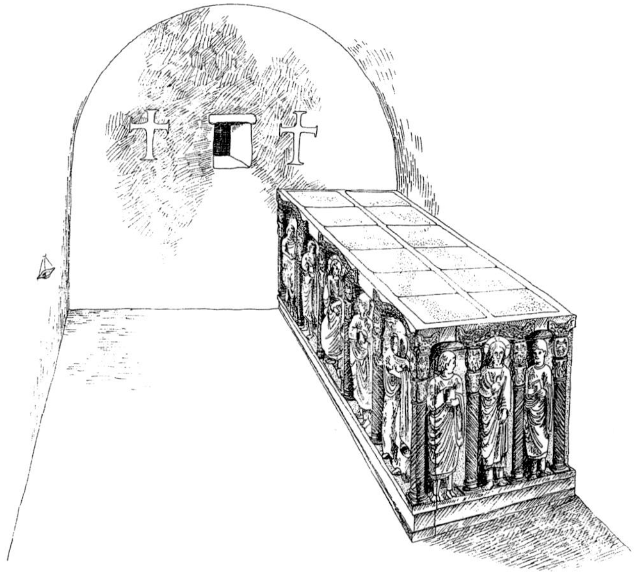

Abb. 57 Kat.-Nr. 31 Rekonstruktionsversuch des »Scheinsarkophags«

31
Schmalseite eines Scheinsarkophags (»Christusrelief«)

Konstantinopel, frühes 5. Jahrhundert
Aus Istanbul, gefunden in Sulu Manastır, dem einstigen Peribleptos-Kloster von Psamathia; 1899 erworben
Marmor; Höhe 142 cm, Breite noch 124 cm
Inv.-Nr. 2430

In den Nischen einer reichen architektonischen Umrahmung, die aus Säulen mit spiralförmig kannelierten Schäften, hohen Basen, sorgsam ausgearbeiteten Kapitellen, verkröpftem Gebälk und einem Flachgiebel besteht, erscheinen drei männliche Gestalten. Die mittlere, die die beiden seitlichen an Größe und Bedeutung überragt, ist Christus. Er trägt die Tracht antiker Redner, Dichter und Philosophen, Tunika und Mantel (Pallium), sowie Sandalen an den Füßen. Der Mantel hüllt fast den gesamten Körper und den linken Arm ein; lediglich die rechte Hand ragt ein wenig aus dem Mantel hervor und greift in den Faltenbausch des Brustbogens. Das jugendliche Haupt, das der Gestalt zu seiner Linken zugewandt ist, wird von einem plastisch ausgeführten Nimbus mit eingeschriebenem Kreuz umrahmt. Der Kreuznimbus und das langgelockte, mit einer Tänie umwundene Haar verleihen Christus das Ansehen eines Königs. Die beiden Apostel in den seitlichen Nischen wenden ihre Häupter dem königlichen Philosophen Christus zu. Sie sind ebenfalls mit Tunika und Pallium bekleidet; der linke hält in beiden Händen eine Schriftrolle, der rechte eine Schreibtafel (Diptychon). Ihre Haartracht mit betonter Stirnrolle und hohem Scheitel folgt einem Kopftypus, der am Ende des 4. Jahrhunderts - in theodosianischer Zeit - ausgebildet worden war. In der architektonischen Gliederung der Relieffläche, in den Figurentypen und der Komposition der drei Gestalten hat der Bildhauer an kleinasiatische Säulensarkophage (Abb. 23) angeknüpft, deren Produktion im phrygischen Dokimeion allerdings schon gegen 260/70 ausgelaufen war. Die unübersehbare Anlehnung an die kaiserzeitlichen Vorbilder hat dazu geführt, auch das Christusrelief für die Schmalseite eines Sarkophags oder für einen christlichen Nachläufer der kleinasiatischen Säulensarkophage zu halten. Neuere Untersuchungen haben zeigen können, daß das Relief zu einem Grabmonument in der Art eines »Scheinsarkophags« gehörte. Dieser Scheinsarkophag bestand aus zwei Platten unterschiedlicher Länge, die, im rechten Winkel aneinandergefügt, in der Ecke eines Mausoleums aufgestellt waren, so daß der Eindruck eines wirklichen Sarkophags entstehen konnte (Abb. 57). Die fehlende linke Säule befand sich auf der hier anschließenden Frontplatte, die eine Länge von über 3 Metern aufgewiesen haben muß und mit einer weite-

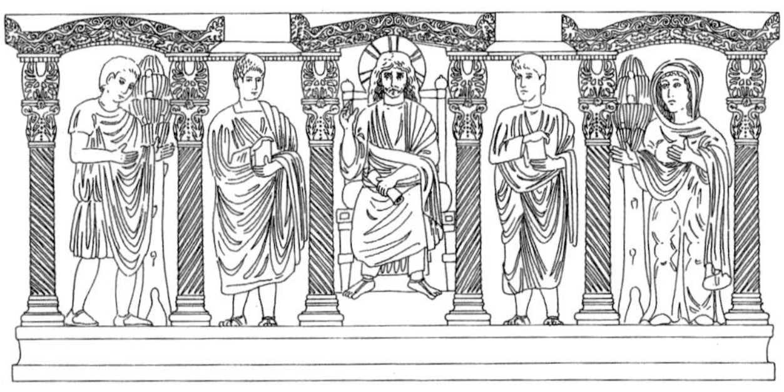

Abb. 56 Kat.-Nr. 31 Rekonstruktionsversuch der Front

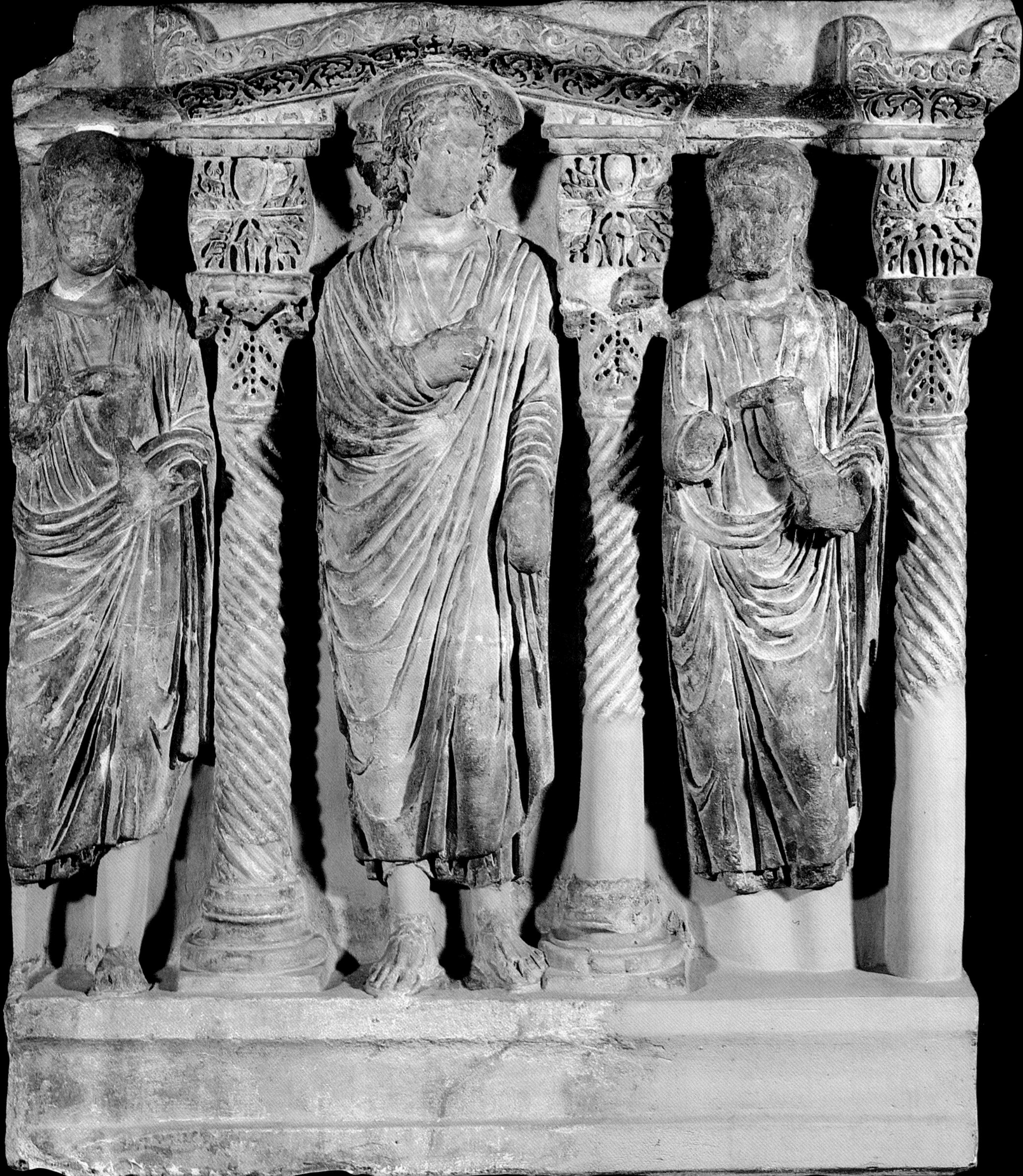

ren bedeutsamen Darstellung geschmückt gewesen sein wird (Abb. 56). Da das »Christusrelief« aus Psamathia stammt, einer Konstantinopler Region, in der sich zu Beginn des 5. Jahrhunderts die Landgüter und privaten Grabanlagen der vornehmsten Byzantiner befanden, spricht manches dafür, daß dieses Grabmonument einem hohen Würdenträger des Staates gehört haben wird.

Literatur: Strzygowski, Orient (1901) S. 40-61, Taf. 2 - Wulff (1909) S. 14-15 Nr. 26. - Wessel (1957) S. 123-126, Abb. 5. - Grabar (1963) S. 33-35, Taf. 8. - Wiegartz (1965) S. 31-32 Anm. 18; S. 50, 83 Anm. 10. - Kollwitz/Herdejürgen (1979) S. 108-109 Anm. 440; S. 115, 118, 138. - Effenberger (1986) S. 291-292, 294, Abb. 143. - Herzog (1986) S. 78-79, 181 Anm. 226. - Jakobs (1987). - Effenberger (1990). - Fıratlı (1990) S. 43. - Restle (1990) Sp. 714, 715. - Dresken-Weiland (1991) S. 24-26, 32, 36, 60, 79.

32
Wandverkleidungsplatte (?) Sinnbild der Herrschaft Christi

Konstantinopel, frühes 5. Jahrhundert
1972 aus dem Kunsthandel erworben; 1984 restauriert
Prokonnesischer Marmor; Höhe noch 167 cm, Breite noch 86 cm, größte Tiefe ca. 13 cm
Inv.-Nr. 3/72

Zwei Säulenstützen, die aus Piedestalen samt Rundbasen, den Säulenschäften und korinthischen Kapitellen bestehen, tragen eine Archivolte mit Muschelfüllung. Zwischen den Säulen erscheint ein Thron, auf dem eine Chlamys mit Rundfibel und ein Diadem, kaiserliche Insignien, niedergelegt sind. Von oben stößt eine Taube herab, auf dem Boden stehen zwei Rehe, nach oben hin aufblickend. Die Darstellung verwendet traditionelle Bildformeln der antiken Herrschersymbolik: den Thron sowie die Purpurchlamys samt Fibel und Diadem. Der »leere Thron« (Hetoimasia) ist seit dem frühen 5. Jahrhundert eine geläufige Darstellung der christlichen Kunst geworden: Zeichen für die zeitlose Herrschaft Christi und Hinweis auf seine erhoffte Wiederkehr zum Gericht. Die Kombination der Motive im Berliner Relief, das dieses Thema als frühestes Beispiel für den oströmischen Bereich bezeugt, ist einzigartig. Eindeutig christlich determiniertes Bildmotiv ist nur die Geisttaube; es fehlt zum Beispiel ein Kreuz oder ein Christogramm, das den christlichen Charakter augenfällig verstärken würde. Möglicherweise haben im urprünglichen Kontext weitere Reliefs die Aussage der Darstellung verdichtet oder erweitert. - Die Reliefplatte stammt wahrscheinlich aus einer Wanddekoration unbekannter Art. Sie hatte einst einen schmalhochrechteckigen Umriß und ist später unten beträchtlich, an beiden Flanken geringfügig und oben bogenförmig beschnitten worden. Die Zwickelfelder seitlich der Archivolte waren wahrscheinlich mit je einem Akanthusblatt dekoriert. Für die starken Beschädigungen der figürlichen Motive ist die spezielle Steinmetztechnik verantwortlich. Sechs rundplastische, gänzlich vom Reliefgrund gelöste Teile waren gesondert gearbeitet und an sorgfältig vorbereiteten Anschlußstellen eingesetzt, zum Teil durch Eisenstifte verstärkt: Schulter mit Kopf (1) und weitausgespannte Flügel der Taube (2 und 3), Hals mit Kopf (4) sowie linkes Hinterbein (5) und Vorderbein (6) des vorderen Rehs; fünf dieser Teilstücke sind verlorengegangen, nur das sechste hat sich erhalten. Das vorzüglich gearbeitete Relief hat ein Gegenstück in Nikosia mit der Darstellung eines Ziegenbocks vor drei Bäumen; beide Werke sind, wie vor allem ihre Ornamentik erkennen läßt, im frühen 5. Jahrhundert entstanden.

Literatur: Brandenburg (1972) S. 123-154, Taf. 66, 68-71,2. - Megaw (1974) S. 69. - Engemann (1974) S. 43. - Brandenburg (1979) S. 16-18. - Maffei (1982) S. 110-111, Abb. 8. - J. Engemann. In: Kat. Frankfurt/M. (1983) S. 265. - Severin (1984/85) S. 134-137, Taf. 1-2. - Effenberger (1990) S. 99-101, Abb. 24. - Dresken-Weiland (1991) S. 7-8, 45, 87.

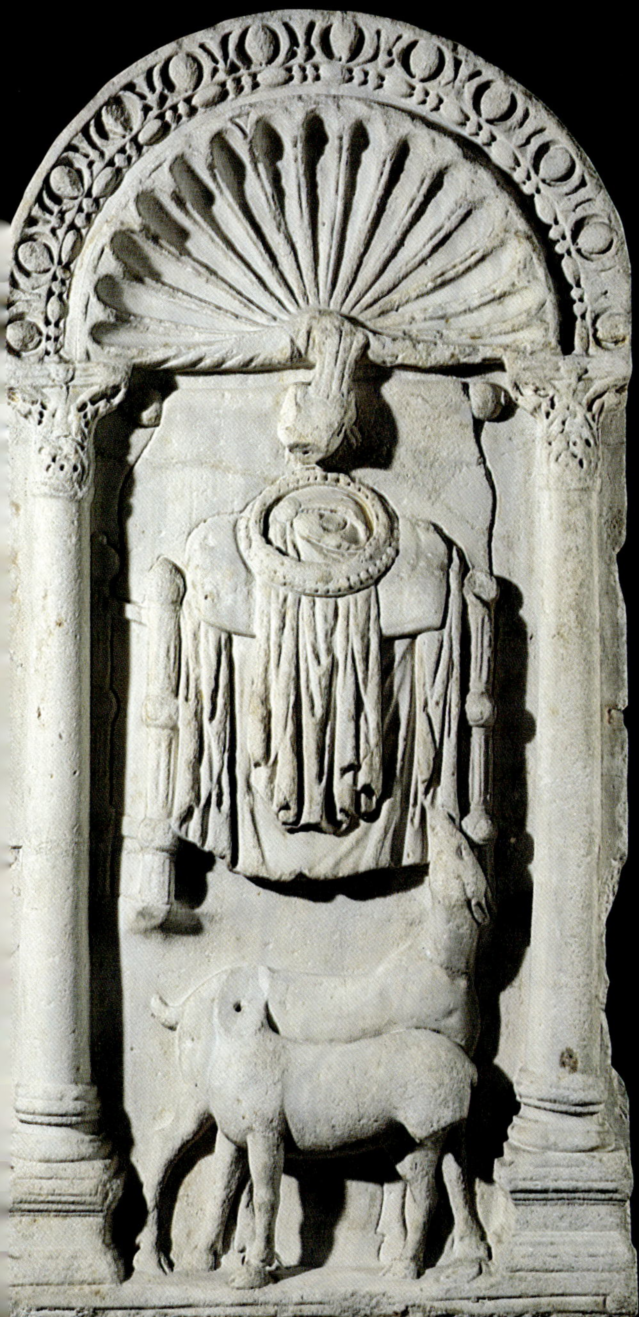

33 ▷

Fragment eines Scheinsarkophags (»Mosesrelief«) Berufung des Moses am Berge Horeb

Konstantinopel, erste Hälfte des 5. Jahrhunderts
Aus Istanbul, bis 1880 an der Theodosianischen Landmauer befestigt; 1891 erworben
Kalkstein; Höhe 106 cm, Breite noch 89 cm
Inv.-Nr. 1796

Erhalten ist das linke Drittel einer ursprünglich wohl mit drei gleichartigen Nischen geschmückten Platte. Im Giebel erhebt sich zwischen Blattranken ein Lebensbaumkreuz, flankiert von zwei Pfauen. Auf dem Architrav verläuft nach rechts der Rest einer griechischen Inschrift, die einen Arzt namens Ioannes nennt. Im Bildfeld selbst ist die Berufung des Moses am Berge Horeb dargestellt, und zwar in zwei aufeinanderfolgenden Handlungen, die hier zu einer Szene vereinigt sind (Exodus 3-4): Die fliehende Gestalt links ist Moses, der sich zunächst weigert, den Auftrag Gottes anzunehmen. Rechts empfängt Moses mit gebeugten Knien und vom Gewande verhüllten Händen aus der Hand Gottes eine Schriftrolle. Die Darstellungsweise ist dem höfischen Zeremoniell entlehnt: Wie ein zu ernennender oder zu befördernder Würdenträger seine Bestallungsurkunde aus der Hand des Kaisers erhält, so nimmt auch Moses die Schrift-

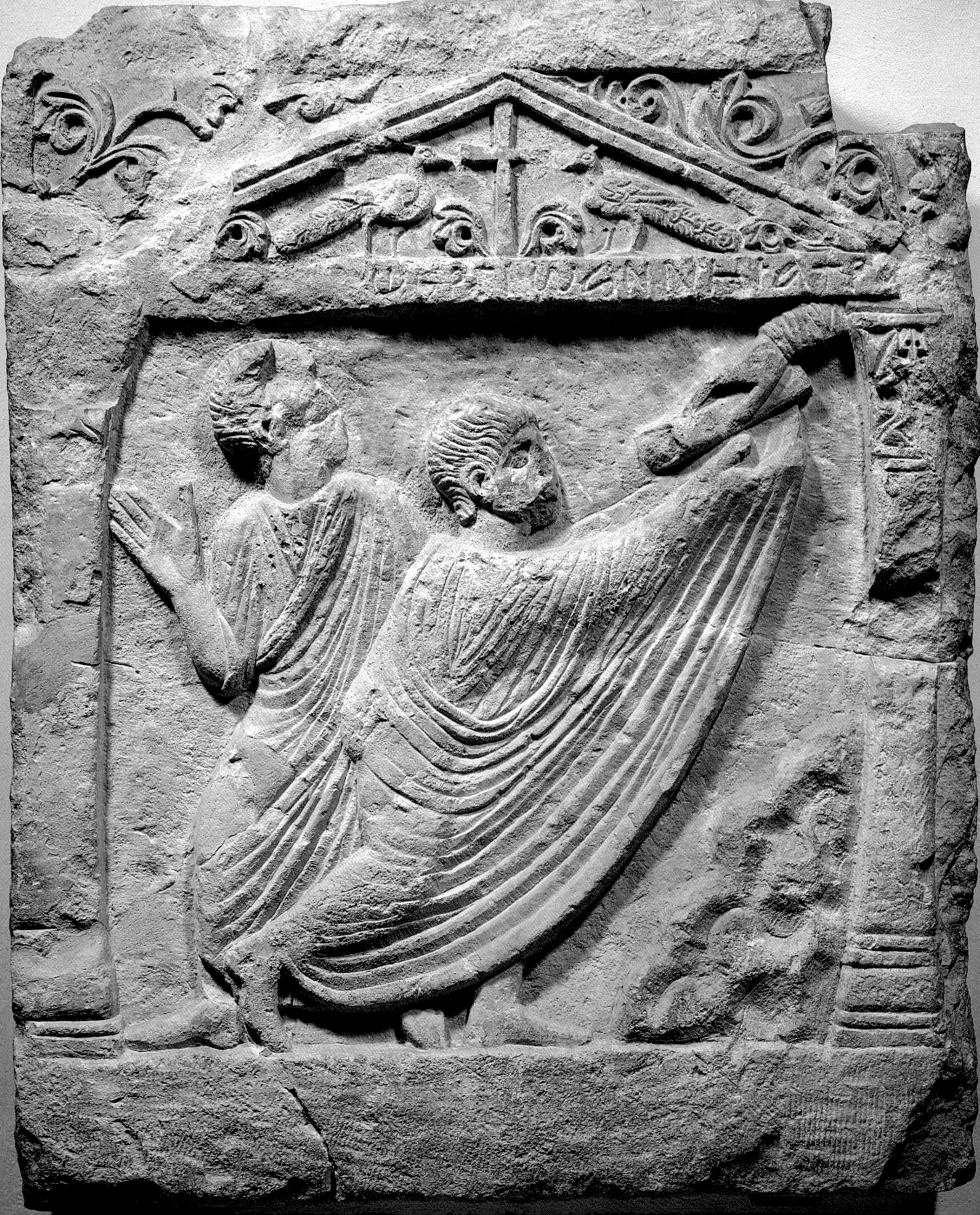

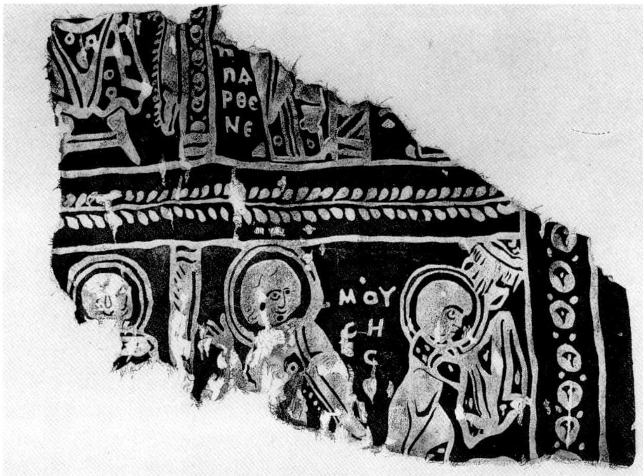

Abb. 58 Kat.-Nr. 33 Stoff-Fragment mit Mosesszene

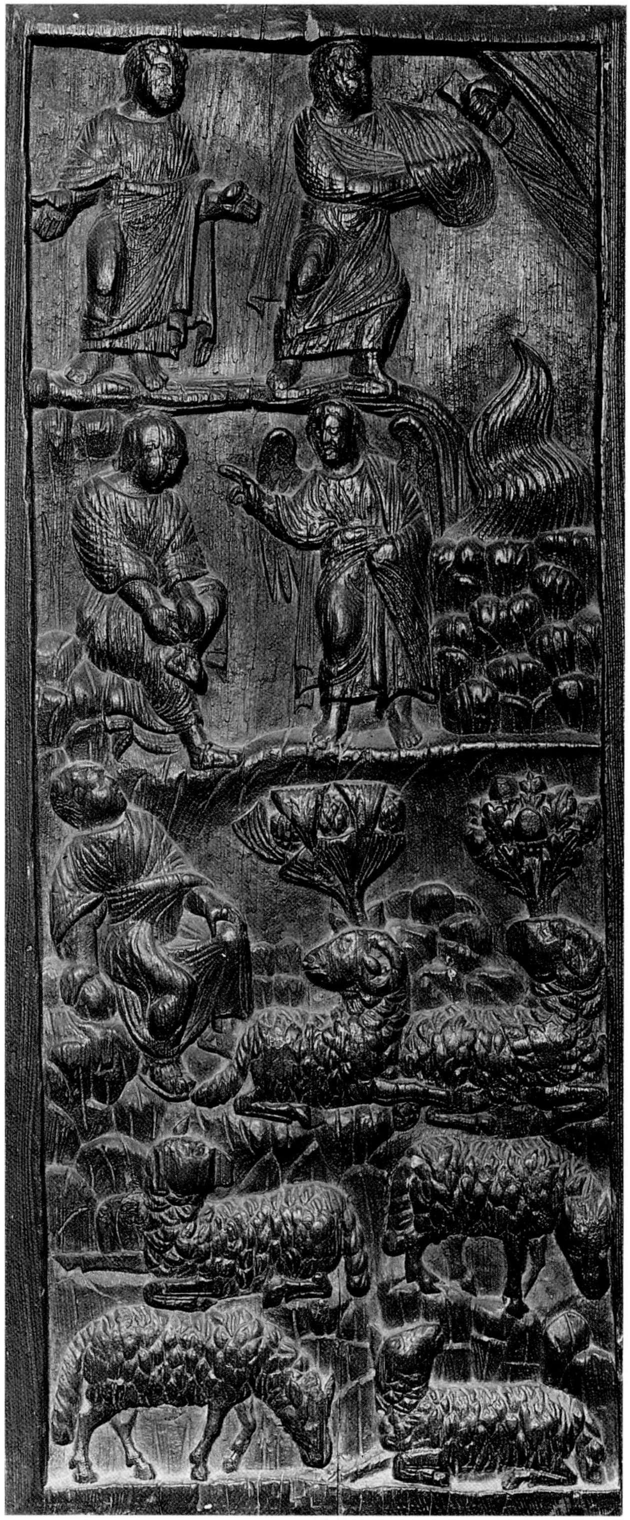

rolle aus der Gotteshand entgegen - als Zeichen seiner Berufung zum Führer des Volkes Israel. Der Gottesberg Horeb-Sinai ist in dem Felsmassiv in der rechten unteren Bildecke zu erkennen.

Für die Deutung des Moses-Bildes als eine aus zwei aufeinanderfolgenden Episoden zusammgesetzte Handlung gibt es Parallelen. Die Berliner Sammlung besaß früher ein Stoff-Fragment ägyptischer Herkunft, auf dem der entweichende und der gehorsame Moses durch eine für beide geltende Namensbeischrift MOYCHC (»Moses«) bezeichnet waren (Abb. 58). Auf einem Paneel der gegen 430 entstandenen Holztür von Santa Sabina in Rom sind in drei übereinander angeordneten Streifen vier Mosesszenen dargestellt (Abb. 59): Unten hütet Moses die Schafe Jethros am Horeb, darüber vernimmt er die Stimme Gottes in Gestalt eines Engels am entflammten Gottesberg und löst seine Sandalen; im oberen Streifen spricht Moses schließlich mit Gott und empfängt sodann gehorsam die Rolle.

Literatur: Strzygowski (1893) S. 65-71. - Strzygowski, Orient (1901) S. 104-106. - Wulff (1909) S. 19-20 Nr. 32. - Wessel (1957) S. 121-123, Abb. 11. - Fıratlı (1960) S. 80. - Weitzmann (1963) S. 387-388. - Kat. Leningrad (1982) S. 25-27 Nr. 6. - Effenberger (1986) S. 293, 294, Abb. 154. - Jakobs (1987) S. 212, Taf. 60,2. - Fıratlı (1990) S. 64. - Dresken-Weiland (1991) S. 30, 131.

Abb. 59 Kat.-Nr. 33 Mosesszenen an der Holztür von S. Sabina in Rom

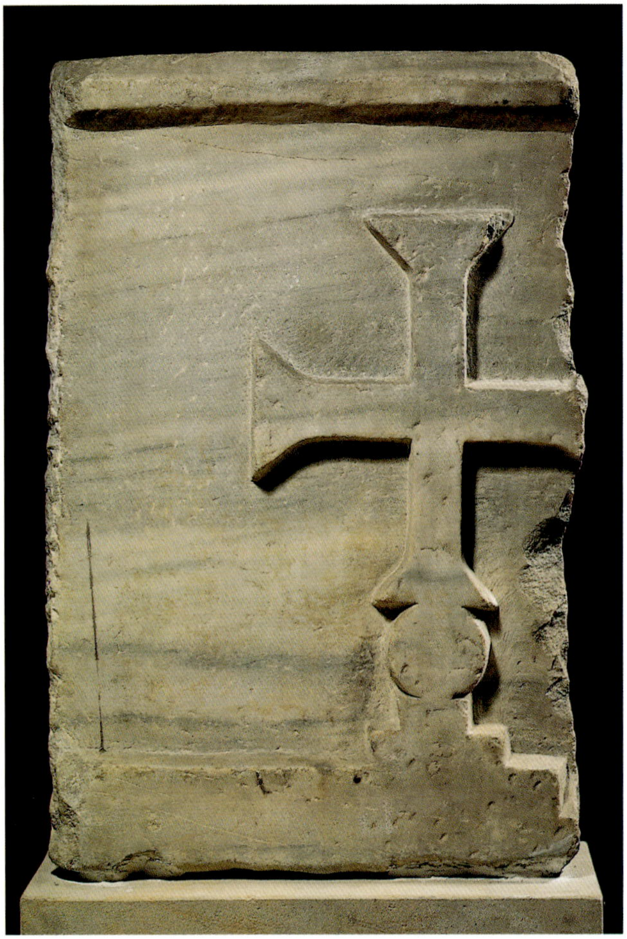

34

Fragment einer Schrankenplatte (?) Petrus in einer Wunderszene

Konstantinopel, letztes Drittel des 5. Jahrhunderts
1889 bei Alaçam (Leontopolis), Türkei, gefunden; 1900 erworben
Prokonnesischer Marmor; Höhe 102 cm ($3^1/_2$ Fuß), Länge noch ca. 80 cm
Inv.-Nr. 3234

Auf der Vorderseite erkennt man rechts Petrus, der ein großes lateinisches Kreuz mit geschweiften Enden schultert und seine rechte Hand in einer Gebärde des Staunes erhebt. Er trägt die typischen Gewänder der Philosophen und Apostel, Tunika und Pallium, sowie Sandalen an den Füßen. Links von ihm schreitet ein Mann in gebückter Haltung und mit demütig gesenktem Haupt. Er ist mit der kurzen Tunika der Leute »aus dem Volke« und mit kurzen Stiefelchen bekleidet. Die Darstellung der Rückseite (Abb. S. 44) wurde erst nachträglich - wohl während des Bilderstreits im 8. Jahrhundert - ausgearbeitet: Ein gleichseitiges »griechisches« Kreuz mit geschweiften Enden steht auf einer Sphaira (Himmelsglobus), die sich wiederum über einem zweistufigen Unterbau erhebt. Der Absatz einer dritten Stufe rechts beweist, daß das Kreuz einstmals die linke Seite einer sich symmetrisch um ein zentrales Motiv gruppierenden Komposition gebildet haben muß (Abb. 60). Da das Maßsystem gefunden werden konnte, nach welchem der Steinmetz die Darstellung der Rückseite aufgerissen hatte, ließ sich die ursprüngliche Länge der Platte mit 8 römischen Fuß = 233 cm berechnen. Aus dieser Entdeckung resultierte die Notwendigkeit, für die Vorderseite eine vielfigurige Szene zu rekonstruieren. Die verlorene Darstellung läßt sich vielleicht mit Hilfe einer Miniatur im Purpurkodex von Sinope ergänzen (Abb. 61): Das Bild zeigt die Heilung der beiden Blinden von Jericho gemäß Matthäus 20, 30-34. Der gebückt gehende Mann wäre demnach als einer der beiden Blinden zu deuten, die Jesus um Heilung angefleht hatten. Christus dürfte nahe der Bildmitte gestanden haben. Links hinter ihm waren gewiß weitere Apostel dargestellt - wie der staunende Petrus Zeugen des Wunders, in welchem sich die Gottheit des Menschensohnes offenbarte. Über die ursprüngliche Funktion des Reliefs wissen wir nichts. Manche Forscher halten es für die Front eines Sarkophags bzw. eines Scheinsarkophags. Denkbar ist jedoch auch, daß das Relief als Schrankenplatte in einer der Kirchen von Leontoplis aufgestellt war.

Literatur: Strzygowski (1901) S. 26-34. - Wulff (1909) S. 18 Nr. 29. - Wessel, Fragment (1957). - Effenberger (1989). - Dresken-Weiland (1991) S. 33-34.

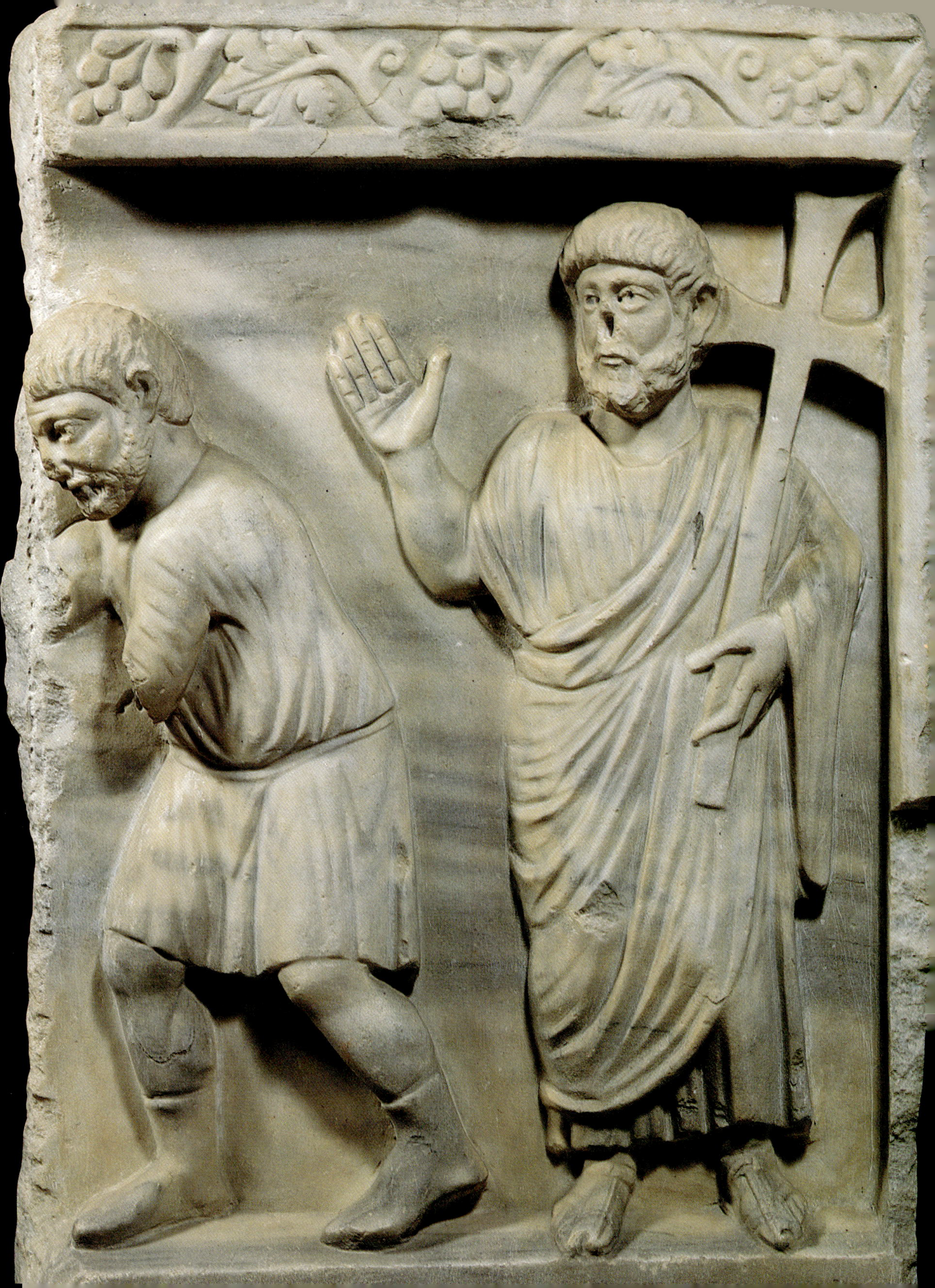

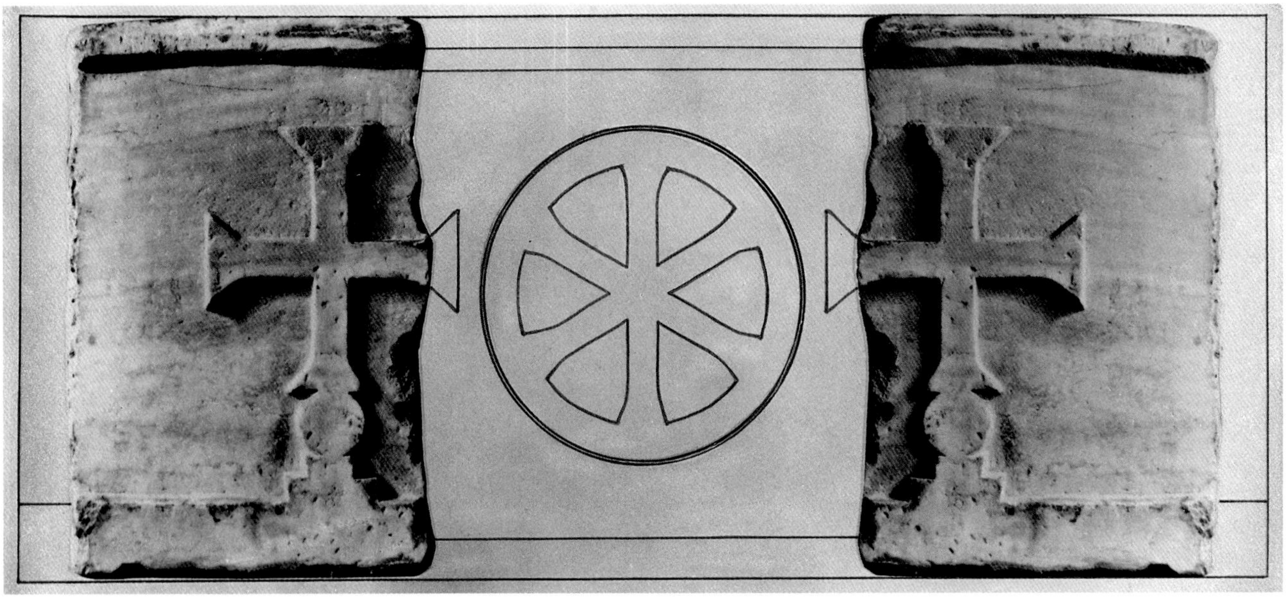

Abb. 60 Kat.-Nr. 34 Rekonstruktionsversuch der Rückseite

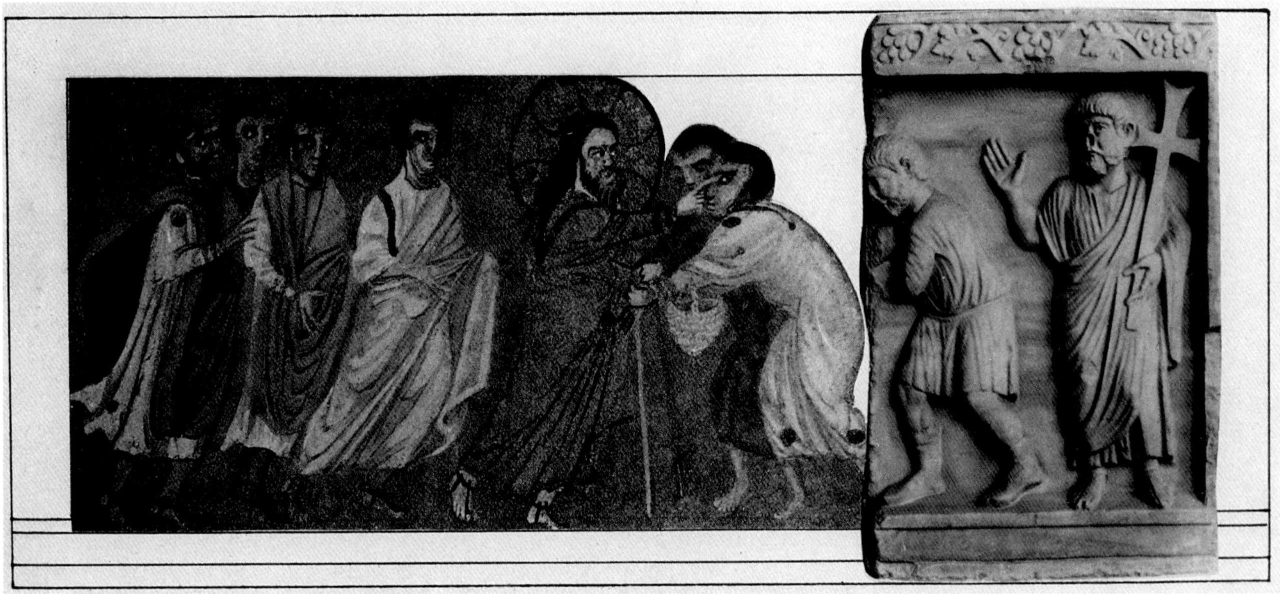

Abb. 61 Kat.-Nr. 34 Rekonstruktionsversuch der Vorderseite

35

Fragment einer Reliefplatte Zirkusszene (?)

▷

Konstantinopel, Ende des 5. Jahrhunderts
Aus Istanbul; 1905 als anonymes Geschenk erworben
Prokonnesischer Marmor; Höhe noch 69 cm, Länge noch 96 cm
Inv.-Nr. 4690

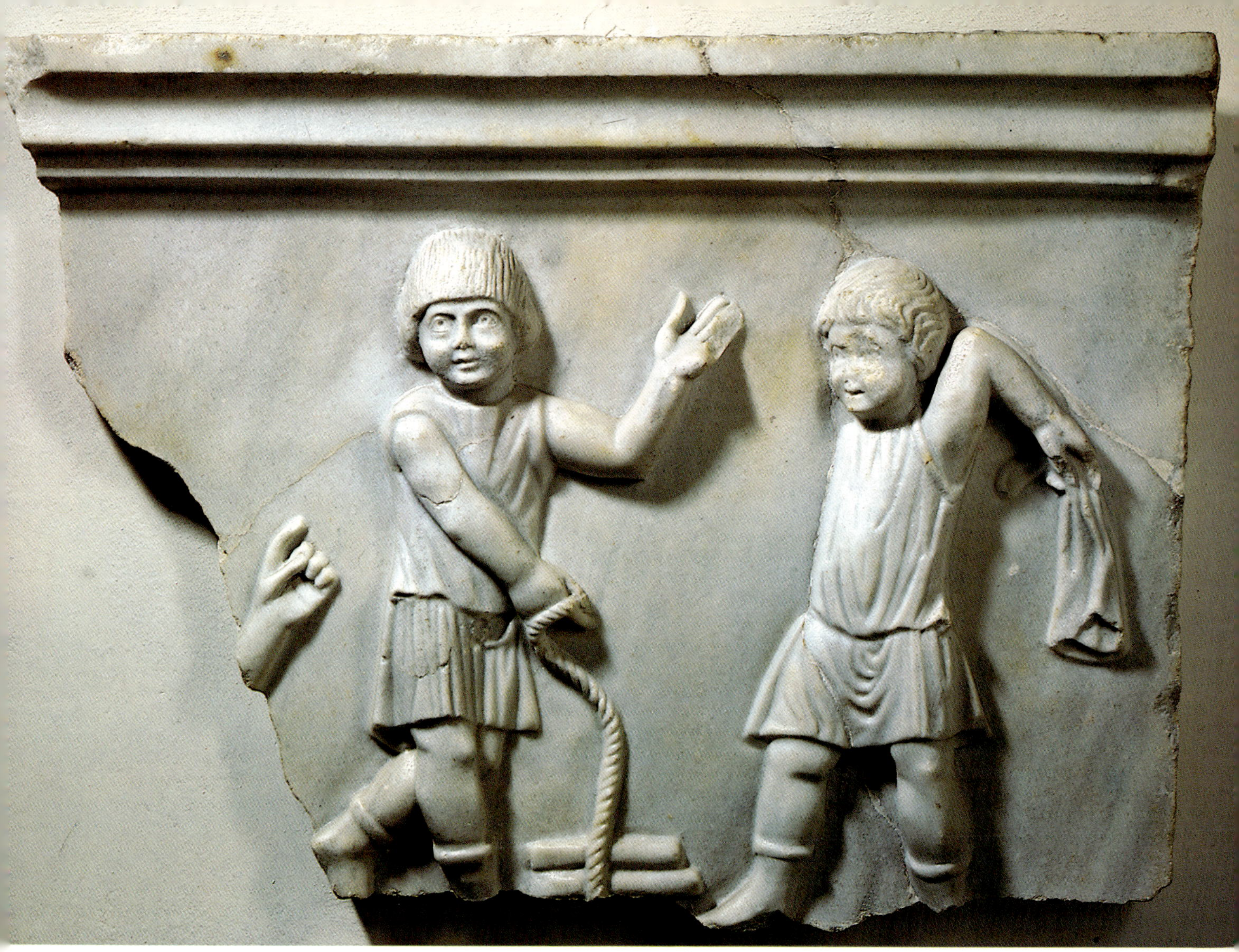

Die ursprüngliche Funktion der ringsum gebrochenen und nur im oberen profilierten Teil erhaltenen Reliefplatte ist bis heute ebenso unklar wie die Deutung. Wahrscheinlich handelt es sich bei der Darstellung um den Rest einer Zirkusszene, wie man sie auf Elfenbeinreliefs oder Fußbodenmosaiken häufig abgebildet findet. Erhalten sind noch zwei Knaben und ganz links außen die Hand einer tiefer angeordneten dritten Figur. Beide Knaben sind mit kurzen, gegürteten Chitonen und Stiefelchen bekleidet. Der rechte hält hinter seinem Rücken ein Tuch oder einen Sack, wobei seine Arme in heftiger, wenn auch ungeschickt wiedergegebener Bewegung zurückgebogen sind. Der linke Knabe steht in spielerischer Dreiviertelwendung und blickt aus dem Bild heraus. Er erhebt seine linke Hand in einer Geste, die Staunen ausdrückt oder Aufmerksamkeit gebietet. Mit der rechten Hand faßt er das Ende eines lockeren Seils, das zu einem wulstigen Gebilde herabführt. Seine Haltung steht offenbar in Zusammenhang mit der auf ein Geschehnis hinweisenden Hand der fehlenden dritten Figur. Die gedrungen Gestalten und die runden Köpfe datieren das Fragment bereits an das Ende des 5., wenn nicht sogar an den Beginn des 6. Jahrhunderts.

Literatur: Wulff (1909) S. 17-18 Nr. 28. - Wulff (1913/14) S. 175, Abb. 170. - Brandenburg (1972) S. 132. - Kat. Leningrad (1982) S. 22-23 Nr. 4. - Dresken-Weiland (1991) S. 35.

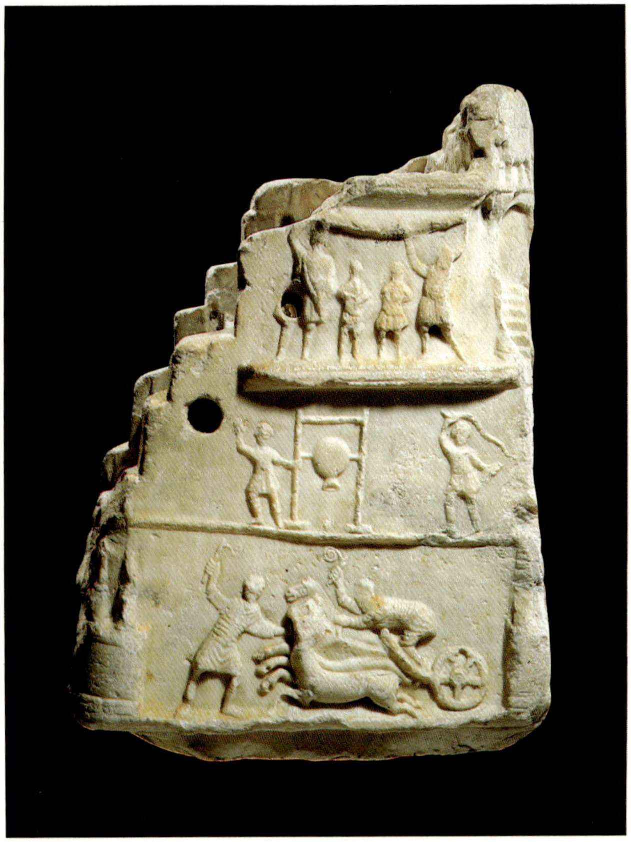

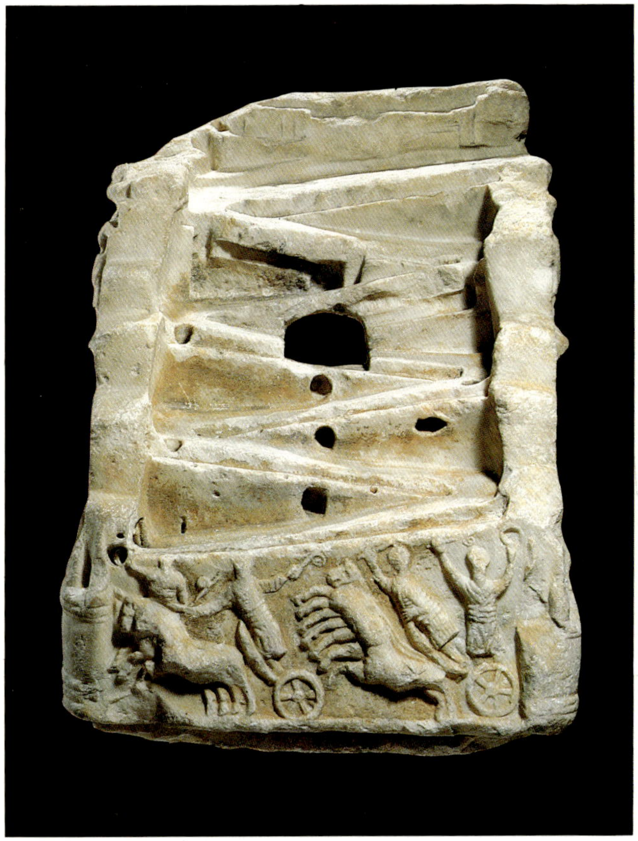

36

»Kugelspiel«
Wagenrennen im Hippodrom von Konstantionopel

Konstantinopel, Ende des 5. Jahrhunderts
Aus Istanbul; 1834 gefunden, danach im Garten eines türkischen Privathauses; 1891 durch A. Jasmund erworben
Prokonnesischer Marmor; Höhe noch 77 cm, Breite 55 cm, Tiefe 57 cm
Inv.-Nr. 1895

Das »Kugelspiel« ist ein Unikum unter den spätantiken Skulpturen. Einer nicht mehr nachprüfbaren Überlieferung zufolge soll es 1834 in der Nähe des Hippodroms von Konstantinopel gefunden worden sein. Dort wird es ursprünglich auch einmal gestanden haben. Die Reliefs an allen vier Seiten des Blocks halten bestimmte Baulichkeiten des Konstantinopler Hippodroms fest und schildern wichtige Ereignisse eines Renntags.

Seite A von oben nach unten (Abb. S. 116 links):

1. Register
Ganz rechts auf einer Mauer über einem Torbogen erscheint ein Pferdestandbild. Nach Niketas Choniates stand auf dem Tor des Hippodroms »das ungezähmte Pferd, das die Ohren spitzt und schnaubt und stolz und folgsam einherschreitet«.
2. Register
Rechts außen das erwähnte Tor, in dessen Innern eine Treppe emporführt. Links erkennt man auf einer sockelartigen Bank vier Gestalten: zwei kleine Flötenspieler und zwei Männer in gegürteten Ärmelchitonen, die über sich das Velum befestigen: das Banner, mit dessen Hissung der Beginn eines Renntags angezeigt wurde.
3. Register
Links ein Zirkusdiener, der eine Losmaschine bedient - ein Gestell mit einer drehbaren Urne. Aus der nach unten gekippten Mündung ist soeben eine Kugel herausgefallen, deren Farbe der Mann mit erhobener Rechter ausruft. In die Losurne wurden nämlich in zwei Durchgängen jeweils zwei verschiedenfarbige Kugeln gelegt. In der Reihenfolge ihres

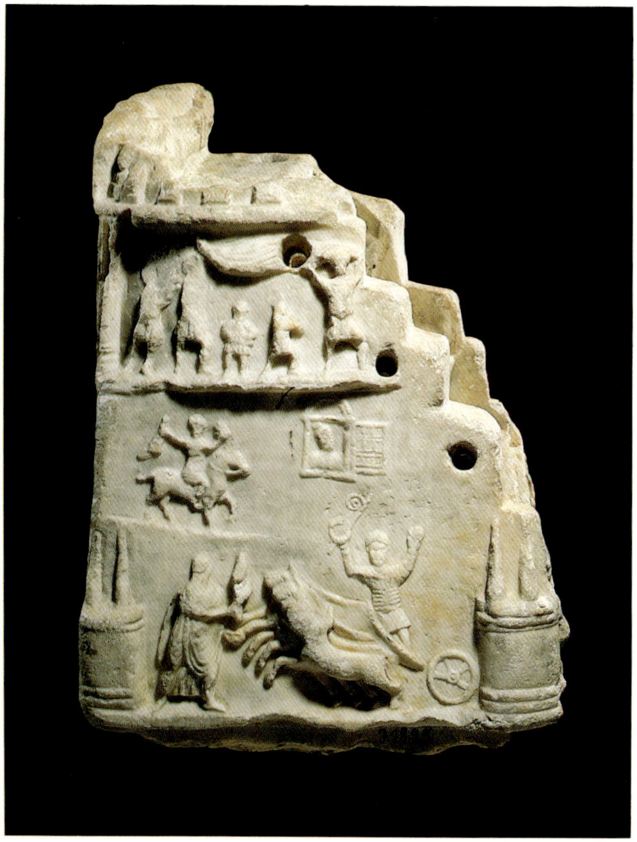

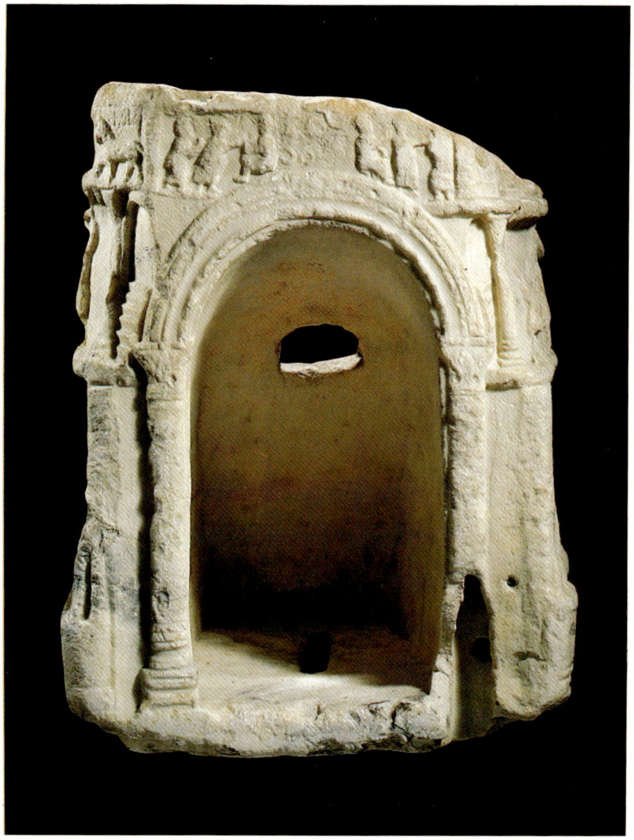

Herausfallens wurden die Bahnen für die Rennwagen bestimmt. Wer die innere Bahn erhielt, war beim Start und an der ersten Wendemarke im Vorteil. Rechts ein weiterer Zirkusdiener, der eine Peitsche schwingt und eine längliche Kapsel hält, vielleicht ein Sparsor (vgl. Kat.-Nr. 23).

4. Register

Hier beginnt das Rennen. Der Wagenlenker steht weit vorgebeugt im Wagenkorb und treibt mit der Peitsche die vier Pferde an (der Kopf des vierten ist nur eingeritzt). Links ein Antreiber, der in die Zügel des startenden Viergespanns (Quadriga) greift und eine Peitsche schwingt. An allen vier Ecken des Blocks die Wendemarken *(metae)*, die insgesamt siebenmal umfahren werden mußten.

Seite B (Abb. S. 116 rechts):

Kugelbahn

Die Kugelbahn verläuft von rechts oben nach links unten in sieben Abläufen und sechs Kurven. Unterhalb von fünf Bahnen sind von den Außenseiten her mit dem Bohrer Kanäle vorgetrieben worden. Man erkennt einen dieser Kanäle dort, wo die Bahn ausgebrochen ist. In den Kurven befindet sich das Einfalloch, in der Bahnmitte darunter die jeweilige Austrittsöffnung. In Höhe des 1. Registers sehen wir an der Innenseite Reste der beschädigten Balustrade sowie Spuren der Startvorrichtung.

Unteres Register

Das Wagenrennen ist jetzt in vollem Gange. Links jagt ein Gespann voran (nur drei Pferde sichtbar), angespornt von einem Treiber mit Peitsche und Kranz. Der Lenker wendet sich zur Quadriga seines Verfolgers um und versucht, dessen Pferde mit der Peitsche scheu zu machen. Der Lenker des verfolgenden Viergespanns beugt sich weit vor und peitscht auf seine Pferde ein, angefeuert von einem weiteren Treiber, der in seinen erhobenen Händen Peitsche und Kranz hält. Rechts und links an den Ecken die Wendemarken.

Seite C von unten nach oben (Abb. S. 117 links):

Untere (4. und 3.) Register

Die beiden unteren Register sind zusammengefaßt. Geschildert wird unten die Ankunft des siegreichen Gespanns. Der

Lenker - man erkennt deutlich die aus Lederpanzer, Sturzkappe und Gürtel bestehende Rennfahrertracht - hat vor Freude die Arme emporgerissen und hält in der Rechten die Peitsche und einen zugeworfenen Kranz, in der Linken aber einen Geldbeutel. Ein Zirkusbeamter in Tunika und Mantel schreitet ihm entgegen und überreicht ihm die Siegespalme. Darüber findet der Ehrenumritt des Siegers auf einem Roß mit aufgebundenem Schweif statt. Er präsentiert dabei die Siegespreise, Geldbeutel und Palmzweig. Rechts erscheint in einem Fenster mit hölzernem Laden die Büste einer Frau.
2. Register
Wieder erkennt man die beiden Zirkusdiener, die, begleitet von zwei Musikanten und einem Tänzer, am Ende des Renntags das Velum einziehen.
1. Register
Das obere Register ist größtenteils weggebrochen. Erhalten sind noch Säulenbasen und -stümpfe und im linken Zwischenraum die Büste eines Zuschauers.

Seite D (Abb. S. 117 rechts):

Die Rückseite gibt wohl das sogenannte Kathisma-Tor wieder, das vom Hippodrom aus in den benachbarten Kathisma-Palast führte. Über Treppen, die in den Torbögen rechts und links angedeutet sind, gelangte man in die Kaisertribüne oberhalb des Kathisma-Tores. Anstelle der Tribüne sehen wir über dem Tor sitzende, stehende und schreitende Gestalten, vielleicht kaiserliche Rennbeamte, sowie aufgehäufte Siegerkränze.
Eine kürzlich angefertigte Rekonstruktion des »Kugelspiels« erbrachte wichtige Aufschlüsse über seine ursprüngliche Funktionsweise: Vier Kugeln in den Farben Blau, Grün, Rot und Weiß rollen, von einer Startvorrichtung freigegeben, die Bahnen hinab, fallen zum Teil in die Löcher, passieren die Kanäle und vermischen sich so unentwegt, weshalb es unmöglich ist, die Abfolge der Kugeln zu beeinflussen. Unten links rollen sie in einen Kanal, der den gesamten Block nach hinten durchquert. Dort fallen sie in der Reihe ihres Eintreffens in einen Tubus. Dieser Tubus wird sodann in einem senkrecht durch den Block von unten nach oben verlaufenden Bohrkanal emporgezogen, wodurch es erst möglich ist, das Ergebnis abzulesen.

Literatur: Wulff (1909) S. 16-17 Nr. 27. - Gottwald (1931). - Cameron (1973) S. 32-39, 42, 48, 52-53, 58-60, 62-63, Abb. 15-18. - Kat. Leningrad (1982) S. 15-19 Nr. 2 (mit Bilbl.). - Humphrey (1986) S. 154. - Junkelmann (1990) S. 149-150, Abb. 148.

37 a
Kämpfer

▷

Konstantinopel, 5. Jahrhundert
Aus Iznik (Nicäa); 1902 durch Th. Wiegand erworben
Prokonnesicher Marmor; Höhe 40,5 cm, Breite 99 cm, Tiefe 99 cm
Inv.-Nr. 3240

37 b
Kompositkapitell

Konstantinopel, 5. Jahrhundert
Aus Istanbul (Altes Serail); 1902 erworben
Prokonnesischer Marmor; Höhe 66 cm, Breite 91 cm, unterer Durchmesser 60 cm
Inv.-Nr. 3236

Kapitell und Kämpfer gehören in ihrer heutigen Aufstellung nicht zusammen, doch hätten sie in dieser Weise miteinander verbunden sein können. Nach den Regeln der klassischen Bauordnungen ruhte auf dem Kapitell der Architrav auf (Abb. 28). Setzte jedoch die von Säulen oder Pfeilern getragene Wand - etwa der Obergaden einer Basilika - mit Arkaden ein, wurde als Bindeglied zwischen Kapitell und Bogenansatz ein Kämpfer eingefügt, der die gebündelte Last der Wand auf das Kapitell übertrug (Abb. 34).

Die konische Grundform des Kämpfers weist einen straff gespannten und oben leicht ausschwingenden Kontur auf, der zu einer glatten Randleiste überleitet. An die Ecken schmiegen sich breitgefächerte Akanthusblätter an. Die schmalere Hauptseite wird von zwei seitlich aufwachsenden und asymmetrisch geformten Akanthusblättern überdeckt. Zwischen ihnen befindet sich eine Vertiefung mit unregelmäßigem Umriß, die einst wohl mit einem (später weggearbeiteten?) lateinischen Kreuz gefüllt war. An der Nebenseite, deren Länge sich aus der Mauerstärke der Arkade herleitet, werden zwei Akanthushalbblätter durch einen mit Perlstäben eingefaßten Steg geschieden.

Das Kompositkapitell vertritt eine besonders reich geschmückte Formvariante eines Kapitelltypus, der in der Zeit des oströmischen Kaisers Theodosios II. (408-450) ausgebildet und in den Marmorbrüchen der Prokonnesos in großen Stückzahlen und zahlreichen Spielarten gefertigt wurde. Die Grundform des aus korinthischen und ionischen Elementen zusammengefügten Kompositkapitells geht jedoch auf kaiserzeitliche Vorbilder zurück. Der Fußwulst ist größtenteils abgestoßen, war aber wohl mit einem Blattfries verziert. Den eingezogenen Kapitellkörper, den Kalathos (Korb), umgeben zwei Reihen von jeweils acht feingezahnten Akanthusdoppelblättern mit überfallender Blattspitze. Die Blattrippen und Teile der Binnenzeichnung sind durch Reihen feiner Bohrungen hervorgehoben. Die Kranzblätter, die den äußeren Ring bilden, gehen oberhalb des Fußwulstes fließend ineinander über. Die diagonalen Hochblätter der inneren Reihe schmiegen sich von unten an die Eckvoluten. Die Eckvoluten haben tief ausgehobene Schnecken und eine mit Adlerfiguren verzierte Stirnseite. Den Rand des Kalathos schmückt ein Astragal, ein Perlstab. Den Kragen zwischen den Eckvoluten füllt eine durchbrochen gearbeitete Akanthusranke aus abwechselnd stehenden und hängenden Blättern; in der Mitte bilden zwei stehende Halbblätter einen Kelch und umschließen ein (jetzt größtenteils zerstörtes) lateinisches Kreuz. Den Rand der konkav eingezogenen Deckplatte, des Abakus, ziert eine alternierende Akanthusranke aus kleingezackten Blättchen. Die zum Knauf ausgebildete Mittelbosse ahmt die Form eines Akanthuskelches nach. Verwandte Kapitelle dieses Typus findet man in der Vorhalle der 452/53 begonnenen, von dem Patrikios Studios gestifteten Johanneskirche zu Konstantinopel (Abb. 28), wodurch auch unser Exemplar um die Mitte des 5. Jahrhunderts datiert würde. Den Variantenreichtum des »theodosianischen Kapitells« zeigen besonders die nach Venedig verschleppten und in der Markuskirche wiederverwendeten Exemplare.

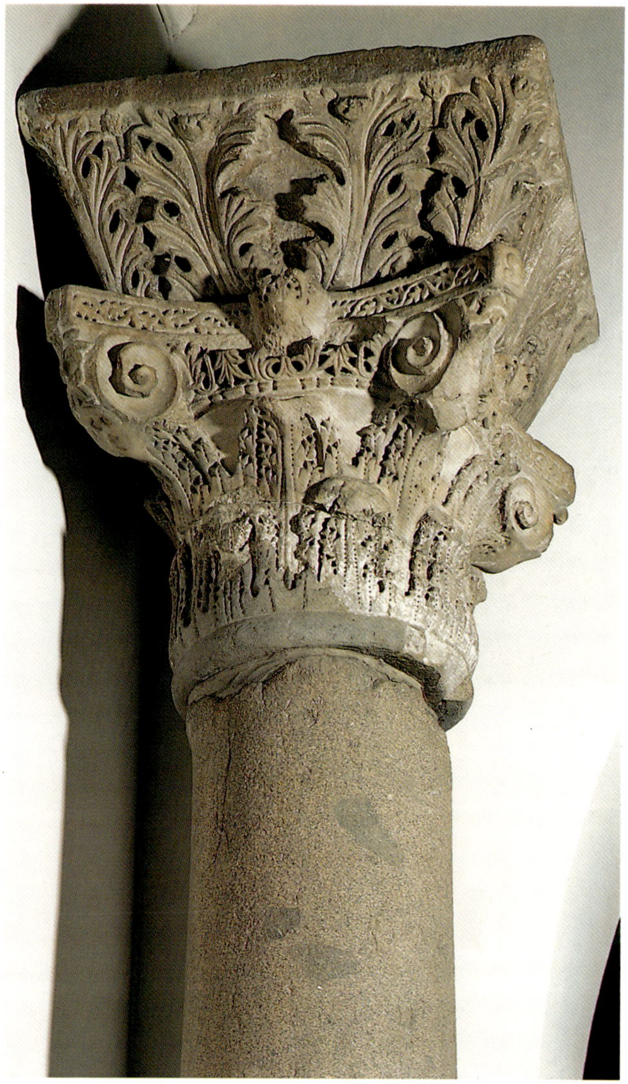

Literatur [Kämpfer]: Wulff (1909) S. 55 Nr. 163. - Wessel (1957) S. 136-137. - [Kapitell]: Wulff (1909) S. 53-54 Nr. 160. - Kautzsch (1936) S. 136 Nr. 437. - Wessel (1957) S. 136. - Kramer (1968) S. 86, Liste 1 Nr. 19. - Deichmann (1981) S. 75 Nr. 296 (verwandte Kapitelle in San Marco).

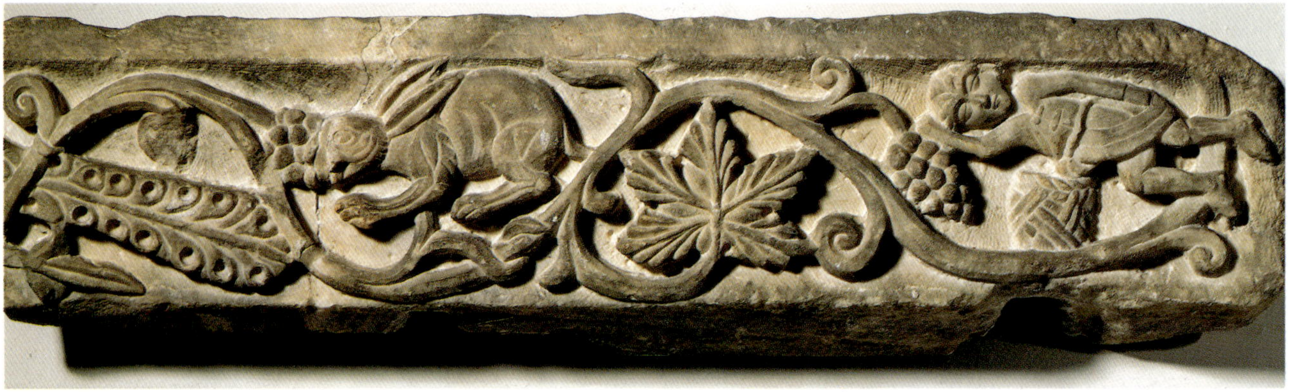

38
Fragment von einem Fries oder Türsturz Weinranke mit Pfau, Hase und Traubenleser

Konstantinopel, 6. Jahrhundert
Aus der »Umgebung der Dardanellen«; 1903 erworben
Prokonnesischer Marmor; Höhe 18 cm, Länge noch 90 cm
Inv.-Nr. 3064

Das Reliefbruchstück stammt von einem Türsturz oder Fries, obgleich es wegen der geringen Dicke nur als Verblendung gedient haben kann. Die alternierende Weinranke ist von Tieren, einem Pfau und einem an einer Traube naschenden Hasen sowie von einem traubenlesenden Knaben »bewohnt«. Die Bewegungen des Knaben sind allerdings nur verständlich, wenn man das Bild um 90 Grad wendet: Er reckt den rechten Arm empor, um eine Traube zu pflücken, während der linke Arm bewegungslos herabhängt und den Saum des geschürzten Kittels berührt. Der Kopf mit den merkwürdig geschlitzten Augen ist aus dem Bild herausgewendet. Am Gürtel des Knaben hängt - nun wieder auf die waagerechte Lage des Frieses bezogen - ein geflochtener Weidenkorb. Im Altertum galt der Weinstock ganz allgemein als ein Sinnbild der Erquickung und des Lebens, wie auch der Hase wegen seiner Fruchtbarkeit in den Kreis der Lebenssymbole gehörte. Der Pfau als beliebtester antiker Gartenvogel ist in der Kunst gleichsam ein bildliches Synonym für die von ihm bewohnten paradiesischen Gefilde. Ein christlicher Sinn der Darstellung ist jedoch wie auch bei der benachbarten Gesimsecke (Kat.-Nr. 39) nirgendwo erkennbar, es sei denn, der Pfau besaß ein Pendant auf der fehlenden linken Hälfte des Reliefs und beide waren - wie im Giebel des Mosesreliefs (Kat.-Nr. 33) - symmetrisch um ein Kreuz gruppiert.

Literatur: Wulff (1909) S. 21 Nr. 36.

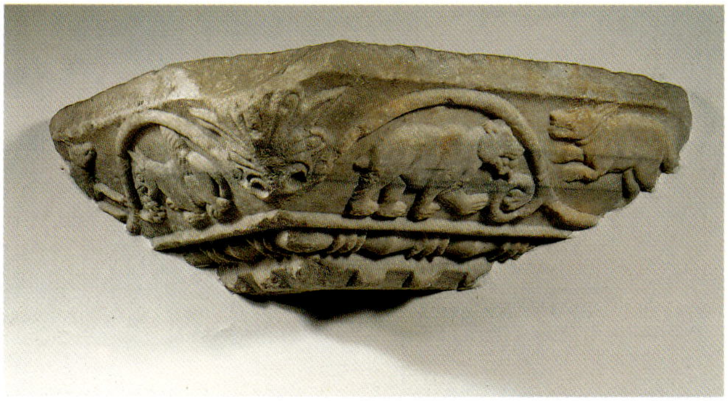

39
Gesimsecke
Weinranke mit Tieren

Konstantinopel, 6. Jahrhundert
Aus Istanbul (»Umgebung der Andreaskirche«); 1909 durch Th. Wiegand erworben
Marmor; Höhe 21,5 cm, Breite 53 cm
Inv.-Nr. 6132

Unbekannt blieb, bei welcher Konstantinopler Andreaskirche das Fragment gefunden wurde. Die Zuordnung zu einem bestimmten Bau des 6. Jahrhunderts ist daher nicht möglich. Das Bruchstück, das von der Ecke eines Gesimses oder eines Kämpfers stammt, weist oben eine weit vorkragende glatte Leiste und unten einen Perlstab (Astragal) mit Zahnschnitt auf. Die leicht geschwungene Reliefläche ist mit zwei alternierenden Weinranken geschmückt, die aus dem Eckblatt hervorwachsen und von Tieren »bevölkert« werden: links ein Fuchs, der an einer Traube nascht, und ein herbeieilender Fuchs; rechts ein traubenfressender Bär und ein herbeispringender Wolf (?). Wie bei dem benachbarten Türsturz (Kat.-Nr. 39) symbolisiert die Darstellung ganz allgemein die lebenspendende Kraft des Weinstocks, ohne daß ein christlicher Sinn erkennbar würde.

Literatur: Wulff (1909) S. 309 Nr. 1629.

40
▷
Brüstungsplatte oder Wandverkleidung
Lateinisches Kreuz im Profilrahmen

Konstantinopel oder Griechenland, 6. Jahrhundert
Aus Venedig (Sammlung Pajaro); 1841 erworben
Breccia verde; Höhe 94 cm, Breite 127 cm
Inv.-Nr. 15

Die Platte gehört ganz sicher zu jenen zahllosen byzantinischen Spolien, welche die Venezianer von ihren Reisen nach Konstantinopel oder in die Levante mitgebracht und zum Schmuck ihrer eigenen Bauten, wie der Markuskirche, wiederbenutzt haben. Die Verwendung kostbarer farbiger Gesteinsarten für Fußböden oder für Wandverkleidungen in Kirchen und Palästen stand besonders seit justinianischer Zeit hoch in Blüte. So fragt Prokopoios in seiner Beschreibung des Innern der Hagia Sophia voller Ergriffenheit: »Wer [könnte] die Pracht der Säulen und Steine aufzählen, mit denen die Kirche geschmückt ist? Man könnte sich in eine Blumenwiese zur Frühlingszeit versetzt fühlen. Denn was die Steine anlangt, so möchte mit Recht der Betrachter an diesem den Purpur, an jenem das Grün, hier das aufblühende Rot und dort das blitzende Weiß bewundern« (Übersetzung: O. Veh). Das grüne, von dunkleren, grauen, schwärzlichen und helleren Brocken durchsetzte Serpentingestein wurde seit hadrianischer Zeit in der Umgebung von Larissa gebrochen und hieß schon im Altertum nach seiner Herkunft »Marmor Thessalicum.« Ein im Meer bei Marzamemi vor der Südostküste Siziliens gefundenes byzantinisches Schiffswrack war u. a. mit Teilen eines Ambons aus Marmor Thessalicum beladen, der eine ganz ähnliche Dekoration aufweist. Das doppelt konturierte lateinische Kreuz mit geschweiften Enden wird von einem mehrfach profilierten Rahmen eingefaßt. Die Platte könnte zu einer Schrankenanlage gehört haben, die den Altarraum einer Kirche abschloß oder diesen mit dem Ambon verband.

Literatur: Bode/Tschudi (1888) S. 6 Nr. 14. - Wulff (1909) S. 63 Nr. 183. - Wessel (1957) S. 129. - Kapitän (1980) S. 106 Anm. 28.

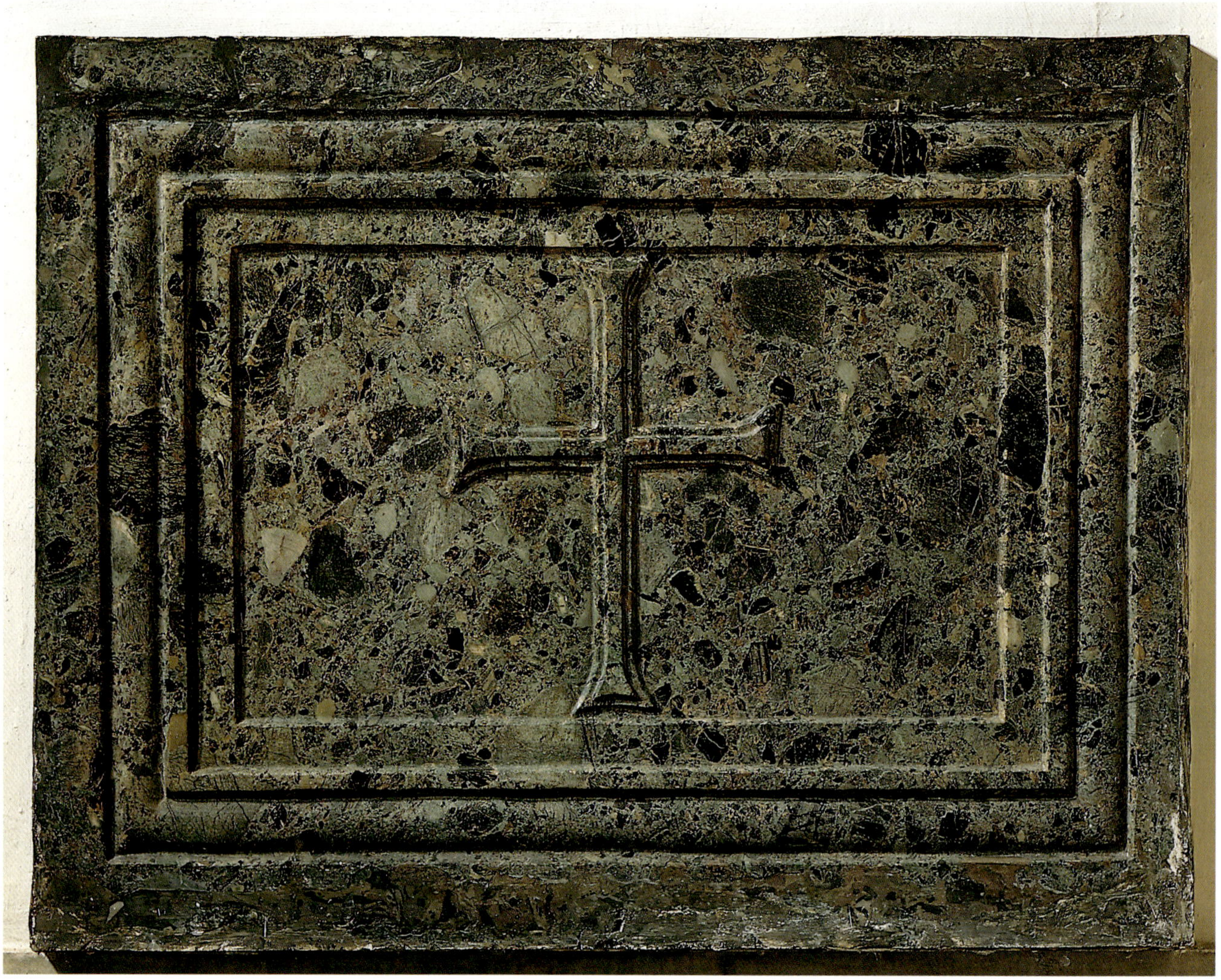

Kat.-Nr. 40

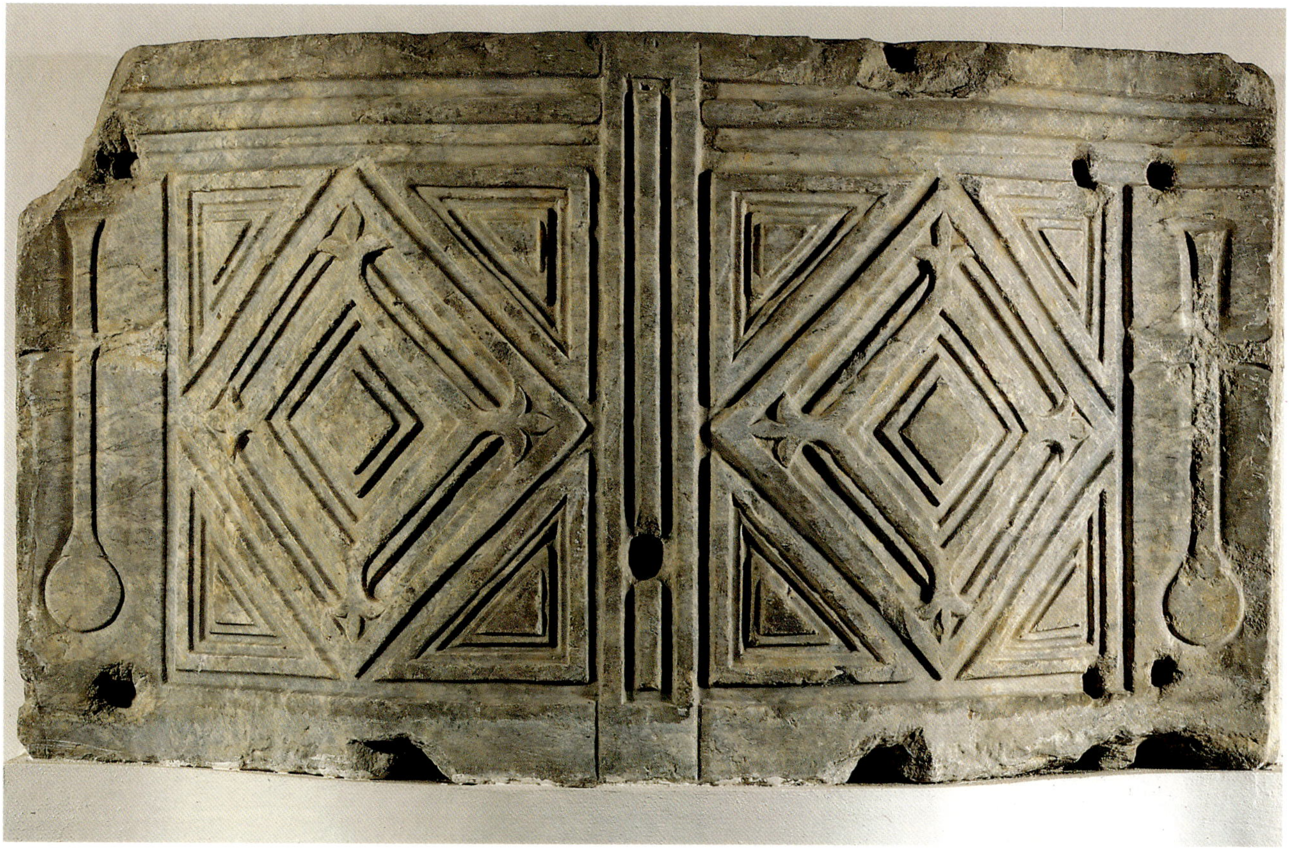

41
Brüstung eines Ambons
Zwei Rautenfelder und Kreuze

Konstantinopel, 6. Jahrhundert
Aus Iznik (Nicäa); 1902 erworben
Prokonnesischer Marmor; Höhe 73 cm, Breite 135 cm
Inv.-Nr. 3239

Das Fragment gehört zu einem bestimmten Typus Konstantinopler Ambonen, von dem unsere Zeichnung (Abb. 62) eine Rekonstruktion bietet. Zwei gewölbte Brüstungen an der Vorder- und Rückseite bildeten die eigentliche Kanzel, zu der von beiden Seiten Treppen hinaufführten. Der Ambon stand zumeist im vorderen Drittel des mittleren Kirchenschiffs und war mit dem Altarraum (Bema) durch einen von Schranken gesämten Gang verbunden. Während des Gottesdienstes diente er den Lesungen aus den heiligen Schriften, wobei die beiden Treppen dem Zelebranten das Auf- und Absteigen gemäß den liturgischen Prozessionen ermöglichten (Abb. 63). Die Wölbung ist durch einen angedeuteten Mittelpfeiler in zwei Felder unterteilt. Verschieden abgestufte Profilrahmen bilden jeweils eine Raute und vier Zwickeldreiecke. Die Spitzen des inneren Rautenrahmens laufen in Drei-

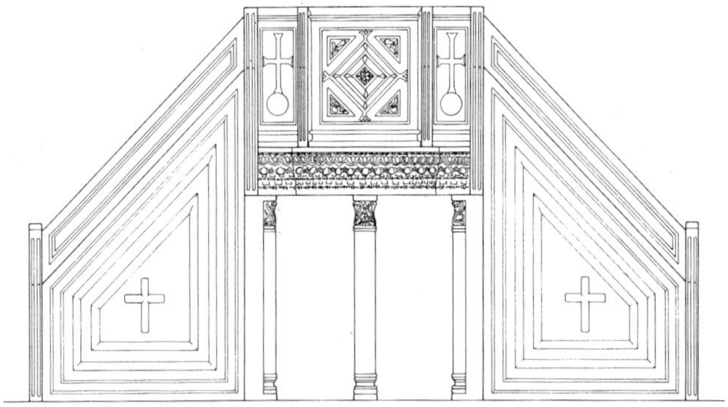

Abb. 62 Kat.-Nr. 41 Rekonstruktion eines Ambons

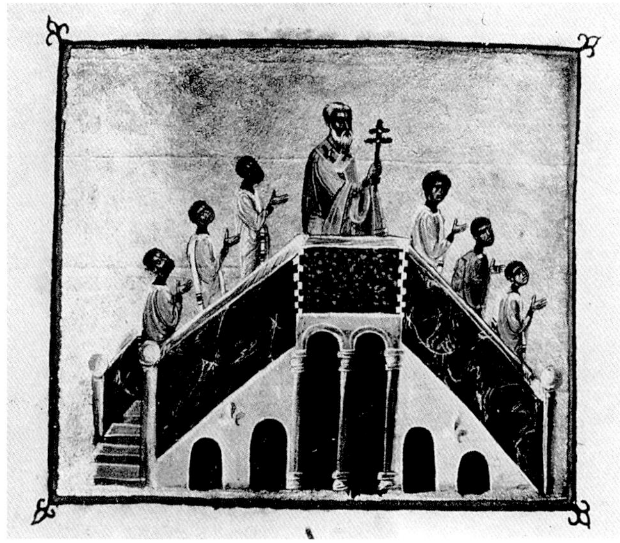

Abb. 63 Kat.-Nr. 41 Bischof und Diakone auf einem Ambon

blätter aus. Auf den beiden seitlichen Flächen ist jeweils ein lateinisches Kreuz eingetieft. Die Kreuze haben geschweifte Enden und stehen auf einer Sphaira, einer Scheibe, die den Himmel symbolisiert. Die geometrische Verzierungsweise ist typisch für die Konstantinopler Bauplastik aus der Zeit Kaiser Iustinians I. (527-563). Zum Vergleich sei auf das linke Feld der Brüstungsplatte aus dem Hebdomon hingewiesen (Kat.-Nr. 42). Ambonen dieser Art wurden - wie offenbar ein großer Teil der Konstantinopler Bauplastik des 6. Jahrhunderts (Basen, Postamente, Schranken, Kapitelle, Gebälkteile, Ziborien) - in den Marmorwerkstätten der Prokonnesos serienmäßig hergestellt und in weite Teile des frühbyzantinischen Reiches verschickt.

Literatur: Wulff (1909) S. 61-62 Nr. 181. - Wessel (1957) S. 132. - Deichmann (1982) S. 559 Anm. 249; 674. - Jakobs, Ambone (1987) S. 108, 201 Anm. 150.

42
Doppelseitig verzierte Brüstungsplatte

Konstantinopel, 6. Jahrhundert
Aus Bakırköy (früher Makriköy) bei Istanbul; 1906 durch Th. Wiegand erworben
Prokonnesischer Marmor; Höhe 85 cm, Länge 165 cm
Inv.-Nr. 4771

Die doppelseitig verzierte Brüstungsplatte stammt wohl vom Emporengeschoß einer der justinianischen Kirchen im Hebdomon-Palast, wenige Kilometer westlich von Konstantinopel. Sie ist auf beiden Seiten dekoriert. Die Rückseite (Abb. 64) weist in flachem Relief ein lateinisches Kreuz mit geschweiften Enden auf, das von einer Himmelsscheibe eingeschlossen wird. Die Schauseite ist in zwei annähernd quadratische Felder aufgeteilt, die von doppelt profilierten Rahmen eingefaßt sind. Das linke Feld wird von zwei konzentrischen Rauten beherrscht, gefüllt mit einer Kreuzrosette im Zentrum, Efeublättern an den Rautenspitzen und Akanthuskelchen bzw. Früchten in den Zwickeldreiecken. Diese Verzierungsweise kehrt an zahllosen architektonischen Bau-

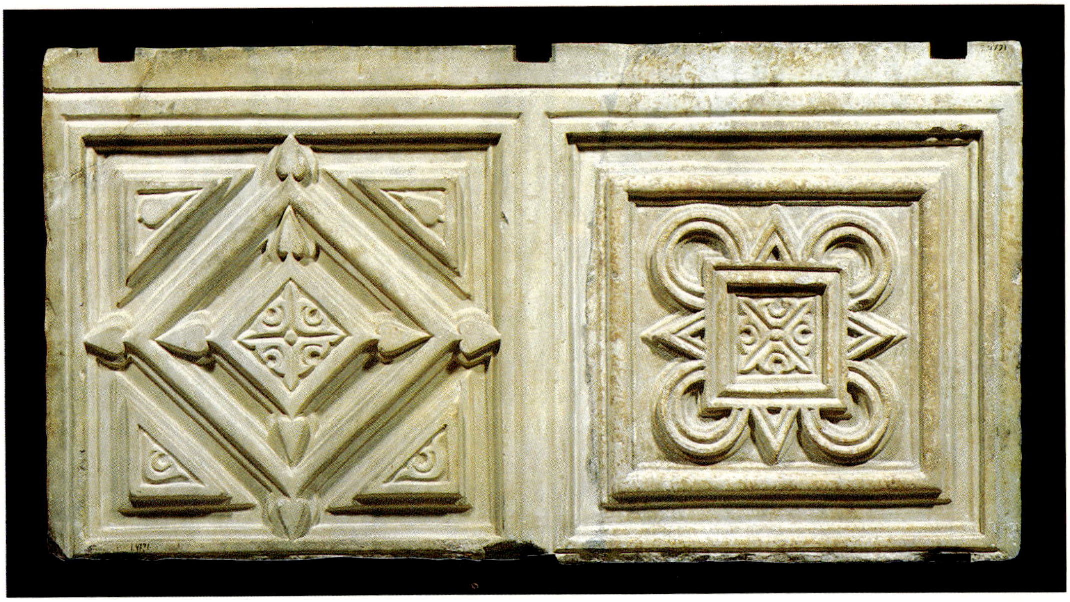

gliedern wieder und ist geradezu ein Leitmotiv der Konstantinopler Architekturdekoration des 6. Jahrhunderts. Im rechten Feld umgibt den inneren, mit einer Kreuzrosette gefüllten Profilrahmen ein Vierpaß mit Zwischenspitzen.

Literatur: Wulff (1909) S. 62 Nr. 182. - Wessel (1957) S. 131. - Ulbert (1969) S. 6 Nr. 10, Taf. 21; S. 35. - Feld (1975) S. 376 Anm. 324. - Kat. Leningrad (1982) S. 27-28 Nr. 7. - Deichmann (1982) S. 559 Anm. 249. - Effenberger (1986) S. 294, Abb. 151. - Jakobs, Ambone (1987) S. 123, 194 Anm. 64. - Fıratlı (1990) S. 168.

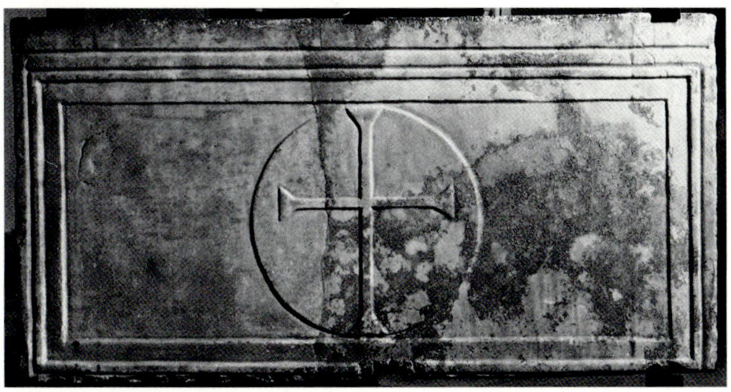

Abb. 64 Kat.-Nr. 42 Rückseite

43

▷

Kämpferkapitell

Konstantinopel, 6. Jahrhundert
Aus Venedig; 1903/04 erworben
Prokonnesischer Marmor; Höhe 35 cm, Breite 42 cm
Inv.-Nr. 4767

Der Fußring des Kapitells besteht aus drei ineinander geschachtelten Pfeilspitzen, die jeweils an den Ecken von einem eiförmigen Element (Ovulus) ausgehen und in der Mitte einander berühren. An jeder Ecke wächst über dem Fußring ein Pinienzapfen auf langem Stiel empor, dessen Schuppen durch horizontale Zackenreihen angedeutet werden. In der Mitte jeder Seite erhebt sich ein feingezacktes Weinblatt, aus dessen Stielansatz rechts und links zwei S-förmig geschwungene und ebenfalls feingezackte Blattwedel hervorwachsen, die sich symmetrisch in der Fläche ausbreiten. Pinienzapfen und Blattkomposition sind frei herausgearbeitet und weitgehend vom Kern abgelöst. Der Abakus, der oben und unten von einer schmalen Leiste begrenzt wird, ist mit einer an den Ecken umlaufenden Reihe stehender Palmetten verziert, die ebenfalls frei herausgearbeitet sind. Der Kapitelltypus ist durch mehrere aus Konstantinopel stammende Spolienkapitelle in Venedig (San Marco) und durch zahlreiche Exemplare in Konstantinopel, Thessaloniki, Kairo und Kairouan

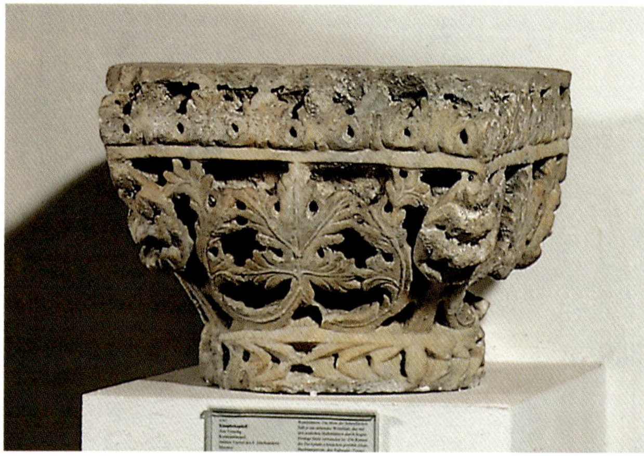

Kat.-Nr. 43

belegt, die nur wenig in Größe und Dekor voneinander abweichen. Ein Kapitell in San Marco, das ein Monogramm Kaiser Iustinians I. (527-563) trägt, erweist die Stücke als Arbeiten aus dem zweiten Viertel des 6. Jahrhunderts.

Literatur: Wulff (1909) S. 57-58 Nr. 170. - Kautzsch (1936) S. 202 Nr. 684. - Deichmann (1981) S. 110 zu Nr. 476.

Abb. 65 Wanddekoration in der Hagia Sophia

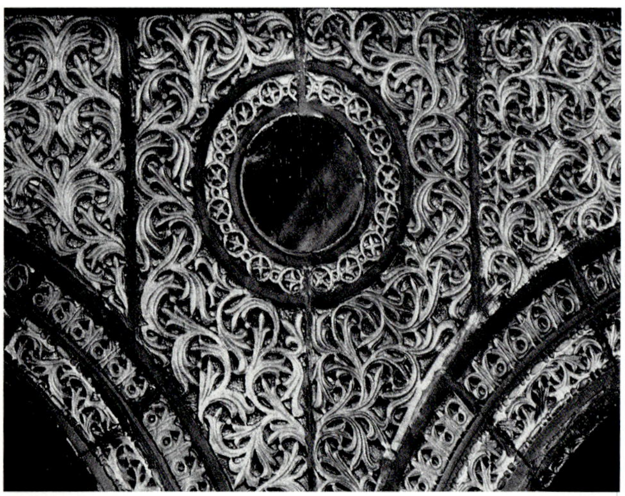

44

Fragment eines Altarstipes Durchbrochenes Rankenwerk

Konstantinopel, zweites Viertel des 6. Jahrhunderts
Aus Istanbul; 1891 erworben
Prokonnesischer Marmor; Höhe noch 35,5 cm, Breite noch 47 cm
Inv.-Nr. 3200

Das Fragment stammt vermutlich von der Frontseite eines Altarstipes (U. Peschlow). Darauf weisen die oben rechts, an der rechten Seite sowie unten links der Mitte erhaltenen originalen Ränder hin. Der Stipes hatte die Form eines ca. 1 Meter hohen und ca. 90 cm breiten und wohl ebenso tiefen, pfeilerartigen Blocks, der die Altarplatte, die Mensa, trug. An der Vorderseite befand sich gewöhnlich eine Öffnung, die mit einem Türchen oder Gitter verschlossen wurde. Im Innern war das »Grab« in den Boden eingelassen, das die hier beigesetzten Reliquien barg. Durch die Öffnung im Stipes konnte das Altargrab betrachtet und wohl auch berührt werden. In Ravenna haben sich mehrere Beispiele derartiger Stipesaltäre erhalten. Unser Fragment ist mit einem durchbrochen gearbeiteten und fast gänzlich vom Grund abgelösten Gittermuster übersponnen, das mit Akanthusblattwerk gefüllt ist. Die Türumrahmung unten links war wie die gesamte Frontplatte von einem Astragal, einem Perlstab, eingefaßt. Der filigranhafte Dekor folgt den Wandverkleidungen der 532-537 erbauten justinianischen Hagia Sophia (Abb. 65). Der Stipes dürfte daher im zweiten Viertel des 6. Jahrhunderts entstanden sein.

Literatur: Wulff (1909) S. 61 Nr. 179. - Deichmann (1982) S. 539. - Farioli (1983) S. 208.

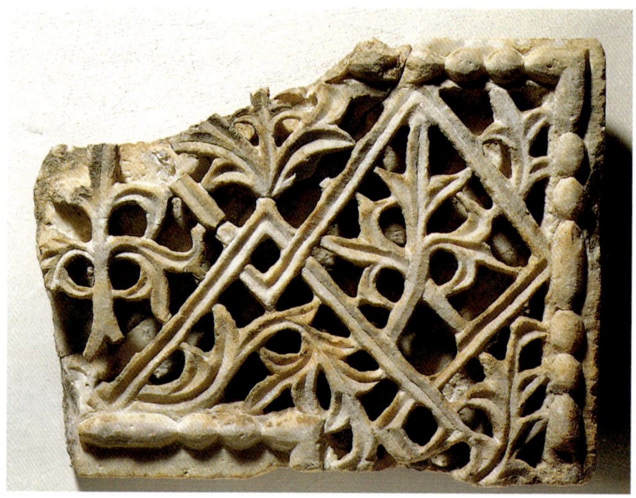

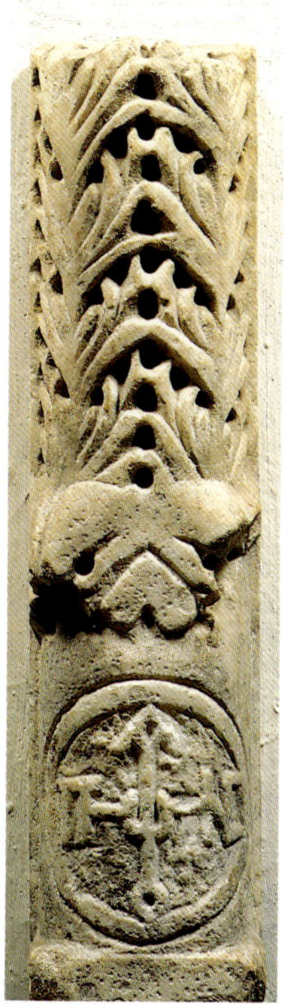

45

Fragment eines Pilasters mit Halbsäule, Monogramm und Blattstab

Konstantinopel, Mitte des 6. Jahrhunderts
Aus Istanbul; 1907 als Geschenk Th. Wiegands erworben
Marmor; Höhe noch 38 cm, Breite 9,5 cm
Inv.-Nr. 4772

Den Säulenschaft bedecken zwei aufsteigende Reihen kleingezackter Akanthusblätter, die aus einem Kelchblatt emporwachsen. Den unteren glatten Teil schmückt ein Doppelkreis-Medaillon, gefüllt mit einem kreuzförmigen Monogramm, das wohl in APIONOS, »des Apion«, aufzulösen ist. Die in Mittelägypten beheimatete Familie der Apionen war unter Kaiser Iustinian I. zu höchsten Würden aufgestiegen. In Konstantinopel besaß sie einen Palast, der in der Nähe des Hippodroms gelegen war und dem Stadtteil den Namen der Apionen verliehen hatte. Ob das Bauglied aus diesem Palast stammt, vermögen wir nicht mehr zu klären. Die Monogrammform, bei der die Buchstaben um ein Kreuz angeordnet sind, tritt in Stempeln und Besitzermonogrammen datierbarer Konstantinopler Silbergefäße (vgl. Kat.-Nr. 55) erst gegen die Mitte des 6. Jahrhunderts auf, wodurch auch das Pilasterfragment in diese Zeit datiert würde. Es könnte somit auf Apion II. bezogen werden, dessen Consulardiptychon vom Jahre 539 erhalten ist und der gegen 577/579 verstarb.

Literatur: Wulff (1909) S. 63 Nr. 185.

46

Polykandelon (Lampenhalter) für vier Glaseinsätze

Konstantinopel oder Syrien, 6. Jahrhundert
1978 von der Antikensammlung überwiesen; vormals Berliner Privatbesitz
Bronze, aus zwei getrennt gegossenen Teilen zusammengesetzt; Höhe 8,3 cm, Durchmesser 23,8 cm
Inv.-Nr. 11 553

Das Polykandelon besaß ursprünglich vier Ketten, mit denen es an der Decke eines Raumes oder im Innern eines Ziboriums aufgehängt werden konnte. Unsere Abbildung zeigt den Lampenhalter von unten, wie er sich auch dem spätantiken Betrachter darbot. Die vier Ösen der Trägerplatte dienten zur Aufnahme trichterförmiger Lampeneinsätze aus Glas, die das Öl und die Dochte enthielten. Die sternenförmigen Zacken weisen kreuzförmige Motive in Durchbrucharbeit auf. Die Unterseite und die Wandung des Zylinders sind ebenfalls mit Ornamenten bzw. mit einem Kreuz in Durchbrucharbeit verziert.

Literatur: Schlunk (1939) S. 52 Nr. 149, Taf. 45. - Bouras (1982) S. 489 Anm. 36 (mit weiteren Parallelen).

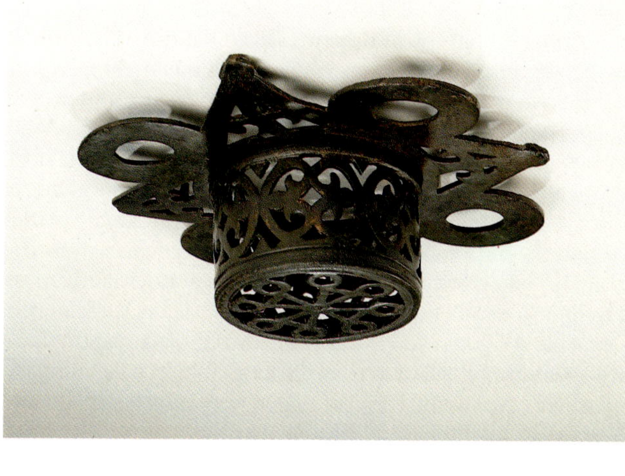

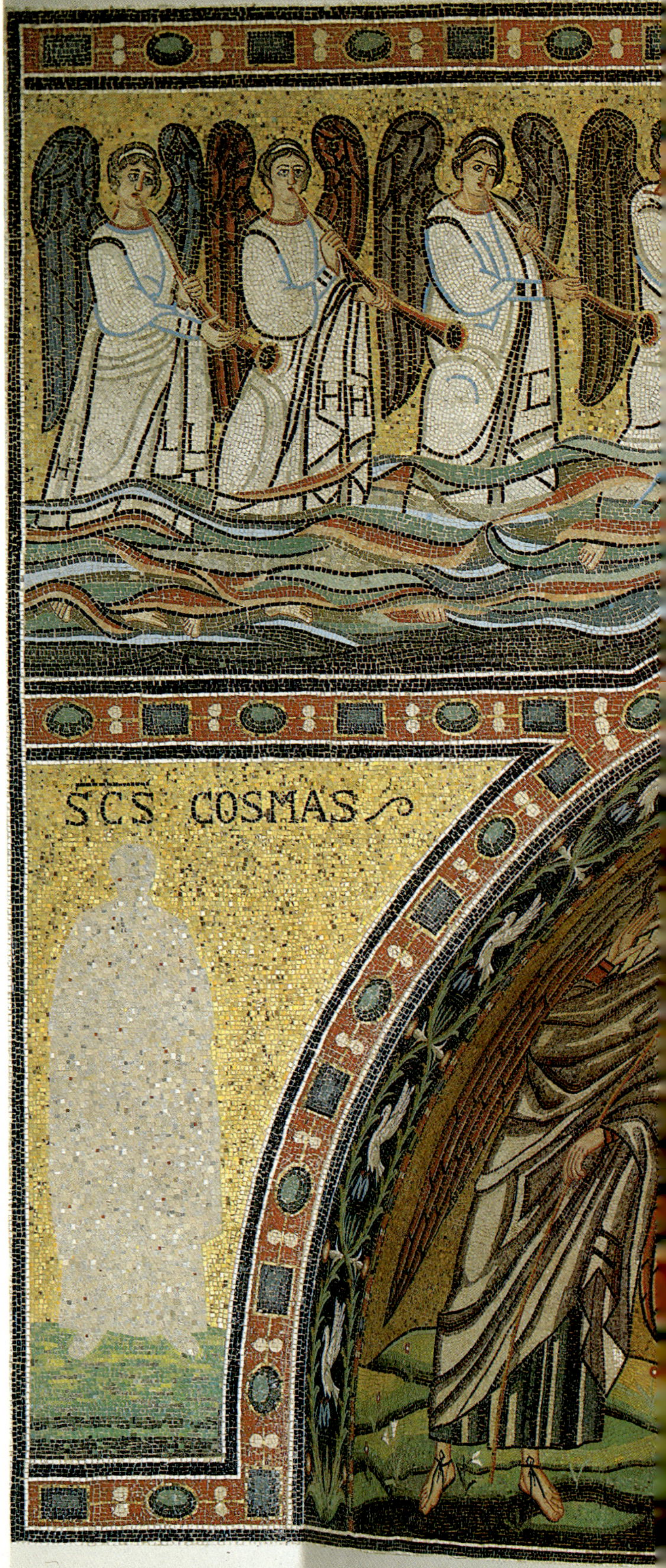

47
Apsismosaik
Apsis: Christus Victor mit den Erzengeln Michael und Gabriel
Stirnwand: Thronender Christus zwischen Erzengeln und sieben posaunenden Engeln

Ravenna, um 545/46
Aus der Kirche San Michele in Africisco zu Ravenna; 1843 für König Friedrich Wilhelm IV. von Preußen erworben; 1903 durch Kaiser Wilhelm II. an das Museum überwiesen
Tesserae aus farbigen Smalten und Stein; Höhe heute 432 cm, Breite heute 615 cm
Inv.-Nr. 6642

Seit seiner Abnahme in Ravenna (1844) hat das Mosaik mehrere tiefgreifende Restaurierungen erlitten, bedingt durch zahlreiche widrige Umstände bis hin zur Zerstörung großer Teile noch wenige Tage vor dem Ende des Zweiten Weltkriegs. Daher ist vom originalen Bestand heute kaum noch etwas erhalten. Dies zeigt ein Vergleich mit der sorgfältigen Aquarellkopie von Enrico Pazzi (Abb. 66), die kurz vor der Abnahme des Mosaiks entstand und den damals schon von mancherlei Zerstörungen und malerischen Ergänzungen geprägten Zustand festhielt. Durch willkürliche Veränderungen sind zwischen 1844 und 1952 sowohl das ursprüngliche Erscheinungsbild als auch viele ikonographische Details ganz erheblich verfälscht worden. Daher orientiert sich unsere Beschreibung und Deutung des Mosaiks an der Aquarell-

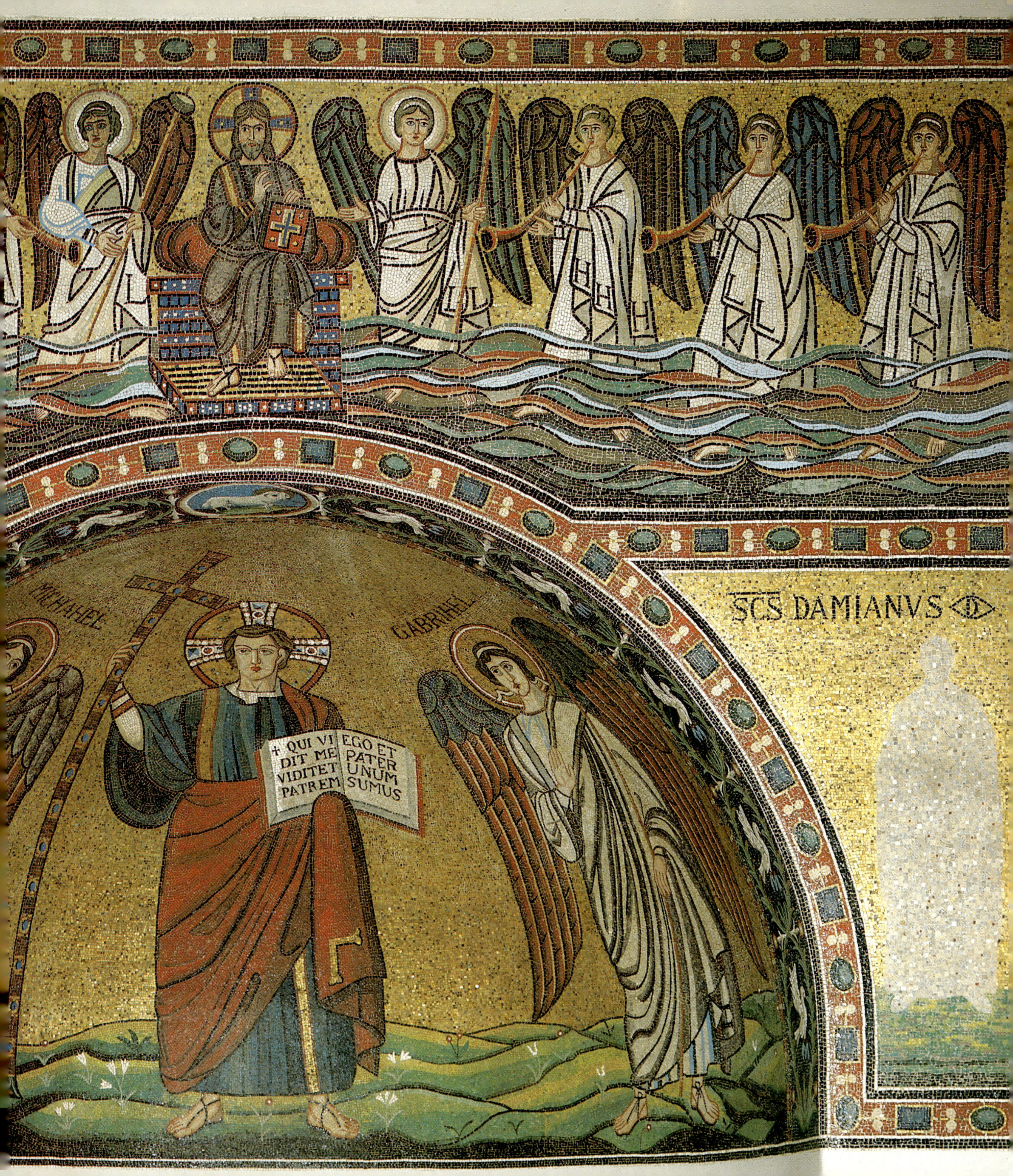
MICHAHEL
GABRIHEL
QUI VIDIT ME VIDIT ET PATREM
EGO ET PATER UNUM SUMUS
SCS DAMIANVS

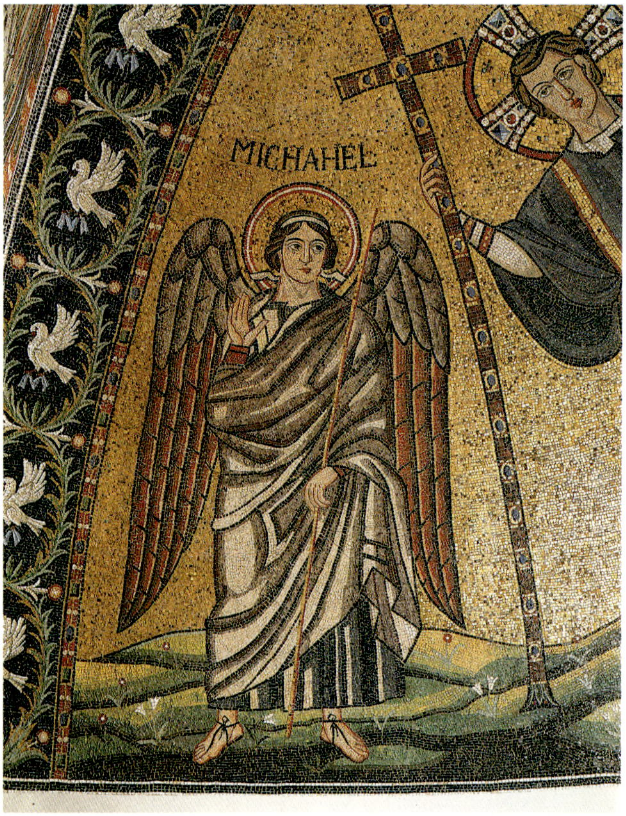

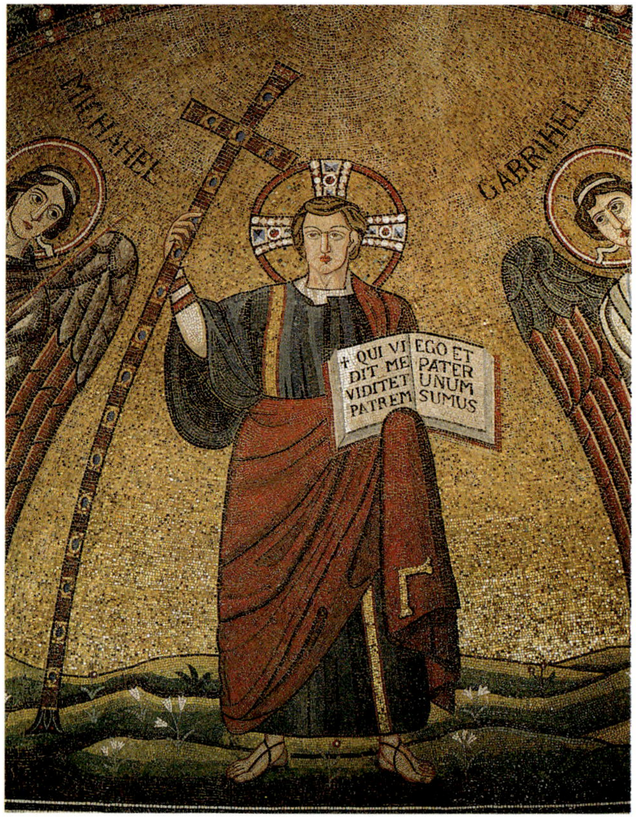

kopie von Pazzi, denn für zahlreiche Einzelheiten ist sie die einzige verläßliche Quelle.
Apsis, Stirnwand, Bogenlaibung und seitliche Zwickel werden durch rote Borten voneinander geschieden, die mit goldgefaßten, rechteckigen und ovalen Edelsteinen (»Gemmen«) sowie mit gegenständigen Perlen geschmückt sind. In der Apsis erscheint vor einem Goldgrund inmitten einer paradiesischen Wiesenlandschaft mit weißen und roten Blumen der jugendliche Christus Victor, flankiert von den Erzengeln Michael und Gabriel. In der erhobenen Rechten hält er eine große, vergoldete, mit »Gemmen« geschmückte Kreuzstandarte - Zeichen seiner siegreich überwundenen Passion. Sein Haupt umgibt ein goldener, mit einem roten Band gesäumter und mit Perlen besetzter Kreuznimbus. Bekleidet ist Christus mit purpurfarbenen Gewändern: einer langärmeligen Untertunika mit goldenen Bündchen, einer mit goldenen Clavi geschmückten Obertunika und einem Mantel, dessen herabfallenden Zipfel ein großes, goldenes »Gammadion« ziert. Die vom Mantel verhüllte Linke präsentiert einen geöffneten Kodex mit lateinischen Textstellen aus dem Johannesevangelium: »Wer mich sieht, sieht auch den Vater« (Johannes 14,9) und »Ich und der Vater sind eins« (Johannes 10,30). Die beiden Erzengel, deren Namen beigeschrieben sind, hatten silberne Nimben, helle Gewänder und große, purpurfarbene Flügel. Sie weisen gleich kaiserlichen Hofbeamten auf den königlichen Herrscher Christus hin und halten goldene Zeremonienstäbe in ihren Händen.
Im Zenit des Apsisbogens erscheint in einer Aureole das Christuslamm. Die Apsislaibung selbst schmückt ein schmaler Rankenfries, der beiderseits von (ursprünglich) sechs flatternden Tauben, den Sinnbildern der zwölf Apostel, »bevölkert« wird. Die Tauben halten in den Krallen ein M-förmiges Tuch - Hinweis auf den Erzengel Michael als dem Titelheiligen der Kirche.

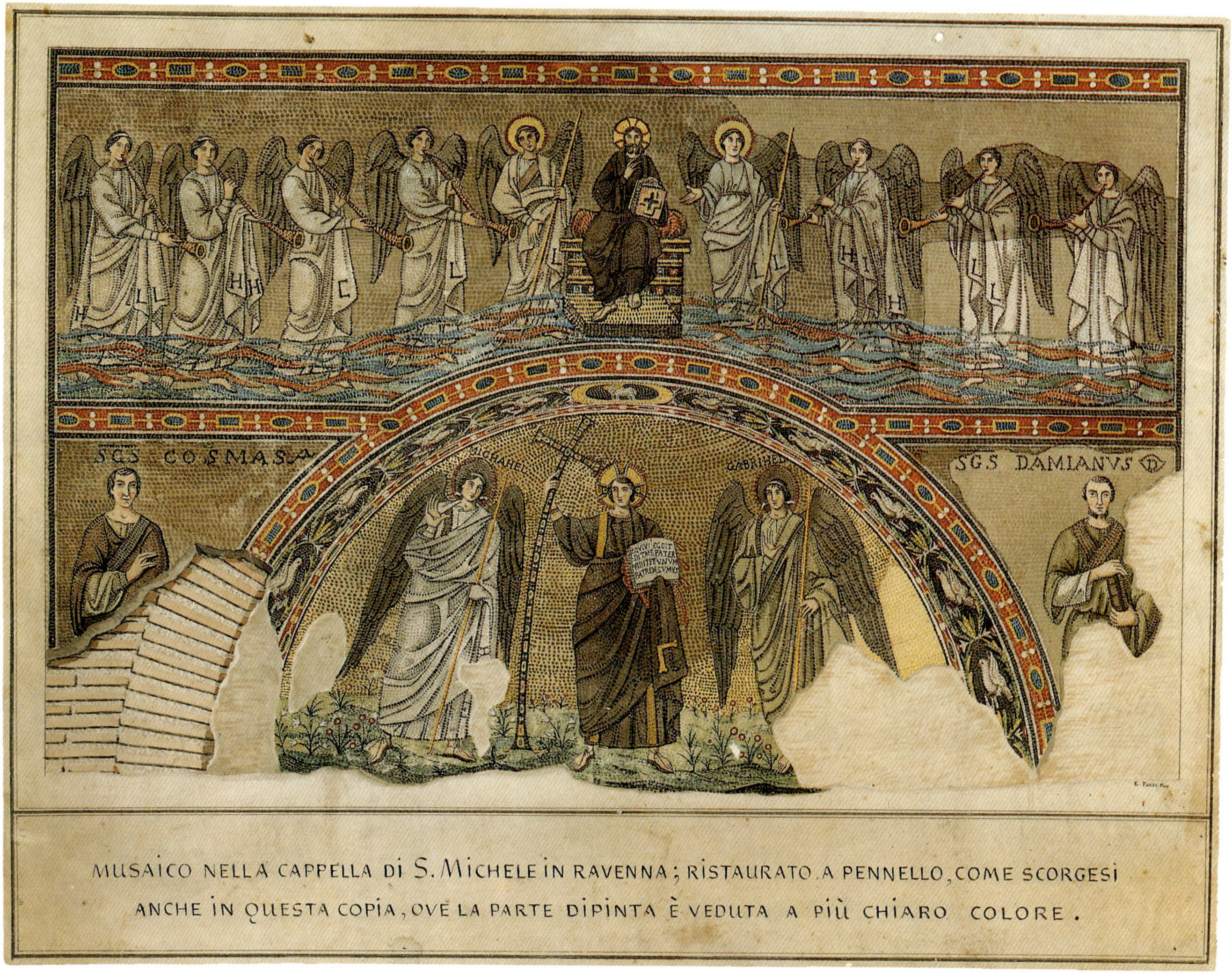
SCS COSMAS
SGS DAMIANVS
MUSAICO NELLA CAPPELLA DI S. MICHELE IN RAVENNA; RISTAURATO A PENNELLO, COME SCORGESI ANCHE IN QUESTA COPIA, OVE LA PARTE DIPINTA È VEDUTA A PIÙ CHIARO COLORE.

Abb. 66 Kat.-Nr. 47 Aquarell von E. Pazzi (1843)

Auf der Stirnwand thront Christus als himmlischer Herrscher und Richter zwischen zwei Erzengeln mit goldenen Nimben und Zeremonienstäben. Er sitzt, in Purpurgewänder gehüllt, das bärtige Haupt von einem goldenen Kreuznimbus umrahmt, auf einer reich mit Gold, Gemmen und Perlen verzierten und mit einem roten Kissen belegten Thronbank, die Linke auf einen Evangeliencodex gestützt, dessen roter Einbanddeckel mit einem großen Kreuz geschmückt ist. Zu seiten der Thronengel erscheinen die sieben posaunenden Engel, wie sie in der Offenbarung des Johannes geschildert werden. Das gläserne, mit Feuer vermengte Meer der Apokalypse breitet sich vor dem Thronenden aus und läßt die Engel bis an die Knie darin versinken. Auf den beiden seitlichen Zwickeln waren einst die heiligen Ärzte Cosmas und Damianus dargestellt, die in Konstantinopel hoch verehrt wurden und deren Kult zu Beginn des 6. Jahrhunderts auch in Italien Eingang gefunden hatte. Von beiden Heiligen waren vielleicht Reliquien im Altar der Kirche beigesetzt.

Literatur: Wulff (1904). - Wessel, Mosaik (1955). - Deichmann (1976) S. 38-44. - Effenberger (1989). - Andreescu-Traedgold (1990).

48
Große Berliner Pyxis
Lehrversammlung und Abrahamsopfer

Entstehungsort unbekannt, Ende des 4./erstes Drittel des 5. Jahrhunderts
Aus der königlichen Kunstkammer; 1843 in Koblenz erworben
Elfenbein; Höhe 12,2 cm, größter äußerer Durchmesser 14,5 cm; Deckel verloren
Inv.-Nr. 563

Diese größte der erhaltenen spätantiken Elfenbeinbüchsen ist mit zwei Darstellungen, großteils in Hochrelief, dekoriert. Über drei Viertel der Wandung nimmt die Hauptszene ein: Vor zwei kannelierten Säulenschäften, die eine Archivolte mit sparsamem Gebälk und voluminösen Eckhalbpalmetten tragen, sitzt Christus auf einem Thron mit Rückenlehne und Fußbank (Suppedaneum), seine Rechte im Redegestus erhoben, im linken Arm einen Rotulus haltend. Zu seinen Seiten je sechs Apostel: Paulus links und Petrus rechts auf Faltstühlen sitzend, die übrigen Apostel, zum Teil Rotuli oder Codices tragend, stehend; rechts scheinen drei, links zwei kannelierte Säulenschäfte das Gebälk zu tragen (jetzt nur der Eierstab am oberen Rand unterhalb des Deckelfalzes erhalten, doch war das Gebälk ursprünglich wohl auf dem Deckel fortgesetzt). Im restlichen kleinen Bereich der Wandung die Darstellung des Abrahamsopfers: Abraham, in der Hauptachse dem thronenden Christus gegenüber angeordnet, steht mit erhobenem Schwert und greift ins Haar seines Sohnes Isaak; dieser erscheint auf den untersten Stufen einer hohen Treppe, an deren Ende in der Höhe ein Altar steht. Zur Rechten Abrahams die aus einem Himmelssegment herabreichende Hand Gottes, die das Menschenopfer verhindert, und ein Engel, der einen Widder als Opfertier bereitstellt. Diese Szene ist links nicht deutlich gegen die Apostelversammlung abgegrenzt (ein junger Apostel überschneidet teilweise den Flügel und Ellbogen des Engels), wohingegen rechts ein neben der hohen Treppe aufwachsender Baum die folgende Apostelfigur der Hauptdarstellung von der alttestamentlichen Szene abtrennt. Die architektonischen Elemente sind eher beiläufig und etwas inkonsequent eingesetzt, unter anderem bedingt durch den Zwiespalt, daß die Lehrversammlung eine Innenraumdarstellung, das Abrahamsopfer eine Freiluftszene ist. Das Hauptgewicht der Schnitzerei liegt auf der figürlichen Darstellung, deren eklektischer Charakter unverkennbar ist. Im Fries der Apostelgestalten sind Vorbilder (Einzelfiguren) der römisch-kaiserzeitlichen Kunst zitiert, nicht in jedem Fall in überzeugender Kombination, und das komplizierte Standmotiv des kleinen Isaak dürfte sich dadurch erklären, daß als Vorbild die Figur eines fliegenden Eroten zugrunde gelegen hat. - Da stilistische Vergleichsstücke fehlen, hat man die Pyxis bis heute nicht überzeugend lokalisieren können.

Literatur: Vöge (1900) S. 1-2 Nr. 1. - Strzygowski (1915) S. 90-92. - Volbach (1923) S. 1. - Wulff/Volbach (1923) S. 13. - Weigand (1930/31) S. 39. - Wessel (1960) S. 263-307, Abb. 1-5. - Ainalov (1961) S. 94-97, Abb. 48. - Kollwitz (1964) S. 215. - Weitzmann (1974) S. 46-47, Abb. 37. - Volbach (1976) S. 104 Nr. 161. - St. Clair (1978) S. 5-27, Abb. 1-4.

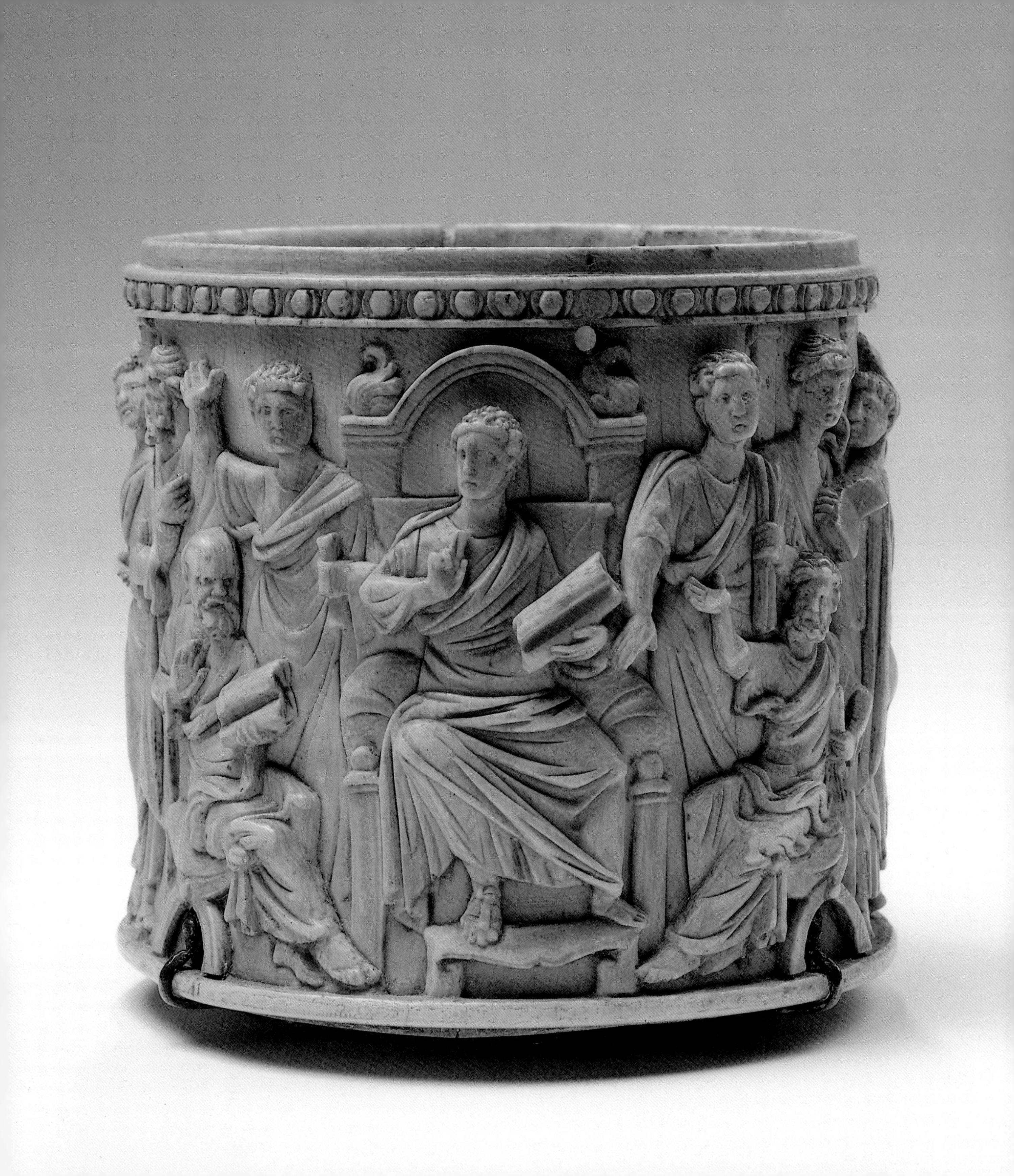

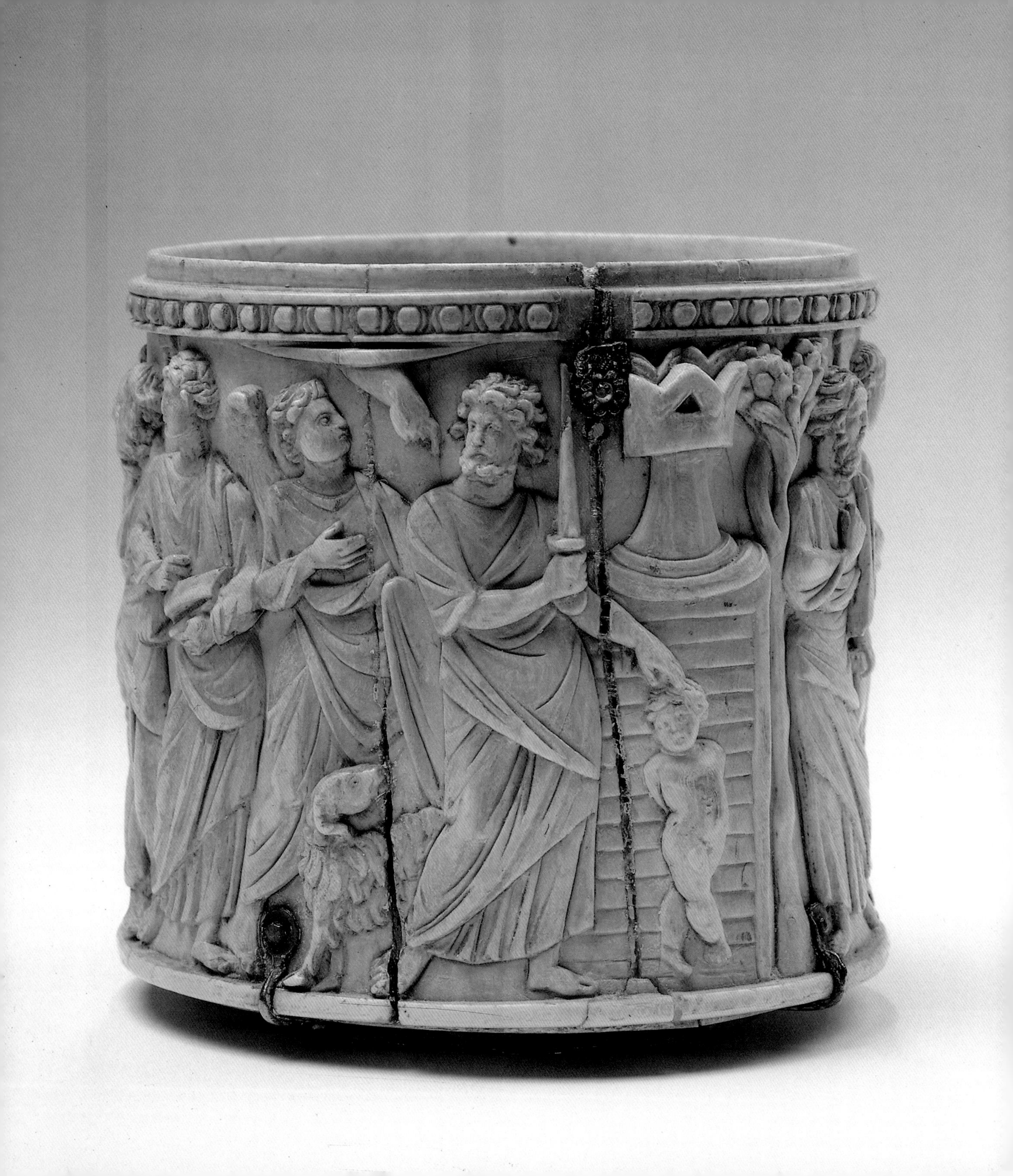

◁ *Kat.-Nr. 48*

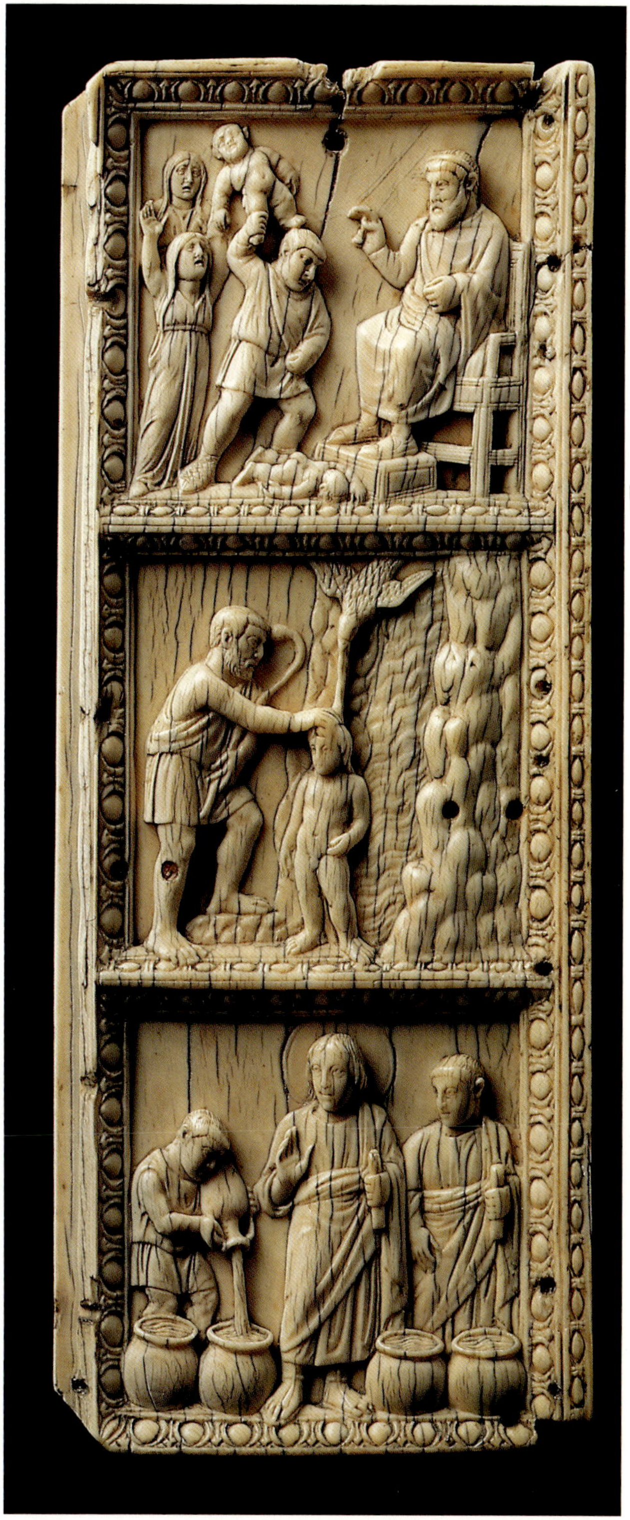

49
Rechter Seitenstreifen einer mehrteiligen Tafel
Kindermord zu Bethlehem, Taufe Christi, Weinwunder zu Kana

Rom oder Mailand, erstes Drittel des 5. Jahrhunderts
Aus der Sammlung Mallet, Amiens; 1902 erworben
Elfenbein; Höhe 20 cm, Breite 8,1 cm
Inv.-Nr. 2719

In profilierter Rahmung vertieft sind drei annähernd quadratische Bildfelder vertikal gereiht. Im oberen Feld sitzt Herodes nahe dem rechten Bildrand auf einem Thron und erteilt den Befehl zum Töten der Kinder von Bethlehem. Vor ihm steht ein Soldat, im Begriff, dem Herrscher ein nacktes Kind vor die Füße zu schleudern; ein auf diese Weise getötetes Kind liegt bereits vor der Fußbank (Suppedaneum) des Herodes am Boden. Am linken Bildrand, im Rücken des Soldaten, stehen hintereinander laut klagend, mit aufgelöstem Haar, zwei Frauen, die Mütter der Kinder; sehr eindrucksvoll ist die schmerzliche Gebärde der Vorderen mit hochgeworfenen Armen.
Im mittleren Feld steht in der Mittelachse Christus, in noch kindlicher Größe, nackt vor den Wellen des Flusses, rechts daneben erstreckt sich das Felsufer des Jordan. Links in Seitenansicht Johannes der Täufer mit dem Hirtenstab in seiner Linken, seine rechte Hand auf den Scheitel Christi legend. Oberhalb erscheint die Geisttaube und sendet einen Strahl auf das Haupt Christi herab, einen materiell sichtbaren Hauch, zur Übertragung des Heiligen Geistes auf Christus in der Taufe, der zweiten Geburt.
Im unteren Feld füllt links ein Diener angestrengt aus einer Amphora den letzten von vier Krügen mit Wasser; Christus, durch Stellung in der Mittelachse, Größe der Gestalt und Nimbus hervorgehoben, hat mit himmelwärts gerichtetem

Blick seine Rechte erhoben und wird die Verwandlung des Wassers in Wein bewirken, und der neben ihm stehende Mann, ebenfalls eine Rolle in der Linken haltend, nimmt am wunderbaren Geschehen Anteil. Die im Vergleich mit etwas älteren Elfenbeinschnitzereien gedrungene Proportion der Körper mit großem Kopf ist durch den Zeitstil bedingt; trotz dieser Bindung an ein »unklassisches« Menschenbild hat der Schnitzer durch die abgestimmte Zuordnung der Figuren und Gegenstände und durch die lebensvolle Dichte der Bildfelder ein Meisterwerk der Spätantike geschaffen.
Die Platte enthält an der linken Flanke einen dünnen Steg, der in eine entsprechende Ausarbeitung eines weiteren an dieser Stelle angesetzten Teilstücks eingefügt werden konnte, sowie auf der Rückseite nahe dem Rand eine sehr schmale vertikale Nut und mehrere schräg geführte Ausarbeitungen, deren Funktion und Alter noch nicht endgültig geklärt sind. Zur Vervollständigung der ursprünglichen Komposition sind seit langem drei vertikal angeordnete Bildfelder in Paris (als mögliches linkes Seitenteil) und ein längsrechteckiges Fragment in Nevers (als möglicher oberer Streifen) herangezogen worden. Der Versuch, aus diesen Bestandteilen ein hochrechteckiges Kästchen mit Schiebedeckel zu rekonstruieren, hat wegen der in der Spätantike nicht bezeugten Form des Behältnisses und mehr noch wegen technischer Handicaps kaum Zustimmung gefunden. Gemeinhin wird vermittels der Fragmente in Berlin und Paris eine aus fünf Bestandteilen zusammengesetzte Tafel eines Diptychons rekonstruiert. Der angebliche Zwilling des Berliner Seitenstreifens in Paris ist aber, wie die Kompositionen und manche Details der drei Bildfelder erkennen lassen dürften, von einem weniger hervorragenden Schnitzer gearbeitet; überdies fehlt an der Unterkante des unteren Bildfeldes die konsequente Fortsetzung der Rahmung durch einen Eierstab wie beim Berliner Stück. Der Pariser Streifen gehörte also bestenfalls zur anderen, dann wohl im System der Rahmung etwas abweichenden Tafel des rekonstruierten fünfteiligen Diptychons oder stammt wahrscheinlich doch eher von einem weiteren Exemplar einer derartigen Komposition. Die in Berlin, Paris und Nevers zufällig bewahrten Teile trotz merklicher Unstimmigkeiten in einen gemeinsamen Kontext, d. h. in ein historisches Einzelstück der breiten Produktion zu zwängen, sollte beim Überlieferungsstand spätantiker Monumente grundsätzlich Skepsis hervorrufen.

Literatur: Haseloff (1903) S. 74 ff. - Volbach (1923) S. 2. - Buddensieg (1959) S. 190. - Kollwitz (1959) Sp. 1113, 1121-1122. - Kat. Aachen (1965) S. 327-328 Nr. 509. - Elbern (1967) S. 1-10, Abb. 1-2. - Kötzsche-Breitenbruch (1968/69) S. 106-108. - Schnitzler (1970) S. 24-32, Abb. 1. - Deichmann (1974) S. 35, 256 ff. - Volbach (1976) Nr. 112. - Kat. New York (1979) S. 446-448 Nr. 406 (L. Kötzsche). - Kat. Rouen (1985) S. 290-292 Nr. 118a.

50
Büchse (Pyxis)
Marienszenen

Oströmisch, Ende des 5./Anfang des 6. Jahrhunderts
Aus der königlichen Kunstkammer; 1869 aus der Sammlung Fr. Hahn, Hannover, erworben; angeblich aus Minden stammend
Elfenbein; Höhe 7,9 cm, bei ovalem Grundriß größte Breite 11,8 cm
Inv.-Nr. 585

Entgegen dem Uhrzeigersinn sind drei Szenen, der chronologischen Abfolge entsprechend, aneinandergereiht, im Bereich der scharfen Krümmungen der Ellipse in höherem Relief und im Bereich der gestreckten Krümmungen flacher verlaufend. Verkündigung an Maria: Der auf einem Klappstuhl sitzenden und mit Spinnen beschäftigten Maria nähert sich der Verkündigungsengel von rechts. Reise nach Bethlehem: Maria sitzt auf einem Esel, den ein Engel führt, und Joseph stützt sie. Geburt Christi: Maria liegt auf einem üppigen Kissen, ein Engel mit Weihrauchfaß naht von rechts; links in der gemauerten Krippe das Christuskind, daneben Ochs und Esel, davor die Hebamme Salome mit verdorrter Hand - eine Folge ihres Zweifels an der Jungfräulichkeit der Maria, wie apokryphe Evangelienberichte erzählen. Die erste und dritte Szene werden im oberen Bereich durch ein unverziert belassenes Quadrat getrennt, wo das Deckelschloß befestigt war; darunter ein vom Lorbeerkranz umrahmtes, mit Schmuck besetztes Kreuz. Der Figurenstil, für

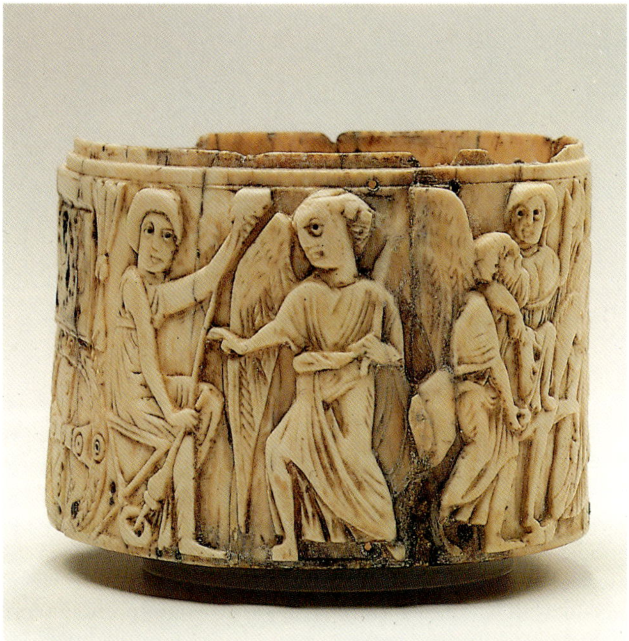

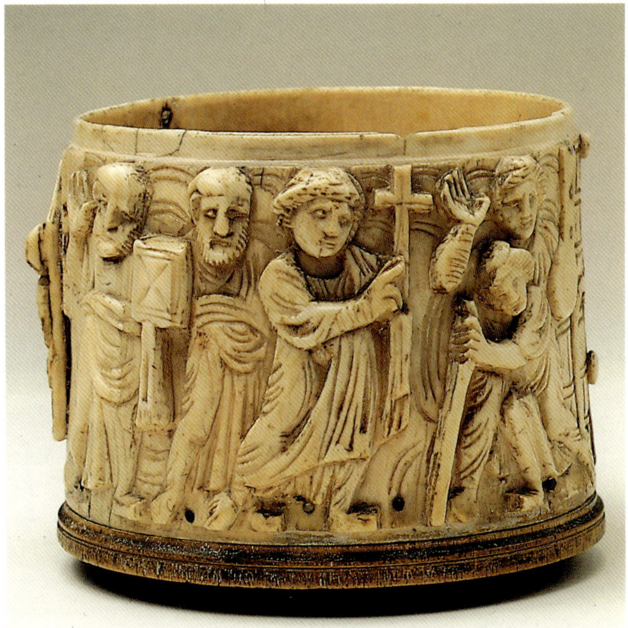

den ein relativ zierlicher Rumpf mit gelenkig bewegten, bisweilen recht langen Extremitäten charakteristisch ist, begegnet auch bei marmornen und kalksteinernen Skulpturen des Konstantinopler Kunstkreises aus der Regierungszeit des Anastasios I. (491-518) und noch des Iustin I. (518-527).

Literatur: Strzygowski (1898) S. 32 ff. - Vöge (1900) S. 5 Nr. 6. - Volbach (1923) S. 3. - Gombrich (1933) S. 1, 10. - Kollwitz (1959) Sp. 1131. - Kat. Aachen (1965) S. 332-333 Nr. 514. - Weitzmann (1966) S. 11, Abb. 19. - Volbach (1976) Nr. 174. - Kat. New York (1979) S. 497 Nr. 447 (A. St. Clair). - Kat. Frankfurt/M. (1983) S. 694 ff. Nr. 270.

51
Büchse (Pyxis)
Zwei Wunderheilungen Christi

Oströmisch, zweites Drittel des 6. Jahrhunderts
Aus der Sammlung Figdor, Wien; 1935 erworben
Elfenbein; Höhe 8,1 cm, Durchmesser 10,4 cm; auf modernem Holzboden befestigt; Deckel verloren. An der Stelle des originalen Verschlusses eine kleine Elfenbeinplatte mit der Darstellung der Verspottung Christi (westeuropäisch-nordalpin, Ende des 16. Jahrhunderts)
Inv.-Nr. 10 776

In hohem Relief sind zwei Wunderszenen dargestellt: die Heilung eines Blinden und die Heilung des Wassersüchtigen. In beiden Fällen ist Christus bartlos, trägt in seiner Linken das Kreuz und erhebt die Rechte. Hinter ihm stehen jeweils zwei bärtige Männer, der hintere, einen Codex haltend, bezeugt das Wundergeschehen; hinter dem Blinden erscheint eine Frau, neben dem Wassersüchtigen ein Mann. Zwischen beiden Darstellungen befindet sich eine Architektur aus Quadermauerwerk mit rundbogigem Tor; hinter den Köpfen der Figuren in den Wunderszenen sind durch Ritzungen Arkaden angedeutet. Das Werk gehört mit etlichen anderen Pyxiden und Diptychen zur breiteren Produktion. Die Kompositionen sind stereotyp wiederholt, die Figuren haben gedrungene Körper mit großem Kopf in relativ derb wiedergegebenen, aber nicht ausdruckslosen Stand- und Schreitmotiven, die Details sind flüchtig gekennzeichnet und ohne feinere Durchbildung belassen. Hier wurde der prägnante, mit komplizierten Detailbildungen aufwartende Figurenstil von Konstantinopler Hauptwerken der Elfenbeinschnitzerei justinianischer Zeit als modisches Muster übernommen und vereinfachend wie auch überspitzend immer weiter ausgeschrieben.

Literatur: Strzygowski (1898) S. 37, Abb. 6. - Schlunk, Neuerwerbungen (1939) S. 1-4, Abb. 1-2. - Schlunk (1939) S. 56 Nr. 159. - Kollwitz (1959) Sp. 1131. - Volbach (1976) S. 115-116 Nr. 187.

52
Consulardiptychon des Iustinus

Konstantinopel, 540 bzw. kurz davor
Aus dem Domschatz zu Goslar; vormals in der königlichen Kunstkammer, 1909 vom Antiquarium überwiesen
Elfenbein; Höhe 33,5 cm, Breite der Flügel je 13 cm
Inv.-Nr. 6367

Consulardiptychen sind prunkvolle Schreibtafeln, die der Konsul aus Anlaß seines Amtsantritts verschenkte. Die Rückseiten waren mit Wachs beschichtet, man schrieb darauf mit einem Griffel und klappte dann die Tafeln zum Schutz der Schrift zusammen. Beide Hälften des Diptychons sind gleichartig dekoriert. Die lateinische Inschrift in den Feldern am oberen Rand nennt die zahlreichen Namen und hohen Titel des Konsuls: Iustinus war ein Vetter Kaiser Iustinians I. und besaß in noch kindlichem Alter die Würden eines *vir illustris, comes domesticorum* und nunmehr des *consul ordinarius* des Jahres 540. Im mittleren Medaillon, das von symmetrisch angelegter Ranken- und Palmettenornamentik umfaßt wird, ist die Halbfigur des Konsuls dargestellt, der mit Szepter (mit Kaiserbüste bekrönt) und Mappa versehen das Zeichen zum Beginn der von ihm ausgerichteten Feiern und Spiele gibt. In drei kleineren Medaillons darüber die Büsten Christi (in der Mitte), des Kaisers Iustinian I. (links) und der Kaiserin Theodora. Unten schütten zwei Knaben Geld aus Säcken in Gefäße, als Zeichen der Freigebigkeit des Konsuls.
Es ist trotz der Bereibungen des Reliefs nicht zu übersehen, daß die Köpfe der Knaben, die ja nicht Porträts im eigentlichen Sinne sind, sorgfältiger und in differenzierterem Relief ausgeführt sind als die Porträts des Konsuls, des kaiserlichen Paares und Christi; vor allem beim linken Knabengesicht der rechten Tafel sind klar geformte Lider und fein modellierte Wangen noch gut zu erkennen, wohingegen die Gesichter der Porträts summarisch und ohne feineres Detail gebildet sind. Dieser Gegensatz dürfte darauf hindeuten, daß die Tafeln des Diptychons mit Ausnahme der Porträts vorgefertigt waren und erst nach Bekanntwerden des neuen Jahreskonsuls mit den aktuellen Porträts versehen wurden, in diesem Fall von einer schwächeren Hand. Auch die Inschrift ist sehr flüchtig ausgeführt. Ein alternativer Erklärungsversuch müßte annehmen, daß das Diptychon innerhalb eines relativ kurzen Zeitraumes wiederverwendet und mit den dann aktuellen Porträts überschnitten worden wäre; in diesem Fall müßte auch die erste Inschrift durch die jetzt vorhandene ersetzt worden sein, doch konnte bisher die Tilgung einer älteren Inschrift nicht nachgewiesen werden.
Die oströmischen Diptychen hatten die Eigenart, daß in aufgeklapptem Zustand die Inschrift auf der rechten Tafel begann und auf der linken fortgesetzt wurde. So auch beim Diptychon des Iustinus: Ursprünglich waren beide Tafeln anders angeordnet, d.h. an ihren jetzigen Außenseiten durch ein Scharnier verbunden. Als das Diptychon nach Westeuropa gelangte, muß die Anordnung der Tafeln und die Lesung der Inschrift gemäß oströmischem Brauch als störend empfunden worden sein; man vertauschte die linke und die rechte Seite, verband die Tafeln an ihren ehemaligen Außenseiten durch ein Metallscharnier und konnte nunmehr die Inschrift des Diptychons in der als normal empfundenen, einst im weströmischen Bereich üblichen Weise lesen.

Literatur: Volbach (1923) S. 4-5. - Delbrueck (1929) S. 151-154 N 34. - Grabar (1957) S. 18, 24. - Kollwitz (1959) Sp. 1128. - Kat. Athen (1964) S. 149-150 Nr. 35. - Volbach (1976) Nr. 33. - Kat. New York (1979) S. 51 ff. Nr. 51 (J. C. Anderson).

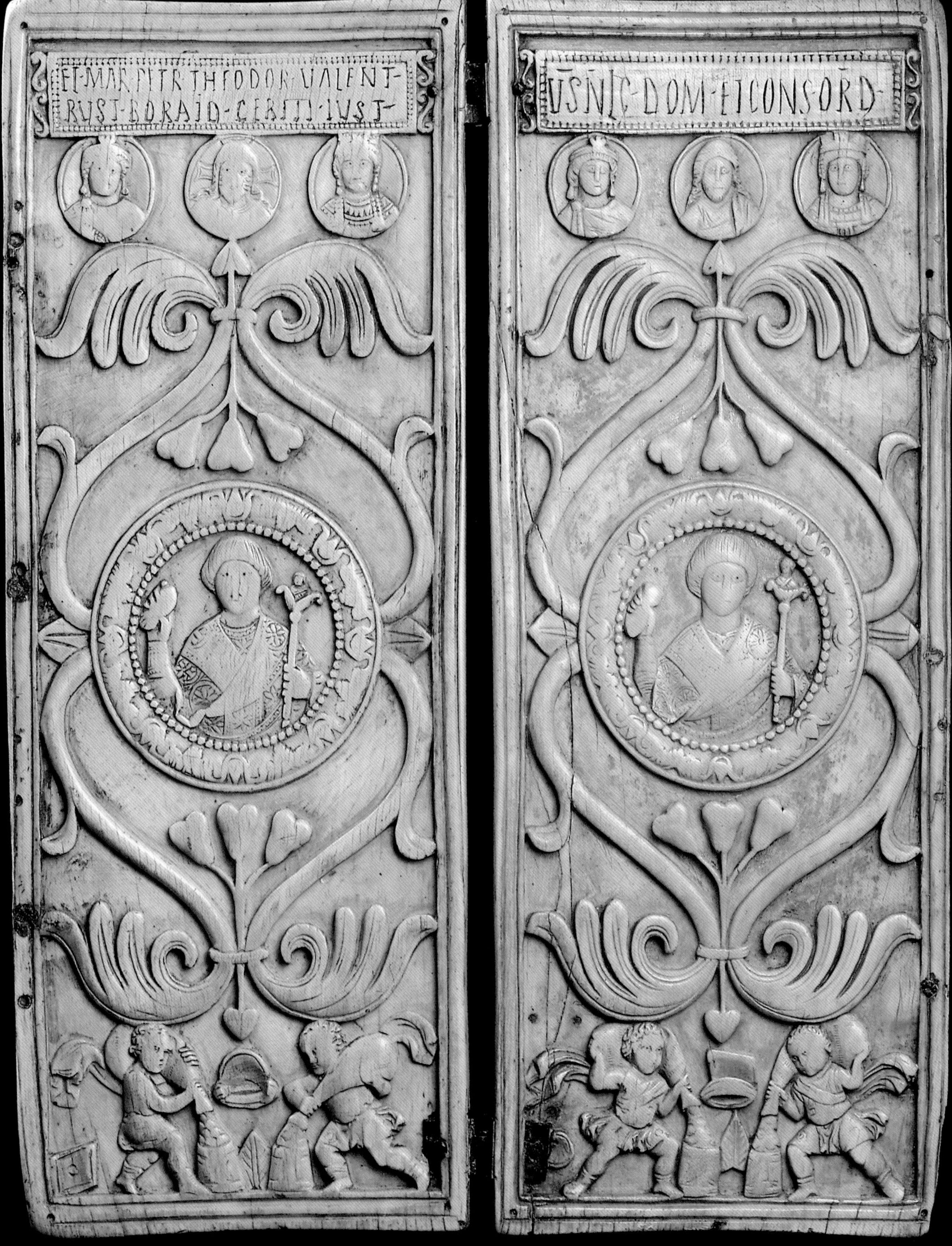

ET·MAR·PETR·THEODOR·VALENT·
RUST·BORAID·GERM·IUST·
US·N·C·DOM·ET·CONS·ORD·

53
Diptychon
Christus und Gottesmutter

Konstantinopel, um die Mitte des 6. Jahrhunderts
Aus der königlichen Kunstkammer; 1821 bereits vorhanden
Elfenbein; Höhe 29 cm, Breite 13 bzw. 12,7 cm; beide Tafeln sind unten um einen Streifen von mehr als 5 cm Höhe beschnitten worden
Inv.-Nr. 564 und 565

Vor einem Säulenpaar mit Piedestalen und korinthischen Kapitellen, das eine Archivolte mit Muschelfüllung trägt und dessen Zwischenraum durch einen Vorhang verschlossen ist, thront Christus, langhaarig und bärtig, auf einem Thronsessel mit Fußbank (Suppedaneum) sitzend, die Rechte im Sprechgestus erhoben und mit der Linken einen auf seinen Oberschenkel gestellten Codex stützend. Hinter ihm, zum großen Teil von seiner Gestalt verdeckt, erscheinen Petrus und Paulus. In den Zwickeln seitlich der Archivolte die kleinen Büsten der Personifikationen von Sonne (Helios/Sol, strahlenbekrönt) und Mond (Selene/Luna, mit Sichel im Haar) als Zeichen der immerwährenden Herrschaft. Das souveräne Sitzmotiv Christi, jegliche achsiale Symmetrie vermeidend, betont die Erscheinung seines Gesichts, des einzigen frontalen figürlichen Motivs der Komposition; diese Wirkung ist vorbereitet durch das überfangende Motiv der Muschel und Archivolte und wird verstärkt durch die Zuwendung der Apostelköpfe sowie dadurch, daß der Kopf Christi die Stange des Vorhanges überragt. Die zweite Tafel zeigt vor einer fast identischen Architektur samt den Personifikationen von Sonne und Mond und auf demselben Thronarrangement die Gottesmutter, das Kind in ihrem Schoß haltend. Hinter ihrer Gestalt erscheinen zwei Engel, ihre Oberkörper leicht nach außen biegend; der eine führt die Gebärde des Petrus aus, der andere hält die Weltkugel. Das Kind stützt einen Rotulus, eine Schriftrolle, auf seinen Oberschenkel, wiederholt den Sprechgestus der großen Christusgestalt und entspricht seiner Mutter im Sitzmotiv. Im Gotteskind und im bärtigen Christus der beiden Darstellungen sind der Menschensohn und der verherrlichte Christus gegenübergestellt. Das Vorkommen abweichender Ausbildung gerade scheinbar nebensächlicher Details, z. B. im Ornament oder bei den Ösen des Vorhanges, deutet darauf hin, daß die Tafeln von zwei verschiedenen Schnitzern gefertigt sein dürften. Die ikonenhafte Erscheinung der beiden Tafeln war ursprünglich durch ein großes Besitzerkennzeichen zu einem ungewöhnlichen, jedenfalls sonst nicht erhaltenen Diptychontyp erweitert. Auf den später unten abgeschnittenen Streifen, die fast ein Sechstel der originalen Höhe ausmachten, war jeweils ein großes Monogramm dargestellt, das den Namen des ersten Besitzers nannte. Die Reste lassen noch erkennen, daß es sich um ein sogenanntes Kastenmonogramm mit lateinischen Buchstaben gehandelt hat, vermutlich um ein bischöfliches Monogramm (in dem das erhaltene »C« mit dem »S« des Wortes EPISCOPVS verbunden war), und machen den hypothetischen Bezug auf den Erzbischof Maximianus von Ravenna durchaus wahrscheinlich. Sein großartiger, bis heute in Ravenna erhaltener Bischofsstuhl (Kathedra) aus Elfenbein (Abb. 37) ist das dem Berliner Diptychon in stilistischer und ikonographischer Hinsicht nächstverwandte Werk. Kathedra und Diptychon dürften in Konstantinopel gearbeitet sein und waren - wie die lateinischen Monogramme zeigen - zur Verwendung im Westen bestimmt.

Literatur: Vöge (1900) Nr. 2-3. - Volbach (1923) S. 5. - Wulff/Volbach (1923) S. 17-18. - Kollwitz (1959) Sp. 1129. - Kat. Aachen (1965) S. 314 (H. Schnitzler) und S. 329-330 Nr. 511. - Delvoye (1971) S. 208. - Jürgensen (1972) S. 48 ff. - Deichmann (1974) S. 148-149. - Volbach (1976) Nr. 137. - Kat. New York (1979) S. 528-530 Nr. 474 (S. A. Boyd). - Kat. Frankfurt/M. (1983) S. 697-698 Nr. 272.

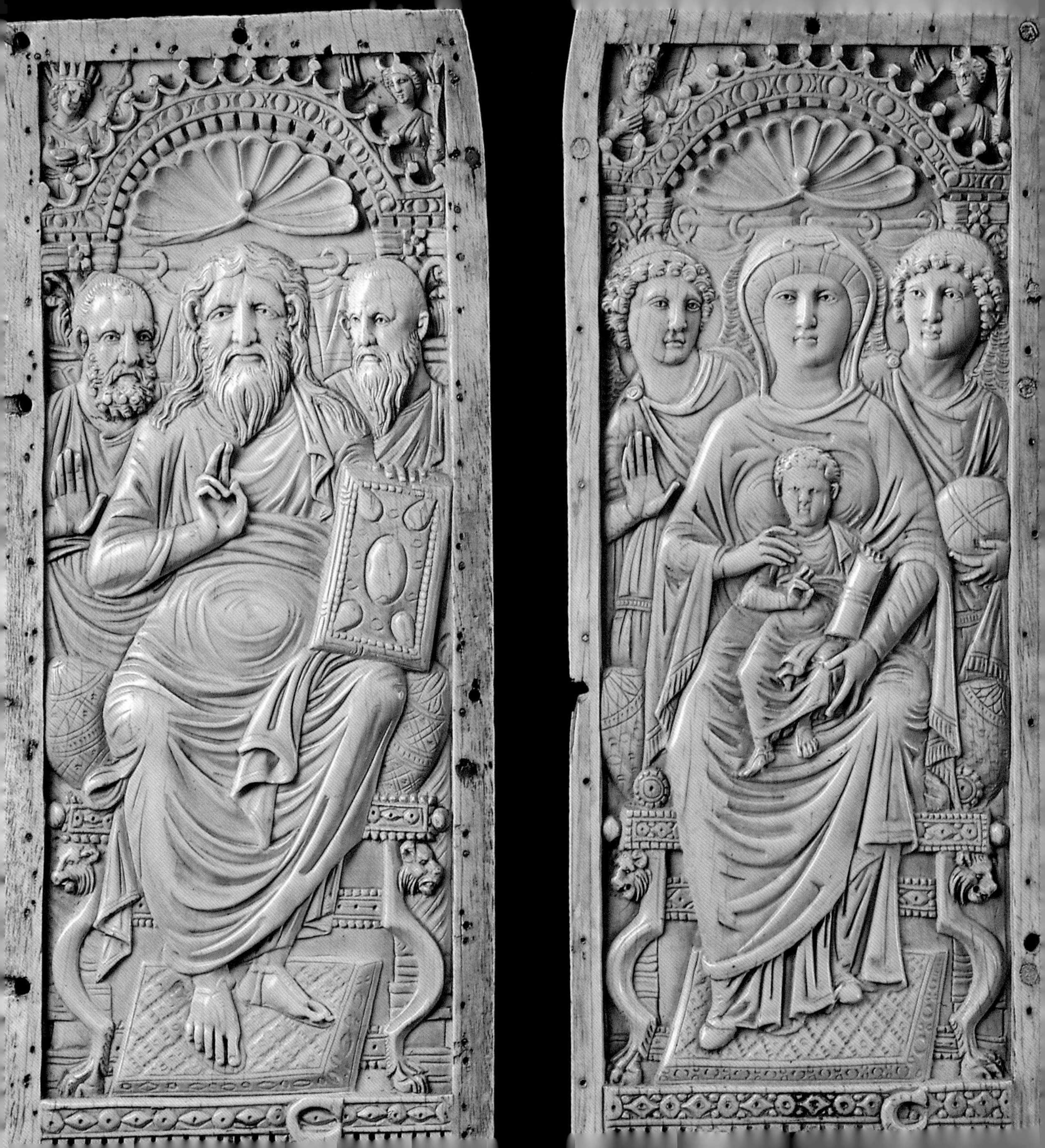

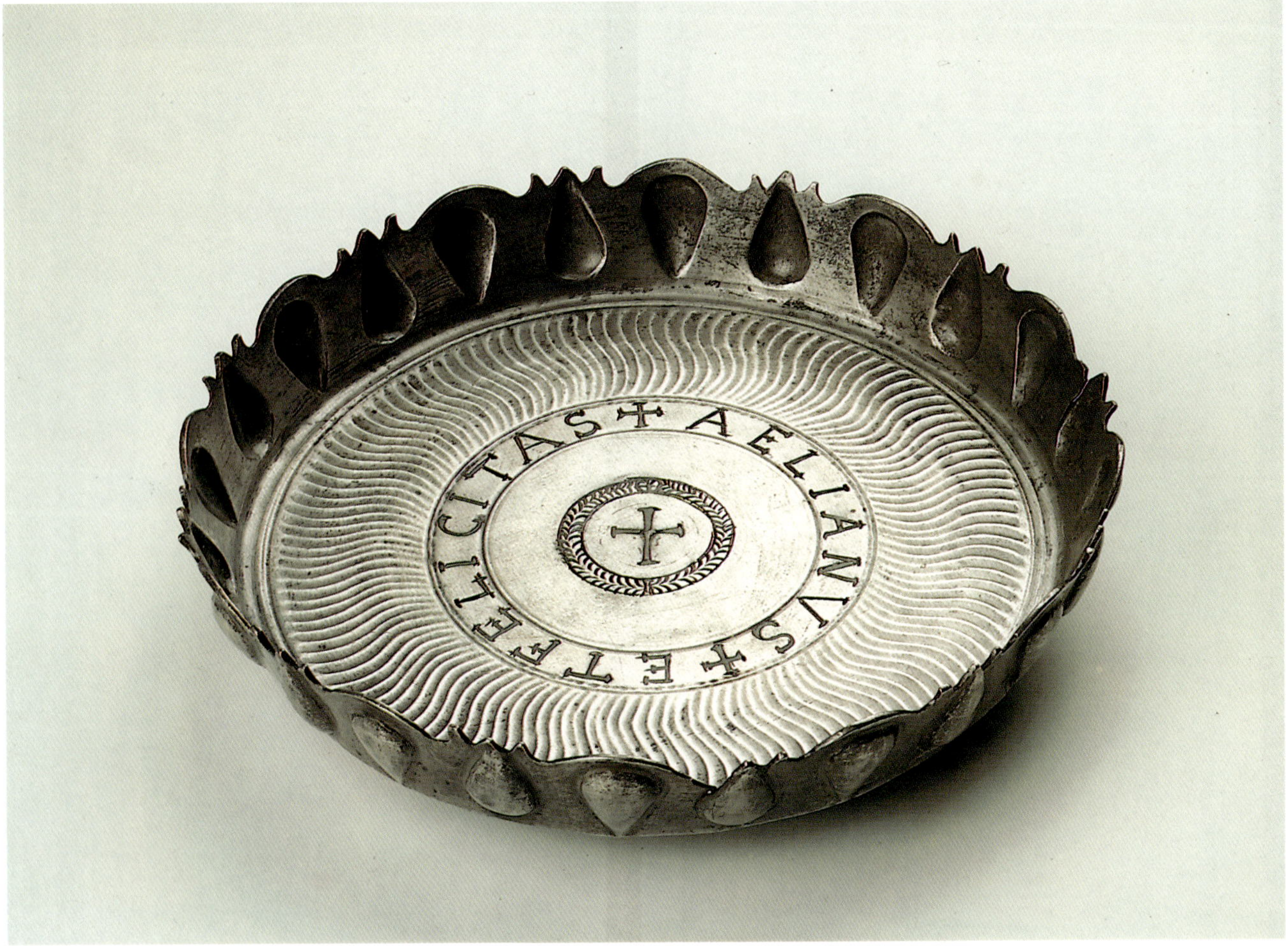

54
Schale eines Tafelgeschirrs des Aelianus und der Felicitas

Italien, 5./6. Jahrhundert
Silber und Niello; Höhe 3,5 cm, Durchmesser 16,9 cm, Gewicht 315,90 g
Leihgabe der Bundesrepublik Deutschland

Im planen Bildfeld der mit gezacktem, buckelverziertem Rand versehenen Schale inmitten von Riefelungen ein Kreuz im Kranz. Die durch zwei Kreuze unterteilte Inschrift AELIANVS ET FELICITAS bezeichnet die christlichen Auftraggeber oder Empfänger des Silbergeschirrs. Die Schale gehört zum Schatz von Canoscio (Provinz Perugia), der 1935 von Privatleuten ans Licht gezogen wurde; 24 Teile davon gelangten als vermeintlich kirchlicher Silberschatz in den Domschatz der Kathedrale von Città di Castello. Darunter befindet sich ein genaues Gegenstück zur Berliner Schale, das seinerzeit irrtümlich auf zwei nordafrikanische Märtyrer bezogen und als liturgisches Gerät in Anspruch genommen worden ist. Die Berliner Schale belegt, ihr Gegenstück komplettierend, vielmehr, daß es sich um Zwillingsstücke für den Gebrauch eines Ehepaares gehandelt hat und daß der Schatz von Canoscio, der wohl im 6. Jahrhundert vergraben worden ist, neben Bestandteilen kirchlichen Silbergeräts auch Tafelsilber umfaßt hat. Zu den in Città di Castello aufbewahrten Eßlöffeln dieses Schatzfundes tritt noch ein Exemplar in Berlin hinzu, das sehr wahrscheinlich aus derselben Quelle stammt.

Literatur: Unpubliziert - Zum Schatzfund von Canoscio: Giovagnoli (1935) S. 313-328. - Volbach (1965) S. 303-316. - Engemann (1972) S. 157 ff. - Zu den Löffeln: Hauser (1991).

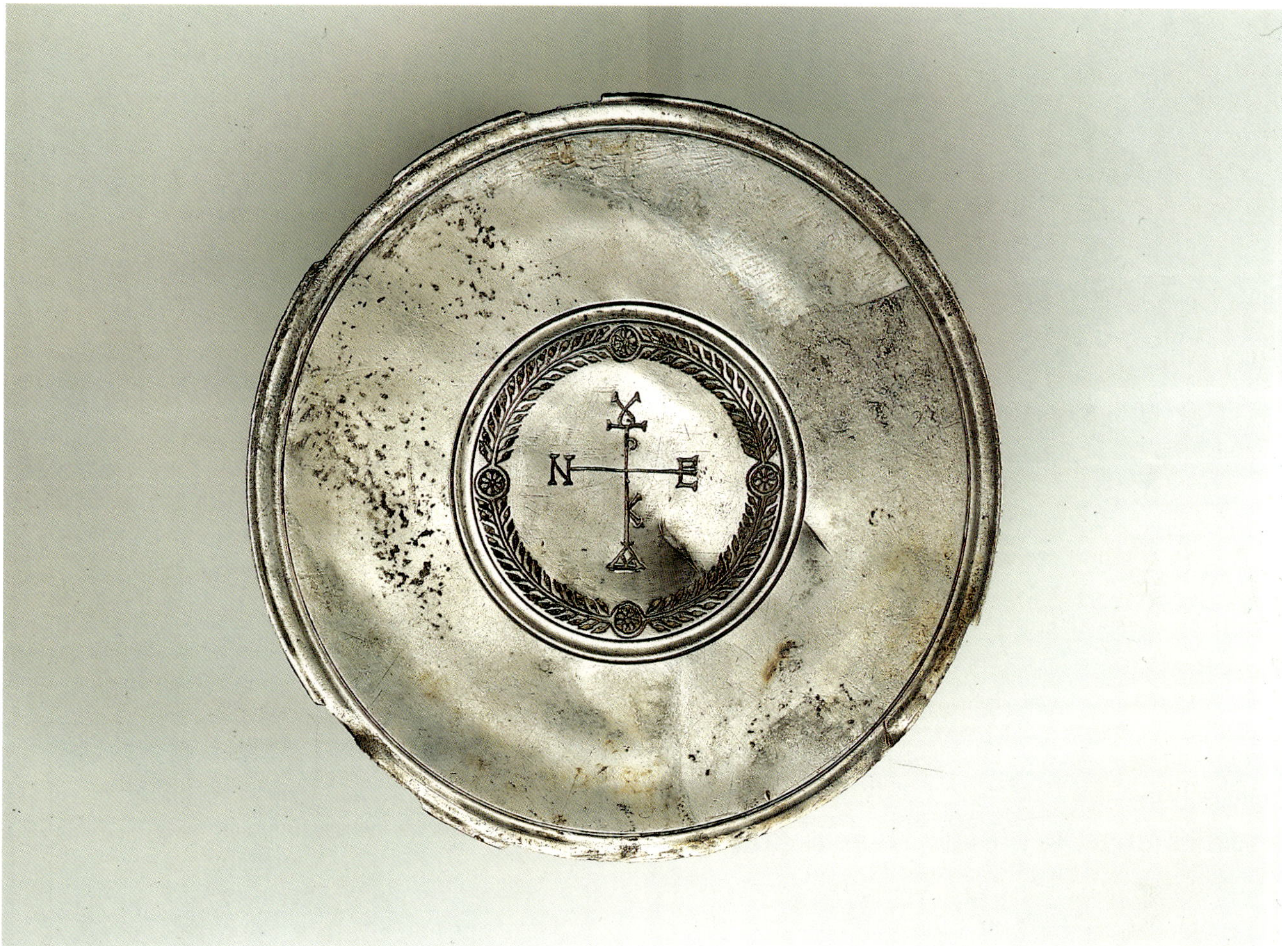

55

Bodenstück einer Silberplatte des Nektarios Kandidatos (?)

Konstantinopel, um 550
Aus Izmir; 1909 als anonymes Geschenk erworben
Silber und Niello; Durchmesser noch 18,5 cm, Gewicht noch 451 g
Inv.-Nr. 4925

Auf der Innenseite des Fußringes nennt eine gepunzte griechische Inschrift das ehemalige Gewicht der Schale in römischen Gewichtseinheiten: »5 Pfund, 3 Unzen, 16 Gramm«; das entspricht mindestens 1,7 kg unseres Maßsystems. Mit dem dekorierten Bodenstück hat sich also ungefähr nur ein Viertel der Substanz erhalten; die dünn ausgetriebene Wandung samt verdicktem Rand ist verlorengegangen. Setzt man den Durchmesser des Fußringes und das ehemalige Gewicht in Beziehung zu vollständig erhaltenen Silberschalen, erschließt sich ein ursprünglicher Durchmesser von mindestens 40 cm für das Berliner Fragment. Fünf Kontrollstempel auf der Unterseite, unter Kaiser Iustinian I. (527-565) von der kaiserlichen Verwaltung, wahrscheinlich zwischen 547 und 550, auf der Rohform der Schale eingeschlagen, garantierten den Feingehalt des Silbers. Die nach dieser Stempelung gearbeitete Dekoration ist mit Niello eingelegt. Innerhalb eines Lorbeerkranzes erscheint ein Monogramm in einem damals gerade modern gewordenen Typus, kreuzförmig angelegt, dessen komplizierte Buchstabenkombination im Genitiv sowohl den Namen des Besitzers als auch seinen Titel nennt und die auf einen NEKTARIOS KANDIDATOS bezogen worden ist. Die Platte dürfte also einem Gardeoffizier namens Nektarios aus der Umgebung des Kaisers Iustinian I. gehört haben.

Literatur: Wulff (1909) S. 227 Nr. 1107. - Cruikshank-Dodd (1961) S. 77 Nr. 12. - Fink (1971) S. 325 Nr. 860.

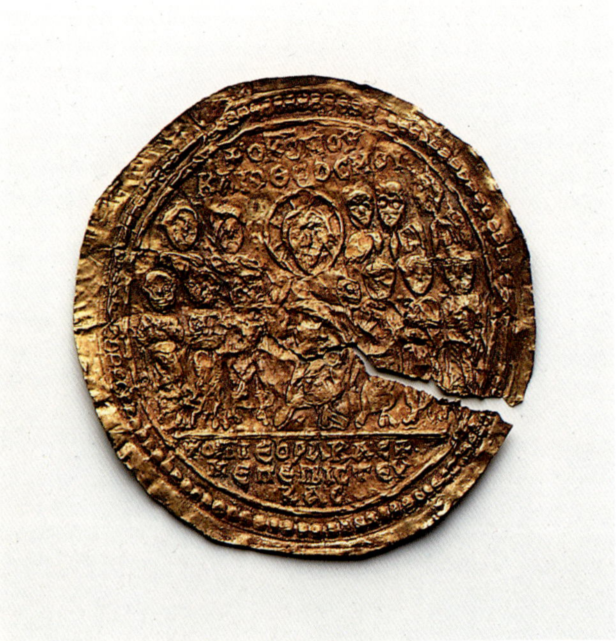

56
Medaillon
Erscheinung Christi vor Thomas und Aposteln

Oströmisch (Palästina?), 6./7. Jahrhundert
Aus Italien; 1921 erworben
Goldblech, gepreßt; Durchmesser 5,2 cm
Inv.-Nr. 6861

Die dünnen Goldbleche dieser Art, deren Verwendungszweck noch nicht einwandfrei bestimmt werden konnte, haben oft durch mechanische Einwirkung Verformungen und Verletzungen erlitten, die es schwer machen, die Details der Darstellung zu erkennen. Das Bildfeld ist von einem Perlstab und einem Steg gerahmt. Über einer horizontalen Bodenlinie steht der bärtige Christus mit Kreuznimbus und Rolle in seiner Linken und faßt wahrscheinlich mit der Rechten den Arm des Thomas, der von links herantritt. Zu ihren Seiten Ganz- und darüber Halbfiguren von elf Aposteln. Die griechische Inschrift, zweizeilig über der Darstellung und dreizeilig im unteren Segment, folgt Johannes 20, 28-29: »Mein Herr und mein Gott!« - »Weil du mich gesehen hast, [Thomas], so glaubest du.«

Literatur: Wulff/Volbach (1923) S. 25. - Schlunk (1939) S. 23 Nr. 55.

57
Fragment eines Grabreliefs oder einer Reliefikone
Orans

Konstantinopel oder Kleinasien, 6. Jahrhundert (?)
Aus Kleinasien (Fundort unbekannt); 1908 durch Th. Wiegand erworben
Marmor; Höhe noch 34 cm, Breite noch 53 cm
Inv.-Nr. 6130

Das Fragment wurde aus einem größeren Relief herausgemeißelt. Erhalten ist nur noch der Oberkörper einer frontal stehenden weiblichen Gestalt mit zum Gebet erhobenen Armen. Sie ist mit einem langärmeligen Untergewand und einem um Haupt, Schultern und Brust gelegten Manteltuch, dem Maphorion, bekleidet. Diese Tracht ist typisch für die seit dem 6. Jahrhundert gern als Fürbitterin (Orans) dargestellte Gottesmutter Maria. Auf den sogenannten Monzeser Ampullen (Abb. 39b) und auf einer Miniatur des in das Jahr 586 datierten Evangeliencodex des Rabbula (Paris) erscheint dieser Typus der Gottesmutter erstmals in Darstellungen der Himmelfahrt Christi. Ob auch unser Fragment zu einer Reliefkomposition dieses Themas gehört haben könnte oder von einem Grabmonument stammt, ist nicht mehr auszumachen.

Literatur: Wulff (1909) S. 308 Nr. 1626. - Schultze (1922) S. 1 Bild 1.

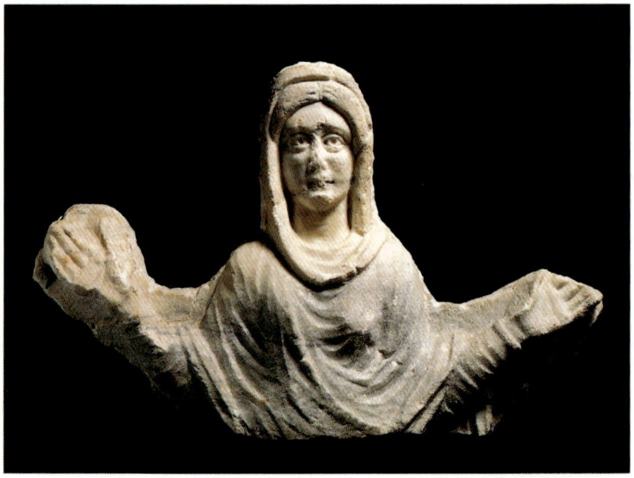

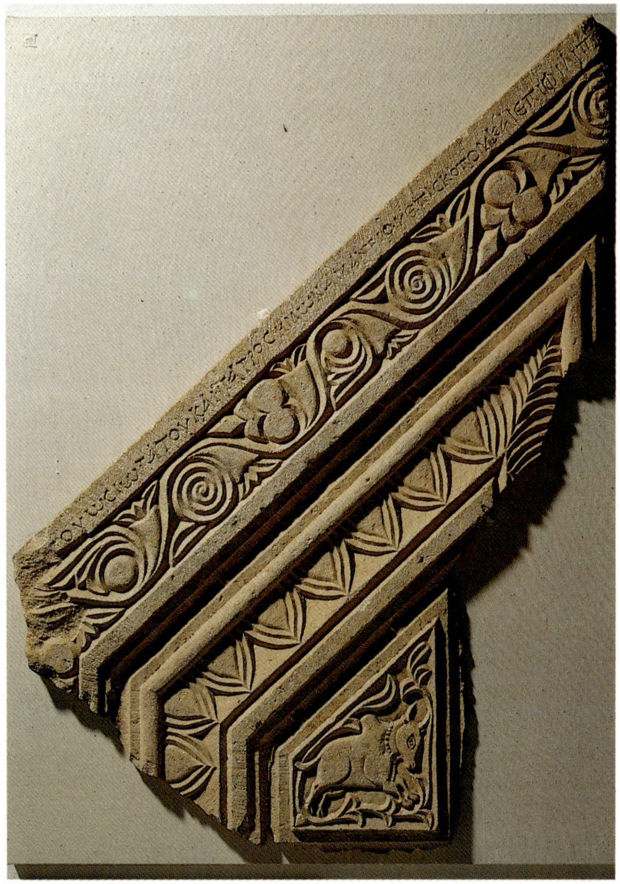

58
Drei Fragmente von der Treppenwange eines Ambons
Buckelochse und Rankenwerk, Stifterinschrift

Kleinasien, 6. Jahrhundert
Aus der Gegend zwischen Pergamon und Soma (Germe); 1903 durch Th. Wiegand erworben
Kalkstein; Höhe noch 118 cm, Breite noch 89 cm
Inv.-Nr. 4749-4751

Erst kürzlich wurde erkannt, daß die drei Fragmente, die jahrelang einzeln ausgestellt waren, Bruch an Bruch zusammenpassen und zur rechten Wange einer Ambonentreppe gehörten. Da die Platte besonders in den Profilkehlen extrem dünn ist (bis zu 10 mm), dürfte sie ursprünglich einer gemauerten Treppenwange vorgeblendet oder von einem steinernen Rahmen eingefaßt gewesen sein. Das Mittelfeld mit dem Bild eines springenden Buckelochsen mit Halsband inmitten einer Blattranke ist von Profilen und Friesen umgeben; innen ein umlaufender Eierstab mit einer Palmette im oberen Zwickel und außen eine alternierende Ranke mit Spiralen, Blättern und füllhornförmigen Blüten. Unter dem Handlauf ist der Rest einer griechischen Stifterinschrift erhalten: »[Gestiftet von] unserem allerheiligsten Vater und Bischof Amantios und von Philippos [. . .]«. Ein kleinasiatischer Bischof namens Amantios ist aus schriftlichen Quellen nicht bekannt, weshalb es nicht möglich ist, das Ambonenfragment anhand der Lebensdaten seiner Stifter zu datieren.

Literatur: Wulff (1909) S. 64-65 Nr. 188-190. - Wessel (1957) S. 130, Abb. 10. - Ulbert (1969) S. 30 Nr. 91, Taf. 26; S. 39-40 (4749). - Wessel (1970) S. 144-145, Abb. 89 (4749).

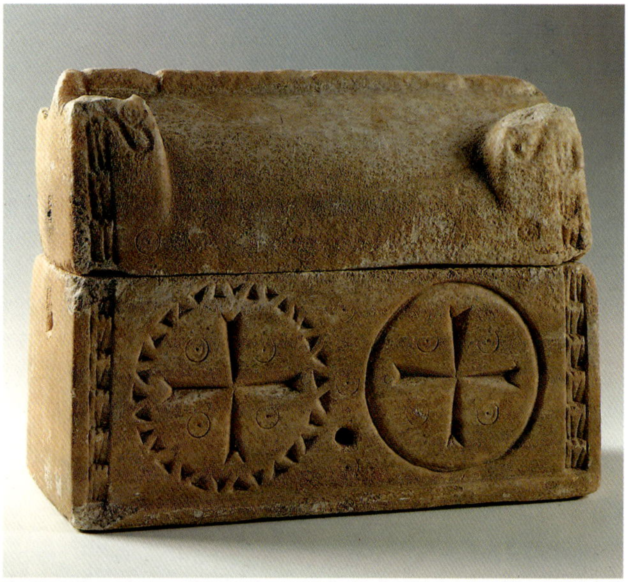

59

Reliquiar in Sarkophagform

Syrien/Apamene, 5./6. Jahrhundert
1987 aus dem Kunsthandel erworben
Gipsstein; Höhe 30,5 cm, Breite 39,5 cm, Tiefe 18 cm
Inv.-Nr. 10/87

Das Reliquiar, ehemals durch seitlich an Kasten und Deckel angebrachte eiserne Klammern verschlossen, besitzt eine hochgelegene Einfüllöffnung auf der Rückseite des Deckels und eine Ausflußöffnung im unteren Bereich der dekorierten Frontseite des Kastens. Oben konnte Öl eingegossen werden; es benetzte die im Innern des Kastens befindlichen Reliquien, galt durch diese Berührung für geheiligt und konnte nach Austritt durch die untere Bohrung aufgefangen werden. Vielleicht sind die Bohrungen der Einfüll- und der Ausflußöffnung erst etwas später hinzugefügt worden, um das Reliquiar für den Kult der Öl-Libation geeignet zu machen; darauf könnte die rückseitig gelegene obere Öffnung hindeuten. Bei etlichen anderen syrischen Reliquiaren sind nämlich die für das Öl vorgesehenen Öffnungen mit eindeutigem Vorbedacht plaziert und passend geformt, indem die Einfüllöffnung auf dem First des Deckels angeordnet und ungefähr schalenförmig ausgearbeitet wurde, und auch die Ausflußöffnung mündet bisweilen in eine Aushöhlung, die eine gewisse Menge des austretenden Öles aufnehmen konnte; ein Beispiel dafür bietet das zweite syrische Reliquiar Inv.-Nr. 1/88. Abweichend von manchen der syrischen Reliquiare, die innen nur teilweise, in der Regel halbkugelförmig, zur Aufnahme einer kleinen Reliquienmenge ausgehöhlt wurden, sind die beiden Berliner Exemplare kastenförmig, mit annähernd gleichbleibender Wandungsstärke, ausgearbeitet; möglicherweise waren die Reliquien in einem kleinen, in eine leichte Vertiefung des Bodens eingestellten Behältnis enthalten. In der Regel waren derartige Reliquiare in einem nördlich oder südlich der Apsis gelegenen Nebenraum des Sanktuariums von Kirchen Nord- und Mittelsyriens aufgestellt. Die Dekoration dieses Beispiels besteht aus zwei von Kreisen umgebenen Kreuzen (wobei die beiden gleichwertigen Motive absichtsvoll variiert sind, ein Verfahren, das zum Beispiel auch in der Ornamentik der Baudekoration der Kirchen Nordsyriens beobachtet werden kann), ferner je einem horizontalen Streifen mit Lorbeerstab an den Seiten der Front sowie dem traditionellen, hier bereits stark reduzierten Motiv der Halbpalmette auf den Akroteren an den vorderen Ecken des Deckels.

Literatur: Unpubliziert - Zu weiteren Beispielen: Lassus (1947) S. 163-167. - Tchalenko/Baccache (1979/80) Abb. 85, 125, 134, 148, 183, 290, 328, 343-344, 348, 366, 389-390, 409-410, 443, 491. - Canivet (1987) S. 124 ff., Taf. 14. - Ulbert (1986) S. 65-66, Abb. 36.

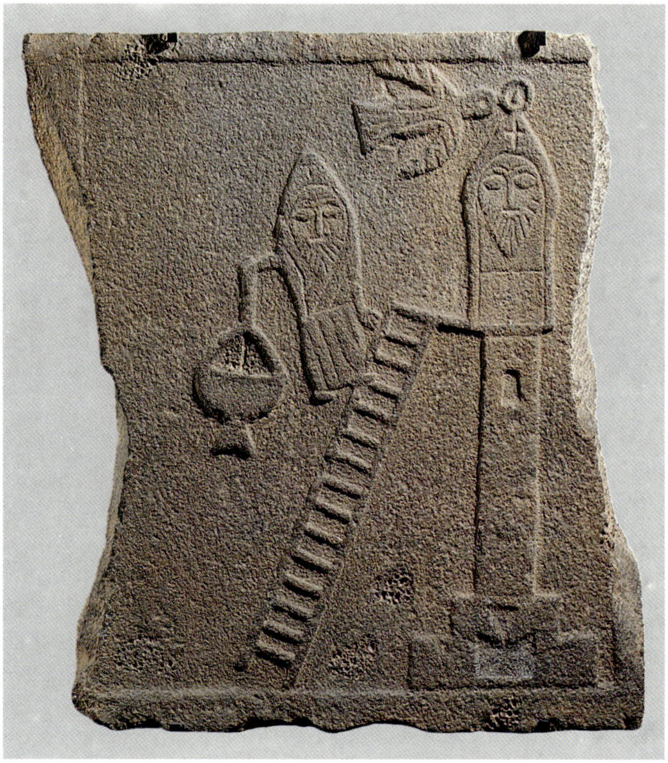

60
Schrankenplatte (?)
Symeon der Säulensteher

Syrien, 5./6. Jahrhundert
Aus Qasr Abu Samra, nordöstlich von Hama; 1963 aus dem Kunsthandel erworben
Basalt; Höhe 84,5 cm, größte Breite 76 cm, Tiefe 18,5 cm
Inv.-Nr. 9/63

Am rechten Rand unten ist ein Rest der flächig bearbeiteten Flanke des Werkstücks erhalten. Auf der linken Seite hingegen verläuft ein Bruch. Hier ist im oberen Bereich noch ein Teil eines senkrechten Rahmenstreifens stehengeblieben, der breiter war als die übrigen erhaltenen Teile der Rahmung und der wahrscheinlich als mittlerer Trennstreifen zweier benachbarter Bildfelder gedient hat: Demnach ist nur etwa die Hälfte des Werkstücks, dessen ursprüngliche Maße ca. 144 x 84,5 cm betragen haben dürften, erhalten geblieben. Trotz der unbeholfenen Steinmetzarbeit vermag die Darstellung durch Beschränkung auf wenige Chiffren den Bildinhalt augenfällig zu machen. Auf einer hohen Säule, die über einem Sockel aufgerichtet ist, erscheint oberhalb eines Podestes die Büste eines extremen Asketen, eines heiligen Säulenstehers, durch das Kreuz auf der Kapuze als Mönch kenntlich. Ein Vogel fliegt hinzu und zeichnet den Asketen durch ein Attribut (Kranz?) aus. Ein zweiter Mönch erklimmt eine ans Podest gelehnte Leiter und schwingt dabei ein Weihrauchfaß, den bereits vorhandenen und ausgeübten Kult des Heiligen anzeigend. Dargestellt ist wahrscheinlich der berühmteste der frühchristlichen Säulensteher, der heilige Symeon Stylites aus Nordsyrien (ca. 390-459). Etwa 42 Jahre verbrachte er auf einer Säule (griech. stylos) und unterbrach sein Stylitenleben nie. Die Säule war anfangs nur knapp 2 Meter hoch; im Lauf der Zeit wuchs sie auf 17-20 Meter an. Von weither reisten Pilgerscharen herbei, zu denen Symeon mehrmals täglich predigte. Nach Symeons Tod entbrannte ein Kampf um seine Reliquien. Um den Standort der Säule nordöstlich von Antiochia wurde das große Pilgerzentrum Qalʿat Simʿān errichtet.

Literatur: Lassus (1935/36) S. 153. - Elbern (1965) S. 280-304, Abb. 1. - Lassus (1977) S. 232 Nr. 250.

61
Bildniskopf eines Priesters (?)

Oberägypten, 1./2. Jahrhundert
Aus Kairo, angeblich aus Qena stammend; 1902 erworben
Kalkstein; Höhe 31 cm; in zwei schräg ansteigenden Richtungen durch den Hals gesägt, Kanten nachgearbeitet. Spuren von Hitzeeinwirkung im Bereich des Gesichtes
Inv.-Nr. 4132

Das Bildnis stellt einen kahlköpfigen und bartlosen Mann mit einem Kranz auf dem Haupt dar. Der Kranz war mit gemahlenem Kalkstein grundiert und matt vergoldet und enthielt über der Stirn ein zentrales, aus anderem Material eingefügtes Schmuckmotiv. Die Augen samt den seitlich verlängerten Lidern sind tief ausgearbeitet und waren ursprünglich in anderem Material (Glas oder bemalter Stuck mit überfangendem Glas?) eingesetzt. Später wurde der Kopf gänzlich, samt dem vergoldeten Kranz, mit dunkler bzw. schwarz gewordener Farbe überzogen.
Das Bildnis war seit seiner Erwerbung in der Regel als spätantikes Kaiserporträt verstanden, schließlich als kaiserliches Bildnis der Tetrarchenzeit bestimmt und auf Maximinus Daia bezogen worden: übereinstimmend wurde der Kopfschmuck als Lorbeerkranz aufgefaßt. Vor einem halben Jahrhundert schon fand diese Einschätzung berechtigte Zurückweisung: E. Drioton stellte fest, daß die Blättchen des Kranzes keinesfalls als Lorbeer anzusehen sein, vielmehr auf den in Ägypten vertrauten Totenkranz bezogen werden müßten, daß es sich folglich auch nicht um ein kaiserliches Bildnis handeln könne, und interpretierte den Kopf als provinzielles Bildnis eines namenlosen Oberägypters des 2. Jahrhunderts. Diese nüchterne Einschätzung des Bildwerkes ist eigentümlicherweise übersehen worden, und noch in neuester Zeit findet sich immer wieder einmal die ältere verfehlte Interpretation als spätantikes Kaiserporträt fortgeführt.
Mimik und Ausdruck des Bildnisses sind entspannt bzw. spannungslos. Es bestehen keine Verbindungen zu spätantiken Porträts: weder zu den von kräftigen Pathosformeln geprägten Porträts der tetrarchischen Epoche (wie z. B. dem Porphyrbildnis aus Athribis in Kairo) noch zu den energischen konstantinischen Bildnissen oder zu den ruhigen, bevorzugt auf stereometrischen Grundformen aufgebauten Bildnisköpfen aus frühtheodosianischer Zeit. Das Porträt ist eine provinzielle kaiserzeitliche Arbeit, geprägt von lokalen Traditionsformen und unbeeinflußt von den Moden der römischen Bildniskunst. Der irrigen Zuweisung als tetrarchisches Herrscherbild liegt neben der Verkennung des Kranzes als kaiserliches Insigne das Mißverständnis zugrunde, die provinziell bedingte, »subantike« Formensprache des Bildnisses sei mit derjenigen Epoche zu verbinden, in der nichtklassische, volkskunsthafte Tendenzen Eingang in das offizielle Herrscherbildnis gefunden hatten.
Der Kopf gehörte offensichtlich nicht zu einer rundplastischen Bildnisstatue, denn er ist im unteren Teil seiner Rückseite von einem Reliefträger abgetrennt worden: Die ursprüngliche Form der Skulptur dürfte eine von einer Rückenplatte hinterfangene Statue, aus einem einzigen Werkstück gefertigt, gewesen sein, wobei der obere Teil des Kopfes den horizontalen Abschluß der rückwärtigen Platte überragte. Die Datierungsspanne des Kopfes läßt sich noch nicht einschränken, da das Bildwerk bisher allein steht und übereinstimmende oder ähnliche Arbeiten nicht bekannt geworden sind. Der kleinblättrige Totenkranz mit Stirnschmuck macht wahrscheinlich, daß es sich um eine Grabstatue gehandelt hat; auf einen Priester deutet die Kahlköpfigkeit des Dargestellten hin.

Literatur: Wulff (1909) S. 24-25 Nr. 42. - Duthuit (1931) S. 29-31, Taf. 4 b-c. - Delbrück (1932) S. 122, 126. - Drioton (1940) S. 259. - Wessel (1963) S. 87. - W. von Sydow, Zur Kunstgeschichte des spätantiken Porträts im 4. Jahrhundert n. Chr., Bonn 1969, S. 137-138. - Calza (1972) Nr. 59, Nr. 104. - Effenberger (1975) S. 106, 143-144. - L'Orange (1984) S. 32-33, 112.

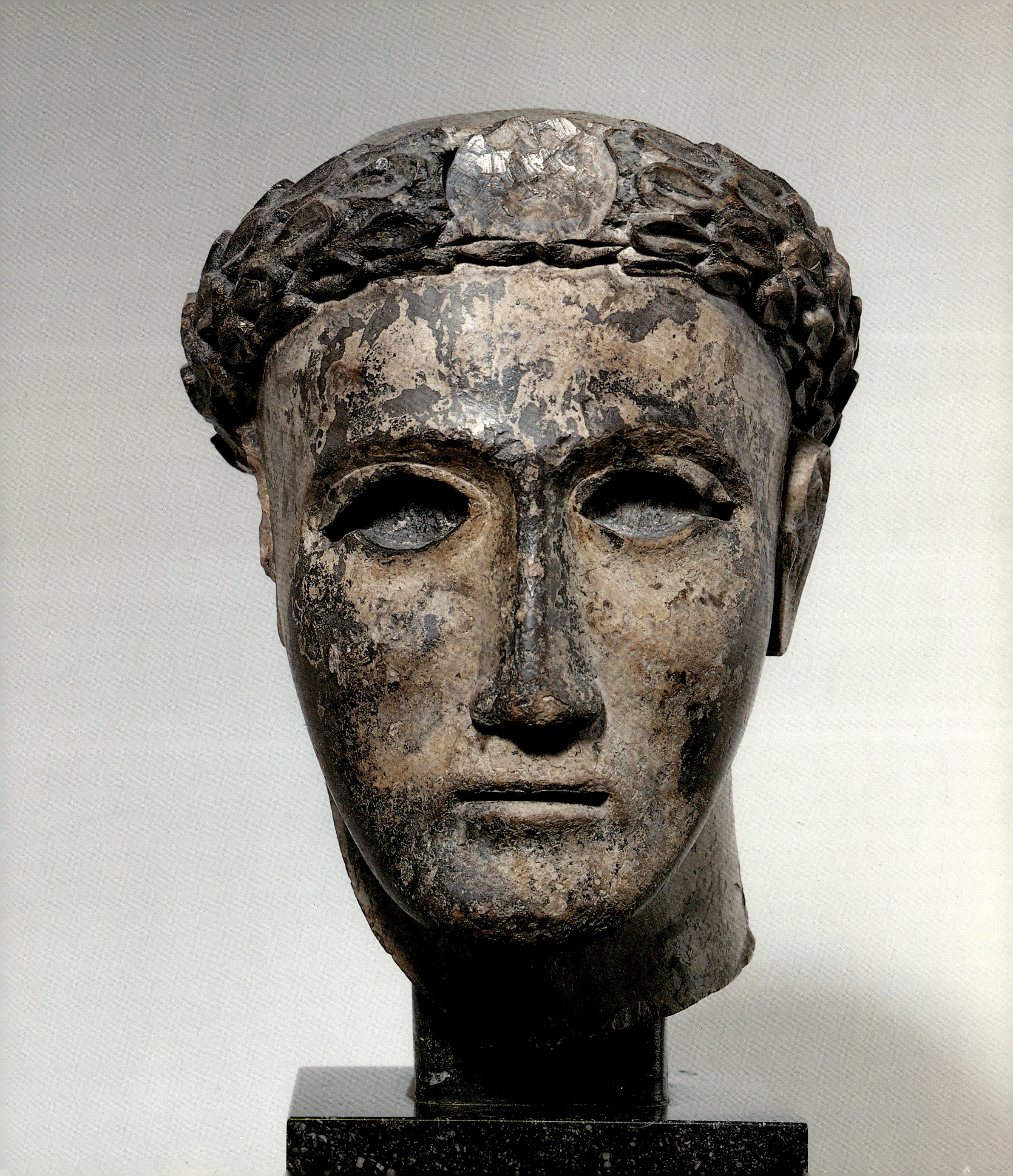

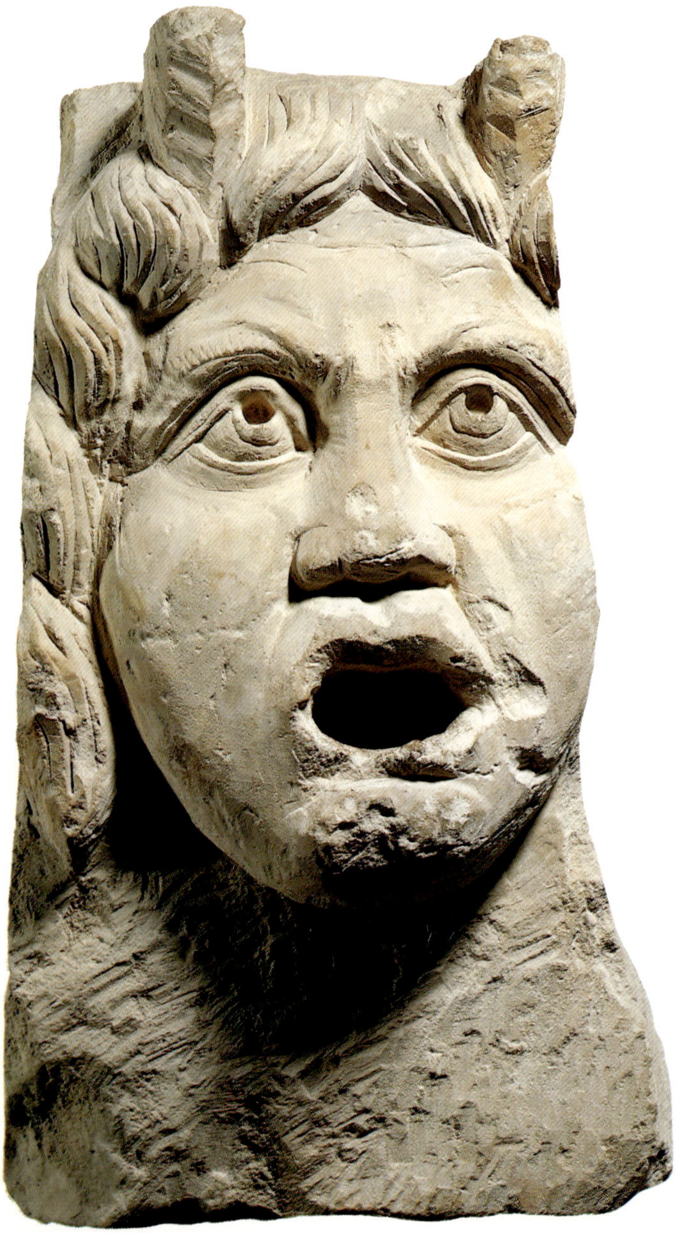

62
Fragment eines Wasserspeiers (?) Kopf des Pan oder eines Satyrs

Ägypten, 2./3. Jahrhundert
Aus Kairo; 1910 als anonymes Geschenk erworben
Kalkstein; Höhe noch 42 cm, Breite noch 24,5 cm
Inv.-Nr. 6601

In dem etwa lebensgroßen Kopf, dessen Stirn zwei kleine Bockshörner zieren, ist entweder der griechische Herdengott Pan oder ein Satyr aus dem Gefolge des Gottes Dionysos zu erkennen. Schon in der griechischen Kunst wurde der gewöhnlich bocksgestaltige und mit einem Ziegengesicht ausgestattete Naturgott Pan gelegentlich als Jüngling mit Bockshörnchen (Pan Nomios) dargestellt. Der weit geöffnete Mund, der dem Antlitz einen eher schreckeinflößenden und damit apotropäischen Ausdruck verleiht, und die keilförmige Zurichtung des Steinblocks sprechen für eine architektonische Verwendung des Reliefs. Obgleich die Bohrung nicht ausgeführt ist, hat man den Kopf als Wasserspeier gedeutet, der an der Dachtraufe eines größeren heidnischen Gebäudes angebracht war. Die Form der Augen, insbesondere die Bohrung der Pupillen, erinnert zwar an den »Himmelsblick« konstantinischer Porträts aus dem ersten Viertel des 4. Jahrhunderts, doch dürfte der Kopf eine kaiserzeitliche Arbeit aus der Zeit um 200 n. Chr. sein.

Literatur: Wulff (1911), Zweiter Nachtrag S. 5 Nr. 2241. - Effenberger (1975) S. 112, 183-184, Abb. 22.

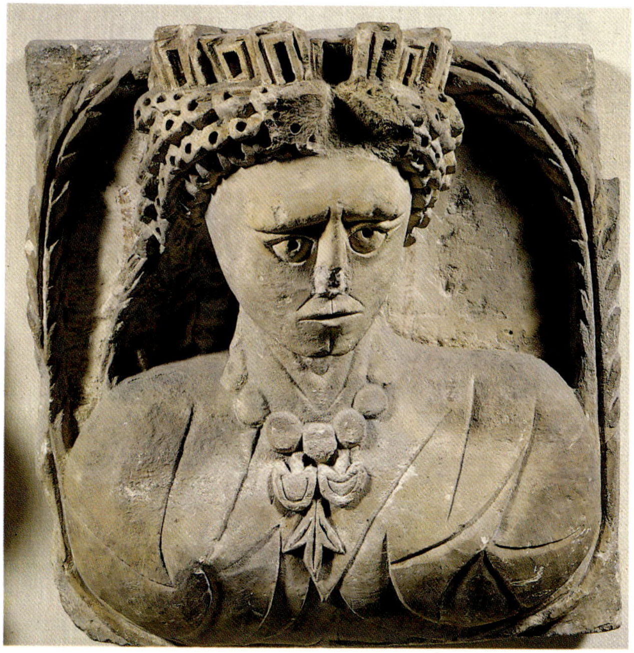

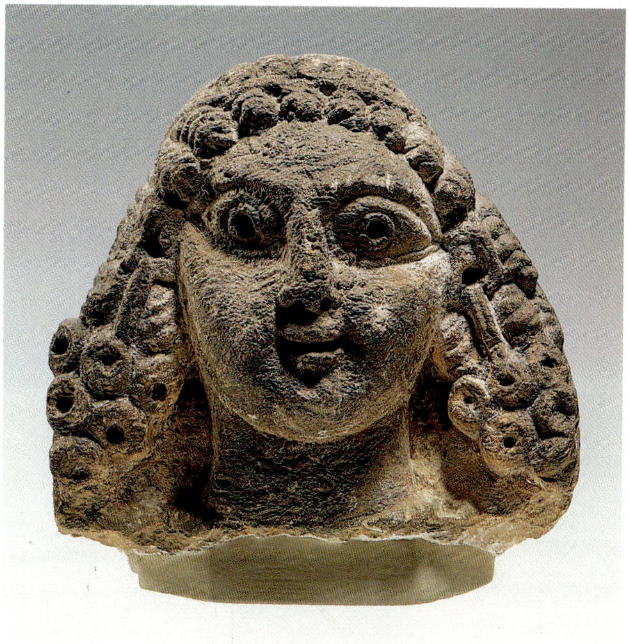

63

Fragment eines Wandreliefs
Büste einer Stadtgöttin

Ägypten, 3./4. Jahrhundert
Aus Kairo (Händler Philipp); 1902 durch J. Strzygowski erworben
Kalkstein; Höhe 45 cm, Breite 41,5 cm
Inv.-Nr. 4133

Der Reliefblock, der auf Grund einer nicht mehr nachprüfbaren Überlieferung aus Aschmunein (Hermopolis Magna) stammen soll, gehörte vielleicht ursprünglich zum Bildschmuck eines Stadttors. Ein Lorbeerkranz, dessen unregelmäßige Form nur ungenügend einen Bildnistondo nachahmt, umrahmt die in kräftigem Relief hervortretende weibliche Büste mit Mauerkrone und reichem Halsschmuck. Die Mauerkrone ist das Attribut der Stadt-Tyche, der Schutzgöttin einer Stadt, deren Namen sie gewöhnlich trägt. Die gewölbten Brüste und der reiche Halsschmuck scheinen dafür zu sprechen, daß die Tyche-Büste dem verbreiteten Bildtypus der Aphrodite von Aphrodisias folgte. In der plastischen Ausführung fällt der Gegensatz von volumenbetonter Anlage und übertriebener Härte in der Wiedergabe der Gesichtszüge, des mehrfach übereinandergelegten Haarkranzes, der Hals- und Gewandfalten sowie des Halsgeschmeides auf. Die starke Stilisierung der Einzelformen sollte wohl der Steigerung des Ausdrucks dienen und fügt sich gut in die alles Böse abwehrende Funktion einer Stadtbeschirmerin.

Literatur: Wulff (1909) S. 27-28 Nr. 55. - Wessel (1957) S. 88. - Wessel (1963) S. 9-10, Abb. 2. - Effenberger (1975) S. 112, 189, Abb. 23.

64

Jünglingskopf

Ägypten, 4. Jahrhundert
Aus Ägypten; 1905 vom Ägyptischen Museum überwiesen
Kalkstein; Höhe noch 19,5 cm
Inv.-Nr. 4697

Der nur angelegten Rückseite zufolge stammt das Köpfchen wohl vom Reliefschmuck einer Nischenbekrönung. Das in mehreren Reihen regelmäßiger Buckellöckchen wiedergegebene Haar wird von einem Band (Tänie) zusammengehalten und fällt im Nacken herab. Die leicht abstehenden Ohren sind mit großen Weintrauben geschmückt. Die Weintrauben weisen auf Dionysos, den Gott des Weines, der seligen Trunkenheit und der erlösenden Mysterien hin. Dionysische Darstellungen erfreuten sich in der spätantiken heidnischen Grabeskunst Ägyptens großer Beliebtheit. Sie galten vor allem als Sinnbilder der erhofften Wiedergeburt der Seele.

Literatur: Wulff (1909) S. 25 Nr. 45. - Wessel (1963) S. 92, Abb. 68. - Effenberger (1975) S. 152, Abb. 15. - Kakovkin (1980) S. 57, 58.

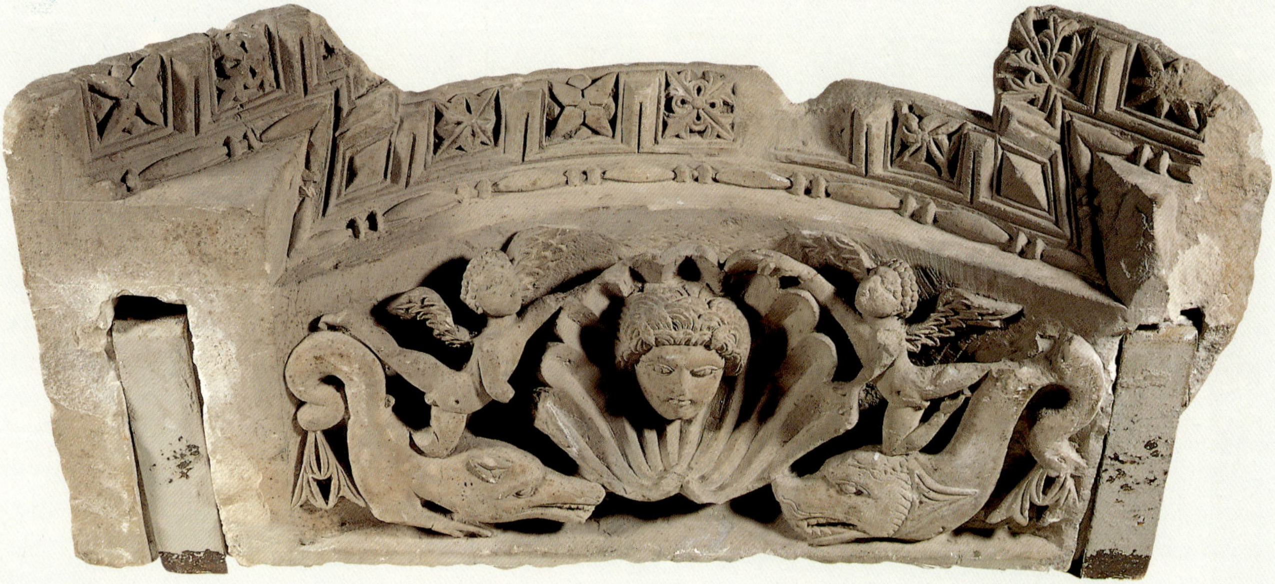

65

Bekrönung einer Nische
Muschel mit Aphroditehaupt, Eroten und Meerwesen

Ägypten, 4. Jahrhundert
Aus Giza (Händler Suleiman); 1902 durch J. Strzygowski erworben
Kalkstein; Höhe 39 cm, Breite 91 cm
Inv.-Nr. 4452

Der Rundgiebel bekrönte einst eine von Halbsäulen flankierte Wandnische und stammt vermutlich von einem heidnischen Grabbau. Die Form des Giebels ist von zahlreichen spätantik-ägyptischen Beispielen bekannt. Sie geht nicht, wie man lange gemeint hat, auf die gesprengten Giebel kaiserzeitlicher römischer Schaufassaden zurück, sondern auf eine bestimmte monumentale Giebelformen mit seitlich aufgesetzten Spitzen, von der sich Spuren in Alexandria erhalten haben (Marianne Bergmann). Die seitlichen Spitzen, die den Rundgiebel einfassen, und das umlaufende Karnies zeigen jedoch deutlich, daß die Struktur der Vorbilder schon weitgehend in ein Flächenmotiv mit nur scheinbarer perspektivischer Wirkung umgewandelt worden ist. Das - auf unserer Abbildung in schräger Unteransicht gezeigte - Bogenfeld der Nische ist mit einer Muschel gefüllt, die von zwei geflügelten Knaben (Eroten) emporgehoben wird. Die beiden Putten knien in possierlicher Weise auf den Rücken großer Seeungeheuer. Im Innern der Muschel erscheint das Haupt der Göttin Aphrodite, gleichsam eine »verkürzte« Wiedergabe der aus dem Meer geborenen Aphrodite Anadyomene. Das Thema der Aphroditegeburt war in der spätantiken heidnischen Grabeskunst Ägyptens sehr beliebt und wurde - vielleicht unter dem Einfluß der Mysterienkulte - als Sinnbild der erhofften Wiedergeburt der Seele verstanden.

Literatur: Strzygowski (1904) S. 33, Abb. 39. - Wulff (1909) S. 28 Nr. 58. - Wessel (1957) S. 68, Abb. 12. - Effenberger (1975) S. 185, 190, Abb. 24. - Effenberger (1981) S. 77. - Zur Herkunft der Giebelform: Bergmann (1987).

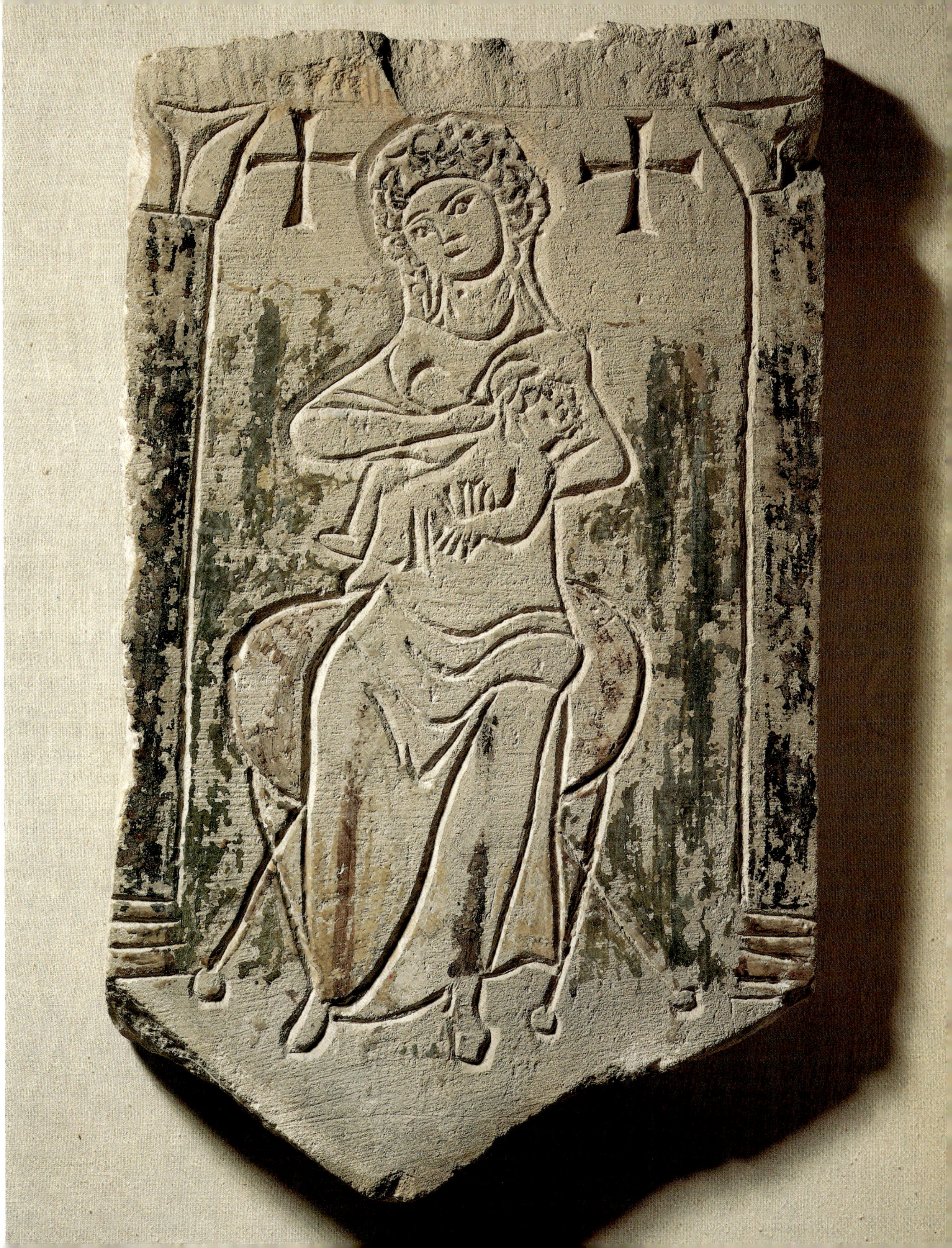

Kat.-Nr. 66

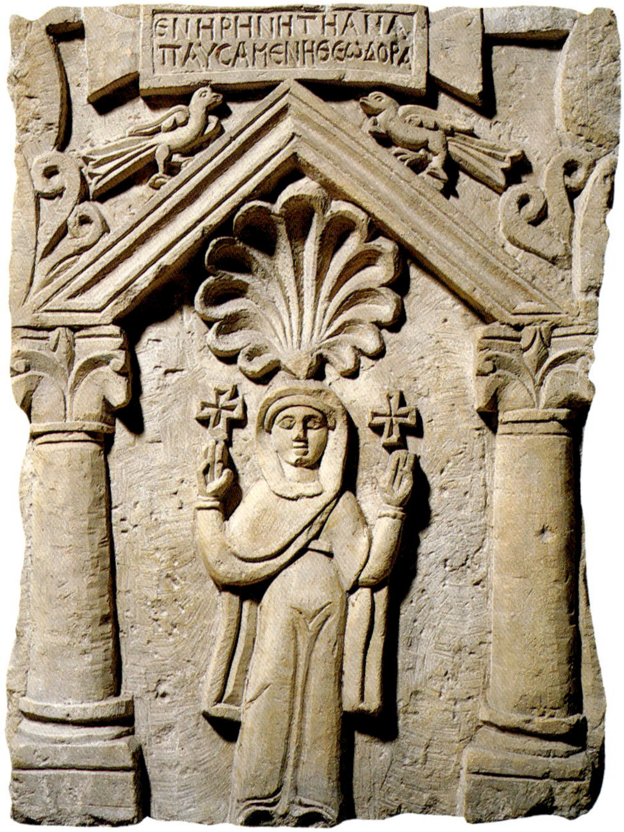

◁ 66

Grabstele einer jungen Frau Stillende Mutter

Ägypten, 4./5. Jahrhundert
Aus Ägypten (Medina al-Fayum/Arsinoë); 1905 vom Ägyptischen Museum überwiesen
Kalkstein, geritzt und enkaustisch bemalt; Höhe ca. 55 cm, Breite 34 cm
Inv.-Nr. 4726

Die flache, unregelmäßig beschnittene und unten teilweise weggebrochene Stele war vielleicht zum Einsetzen in die Rückwand einer Grabnische bestimmt. Vor einem grünen Vorhang, der zwischen zwei Säulen mit stilisierten Blattkapitellen aufgespannt ist, sitzt auf einem Klappschemel mit rotem Kissen eine junge Mutter. Im linken Arm hält sie ein Knäblein, dem sie mit der rechten Hand ihre linke Brust darreicht. Sie ist mit einer langen, ockerfarbenen Tunika bekleidet, die mit rotbraunen, bis zum Saum herabreichenden Zierstreifen *(clavi)* besetzt ist. Über das Haar ihres leicht geneigten Hauptes ist ein hellblaues Schleiertuch (Palla) gelegt. Spuren rotbrauner Farbe erkennt man im Haar der Mutter und des Kindes. Links und rechts ihres Kopfes sind zwei große griechische Kreuze eingeritzt. Lange Zeit galt das Ritzbild deshalb als eine der ältesten erhaltenen Darstellungen der stillenden Gottesmutter Maria (Maria Lactans). Tatsächlich folgt das Motiv der in Ägypten so beliebten Darstellung der Göttin Isis, die das Horuskind stillt. Unlängst konnten die Reste einer mit heller Farbe aufgemalten griechischen Inschrift nachgewiesen werden, woraus eindeutig hervorgeht, daß das Ritzbild eine Grabstele war: »[Name unleserlich] 21 Jahre alt. Keiner ist unsterblich« und »Sei frohen Mutes«. Dieses Inschriftformular, das vollständiger auf zahlreichen undekorierten Fayum-Stelen der römischen Kaiserzeit begegnet, ist seinem Ursprung nach heidnisch. Daher ist es nicht ausgeschlossen, daß das Grabbild der »isisgleichen Mutter« erst nachträglich - durch Hinzufügung der beiden Kreuze - verchristlicht worden war.

Literatur: Wulff (1909) S. 36 Nr. 79. - Effenberger (1977) S. 158-168. - Wessel (1978) S. 185-200, Taf. 41. - Effenberger (1981) S. 88-89.

67

Grabstele der Theodora Ädikula mit Orans

Ägypten, 5. Jahrhundert
Aus Ägypten (Fayum); 1904/05 durch C. Schmidt erworben
Kalkstein; Höhe 75 cm, Breite 57 cm
Inv.-Nr. 4723

Die unregelmäßig beschnittene Stele in Gestalt einer Ädikula war wie die meisten »koptischen« Grabreliefs ursprünglich wohl in die Rückwand einer Grabnische eingelassen. Über der Spitze des steilen, von Palmettenakroterien eingefaßten Giebels, auf dessen Schräge zwei Tauben sitzen, ist eine Tafel *(tabula ansata)* mit griechischer Inschrift angebracht: »Der in Frieden ausruhenden Theodora«. Die Verstorbene steht als Beterin (Orans) frontal zwischen den wuchtigen, von stilisierten Blattkapitellen bekrönten Säulen. Sie ist bekleidet mit einem langen, gegürteten Ärmelchiton und einer Palla. Über ihren Händen sind zwei Kreuze angebracht, die sie, wie auch das Formular der Inschrift, als Christin ausweisen. Das schon von der stadtrömischen Sarkophagplastik vertraute Bild der Orans (vgl. Kat.-Nr. 5, 16) ist in Ägypten zum Standardmotiv geworden, um die Verstorbenen in ihrer seligen Entrücktheit zu zeigen. Die Stele der Theodora kann als Musterbeispiel christlich-ägyptischer Grabskulptur der Spätantike gelten.

Literatur: Wulff (1909) S. 34-35 Nr. 74. - Wessel (1957) S. 83. - Effenberger (1975) S. 191, Abb. 36. - Severin (1981) S. 326-327, Abb. 12. - Effenberger (1981) S. 88, 90, Abb. 2. - RAC 14 (1987) Sp. 75 s. v. Heiligenbild.

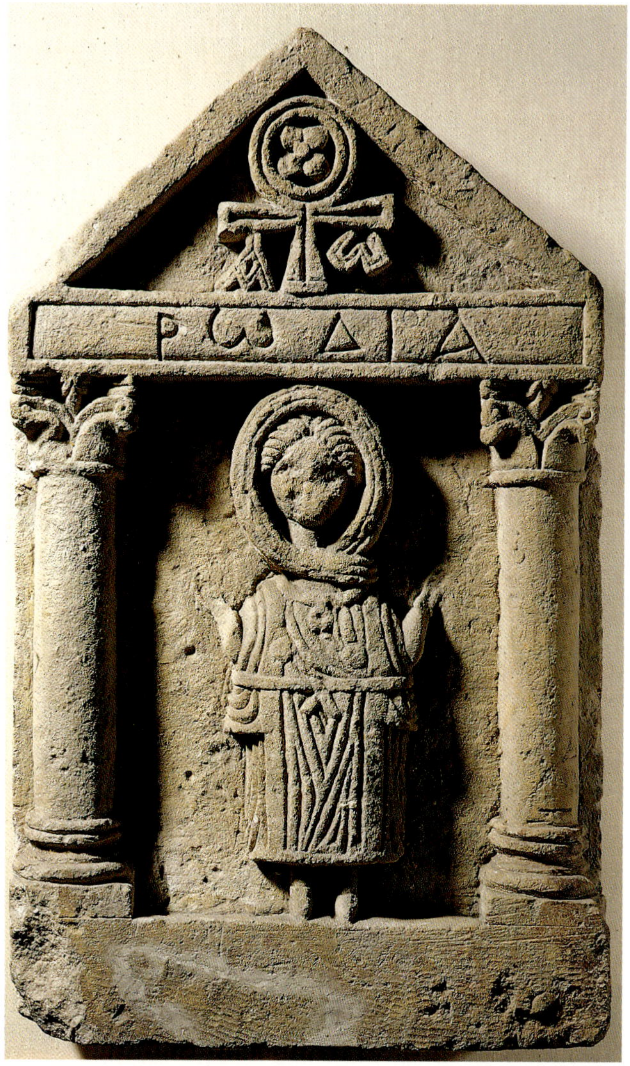

68
Grabstele der Rhodia
Ädikula mit Orans und »Henkelkreuz«

Ägypten, 5. Jahrhundert
Aus dem Fayum; 1935 vom Ägyptischen Museum überwiesen
Kalkstein; Höhe 73 cm, Breite 44 cm
Inv.-Nr. 9666

Die Stele hat die Form einer Ädikula, die aufgrund ihrer Dicke und plastischen Ausführung wie eine selbständige Skulptur anmutet. Auf dem von sorgfältig ausgearbeiteten Säulen mit attischen Basen und stilisierten Blattkapitellen getragenen Architrav erscheint der Name der Verstorbenen: »Rhodia«. Die eher groteske Bildung der weiblichen Gestalt steht im Gegensatz zu der akkuraten Ausführung der Ädikula, doch sind alle Details wie Arme, Brüste und Beine, die Tunika mit den senkrechten Zierborten *(clavi)*, der verknotete Gürtel, das Schleiertuch (Palla) und die Bulla am Hals vollständig wiedergegeben. Im Giebelfeld erscheint die aus der Hieroglyphe *anch* (»Leben«) entwickelte christliche Form des im spätantiken Ägypten so beliebten »Henkelkreuzes«, gefüllt mit einer Blütenrosette. Die Buchstaben Alpha und Omega weisen auf Christus als den Spender des wahren Lebens hin und machen deutlich, daß die Grabstele für eine Christin bestimmt war.

Literatur: Cramer (1955) S. 27, Abb. 33. - Wessel (1957) S. 81-82, Abb. 15. - Wessel (1963) S. 10-13, 93, 104-105, 108, 112, 118, 138, 165, Abb. 4. - Volbach/La Fontaine-Dosogne (1968) S. 358-359, Abb. 401 a. - Effenberger (1975) S. 108, 171, 186, Abb. 34. - Severin (1981) S. 326-327, Abb. 11. - Effenberger (1981) S. 88, Abb. 3. - RAC 14 (1987) Sp. 75 s. v. Heiligenbild.

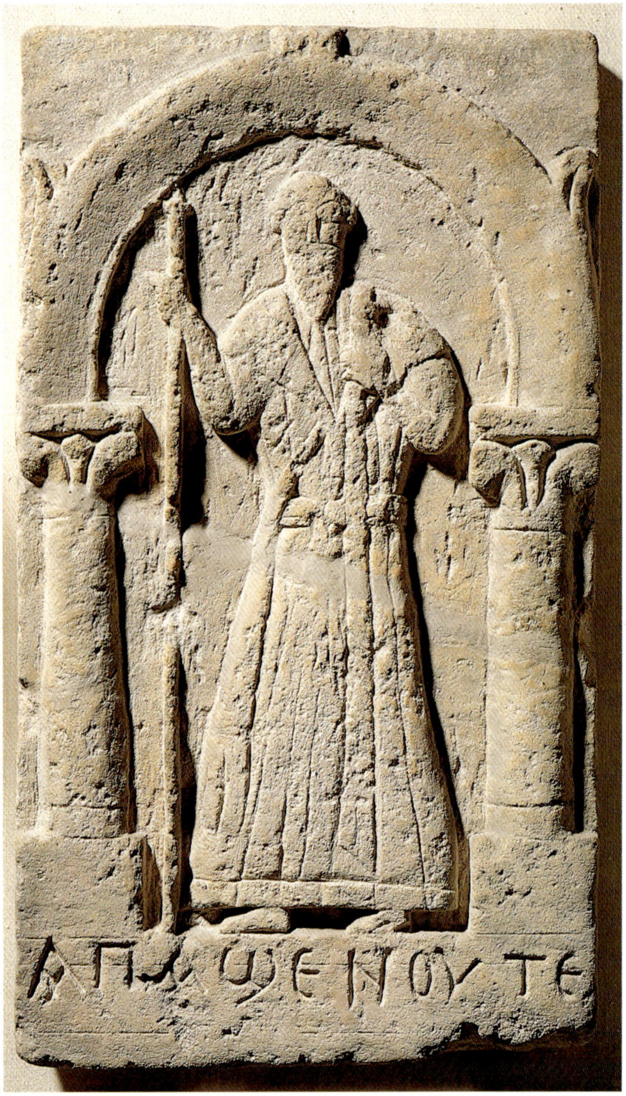

69

Stele des Apa Schenute
Mönchsheiliger unter einer Arkade

Ägypten, 5./6. Jahrhundert
Aus Kairo (Händler Fouqet); 1902 durch J. Strzygowski erworben
Kalkstein; Höhe 53 cm, Breite 31 cm
Inv.-Nr. 4475

Einer nicht mehr nachprüfbaren Überlieferung zufolge soll das Relief aus dem Weißen Kloster stammen, das der berühmte koptische Mönchsvater Schenute von Atripe (gest. nach 451) in der Nähe von Sohag/Oberägypten gegründet hatte. Möglich ist aber auch, daß der in koptischen Buchstaben auf der unteren Sockelleiste eingeritzte Name »Apa Schenute« zu dieser Herkunftsangabe geführt hat. Apa Schenute steht frontal unter einer Arkade. Diese wird von zwei Säulen mit stilisierten Blattkapitellen gebildet, die auf würfelförmigen Postamenten stehen und einen leicht profilierten Rundbogen mit drei Blattspitzenakroterien tragen. Apa Schenute ist mit einer Untertunika und einem langen, gegürteten Mönchsmantel mit Kapuzenaufschlägen bekleidet. In seiner erhobenen Rechten hält er einen Stab, das Zeichen seiner Abtswürde, die Linke umfaßt die vordere Hälfte des von beiden Schultern bis fast zum Mantelsaum herabreichenden Omophorion (Pallium). Das stark verriebene bärtige Antlitz läßt noch die großen Augen erkennen. Mit Ausnahme der arkadenförmigen Ädikula entbehrt das Relief jeglicher Motive, die sonst an christlich-ägyptischen Grabstelen die selige Entrücktheit der Verstorbenen und die erhoffte Errettung aus dem Tode versinnbildlichen. Daher ist nicht mehr sicher zu bestimmen, ob das Relief ein Grabdenkmal oder - im Sinne einer Ikone - ein Erinnerungsbild war. Die sorgfältige Herrichtung der Arkade und der erkennbare stilistische Gegensatz von Figur und Umrahmung würden einer Entstehung der Stele bald nach dem Tode des Apa Schenute nicht widersprechen.

Literatur: Wulff (1909) S. 34 Nr. 73. - Wessel (1957) S. 80, Abb. 1. - Wessel (1963) S. 117, 118, Abb. 86. - Effenberger (1975) S. 186, 189, 191, Abb. 35. - Effenberger (1981) S. 88.

70

Grabstele des Pusei und Kosmas
Ädikula, Orant und Inschrift

Ägypten, datiert 703
Aus Ägypten (Medina al-Fayum); 1902 durch J. Strzygowski erworben
Kalkstein; Höhe 59 cm, Breite 26 cm
Inv.-Nr. 4477

Unter einer Arkade, die aus zwei gegenständigen Lorbeerblattbögen zusammengesetzt ist, steht in Beterhaltung ein Knabe, bekleidet mit einem langärmeligen Kittelchen. Auf dem oberen Feld ist eine griechische Inschrift angebracht: »Gott unserer [Väter], laß die Seele deiner Diener Pusei und Kosmas ausruhen. Laß sie auch eingehen in den Schoß Abrahams und Isaaks und Jakobs. Er (sic) starb im Herrn am 15. Pharmuti, [6 Jahre alt?], im 419. Jahr seit Diokletian.

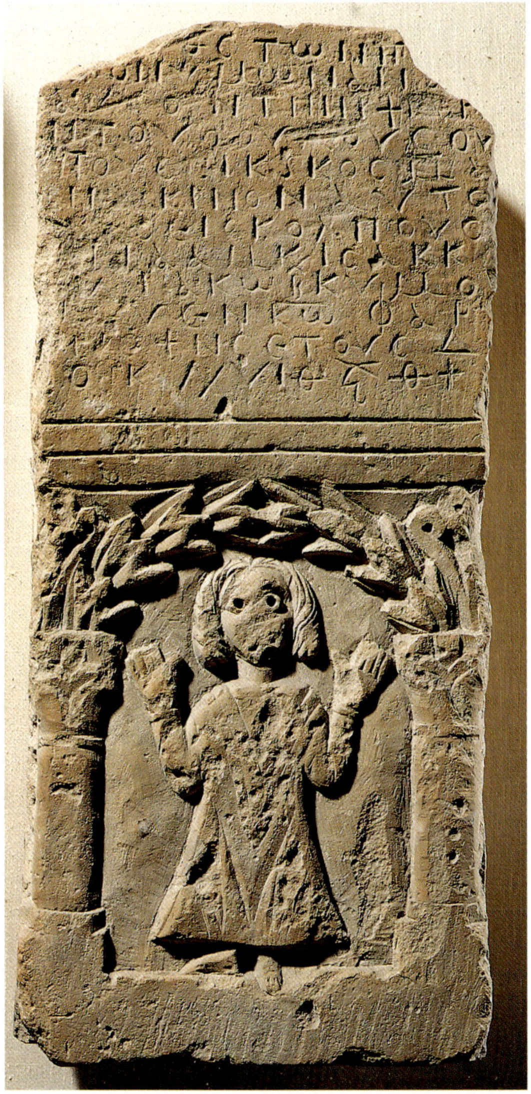

Amen +«. Die christlichen Ägypter der Spätantike rechneten nach einer eigenen Ära der Märtyrer, die sie mit dem Regierungsantritt des wegen seiner Christenverfolgungen berüchtigten Kaisers Diokletian (284) beginnen ließen. Demnach sind Pusei und Kosmas im Jahre 703 verstorben. Sind Inschrift und Darstellung gleichzeitig entstanden, wäre die Stele das einzige fest datierte koptische Grabrelief mit figürlicher Darstellung.

Literatur: Wulff (1909) S. 35-36 Nr. 77. - Cramer (1955) S. 9, 19, 27, Abb. 35. - Effenberger (1975) S. 75, 183, 220, Abb. 40. - Effenberger (1981) S. 88, 90.

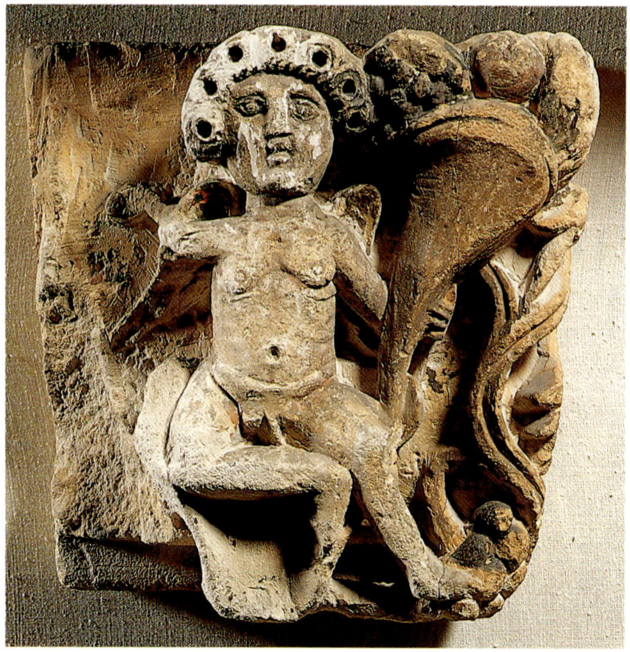

71
Fragment eines Frieses Eros mit Füllhorn

Ägypten, 5. Jahrhundert
Aus dem Fayum; 1905 vom Ägyptischen Museum überwiesen
Kalkstein, bemalt; Höhe 22 cm, Breite noch 20 cm
Inv.-Nr. 4701

Ein nackter geflügelter Knabe (Eros) sitzt frontal in einer merkwürdig gebrochenen und in die Fläche gepreßten Körperhaltung auf einem unkenntlich gewordenen Gegenstand, vielleicht einem Korb. Im linken Arm hält er ein großes Füllhorn, aus dessen Mündung verschiedene Früchte hervorquellen, deren ursprüngliche farbige Bemalung teilweise noch erhalten ist. Der abgebrochene rechte Arm war erhoben. Rechts schloß eine Rankenkomposition an; auf dem Boden erkennt man eine Traube.

Literatur: Wulff (1909) S. 29 Nr. 61. - Effenberger (1975) S. 208-209, Abb. 50.

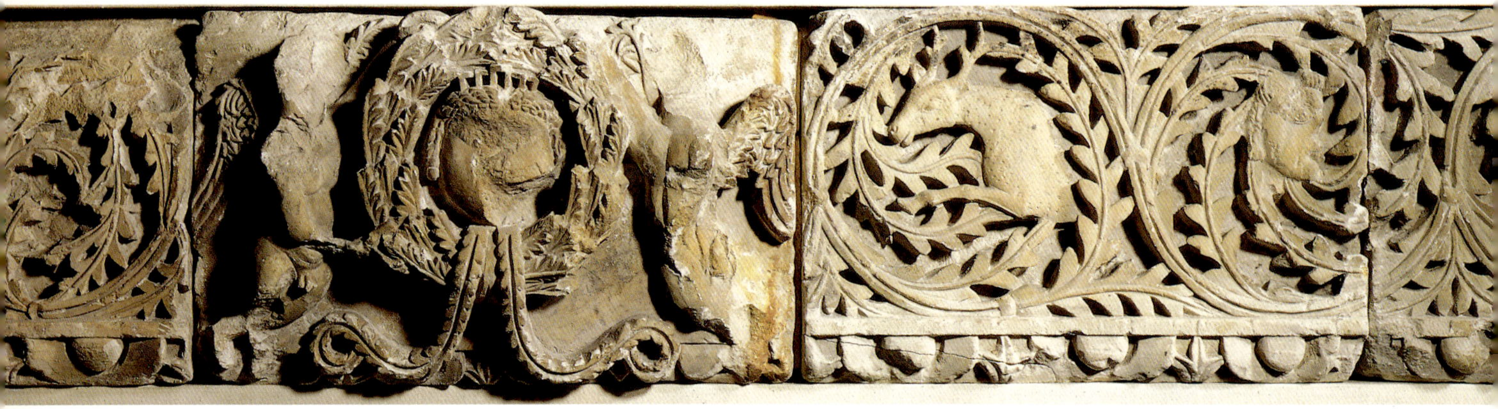

72
Fünf Blöcke eines Frieses
Eroten halten einen Kranz mit Tyche-Kopf; Wedelranke mit Tieren und Masken

Ägypten, 5. Jahrhundert
Aus Medina al-Fayum (Arsinoë); 1902 von J. Strzygowski erworben
Kalkstein; Höhe 33 cm, Länge jetzt 281 cm
Inv.-Nr. 4453

Die fünf Blöcke stammen von einem Fries, der aufgrund seiner Maße und Thematik einem größeren heidnischen Profanbau angehört haben wird. Erhalten sind das einstige Mittelstück des Frieses und vier weitere Blöcke, von denen aber nur die drei rechten die ursprüngliche Abfolge zeigen. Auf dem Mittelblock heben zwei mit verschränkten Beinen scheinbar stehende, jedoch als fliegend gedachte Eroten einen Kranz empor. Der Kranz, der aus mehreren Reihen scharf gezackter Blätter besteht und mit zwei Schleifenbändern geziert ist, birgt im Innern das frontal wiedergegebene Haupt einer weiblichen Gottheit mit Mauerkrone, in der wir die Schutzgöttin (Tyche) bzw. die Personifikation einer Stadt zu erkennen haben. Die übrigen Friesblöcke sind mit einer alternierenden Akanthusranke geschmückt, deren scharfzackige Blattwedel sich nach innen einrollen und auf einen gemeinsamen Zielpunkt hin ausgerichtet scheinen. Die Rankenmedaillons sind von Tieren und menschlichen Köpfen »bevölkert«, wobei von den zur Friesmitte hingewandten Tieren jeweils nur das Vorderteil (Protome) wiedergegeben ist. Von links nach rechts: Antilope (?), Hirsch, Frauenkopf, Hund, Stier, Frauenkopf und Antilope. Die untere, von der Rankenkomposition durch eine schmale Leiste getrennte Kante des Frieses ist mit einem von Dreiblättern unterbrochenen Eierstab verziert.

Literatur: Wulff (1909) S. 70 Nr. 208. - Torp (1969) S. 109-110, Taf. 8 e. - Effenberger (1975) S. 106, 199, 206, Abb. 67 (Ausschnitt). - Effenberger (1981) S. 95.

73
Friesplatte
Weinranke mit Panther und Delphin

Ägypten, 4./5. Jahrhundert
Aus Ägypten; 1904 durch O. Rubensohn erworben
Kalkstein; Höhe 31,5 cm, Länge 52 cm
Inv.-Nr. 4715

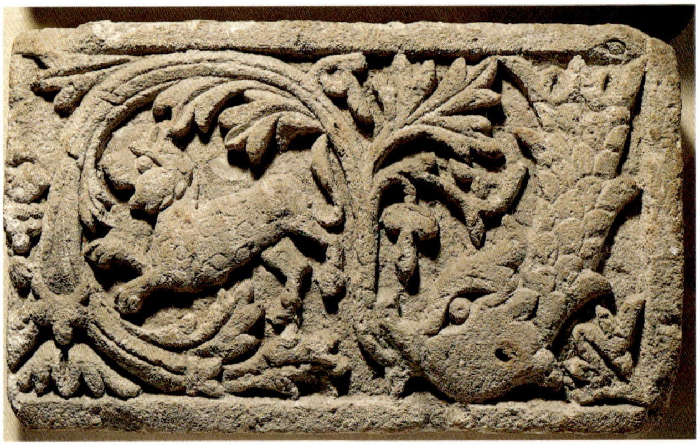

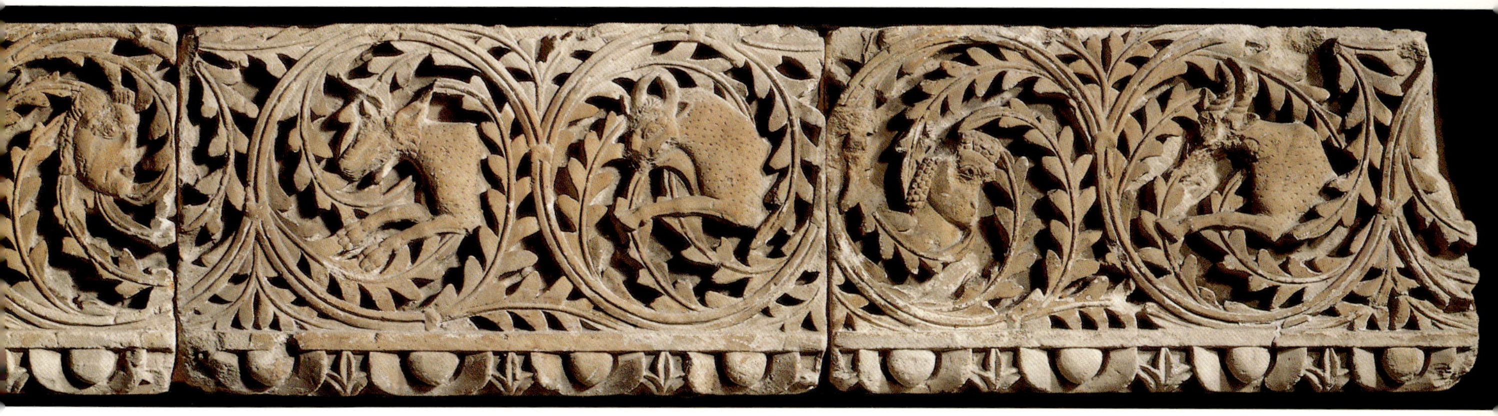

Die Platte stammt, wie die noch erhaltene Rahmenleiste zeigt, vom rechten Ende eines Frieses. Aus dem Maul eines Meerwesens mit Delphinkopf und geschupptem Fischleib wächst eine sich nach links fortsetzende Akanthusranke hervor, deren sich abwechselnd nach links und nach rechts einrollende Blattwedel medaillonförmige Bildfelder ergeben, die mit allerlei Lebewesen »bevölkert« waren. Das noch erhaltene Medaillon zeigt ein springendes, geflecktes Raubtier, wohl einen Panther.

Literatur: Wulff (1909) S. 72 Nr. 214. - Effenberger (1975) S. 106, 199, Abb. 66. - Renner (1984/85) S. 142 Anm. 37.

74
Zwei Friesplatten
Ranke mit Kreuz, zahmen und wilden Tieren

Ägypten, 6. Jahrhundert
Inv.-Nr. 4761: 1905 vom Ägyptischen Museum überwiesen
Inv.-Nr. 4456: Aus Medina al-Fayum (Arsinoë); 1902 durch J. Strzygowski erworben
Kalkstein; Höhe 32-33 cm, Länge 63 cm (Inv.-Nr. 4761) und noch 44 cm (Inv.-Nr. 4456)
Inv.-Nr. 4761, 4456

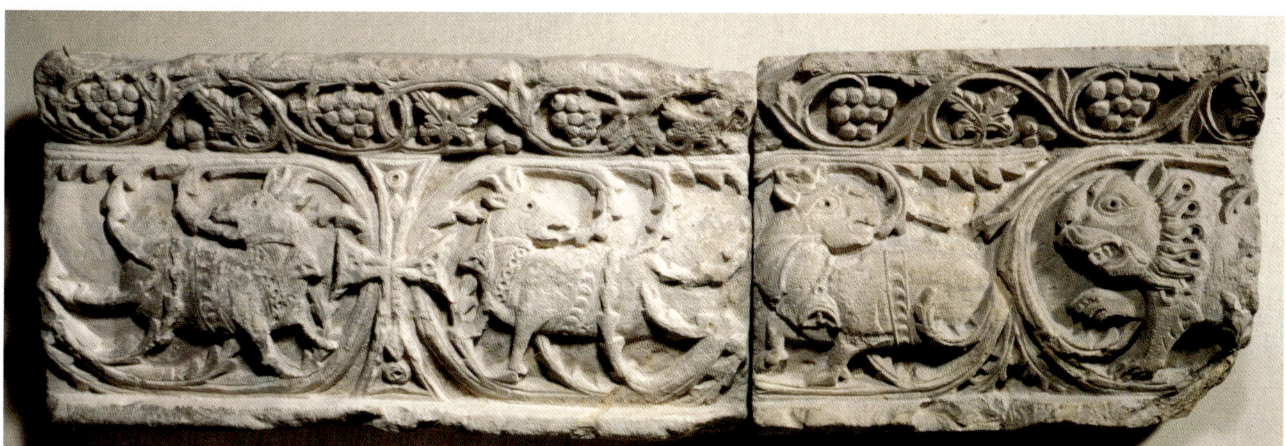

Die Zugehörigkeit der beiden Platten zum Fries ein und desselben christlichen Bauwerks (Mausoleum?) ist zwar nicht mehr zu beweisen, wird aber durch Herkunft, Maße und Bildschmuck nahegelegt. Die obere, ein wenig vorgewölbte Profilleiste ist mit einer fortlaufenden Ranke aus abwechselnden Trauben und Weinblättern verziert. Darunter entfaltet sich eine »bevölkerte« Akanthusranke, aus deren zur Mitte hin eingerollten, dürren und scharf gezackten Wedeln Tierleiber hervorzuwachsen scheinen. Die linke Platte stammt aus der Friesmitte. Sie zeigt im Zentrum ein mit »Gemmen« geschmücktes Kreuz, das mit den Ranken verwachsen ist. Das Lebensbaumkreuz wird von zwei Rindern flankiert, die ihre Köpfe furchtsam nach einem Verfolger umwenden. Die Tiere tragen verzierte Gurte um Bug und Leib und am Hals eine Glocke. Auf der benachbarten Platte, die wohl das rechte Endstück des Frieses bildete, sind wieder ein sich umblickendes Herdentier und ein heranschleichender Löwe mit fletschenden Zähnen und erhobener rechter Vorderpranke dargestellt. Die christliche Symbolik der Frieskomposition scheint offenkundig: Die vom Bösen (Löwe) bedrohten Wesen, die zugleich Sinnbilder der Seele sind, haben sich in den Schutz des lebenspendenden Kreuzes (Christus) geflüchtet.

Literatur: Wulff (1909) S. 71 Nr. 211 (4456) und 212 (4761). - Effenberger (1975) S. 106, 199-200, 209, 216, Abb. 68-69. - Effenberger (1981) S. 94-95. - Morganstern (1983) S. 136 Anm. 21. - Renner (1984/85) S. 142 Anm. 37.

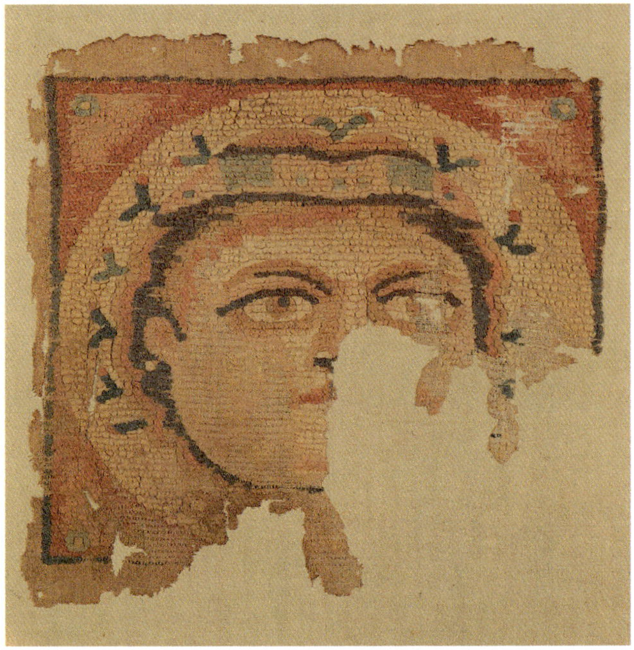

75
Bildeinsatz aus einem Wandbehang Personifikation des Sommers

Ägypten, 3./4. Jahrhundert
Aus Ägypten; 1904 als Geschenk (Frh. v. Jenisch) erworben
Leinengewebe mit kurzen ungeschorenen Wollnoppen; Höhe noch 27 cm, Breite noch 31,7 cm
Inv.-Nr. 9246

Der Bildeinsatz stammt von einem großen Wandbehang, der vielleicht einmal einen Wohnraum oder eine Grabkammer geschmückt hat und später wohl als Leichentuch wiederverwendet worden ist. Vom selben Behang besitzt unsere Sammlung noch das Bild des Frühlings. Beide Fragmente haben einst zusammen mit den (verlorenen) Bildnissen von Herbst und Winter die vier Ecken des Tuches geziert. Vor einem gelben Kreis, der wie ein großer Nimbus anmutet, erkennt man einen jugendlichen, weiblichen Kopf mit vollen Wangen. Das Gesicht ist leicht nach rechts gewandt, das Haar mit einer Stirnbinde und Grashalmen geschmückt. Das Thema der vier Jahreszeiten war in der spätantiken Kunst, besonders in der Grabeskunst, sehr beliebt. In der Aufeinanderfolge der Jahreszeiten manifestiert sich der unendliche Rhythmus des Daseins. Im Bereich des Grabes galten die Personifikationen der Jahreszeiten wohl als Allegorien der Ewigkeit. Die frotteeartige Noppentechnik ist typisch für eine große Gruppe spätantiker Gewebe, wie sie sich nur in Ägypten erhalten haben. Die Noppenwirkerei erlaubte eine ausgeprägt malerische und naturgetreue Wiedergabe der farbigen Mustervorlagen und erinnert in mancherlei Hinsicht an Wandgemälde und Mosaikfußböden der Spätantike.

Literatur: Wulff/Volbach (1926) S. 2, Taf. 42. - Kat. Essen (1963) S. 310. - Renner (1982) S. 44 Nr. 9.

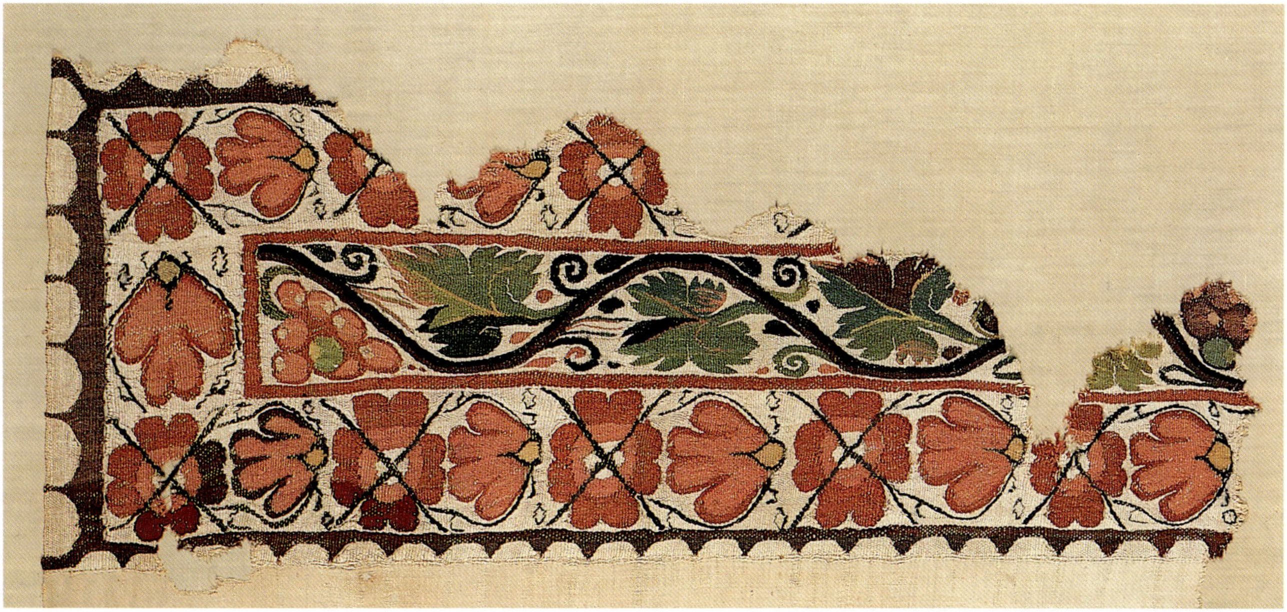

76

Fragment von der unteren Randborte eines Tuches Weinranke und Blüten

Ägypten, spätes 4. Jahrhundert
Aus Ägypten; 1904 als Geschenk (Frh. v. Dirksen) erworben
Wirkerei aus Wolle und Leinen, in das Leinengewebe eingearbeitet; Höhe noch 40 cm, Länge noch 67 cm
Inv.-Nr. 9078

Das Fragment stammt von der unteren Randborte eines Tuches oder Vorhangs. An der linken Seite ist noch die originale Webkante erhalten. In ein langgestrecktes Rechteck, das von einem außen mit Zacken besetzten Rahmen umgeben wird, ist ein schmaler, von einer geraden Randlinie eingefaßter Streifen eingeschachtelt. Er umschließt eine waagerecht verlaufende Weinranke aus wechselständigen Blättern und Winden sowie jeweils einer Traube an den beiden Enden. Den umlaufenden Rahmen füllen in wechselnder Folge diagonal durchkreuzte Blütenrosetten und dreiblättrige Blütenkelche mit zarten Ranken. Während ältere Weinrankenborten sich noch eng an naturalistische Mustervorlagen hellenistischer Tradition anlehnten, zeigt unser Beispiel bereits den Beginn einer allmählichen Umstilisierung, indem die Farbgebung jetzt deutlich vom Naturvorbild abweicht. Das Tuch selbst besteht aus glatt gewebtem Leinen in der typischen »Leinenbindung«, wohingegen die Borte in der Technik der Wirkerei in die gebündelten Kettfäden eingetragen worden ist. Dabei arbeitete der Wirker nach einer farbigen, auf Papyrus gemalten Mustervorlage, die hinter der Kette angebracht war und von jedem sechsten Kettfaden festgehalten wurde. Daß für die Borte eine ganz bestimmte Mustervorlage existierte, wird durch Stoffe von gleicher Hand oder aus der gleichen Werkstatt bewiesen, die heute in mehreren anderen Museen aufbewahrt werden.

Literatur: Wulff/Volbach (1926) S. 9, Taf. 7. - Effenberger (1975) S. 98, 111, 177, Taf. II. - Renner (1982) S. 52-53 Nr. 14 (Gegenstücke).

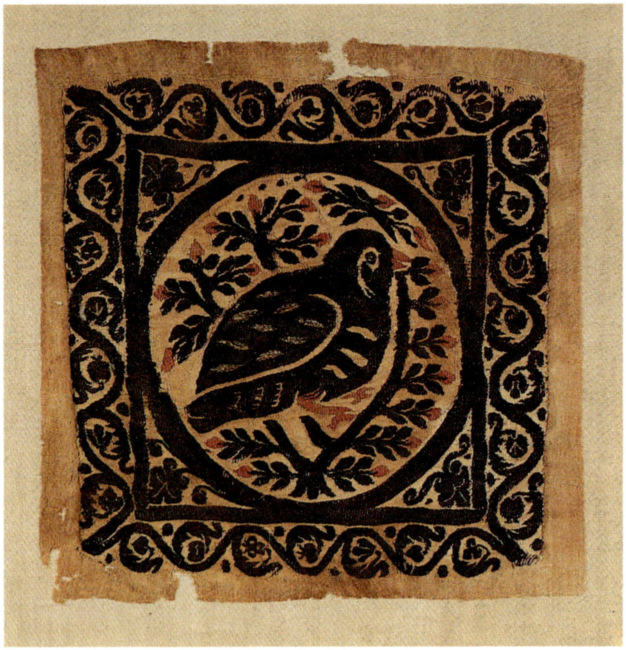

77
Quadratischer Bildeinsatz Wachtel im Lorbeergezweig

Ägypten, 5. Jahrhundert
Aus Ägypten; 1900 mit der Sammlung Reinhardt erworben
Wirkerei aus Wolle und Leinen in Leinenkette; Höhe noch 27 cm, Breite 26 cm
Inv.-Nr. 9136

Die in das Grundgewebe einer Decke oder eines Behangs aus glattem Leinen eingearbeitete Bildwirkerei zeigt eine geometrische Komposition, bestehend aus einem quadratischen Rahmen, der ein Medaillon einschließt. Den äußeren Rand säumt eine umlaufende Akanthusranke, deren alternierende Blattwedel mit Blüten, Blättern und Granatäpfeln gefüllt sind. Innerhalb des Medaillons sitzt im Geäst eines Lorbeerbaums ein Wachtelküken nach rechts gewandt. Jeweils ein Weinblatt füllt die Zwickel zwischen Rahmen und Medaillon. Für die Wirkerei wurde rotbraun gefärbte Wolle verwendet, die Purpur nachahmen sollte. Lediglich für den Schnabel und die Füße der Wachtel sowie die Beeren an den Spitzen der Zweige hat der Wirker helles Rot eingesetzt, während die Binnenzeichnungen durch sparsame Anwendung der »fliegenden Nadel« hervorgehoben worden sind.

Literatur: Wulff/Volbach (1926) S. 22, Taf. 52. - Effenberger (1975) S. 216, Abb. 116. - Nauerth (1978) S. 94 Anm. 69.

78
Fragment einer Tunika Tierkampfszenen

Ägypten, 4./5. Jahrhundert
Aus Ägypten; 1900 mit der Sammlung Reinhardt erworben
Wirkerei aus Wolle und Leinen in Leinenkette; Höhe noch 19,9 cm, Breite noch 22,6 cm
Inv.-Nr. 6922

Das Fragment stammt vom Brustschmuck einer überaus fein gewebten und durchscheinenden Leinentunika, in deren Fond mit überwiegend lachsrot eingefärbten Wollfäden die figürlichen und ornamentalen Darstellungen eingewirkt sind. Rechts ist ein Rest des Clavus erhalten, der mit Blüten und länglichen Rechtecken verziert war. Auf der waagerechten Brustborte sind unter freischwebenden Rundbögen abwechselnd Reiter und Tierkämpfer dargestellt. Die Reiter sprengen nach rechts. Sie sind mit Tunika, Lederpanzer, flatternder Chlamys und Stiefelchen bekleidet, der rechte schleudert einen Stein. Links kämpft ein mit Lederpanzer (?) und Stiefelchen bekleideter Jüngling mit erhobenem Schild und gesenktem Schwert gegen einen aufgerichteten Bären. Rechts außen stößt ein mit Tunika, Lederpanzer, Chlamys und Stiefelchen bekleideter Jüngling einem sich aufrichtenden Löwen die Lanze in den Leib. Am unteren Randstreifen hängt ein Peltenfries.

Literatur: Wulff/Volbach (1926) S. 66, Taf. 19 und 95. - Baratte (1985) S. 46 Anm. 39.

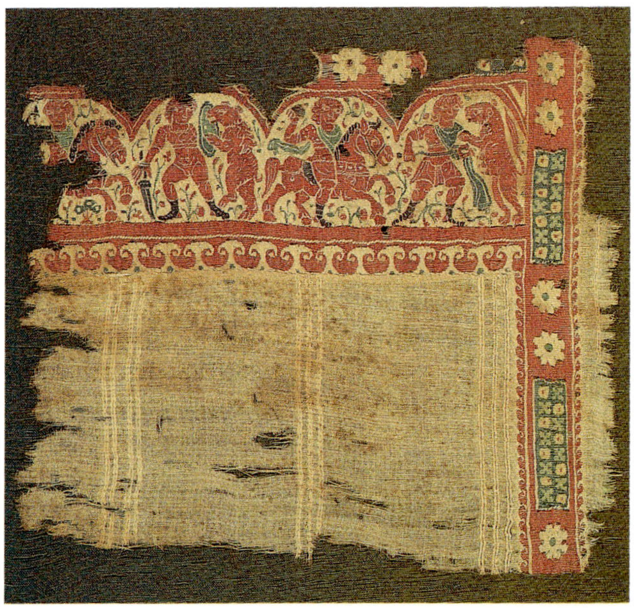

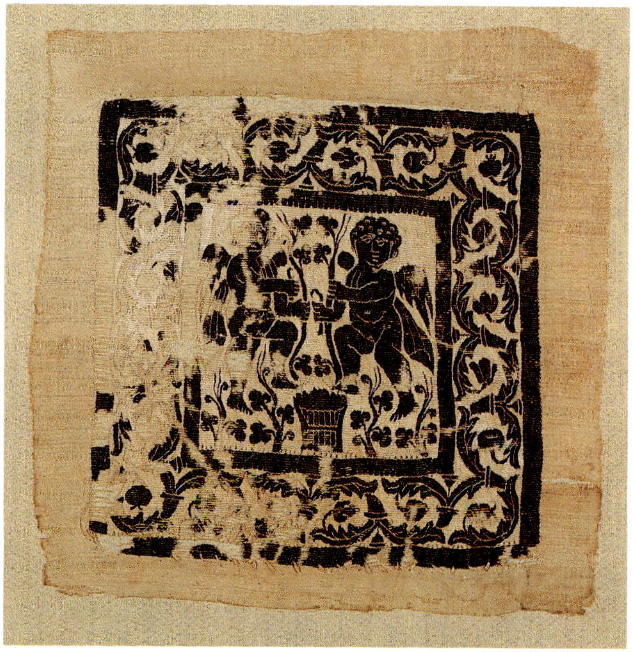

79
Quadratischer Bildeinsatz Weinlesende Eroten

Ägypten, 5. Jahrhundert
Aus Ägypten; 1900 mit der Sammlung Reinhardt erworben
Wirkerei aus Wolle und Leinen in Leinenkette; Höhe noch 25,5 cm, Breite noch 26,4 cm
Inv.-Nr. 9050

Das Fragment ist in neuerer Zeit aus einem größeren Leinenbehang herausgeschnitten worden, der wohl an allen vier Ecken mit gleichartigen Bildeinsätzen verziert war. Dort, wo die dunklen Wollfäden ausgefallen sind, erkennt man deutlich den Verlauf der Kette. Gearbeitet wurde am senkrechten Webstuhl, weshalb der Wirker die Schußfäden im rechten Winkel zu den hängenden Kettfäden eintragen mußte. Um das Bild herstellen zu können, benutzte er wieder eine Mustervorlage in Form eines bemalten Papyrusblattes, das hinter die Kette geschoben und von einzelnen Kettfäden gehalten wurde. Die Binnenzeichnung der Figuren und Ornamente ist mit hellen Leinenfäden in der Technik der »fliegenden Nadel« in den dunklen Purpurgrund eingetragen worden. Der quadratische Bildeinsatz weist einen äußeren Rahmen auf, der mit einer umlaufenden Ranke aus alternierenden Blattwedeln, Blüten, Blättern und Granatäpfeln gefüllt ist. Im inneren Bildfeld erscheinen in symmetrischer Anordnung zwei halbnackte Knaben mit wehenden Mantelzipfeln und kurzen Flügelchen. Sie verharren in ausholender Schrittstellung und wenden ihre Köpfe aus dem Bild heraus. Mit der einen Hand umfassen sie den Stamm eines Weinstocks, in der anderen halten sie ein sichelförmiges Messer, um damit die Trauben abzuschneiden. Zwischen den Weinstöcken steht am Boden ein großer gefüllter Korb, eingefaßt von jeweils zwei aufsprießenden Rebstöcken. Das Bild der Weinlese bezieht sich auf den Monat September, weshalb man annehmen darf, daß auch die übrigen Einsätze des Tuches oder Behangs mit Monatsbildern geschmückt waren.

Literatur: Wulff/Volbach (1926) S. 21, Taf. 52. - Effenberger (1975) S. 216, Abb. 117. - Renner (1984/85) S. 142 Anm. 38.

80

Fragmente einer Tunika
Nilotische und dionysische Szenen

Ägypten, 5./6. Jahrhundert
Aus Ägypten; 1900 mit der Sammlung Reinhardt erworben
Wirkerei aus Wolle und Leinen in Wollkette; Höhe noch 27 cm, Breite noch 34 cm
Inv.-Nr. 6887, 6891

Die Fragmente gehörten zum Schmuck einer Tunika aus gelbem Wollstoff. Erhalten sind die Halsborte, der waagerechte Bruststreifen und die Ansätze der beiderseits senkrecht bis zum Saum herabführenden Clavi, die hier unterhalb der Halsborte durch einen Horizontalstreifen gleicher Verzierung verbunden sind. In Kniehöhe waren in der Regel runde Medaillons eingewirkt; ein wohl von derselben Tunika stammendes ist erhalten. Die hellrote Halsborte ist mit einer Folge sitzender Greifen verziert, die paarweise um Vasen angeordnet sind. Auf dem olivgrünen Grund der Clavi und des unteren Querstreifens wird das muntere Treiben inmitten einer von Wasserpflanzen und Lotosstauden bewachsenen, mit nistenden Vögeln und Fischen bevölkerten Sumpfniederung des Nildeltas geschildert. Von links beginnend: Seeungeheuer, zwei Putten im Kahn (oder in der Kelter?), tanzender Putto, Putto auf einem Bock oder Panther reitend und Seemonster. Auf dem linken Clavus: Putto auf einem Kamel oder Strauß reitend, tanzender Putto mit einem Gefäß in der erhobenen Rechten und Putto auf einem Panther reitend. Auf dem rechten Clavus: Putto auf einem Strauß reitend, Tänzer mit Gefäß, Seemonster und zwei Eroten in der Kelter. Auf dem unteren Bruststreifen sind zwei gleichartige Gruppen dargestellt, in der Mitte jeweils eine Tänzerin mit Krotalen in den Händen und einem sich hoch über ihrem Kopf bauschenden Gewand, links ein musizierender Putto mit der Lyra, rechts ein auf einem Korb sitzender Putto mit Schlaghölzern. Auf dem Medaillon (*orbiculus*) sind die nilotischen Motive ähnlich wiederholt; im Zentrum erscheinen auf rotem Grund zwei Jäger. Die Szenen hatten auf einem Gewand sicher nur schmückende Funktion, doch gehören sie ihrer Herkunft nach dem dionysischen und nilotischen Bilderkreis an.

Literatur: Wulff/Volbach (1926) S. 69, Taf. 24 und 92.

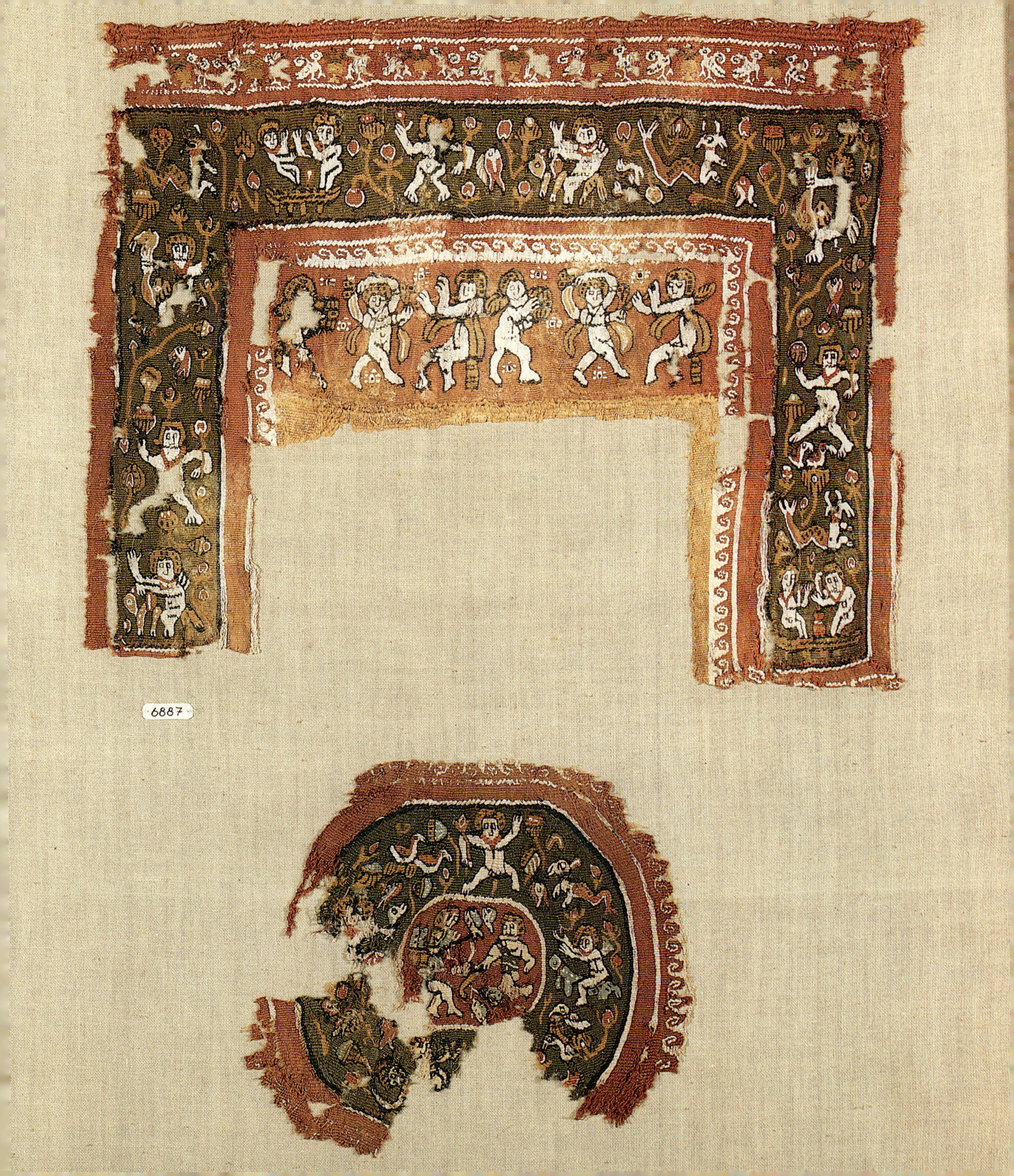
6887

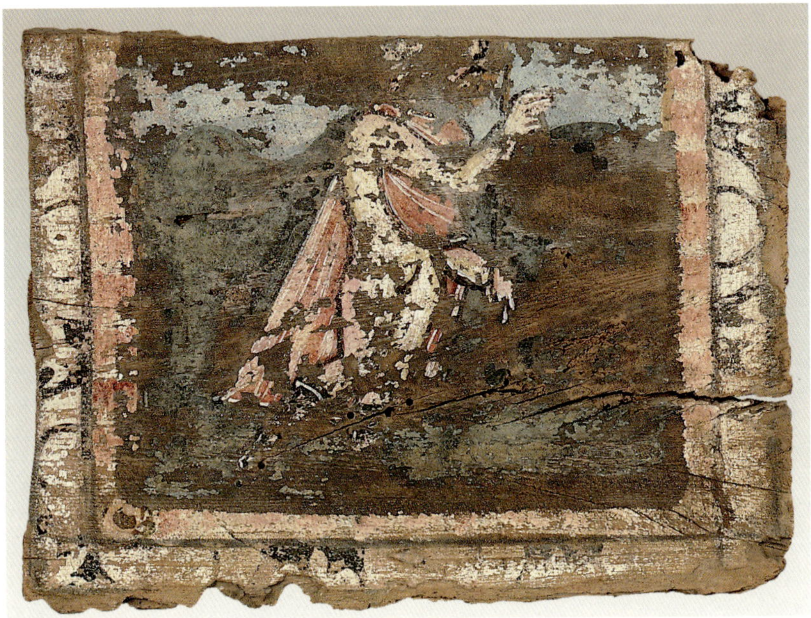

81
Platte einer Kassettendecke
Mythologische Figur (Götterbote?)

Ägypten, 4./5. Jahrhundert
Aus Ägypten; 1983 aus Privatbesitz erworben
Holz, bemalt; größte Höhe 29,5 cm, Breite 40,5 cm
Inv.-Nr. 11/83

Als Form der monumentalen Architektur wurden Kassettendecken zuerst in der griechischen Kunst verwendet. Die Balken sind gitterförmig verbunden, und die dazwischen sich ergebenden Fächer werden durch eine Platte abgedeckt; die Struktur des Gitters bestimmt die Deckenfläche. In der römischen Architektur wurde die technische Trennung der tragenden und der füllenden Deckenbestandteile aufgegeben und die Struktur zur vielfältig variierbaren Schmuckform umgebildet. Neben steinernen gab es in anderen Materialien konstruierte, mit Stuck oder Malerei geschmückte Kassettendecken. Reste von relativ einfachen, bemalten Holzdecken der späten Kaiserzeit und der Spätantike sind vor allem im günstigen Klima Ägyptens erhalten geblieben. Von einer derartigen spätantiken Kassettendecke stammt diese vor allem im oberen Bereich beschädigte Platte, die an ihren unbemalten, schmalen Randstreifen auf ein Fach des Gitters der Deckenbalken aufgelegt war. Die Rahmung bildet ein Eierstab, ein bei Kassettendecken an dieser Position geläufiges Motiv. Im Bildfeld sieht man Reste einer nach rechts eilenden männlichen Figur; sie trägt einen kurzen Stab in der Linken und hat ihre Rechte im Sprechgestus erhoben. Diese Figur ist nackt, nur von einem rosa Mantel umweht und schwarze Stiefel tragend; ob ihr Kopf von einem Nimbus umgeben war, ist nicht ganz eindeutig feststellbar. Es handelt sich mit größter Wahrscheinlichkeit um eine Gestalt der antiken Mythologie, vielleicht um einen Götterboten. Die Aktion dieser Figur, die sowohl laufend als auch sprechend etwas verkündet, richtete sich an eine oder mehrere Figuren, die auf der rechts benachbarten Platte (oder gar mehreren gleichgerichteten Platten) dargestellt waren. Die Kassettendecke dürfte, wie die Maße der Platte zeigen, einen mäßig großen Raum geschmückt haben, wahrscheinlich in einem unterirdischen Grabbau. Die etwas summarische und flüchtig ausgeführte Malerei ist schwer datierbar; die Form des Eierstabes, wo ein großes halbiertes Ei in breiter Schale mit einem kleinen vegetabil gebildeten Motiv wechselt, begegnet ähnlich in der kalksteinernen Bauskulptur Mittelägyptens aus dem 4. und 5. Jahrhundert.

Literatur: Deichmann (1972) S. 88-94, Abb. 2 und Fig. 1. - Brandenburg (1985) S. 167. - Korol (1987) S. 87 Anm. 295.

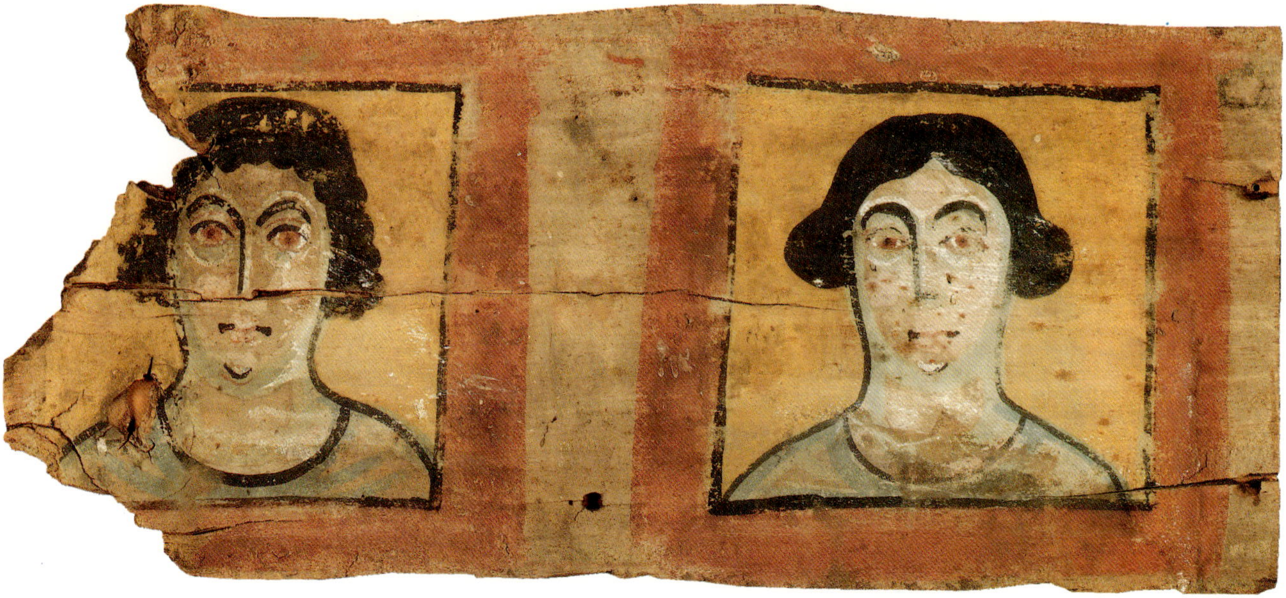

82
Platte einer Kassettendecke
Büsten eines Mannes und einer Frau

Ägypten, 5./6. Jahrhundert
Aus Ägypten; 1902 durch F. W. v. Bissing (?) erworben
Temperamalerei auf Holz; Höhe 26,5 cm, Länge noch 59,5 cm
Inv.-Nr. 6115

Das längliche Brett zeigt noch zwei quadratische Bildfelder, die von einem roten, an der Innenseite schwarz konturierten Rahmen eingefaßt sind. Zwischen den Bildfeldern ist in der Mitte und rechts jeweils ein schmaler, mit Bohrlöchern versehener Streifen des Holzgrundes erhalten. An diesen Stellen wurde das Brett offensichtlich von hölzernen Verstrebungen, den Balken oder Leisten einer Kassettendecke, verdeckt und war mit diesen durch Dübel verbunden. In den ockerfarben grundierten Feldern erscheinen links eine männliche und rechts eine weibliche »Porträtbüste«. Ein in den Maßen und im Stil übereinstimmendes Fragment wohl gleicher Herkunft befindet sich in der Staatlichen Ermitage St. Petersburg; es zeigt eine ganz ähnliche weibliche Büste.

Literatur: Wulff (1909) S. 301-302 Nr. 1608 (mit Herkunftsangabe). - Ross (1962) S. 106 zu Nr. 126. - Wessel (1963) S. 184-185, Taf. XIII. - Effenberger (1975) S. 98, 109, 211, Abb. 99. - Iskusstvo Vizantii v sobranijach SSSR. Katalog vystavki, Moskva 1977, Bd. 1, S. 32 Nr. 6 (Fragment St. Petersburg). - Kat. New York (1979) S. 669 zu Nr. 596.

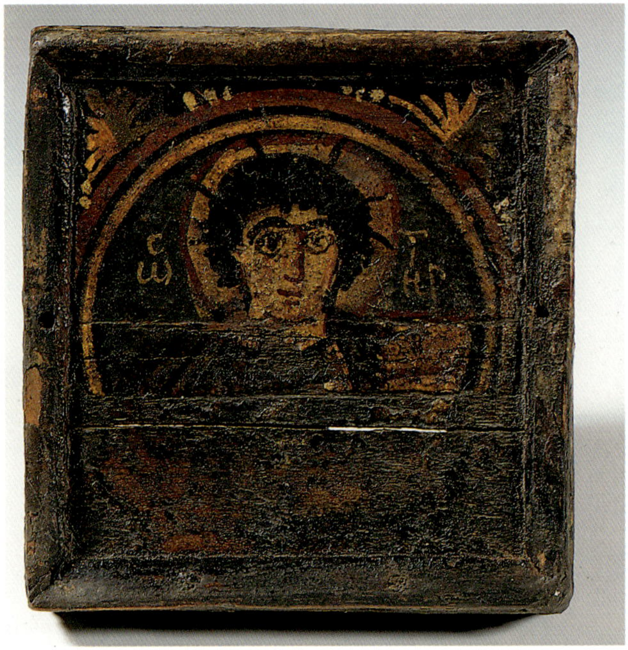

83
Kästchen
Medaillons mit Christus Soter, Engel- und Heiligenbüsten

Ägypten, 6. Jahrhundert
Angeblich aus Achmim (Panopolis); 1905 vom Ägyptischen Museum überwiesen
Wachsmalerei auf Holz; Höhe jetzt 10,8 cm, Breite 11,1 cm, Tiefe ca. 11,3 cm
Inv.-Nr. 6113

Das Kästchen besaß ursprünglich höhere Füßchen und maß in der Höhe 12,5 cm. Die Kanten waren mit rotem Leder bezogen, die Malereien in enkaustischer Technik, d. h. mit heißen Wachsfarben, aufgetragen. Auf dem Deckelspiegel, der von einer profilierten Randleiste umgeben wird, erscheint in einem Medaillon das Brustbild des jugendlichen Christus Soter mit halblangem lockigem Haar. Der Rahmen des Medaillons wird von zwei konzentrischen und schwarz konturierten Kreisen gebildet, einem äußeren roten und einem inneren gelben. Der jugendliche Christus trägt purpurfarbene Gewänder und hält in der Linken ein Evangelienbuch. Ein gelber, rot konturierter Kreuznimbus umgibt sein Haupt. Beiderseits im blaugrünen Grund erkennt man die leicht verschriebene Beischrift Soter (»Erlöser«). Die Zwickeln sind mit gelb-grünen Akanthuspalmetten gefüllt; die Seiten des Deckels ziert ein umlaufendes Wellenband mit Punktfüllung. Die Vorderseite des Kästchens weist zwei Bohrungen für den Verschluß auf. Die Seitenwände sind jeweils mit zwei rot-gelb gerahmten Medaillons und zwickelfüllenden Punkten geschmückt. Sie enthalten Brustbilder von Heiligen und Engeln: auf der Vorderseite, durch Namensbeischriften gekennzeichnet, links Phaustos und rechts Kosmas; an der hinteren Seite Loukas und Thomas. An den beiden Außenseiten Engelbüsten, an der Unterseite eine Signatur. Über die ursprüngliche Funktion des Kästchens ist nichts bekannt. Ein mit christlichen Szenen bemaltes Holzkästchen aus der Capella Sancta Sanctorum zu Rom enthielt, einer älteren Überlieferung zufolge, Reste von Erde aus dem Heiligen Land. Vielleicht diente auch unser Kästchen als Reliquienbehältnis.

Literatur: Wulff (1909) S. 300 Nr. 1604. - Wessel (1957) S. 66. - Wessel (1963) S. 184, Taf. XI-XII. - Effenberger (1975) S. 98, 100, 211, Abb. 100. - Rassart-Debergh (1981) S. 264, Taf. 11 a. - Warland (1986) S. 72-73, 80, 236, 252-254 Nr. D 19, Abb. 74.

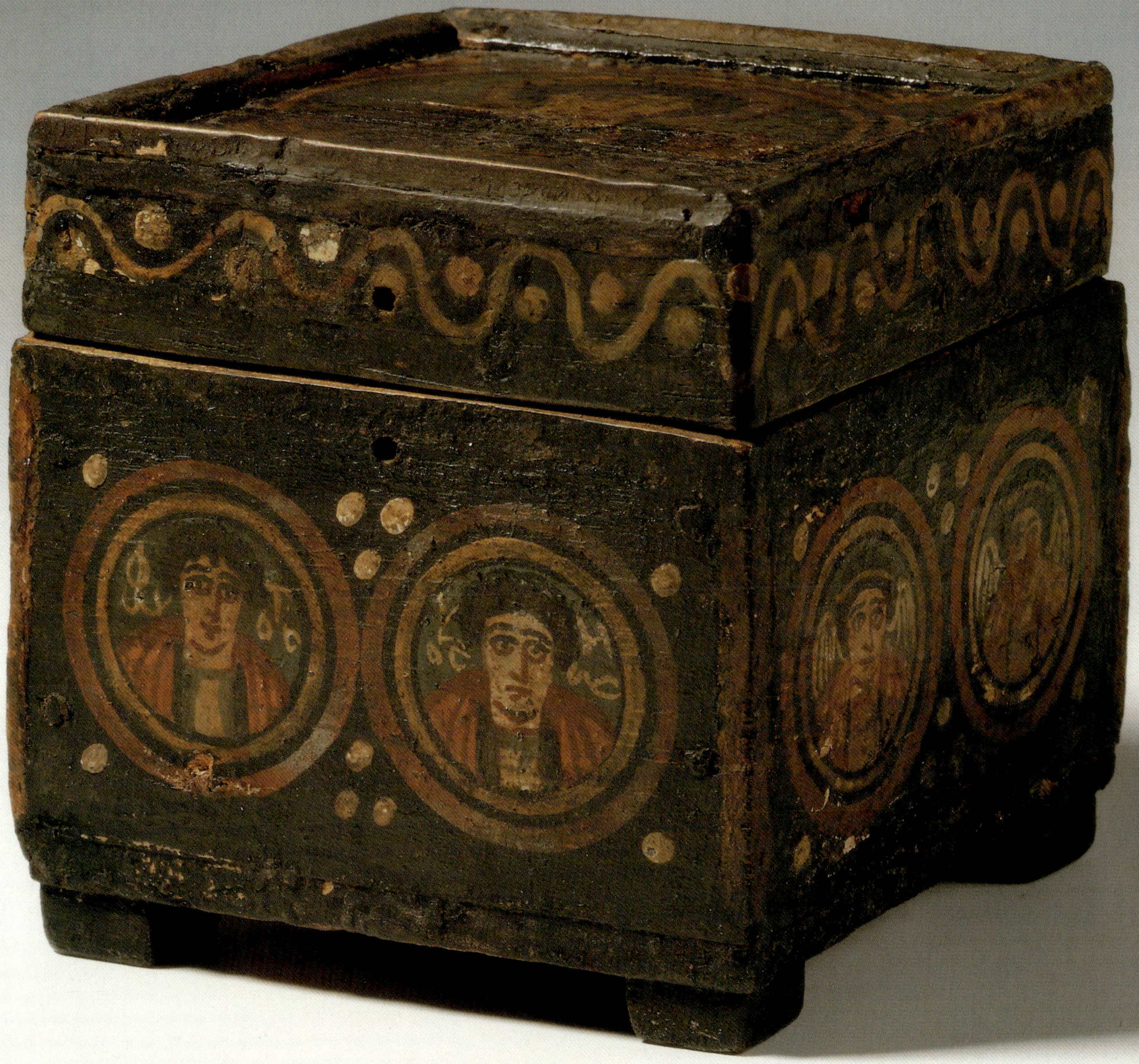

84
Tafelbildnis des Bischofs Apa Abraham

Ägypten, um 590/600
Wohl aus dem Phoibammon-Kloster von Der al-Bahari/Oberägypten; 1904 durch O. Rubensohn (?) erworben; 1905 vom Ägyptischen Museum überwiesen
Temperamalerei auf Akazienholz; Höhe 36,5 cm, Breite 26,5 cm
Inv.-Nr. 6114

Der durch eine Namensinschrift beiderseits des Nimbus als »Apa Abraham der Bischof« bezeichnete Heilige darf mit großer Wahrscheinlichkeit mit jenem Abraham identifiziert werden, der für die Jahre zwischen 590 und 620 als 14. Bischof von Hermonthis (Armant) und Abt des Phoibammon-Klosters von Der al-Bahari bei Luxor bezeugt ist. Das Tafelbild weist vier Bohrungen auf und war zum Aufhängen bestimmt; es ist vielleicht das einzige erhaltene Amtsbildnis eines historisch nachgewiesenen Bischofs. Apa (»Vater«) Abraham trägt ein purpurfarbenes Gewand und ein über beide Schultern gelegtes Omophorion, die weiße Wollbinde der Bischöfe. In den Händen hält er ein Evangelienbuch, dessen Einband mit Edelsteinen geschmückt ist. Ein großer, »goldener«, schwarz und weiß konturierter Nimbus umgibt das bärtige Antlitz. Der Bischof ist ganz im Typus koptischer Mönchsheiliger dargestellt. Immer wiederkehrende Bildnisformeln sind, neben dem Nimbus und den Insignien der Bischofswürde, das große, fest konturierte Haupt mit den asketisch eingezogenen Wangen, die in gottbeseelter Schau weit geöffneten Augen, der fest geschlossene Mund mit den tief herabgezogenen Mundwinkeln und der lange, bis weit auf die Brust herabreichende Bart.

Literatur: Wulff (1909) S. 301 Nr. 1607. - Wessel (1963) S. 187-192, Taf. XV. - Parlasca (1966) S. 210 und Anm. 103 (Lit.). - Volbach/Lafontaine-Dosogne (1968) S. 357, 360, Abb. 405. - Krause (1971) S. 106-111. - Effenberger (1975) S. 98, 109, 211, Taf. III. - Weitzmann (1976) Bd. 1, S. 49. - Effenberger (1986) S. 304, Taf. 4. - Godlewski (1986) S. 64, Abb. 27.

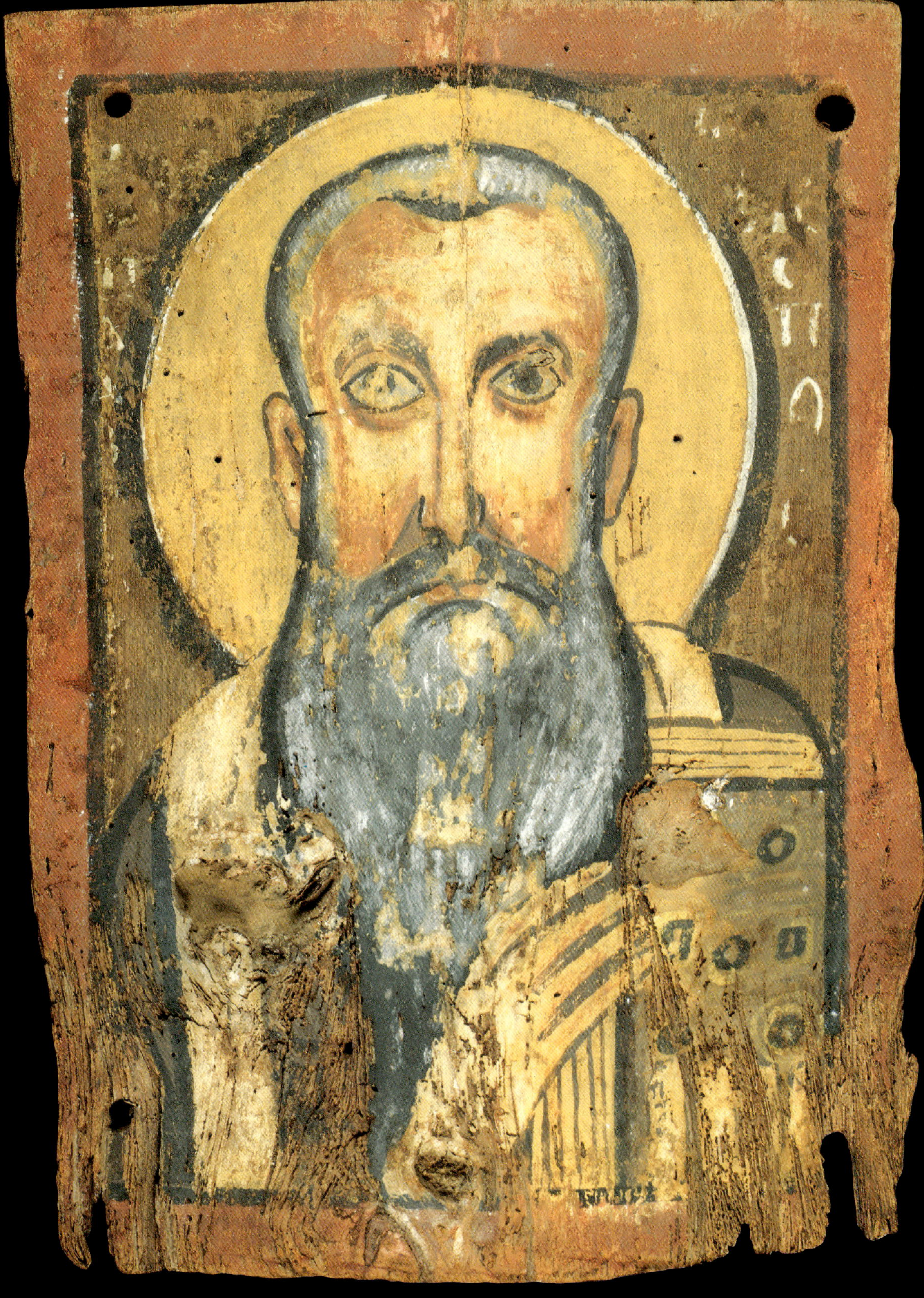

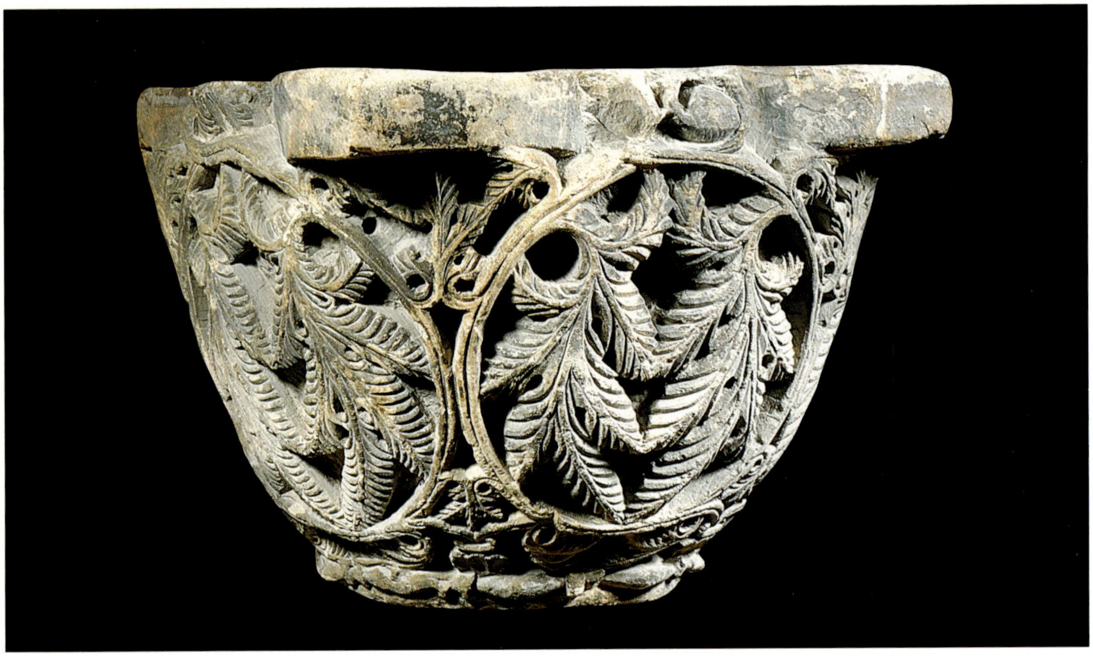

85
Kesselkapitell

Ägypten, 6. Jahrhundert
Aus Bawit (?); 1904 durch O. Rubensohn erworben
Kalkstein; Höhe 32 cm, Breite 41 cm, unterer Durchmesser 21 cm
Inv.-Nr. 4720

Das Kapitell ist an der Rückseite abgeflacht und war vielleicht einer Wand oder einem Pfeiler vorgeblendet. Der untere Wulst ist als Perlstab (Astragal) ausgebildet. Die Seitenflächen füllen große, aus Weinreben gebildete Kreisschlingen, die aus kleinen Amphoren an den Kapitellecken emporwachsen. Innerhalb der Kreisschlingen zweigen gefiederte Weinblätter ab, die sich an den Spitzen berühren. Die Zwickel unter den Abakus- und an den Kapitellecken sind ebenfalls mit Weinblattmotiven ausgefüllt. Mit der folgenden Friesplatte gehörte das Kapitell wohl zu ein und demselben Bauwerk.

Literatur: Wulff (1909) S. 67 Nr. 196 (mit Herkunftsangabe »Bawit«). - Effenberger (1981) S. 94.

86
Friesplatte

▷

Ägypten, 6. Jahrhundert
Aus Bawit (?); 1904 durch O. Rubensohn erworben
Kalkstein; Höhe 37,5 cm, Länge noch 96 cm
Inv.-Nr. 4716

Die Platte gehörte zum rechten Abschluß eines Frieses, der mit zwei fortlaufenden und einander durchdringenden Kreisschlingen geschmückt war, die große Medaillons bilden. Im Innern der Medaillons zweigen Reben mit gefiederten Weinblättern und Trauben in regelmäßiger Folge ab, wobei jeweils die rechte Traube auf den Kopf zu stehen kommt. Die Zwickel sind ebenfalls mit Blattwedeln und Trauben ausgefüllt. Hängende und stehende Trauben sind hier übereinander angeordnet. Mit dem zuvor betrachteten Kapitell gehörte die Friesplatte wohl zu ein und demselben Bauwerk. Die nächstverwandten Beispiele für die Verzierungsweise des Kapitells und des Frieses finden sich nicht in Bawit, woher beide Stücke angeblich stammen sollen, sondern in Saqqara.

Literatur: Wulff (1909) S. 72 Nr. 215 (mit Herkunftsangabe »Bawit«).

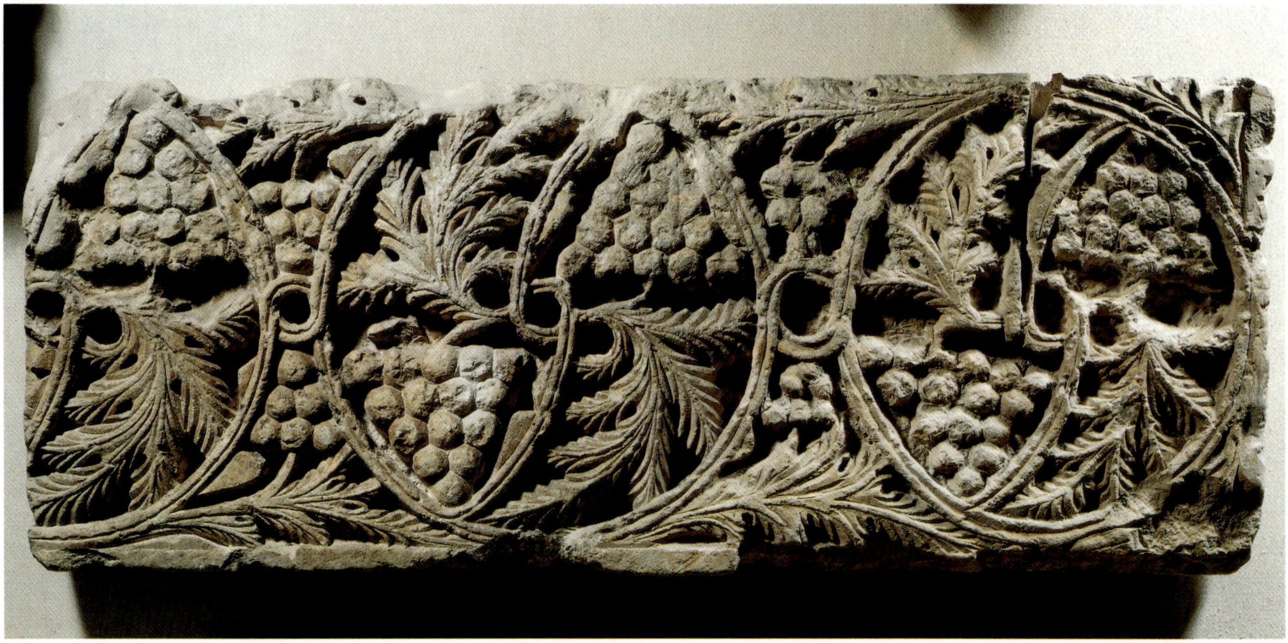

87 ▷

Schrankenplatte

Ägypten, 6. Jahrhundert
Aus Bawit (?); 1904 durch O. Rubensohn erworben
Kalkstein; Höhe 61 cm, Breite 85 cm
Inv.-Nr. 4711

Das Relief und die folgenden Stücke (Kat.-Nr. 88, 90, 91) gehören zu den schönsten erhaltenen Werken des frühbyzantinischen Ornamentstils in Ägypten. Zwei kurze Halbsäulchen mit Plinthen und profilierten Basen flankieren ein quadratisches Bildfeld mit einer reichen Ornamentkomposition. Ihre Schäfte sind jeweils in zwei Zonen unterteilt und haben unterschiedliche Verzierungen. Die linke Halbsäule weist in der unteren Hälfte ein aufwachsendes Schuppenmuster und in der oberen ein aus Profilstäben gebildetes Zickzackmuster auf, in dessen untere und obere Zwickel Blattspitzen eingefügt sind. Die rechte Halbsäule, deren Kapitell aus scharfgezackten Akanthusblättern teilweise noch erhalten ist, besitzt im unteren Teil anstatt der Kanneluren aneinandergereihte senkrechte »Pfeifen« und in der oberen Hälfte spiralförmige Profilstäbe. Das quadratische Bildfeld wird von einem unendlich verschlungenen Kreisgeflecht beherrscht, das mit äußerster Präzision in kräftigem »Tiefendunkel« gearbeitet ist. Im Zentrum der Komposition stehen ein mit »Gemmen« geschmücktes griechisches Kreuz und das aus dem Buchstaben X (Chi = Anfangsbuchstabe von »Christus«) gebildete Monogramm Christi. Die Zwickel zwischen den Kreisschlingen enthalten flächenfüllende Dreiblätter, die Eckfelder doppelständige Akanthuswedel. Die untere Rahmenleiste zeigt eine Zickzackfolge von gestreiften Blättern und dazwischen eingefügte Buckel. Vergleichbare Zierformen finden sich vor allem unter der im Louvre aufbewahrten Architekturplastik aus der ehemaligen Süd-Kirche des Apollonklosters von Bawit, doch ist damit die Herkunft unserer Schranke vom gleichen Ort keineswegs gesichert.

Literatur: Wulff (1909) S. 76-77 Nr. 237. - Effenberger (1975) S. 206, 220, Abb. 72. - Severin, Bawit (1977) S. 124 Anm. 75. - Effenberger (1981) S. 95.

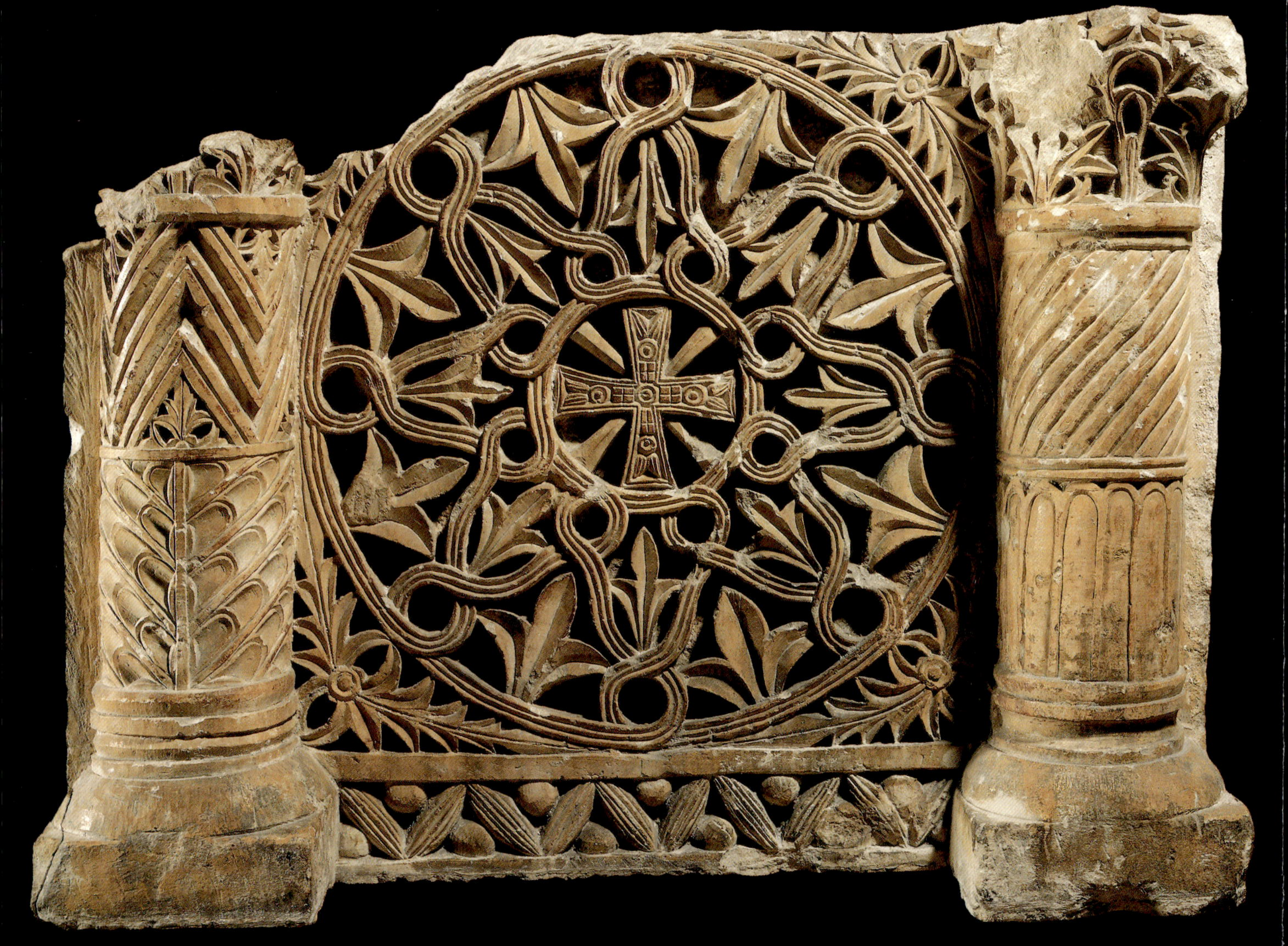

◁ Kat.-Nr. 87

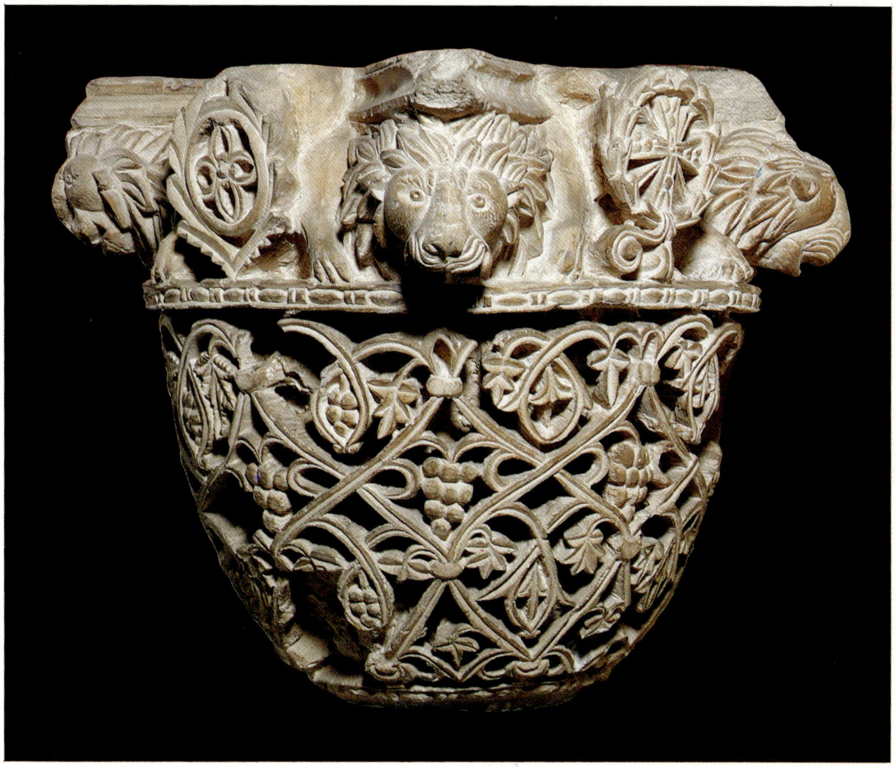

88

Zweizonenkapitell Weinrankengeflecht, Löwenprotomen und verzierte Bossen

Ägypten, 6. Jahrhundert
Aus Kairo (aus Bawit?); 1909 erworben
Kalkstein; Höhe 37 cm, maximale Breite 36 cm
Inv.-Nr. 6159

Das Zweizonenkapitell, dessen ursprüngliche Herkunft unbekannt ist, gehörte - seiner geringen Größe zufolge - wohl zu einem Ziborium oder Templon. Den unteren, korbförmigen Teil überspinnt ein feines, vom Kern fast vollständig abgelöstes und durchbrochen gearbeitetes Weinrankengeflecht, das nach streng geometrischen Prinzipien konstruiert ist. Oben und unten wird es jeweils von einem Perlstab (Astragal) eingefaßt. Die obere Zone weist unter den vier Ecken des profilierten Abakus Löwenprotomen auf. Die Mittelbossen sind an den beiden hier sichtbaren Seiten links als Blütenrosette, rechts als Lorbeerkranz mit Schleifenbändern, eingeschriebenem Gemmenkreuz und X-(= Chi)förmiger Initiale des Namens Christus ausgebildet. An den abgewandten Seiten zeigen sie ein kreuzförmiges Monogramm - wohl des Stifters oder Bischofs - und einen Fruchtkorb. Die virtuos angewandte Technik des durchbrochen gearbeiteten Reliefdekors setzt die Kenntnis der Konstantinopler Bauplastik aus der Zeit Kaiser Iustinians I. (527-565) voraus. Das kreuzförmig gebildete Monogramm taucht in datierbaren Stempeln Konstantinopler Silberarbeiten (vgl. Kat.-Nr. 55) erst gegen die Mitte des 6. Jahrhunderts auf. Da besonders im 6. Jahrhundert vornehme ägyptische Familien am Kaiserhof von Konstantinopel zu höchstem Rang und Einfluß gelangt waren (vgl. Kat.-Nr. 45), darf vermutet werden, daß sie es waren, die durch die Stiftung von Klosterbauten oder Kirchen an ihren ägyptischen Heimatorten die Übernahme hauptstädtischer Kunstformen angeregt haben. Die symbolische Bedeutung des Kapitells läßt sich vielleicht entschlüsseln: Der Weinstock ist ein allgemeiner Hinweis auf Christus, ebenso das Gemmenkreuz mit dem Christusmonogramm im kaiserlichen Triumphkranz. Die Löwen versinnbildlichen hier wohl die durch Christus unterworfenen Mächte des Bösen.

Literatur: Wulff (1909) S. 314-315 Nr. 1656. - Kitzinger (1946) S. 65 Nr. 33, Abb. 76. - Wessel (1963) S. 28-30, 158-159, Abb. 29. - Deichmann (1964/65) [1966] S. 74. - Effenberger (1975) S. 105, 137, 151, 200, Abb. 71. - Severin (1977) S. 249, Abb. 277 b. - Effenberger (1981) S. 94. - Kat. Leningrad (1982) S. 28-29 Nr. 8.

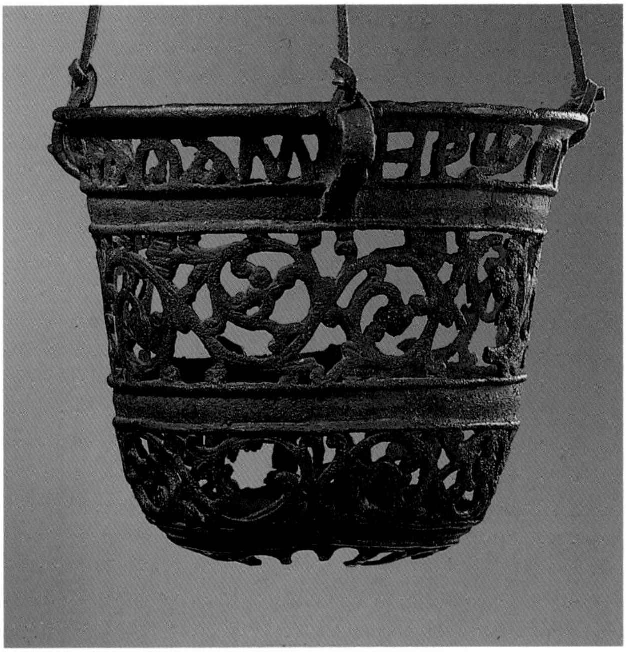

89
Lampenkorb

Ägypten (?), 6. Jahrhundert
Aus Soba (Nubien, am Blauen Nil); 1844 durch R. Lepsius erworben; 1984 vom Ägyptischen Museum SMPK (Inv.-Nr. 4378) überwiesen
Bronze; Höhe noch 14,5 cm
Inv.-Nr. 3/84

Das Gerät ist durch einen Aufprall beschädigt und verdrückt worden; verloren ging ungefähr ein Drittel der oberen Zone mit einer der ehemals drei Henkelösen, ferner der wahrscheinlich kleine und leicht profilierte Ständer oder Fuß, der am tiefsten Punkt der untersten Zone angebracht war. Den Bereich zwischen dem oberen Rand (der Lippe des Gefäßes) und dem Ständer teilen drei leicht profilierte Streifen in vier ungleich hohe, durchbrochen gearbeitete Zonen ein: Die oberste enthält eine verstümmelte koptische Inschrift, die einen Erzpriester (?) Apa Mersch (»den Rothaarigen«) nennt; die zweite und dritte Zone sind mit je einer zierlichen, großzügig angelegten Wellenspiralranke dekoriert, in der untersten Zone leiteten radial angeordnete Rippen zum Fuß über. Dieser weitgehend durchbrochen gearbeitete Korb hat wahrscheinlich einen Glaseinsatz aufgenommen und diente somit als an drei Befestigungspunkten aufzuhängende Öllampe. Ungefähr ähnliche Geräte kennen wir vor allem in Silber, so zum Beispiel unter den in Washington befindlichen Bestandteilen eines kirchlichen Silberschatzes der justianischen Zeit, der bei Kumluca (Lykien) gefunden worden ist. Von der artifiziellen und recht abstrahierten Ornamentik dieser Konstantinopler Silberarbeiten hebt sich der in Nubien gefundene Lampenkorb durch die traditioneller wirkende Formgebung seines vegetabilen Dekors merklich ab. Sie zeigt Verbindungen zu denjenigen Bereichen der lokalen Kalksteinskulptur Mittelägyptens aus der ersten Hälfte des 6. Jahrhunderts, die durch Konstantinopler Modelle, vermittelt durch marmorne Werkstücke, beeinflußt war und deren Grundformen weitgehend übernahm, in den Details aber vorwiegend lokal geprägte Motive verwendete, zum Teil ältere Formen weiterführend.

Literatur: Lepsius (1913) S. 347-348. - Schlunk (1939) S. 52 Nr. 147. - Boyd (1988) S. 195, Taf. 7,3. - Hinweise zur Inschrift werden Prof. Dr. Dr. Martin Krause, Münster, verdankt.

90
Friesplatte
Mäandergeflecht

Ägypten, 6. Jahrhundert
Aus Melawi al-Arisch oder Bawit (?); 1908 erworben
Kalkstein; Höhe noch 36 cm, Länge 108 cm
Inv.-Nr. 6144

Die angebliche Herkunft dieser Fries- oder Wandverkleidungsplatte aus Bawit ist nicht gesichert, doch finden sich unter der Bauskulptur aus der ehemaligen Südkirche des Apollonklosters die engsten Parallelen. Die gesamte Oberfläche überzieht eine Ornamentkomposition, die einem unendlichen Flächenrapport entlehnt ist, an den Rändern jedoch willkürlich und unorganisch beschnitten wurde. Die auf die Diagonale hin ausgerichtete geometrische Verzierungsweise folgt vielleicht Anregungen aus der Mosaikkunst (Fußböden) und Wandmalerei. Ein in sich verschachtelter Mäander bildet drei achteckige Felder, die im Zentrum mit einer Wirbelrosette und in den seitlichen Feldern mit Sternrosetten aus scharfzahnigen Akanthuswedeln gefüllt sind. Die sechseckigen Felder, die die achteckigen Medaillons umgeben, enthalten doppelständige Akanthuswedel, die übrigen Kreuzblüten oder Teile davon. Wahrscheinlich besaß die Platte eine umlaufende Rahmenleiste (unten und rechts noch erhalten). Wie bei den zuvor betrachteten Werken (Kat.-Nr. 87, 88, 90) kommt die Präzision der Ornamentkom-

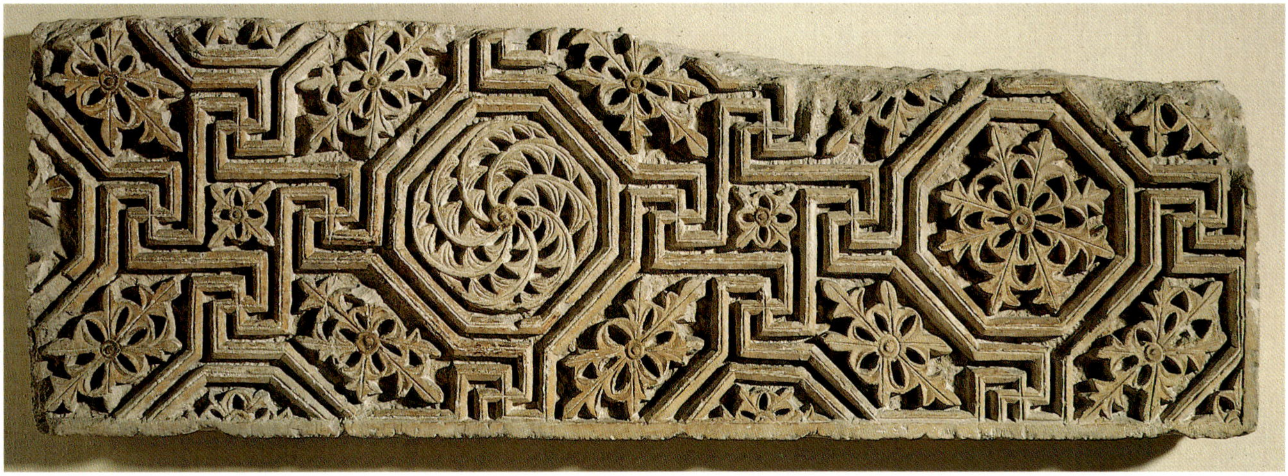

position durch die virtuos angewandte »Tiefendunkeltechnik« hervorragend zur Geltung.

Literatur: Wulff (1909) S. 312 Nr. 1641. - Wessel (1957) S. 71, Abb. 13. - Beckwith (1963) S. 22, Abb. 92. - Effenberger (1975) S. 106, 205, Abb. 64. - Brenk (1978) S. 86-87. - Effenberger (1981) S. 96. - Dimitrokallis (1982) S. 173 Anm. 212. - Severin (1986) S. 105 mit Anm. 36-37.

91
Friesplatte
Mäandergeflecht

Ägypten, 6. Jahrhundert
Aus Melawi al-Arisch oder Bawit (?); 1908 erworben
Kalkstein; Höhe 35 cm, Länge 125 cm
Inv.-Nr. 6145

Die Platte, deren Herkunft wieder unsicher ist, gehörte vielleicht zu einem Fries oder einer Wandverkleidung im Innern einer Kirche. Das von einer Rahmenleiste umgebene Ornamentfeld zeigt ein diagonal angeordnetes Mäandergeflecht, das in eine umlaufende, profilierte Randleiste einbindet. Die sieben rhombenförmigen Felder der mittleren Reihe sind mit drei unterschiedlichen Typen von Kreuzblattrosetten gefüllt. Die dreieckigen Zwickel entlang der Randleiste enthalten Dreiblattspitzen.

Literatur: Wulff (1909) S. 312 Nr. 1642 (mit Herkunftsangabe). - Wessel (1957) S. 71-72. - Wessel (1963) S. 28, 160, Abb. 27. - Effenberger (1975) S. 106, 205, Abb. 65. - Dimitrokallis (1982) S. 172-173, Abb. 205. - Effenberger (1981) S. 96.

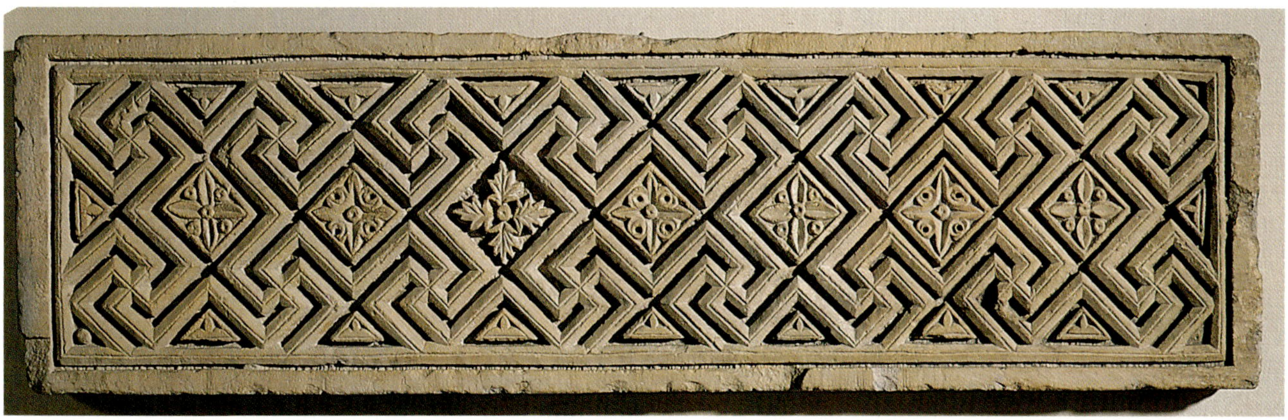

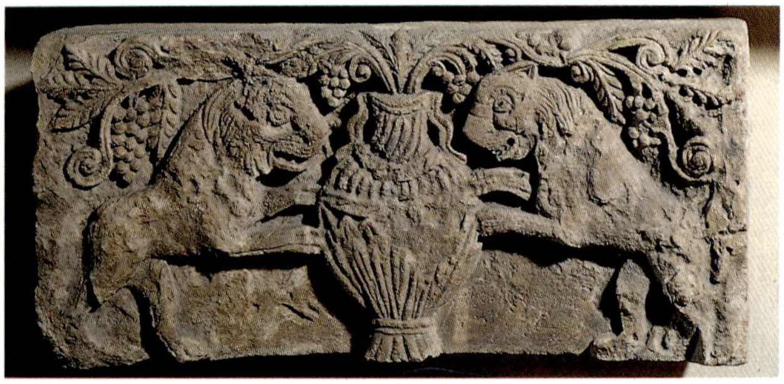

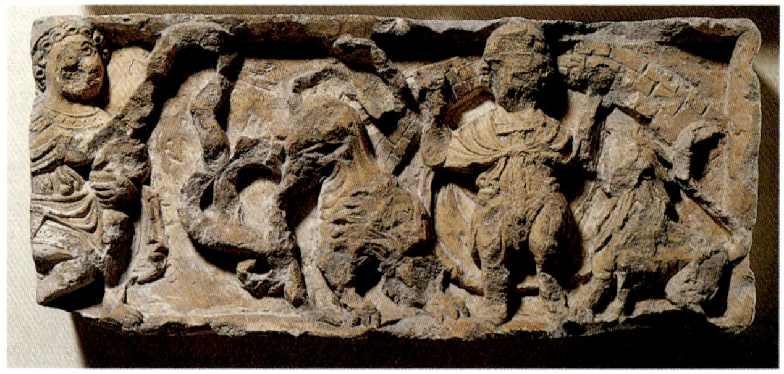

92
Friesblock
Amphora mit Weinstock und Löwen

Ägypten, 6./7. Jahrhundert
Aus Bawit (?); 1904 erworben
Kalkstein; Höhe 23 cm, Länge 51 cm
Inv.-Nr. 4705

Um eine Amphora mit geriefeltem Körper, aus deren Mündung zwei sich nach rechts und links ausbreitende Rebstöcke hervorwachsen, sind zwei gegenständige Löwen angeordnet, die sich aufrichten und mit den Vorderpranken die Gefäßschulter berühren. Vase und Weinstock verkörpern eine alte, auch von der christlichen Kunst übernommene Variante des Lebensbrunnens bzw. des Lebensbaums. In der Regel wird dieses zentrale Motiv von Lebewesen wie Pfauen, Hirschen oder Tauben flankiert, die sich am Wasser erquicken oder von den Trauben ernähren. Die heraldische Anordnung der beiden Löwen, die ebenfalls einer uralten Bildtradition folgt, erweist diese als Wächter des Lebensbaums.

Literatur: Wulff (1909) S. 31-32 Nr. 67. - Wessel (1957) S. 72, Abb. 16. - Effenberger (1975) S. 237, Abb. 52.

93
Friesplatte
Daniel in der Löwengrube

Ägypten, 6./7. Jahrhundert
Aus Kairo; 1909 erworben
Kalkstein; Höhe 24 cm, Länge 55,5 cm
Inv.-Nr. 6141

Rechts steht Daniel in der durch einen Mauerring angedeuteten Löwengrube. Er ist - wie zumeist in der frühchristlichen Kunst - mit der persischen Tracht bekleidet. Diese besteht aus der phrygischen Mütze, der gegürteten Tunika, die einen Kolpos (Bausch) bildet und zwischen den Beinen durchgezogen ist, dem Reitermäntelchen und der gemusterten Hose. Originell ist hier die Bildung der beiden Daniel bedrohenden Löwen. Der rechte hockt sprungbereit in der Grube, der linke ist im Begriff, von der Mauer in die Grube hinabzuspringen. Von links naht der Prophet Habakuk, um Daniel Speisen - wohl einen runden Brotlaib, den er in seinem linken Arm hält - zu bringen. Nach dem alttestamentlichen Bericht (Daniel 6) war der Prophet Daniel unter dem Perserkönig Dareios zu höchsten Würden emporgestiegen. Neidische Minister überredeten den König, Daniel, der trotz des königlichen Gebotes vom jüdischen Glauben nicht ablassen wollte, in eine Löwengrube zu werfen, doch bewahrte ihn sein Gott auf wunderbare Weise vor dem Tode. Die Hinzufügung des Propheten Habakuk geht auf einen Bericht zurück, der sich nur in der griechischen Übersetzung des Alten Testaments, der Septuaginta (Daniel 14, 33), findet. In der frühchristlichen Kunst galt Daniel als Sinnbild der Standhaftigkeit und der erhofften Errettung aus dem Tode kraft des unerschütterlichen Glaubens an den einen Gott, der die Toten zum wahren Leben emporführen wird.

Literatur: Wulff (1909) S. 311 Nr. 1638. - Wessel (1957) S. 73. - Effenberger (1975) S. 198, 209, Abb. 51. - Effenberger (1981) S. 99.

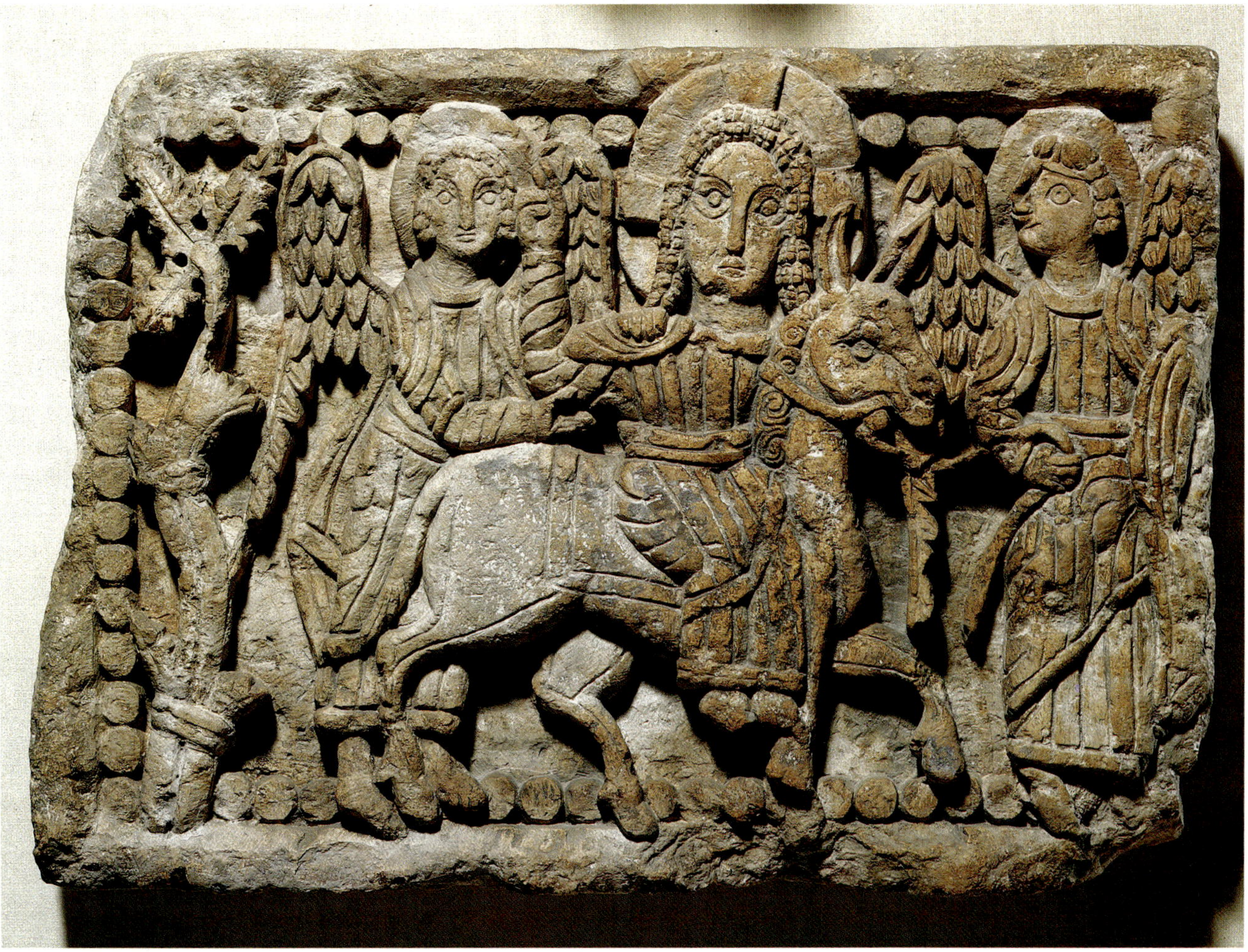

94

Friesplatte
Reitender Christus und zwei Engel

Ägypten, 6./7. Jahrhundert
Aus Kairo, angeblich aus dem Weißen Kloster (Der Anba Schenuda) bei Sohag; 1902 durch J. Strzygowski als Geschenk von F. W. v. Bissing erworben
Kalkstein; Höhe 43 cm, Breite noch 61 cm
Inv.-Nr. 4131

Die ursprüngliche Zweckbestimmung der Reliefplatte ist unbekannt. Die Darstellung wird an drei Seiten innerhalb des Rahmens von einer Perlenreihe umsäumt. Im Zentrum der Komposition reitet Christus in seitlichem Sitz auf einem Maultier oder Pferd nach rechts hin. Sein mächtiges Antlitz, das von einem großen, den Rahmen überschneidenden Kreuznimbus eingefaßt wird, und der Oberkörper sind dem Betrachter zugekehrt. Der rechte Arm ist erhoben, die Finger sind zum Segensgestus gefaltet. Christus ist bekleidet mit einer langärmeligen Tunika, einem um den Unterkörper gelegten Pallium und - im Widerspruch dazu - mit einem auf der rechten Schulter sichtbar werdenden Feldherrenmantel. Dem Zug schreitet rechts ein nimbierter Engel voran, der den Zügel des Reittiers hält und den Kopf zu Christus zurückwendet. Links folgt ein weiterer mit Nimbus versehener Engel, der ebenfalls aus dem Bild herausblickt. Mit seiner vorgestreckten Rechten weist er auf Christus hin, auf dessen

Schulter er seine Linke gelegt hat. Ganz links füllt ein Baum den Bildgrund aus. In dem Relief verbinden sich mehrere ikonographische Traditionen zu einer neuen und ganz originellen Einheit. Zum einen ist Christus hier nach dem Muster spätantiker Kompositionen des *adventus Augusti,* der Ankunft des siegreichen Kaisers, als triumphaler Herrscher dargestellt. Zum andern erinnert die Wiedergabe des reitenden Christus an die im spätantiken Ägypten so beliebten Bilder heiliger Reiter. Von kanonischen Szenen des Einzugs Christi in Jerusalem (vgl. Kat.-Nr. 14) weicht die Darstellungsweise jedoch grundsätzlich ab.

Literatur: Strzygowski (1904) S. 105. - Wulff (1909) S. 33 Nr. 72. - Wessel (1957) S. 75-76, Abb. 17. - Wessel (1963) S. 21, 169, Abb. 15. - Effenberger (1975) S. 237, Abb. 53. - Effenberger (1981) S. 97-98.

95
Befreiung einer belagerten Stadt

Ägypten, 5. Jahrhundert
Aus Ägypten; 1900 erworben
Holz; Höhe 45 cm; vor allem im oberen Bereich starke Beschädigungen: fast die gesamte oberhalb der Stadtmauer folgende hinterarbeitete Architektur ist fortgebrochen; an der rechten Seite wurden nach Beschädigung die Bruchstellen bereinigt und der Kontur nachgeschnitten
Inv.-Nr. 4782

Aus einem Werkstück in der Form eines Halbzylinders ist eine figuren- und detailreiche Darstellung eines dramatischen Kriegsgeschehens geschnitzt, die noch in manchem rätselhaft bleibt. Aus dem Tor einer turmbewehrten Stadtmauer fällt ein Trupp der Verteidiger aus, um sich mit dem Entsatzheer zu vereinigen, das von links heranrückt; weiteres Fußvolk steht auf der Mauerkrone. Die berittenen Belagerer versuchen nach rechts zu fliehen. Die siegreiche Befreiung der Stadt ist nicht mehr zweifelhaft: Es sind nur noch wenige Soldaten des belagernden Heeres zu sehen, und einen von ihnen ereilt gerade der Tod, ein anderer liegt leblos am Boden; die Sieger hingegen, d. h. die Verteidiger und die Entsatztruppe, sind massenhaft gegenwärtig. Ungedeutet sind bisher unter anderem die vier in Gabelkreuzen *(furca)* hingerichteten Würdenträger vor der Stadtmauer rechts, die Dreiergruppe der großen männlichen Figuren in Pallien links oben und das kleinere Paar unter der Bogenöffnung daneben in der Mittelachse der Darstellung. Charakteristisch ist die Kombination verschiedener Arten der Perspektive: Durch den nach hinten und oben hin abnehmenden Größenmaßstab der Soldaten wurde die Illusion der Tiefe der Szene angestrebt; in dieses System fügen sich aber nicht Gestalten wie die Dreiergruppe links oben und das Paar daneben, deren Maßstab nach ihrer Bedeutung, ungeachtet der jeweiligen topographischen Situation, bemessen ist. Die Darstellung dürfte kaum symbolisch zu deuten (wogegen der Detailreichtum spricht) oder auf ein Geschehnis des Alten Testamentes zu beziehen sein, vielmehr ein zeitgenössisches Ereignis der spätantiken Epoche wiedergeben; auf einer Standarte des Entsatzheeres ist das Zeichen des Kreuzes zu erkennen. Anders als bei fast allen übrigen der in großer Anzahl erhaltenen Holzschnitzereien aus Ägypten ist der originale Verwendungszweck dieses Werkes unbekannt. Seine Ober- und Unterseite sind gänzlich dekoriert und so vollständig erhalten, daß eine ursprüngliche tragende oder bekrönende Funktion der Skulptur unwahrscheinlich ist. Zur Anbringung kann man nur sagen, daß sie vermittels zweier in rechteckige Ausarbeitungen auf der Rückseite eingreifende Zapfen auf einem planen Träger befestigt gewesen sein dürfte.

Literatur: Wulff (1909) S. 80-81 Nr. 243. - Strzygowski, Orient (1901) S. 65-84, Taf. 3; Abb. 26-29. - Goldschmidt (1901) S. 147-148. - Dalton (1911) S. 149, 213. - Bréhier (1936) S. 80, Taf. 41. - Schlunk (1939) S. 63-64 Nr. 179. - H. Buchthal, Rez. zu J. Beckwith (1963), in: The Connoisseur Jan. 1964 S. 48. - Kat. New York (1979) S. 81-82 Nr. 69 (R. Brilliant).

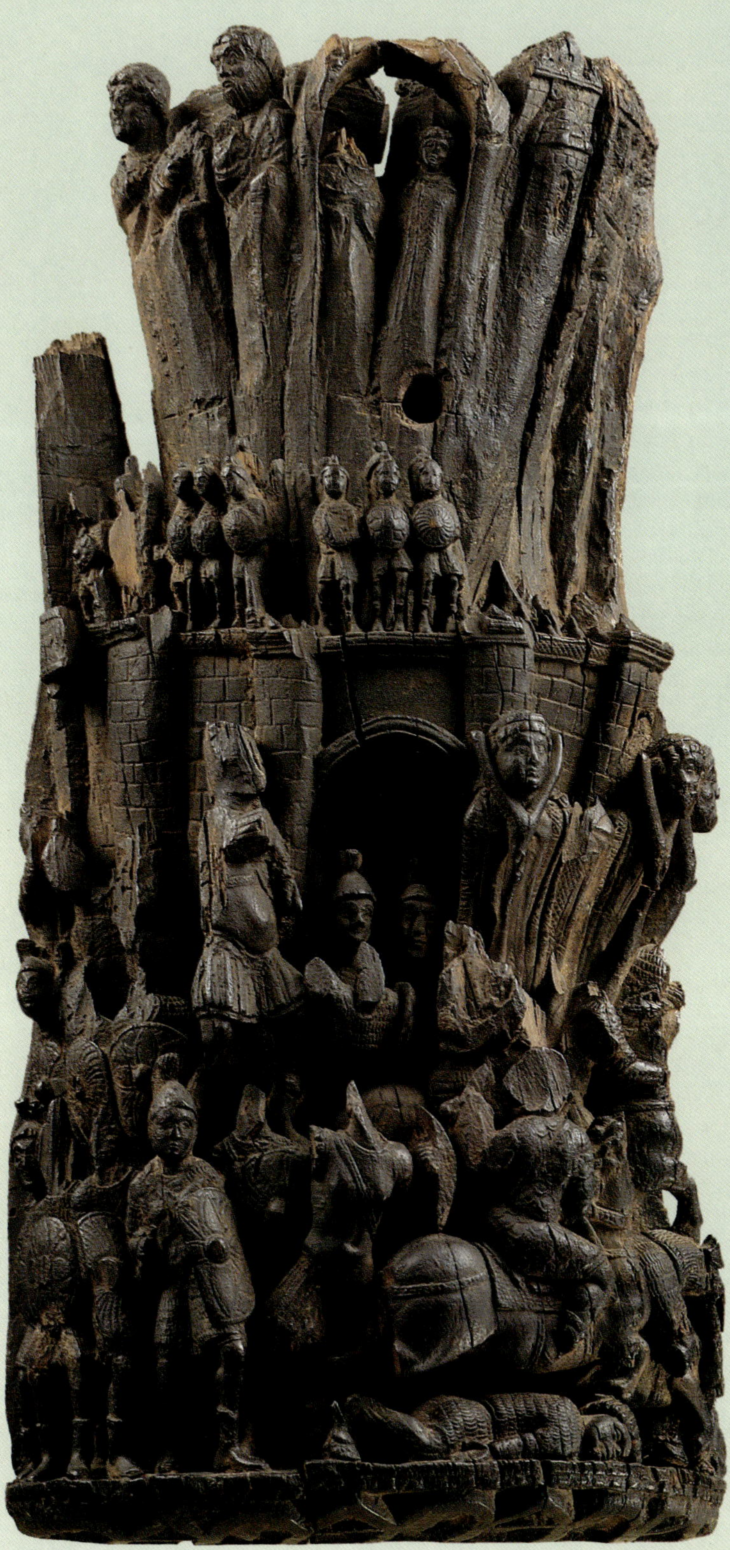

96
Konsolbalken
Daniel unter den Löwen

Ägypten, 6./7. Jahrhundert
Angeblich aus Bawit (Apollon-Kloster?); 1903 durch O. Rubensohn erworben
Akazienholz, geschnitzt; Höhe 96 cm; Breite 41 cm
Inv.-Nr. 3019

Der Konsolbalken, dessen verzierter Teil einst aus der Wand hervorkragte und als Auflager einer Balkenkonstruktion diente, zeigt an der Unterseite reiches Schnitzwerk. Am Kranzgesims läuft ein Winkelband um, dessen Zwischenräume mit Kreuzblüten gefüllt sind, flankiert von einem rahmenden Lorbeerblattstab. Der Prophet Daniel steht frontal mit betend erhobenen Händen unter einer von zwei Säulen mit unterschiedlich gestalteten Schäften und korinthisierenden Blattkapitellen getragenen Muschelarkade. Wieder trägt er die für ihn typische persische Tracht, doch ist das Mäntelchen hier auf seiner rechten Schulter gespangt und fällt über die linke Schulter zum Rücken herab. Ein Stück seiner rechten Hand ist links unterhalb des Muschelrests sichtbar. Die Muschel wird von einem Bogen mit Blattstab und Palmettenakroterien eingerahmt. Zwei Löwen flankieren den Propheten: Der linke sitzt nach außen gewandt und blickte einst aus dem Bild heraus; der rechte hat sich an Daniel emporgerichtet, ohne ihn jedoch ernsthaft zu bedrohen.
Obwohl die stilistischen Anhaltspunkte spärlich sind, mit deren Hilfe die Reliefdarstellung der Konsole zeitlich eingegrenzt werden könnte, zeigt doch ein Blick auf die Schrankenplatte (Kat.-Nr. 87), das Zweizonenkapitell (Kat.-Nr. 88) oder die Grabstele der Theodote (Kat.-Nr. 108) eine unübersehbare Verwandtschaft in der formalen Durchbildung der dekorativen Elemente. Zwar begegnet das Motiv der Arkade mit der Muschel und einer frontal darunterstehenden menschlichen Figur, die an Grabreliefs wie die Stele der Theodora (Kat.-Nr. 66) erinnert, in der spätantiken Kunst recht häufig, scheint sich aber in der christlichen Grabeskunst Ägyptens besonderer Beliebtheit erfreut zu haben. Die Bildung der Danielgestalt mit dem - im Vergleich zum Körper - recht großen Kopf, die sich ähnlich auch am Danielrelief (Kat.-Nr. 93) wiederfindet, ist typisch für den provinziellen ägyptischen Figurenstil der frühbyzantinischen Epoche, der sich freilich von Vorbildern wie dem Bawiter Pfeiler (Abb. 40) weit entfernt hatte.

Literatur: Wulff (1909) S. 79 Nr. 242. - Beckwith (1963) S. 15, Abb. 45. - Torp (1965) S. 368. - Wessel (1963) S. 42, 159, Abb. 60. - Effenberger (1975) S. 98, 180, 197, 209, Abb. 57. - Effenberger (1981) S. 99.

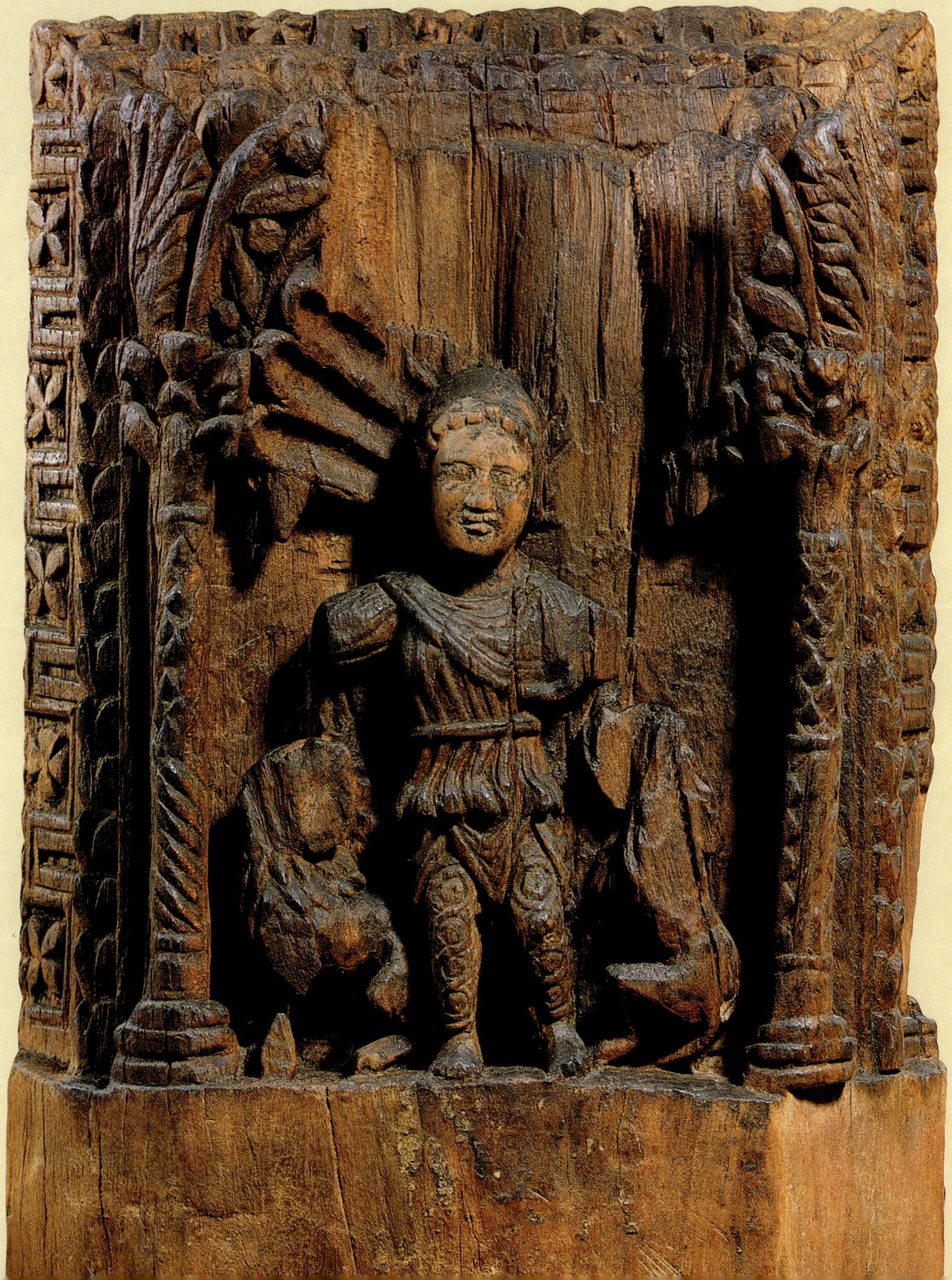

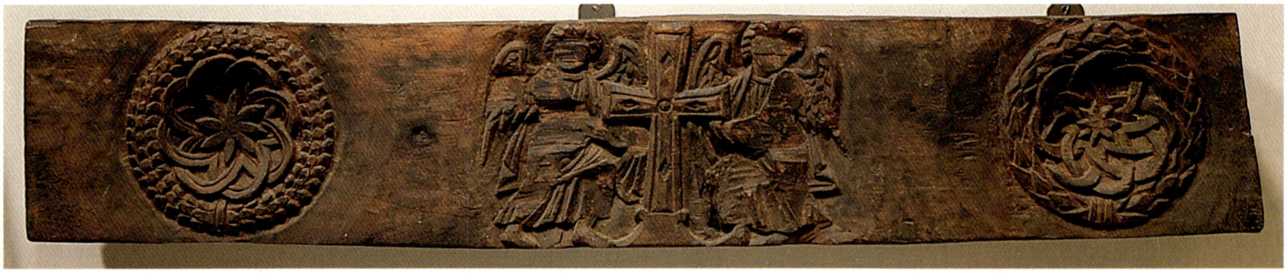

97
Türbalken
Zwei Engel verehren das Kreuz, zwei Kränze

Ägypten, 6./7. Jahrhundert
Aus Kairo (Händler Canira); 1902 durch J. Strzygowski erworben
Akazienholz, geschnitzt; Höhe 19,5 cm, Länge 110,5 cm
Inv.-Nr. 3590

Im Zentrum des Balkens, der wohl einst den Türsturz eines kleinen Mausoleums gebildet hat, erhebt sich über einem Hügel, dem Paradiesberg, ein mit »Gemmen« verziertes Kreuz. Es wird flankiert von zwei Engeln, die das Kreuz mit der einen vom Gewand verhüllten Hand stützen, während die andere Hand, die bei beiden Engeln jetzt weggebrochen ist, in einer Geste der Anbetung erhoben gewesen sein wird. Links und rechts außen ist jeweils ein Kranz angeordnet, gefüllt mit zwei ineinander verflochtenen Vierpaßrosetten und einem achtstrahligen Stern. Die Mittelgruppe mit der Kreuzesverehrung der Erzengel läßt, wie das Golgathakreuz unter der Ädikula auf der Grabstele der Theodote (vgl. Kat.-Nr. 108), den Einfluß Konstantinopler und syrisch-palästinensischer Vorbilder erkennen.

Literatur: Wulff (1909) S. 84 Nr. 254. - Effenberger (1975) S. 98, 210, Abb. 58. - Effenberger (1981) S. 99.

98a
Türbalken
Ädikula mit Kreuz, zwei Rosetten

Ägypten, 6./7. Jahrhundert
Aus Ägypten; 1906 erworben
Akazienholz, geschnitzt; Höhe 18,5 cm, Länge 134 cm
Inv.-Nr. 4787

Der Balken bildete wohl ebenfalls den Türsturz eines Grabbaus (vgl. Kat.-Nr. 97), worauf die Darstellung und vor allem die Inschriften hindeuten. Unter einer Ädikula, die von Säulen mit spiralförmig kannelierten Schäften, weit ausladendem Gebälk, Muschelaufsatz und seitlichen Akroterien gebildet wird, hängt ein Gemmenkreuz vom Architravbalken herab. Eingerahmt wird die Ädikula von zwei sorgfältig gearbeiteten Kränzen mit vier Blattspitzen in den Diagonalen und einer Sternrosette als Füllung. Seitlich der Akroterien erscheinen die üblichen Abkürzungen IC XC des Namens »Jesus Christus«. Rechts und links der Ädikula sind koptische Grabinschriften angebracht: »Mein Bruder Sarapion«, »Mein Bruder Viktor«.

Literatur: Wulff (1909) S. 84-85 Nr. 256. - Effenberger (1975) S. 98, 210, 220, Abb. 60.

98b
Fragment eines Friesbalkens
Heilige und Apostel unter Arkaden

Ägypten, 7./8. Jahrhundert
Aus Ägypten; 1911 durch Fr. Sarre erworben
Akazienholz, geschnitzt; Höhe 14 cm, Länge 120,5 cm
Inv.-Nr. 6671

Unter sechs noch erkennbaren Arkaden mit aufgezogenen Vorhängen erscheinen verschiedene Gestalten, die zum Teil jedoch stark verrieben und daher kaum noch zu erkennen sind. Von links nach rechts: Daniel in der Löwengrube, der hl. Menas zwischen zwei liegenden Kamelen, vier Apostel mit Büchern. Der scharfe, flache Schnitzstil und die vehementen Bewegungen der Figuren verweisen das Balkenfragment, das möglicherweise wieder von einem Grabbau stammt, in die spätere koptische Kunst, in die Nähe des Türsturzes aus der Kirche Al-Moallaka in Alt-Kairo, der durch eine Inschrift in das Jahr 735 datiert ist.

Literatur: Wulff/Volbach (1923) S. 10-11. - Effenberger (1975) S. 98, 180, Abb. 56. - Engemann (1987) S. 174 (zur Datierung der Holztür in Kairo).

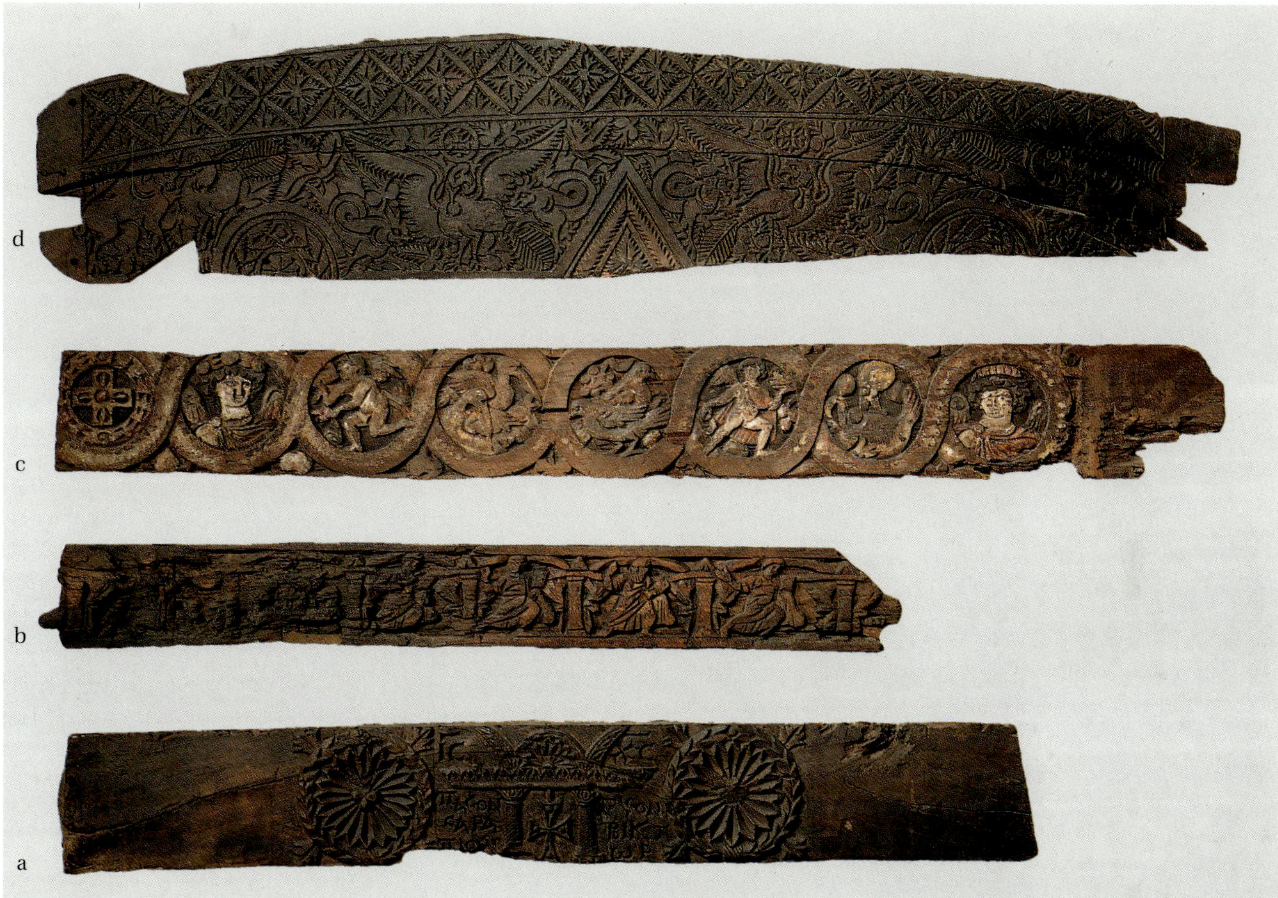

d

c

b

a

98c
Friesbrett
Kreuz, Engel und nilotische Szenen

Ägypten, 6. Jahrhundert
Aus Bawit (?); 1905 vom Ägyptischen Museum überwiesen
Tannenholz, geschnitzt und bemalt; Höhe 18 cm, Länge noch 164 cm
Inv.-Nr. 4784

Erhalten ist noch die rechte Seite eines Friesbretts mit dem Mittelmotiv, dem Kreuz. Ursprünglich muß der gesamte Fries eine Länge von ca. 3 Metern aufgewiesen haben. Ein aus zwei einander durchdringenden Wellenbändern gebildetes Kreisbandgeflecht, das mit einem Blattstab bemalt ist, bildet Medaillons, in die verschiedene Motive hineinkomponiert sind. Von links nach rechts: mit »Gemmen« verziertes griechisches Kreuz in einem Kranz; Büste eines Engels mit Krone und auf der rechten Schulter gespangter Chlamys; ein nach links eilender oder kniender nackter Eros mit einer Schale in der erhobenen Rechten, aus der er wohl trinkt, und einem nicht mehr kenntlichen Gegenstand in der Linken; zwei gegenläufig angeordnete schwimmende Pelikane vor einer Blütenstaude, wobei der vordere mit dem Schnabel sein Gefieder putzt; zwei gegenläufig angeordnete Tauben vor einer Traube; ein nach rechts eilender geflügelter, mit einer Chlamys bekleideter Putto, der in der erhobenen Linken ein Tablett mit Speisen (?) und in der Rechten einen nicht mehr kenntlichen Gegenstand (Kanne?) hält; ein schwimmender Schwan vor Bäumen und schließlich wieder eine Engelbüste. Alle Einzelmotive, die den in Ägypten so beliebten Nillandschaften entlehnt wurden, sind in einer Weise wiedergegeben, die das Friesbrett eigentlich in das 4./5. Jahrhundert datieren würde. Die Engelbüsten folgen jedoch einem Typus, der erst im 6. Jahrhundert ausgebildet wurde.

Literatur: Wulff (1909) S. 82-83 Nr. 251. - Wessel (1957) S. 87-88. - Effenberger (1975) S. 98, 197, Abb. 59. - Effenberger (1981) S. 86, 97.

◁ 98d

Brett mit Grabessymbolen

Ägypten, 7./8. Jahrhundert
Aus Kairo; 1911/12 durch Fr. Sarre erworben
Akazienholz, geschnitzt; Höhe noch ca. 33 cm, Länge noch 168,5 cm
Inv.-Nr. 6692

Die ursprüngliche Verwendung des Bretts ist unbekannt. Früher hat man es für eine Bettwand gehalten, doch für das Kopf- oder Fußende eines Bettgestells ist es zu breit. Vielmehr deuten die Größe, die Wölbung, die Zargen mit Zapfenlöchern an den Enden und die dargestellten Motive auf einen kleinen Grabbau hin, zu dessen Front das Brett gehört haben könnte. Die gesamte Oberfläche ist mit einem gleichmäßig dichten Dekor in negativem Relief überzogen. Man erkennt einen Spitzgiebel und zwei Rundgiebel, die zu Ädikulen gehört haben, deren übrige Teile auf der jetzt fehlenden unteren Bretthälfte dargestellt waren. Die Akroterien werden von Tierprotomen gebildet. Zwischen den Giebeln sitzen »Seelenvögel« (Tauben?, Adler?, Falken?) mit ausgebreiteten Schwingen und einer Bulla um den Hals, über deren umgewendeten Köpfen Kreuzrosetten angebracht sind. Seitlich der Rundgiebel sind Pfauen und Löwen (?) angeordnet. Zwischen den Tieren sind flächenfüllend Blatt- und Blütenmotive eingestreut. Den oberen Abschluß bildet ein Rautenfries aus Lanzettblättern und Akanthus-Kreuzrosetten. Das Brett ist ein typisches Beispiel für den koptischen Spätstil, wie er sich nach der islamischen Eroberung Ägyptens (641) allmählich herauszubilden begann.

Literatur: Wulff/Volbach (1923) S. 11. - Wessel (1957) S. 87. - Effenberger (1975) S. 98, 237, Abb. 61.

99 ▷

Fragment eines Friesbretts Zwei Hähne

Ägypten, 5./6. Jahrhundert
Aus Bawit (?); 1905 vom Ägyptischen Museum überwiesen
Akazienholz, geschnitzt und bemalt; Höhe 19 cm,
Länge noch 36 cm
Inv.-Nr. 4785

Das beiderseits abgebrochene Fragment stammt von einem längeren Friesbrett, das ursprünglich wohl an der Außenwand eines Gebäudes eingelassen war. Vor dem Feston einer Girlande stehen zwei Hähne nach rechts; der linke wendet den Kopf um und pickt an einem Blatt.

Literatur: Wulff (1909) S. 83 Nr. 252.

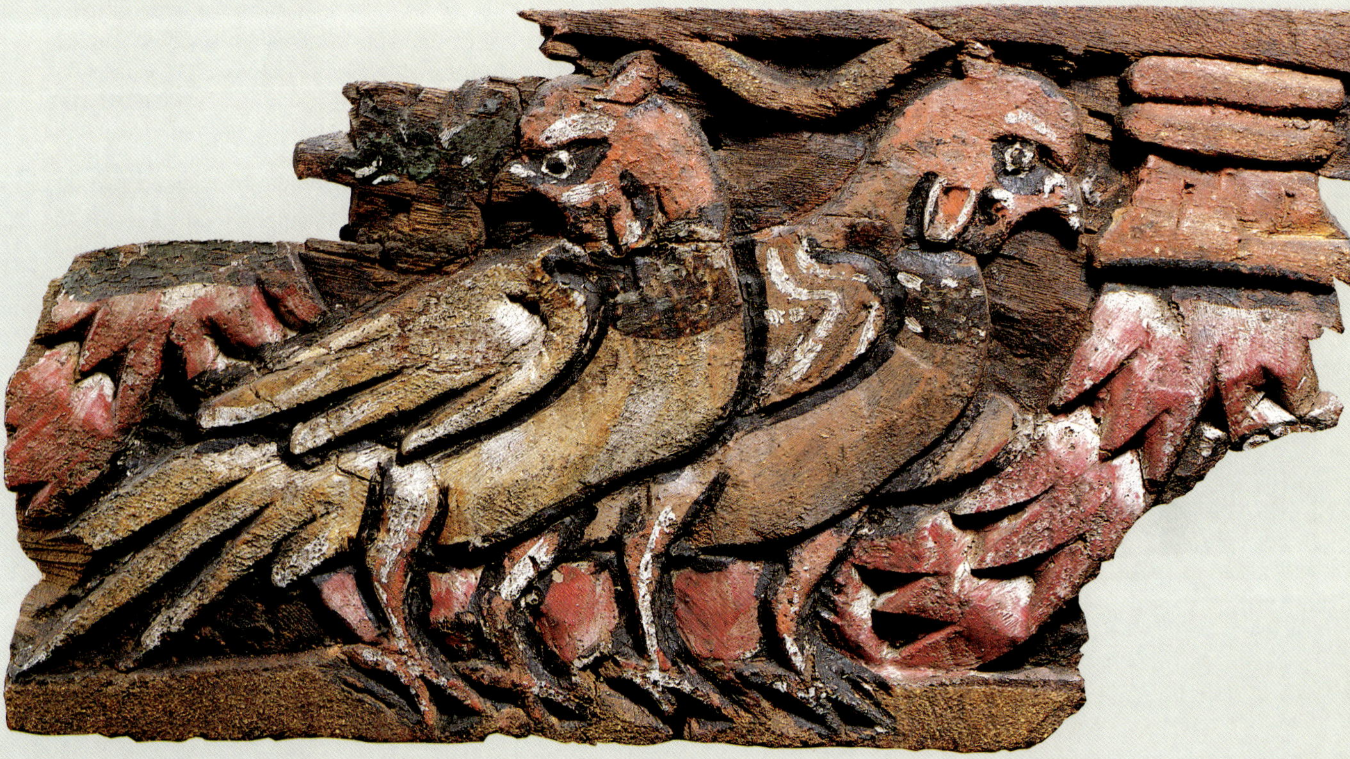

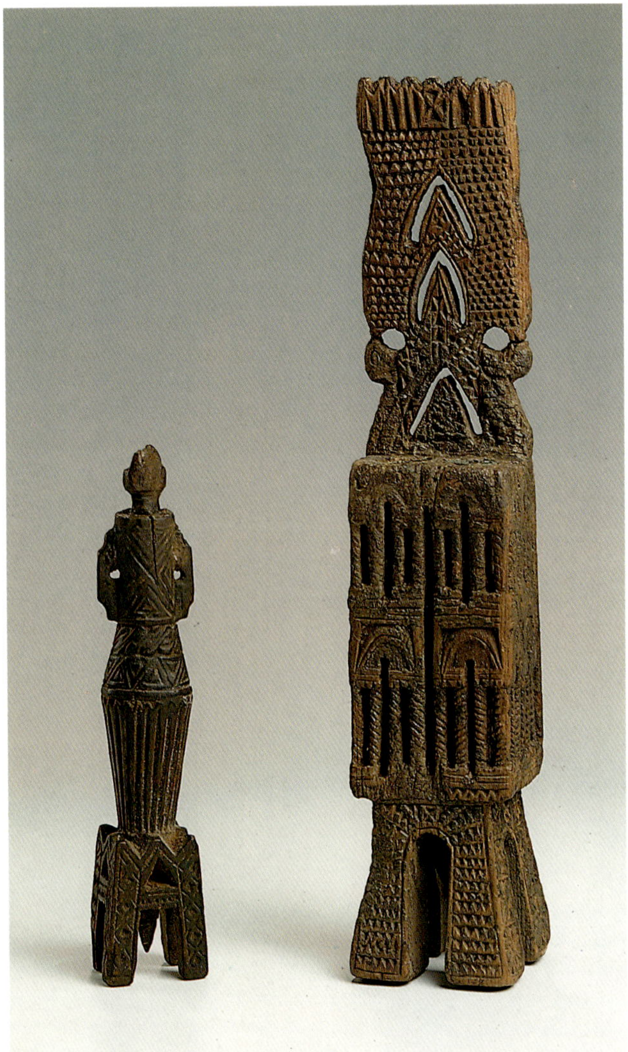

100 a, b
Zwei Ständer mit Behältern für Augenschminke

Mittelägypten, Ende des 6./Anfang des 7. Jahrhunderts
1983 aus dem Kunsthandel erworben
Holz; Höhe 17,5 cm, mit eingestecktem Schminkstift 20 cm, untere Breite 4 cm (Inv.-Nr. 25/83) bzw. Höhe 33,5 cm, untere Breite 6,5 cm (Inv.-Nr. 24/83)
Inv.-Nr. 24/83 und 25/83

Der kleinere Schminkebehälter hat die Form einer Amphore, die in einen vierbeinigen Ständer eingestellt ist. Der flache Reliefdekor ist stark variiert (die vier Seiten des Ständers sind auffallend verschiedenartig verziert) und läßt das Gerät in einzelne Glieder, Zonen und Ansichtsseiten zerfallen. Die Augenschminke war in einer tiefen zylindrischen Höhlung enthalten; der Schminkstab steckt noch darin. Wie Reste von Schnur an den Henkeln der Amphora zeigen, konnte das Toilettengerät nicht nur gestellt, sondern auch an- bzw. aufgehängt werden.

Von dieser relativ schlichten und noch sinnfälligen Form des Geräts hebt sich der größere Schminkebehälter als kompliziert gegliedertes, überladenes »Prunkstück« ab. Er ist in drei Zonen aufgebaut: ein vierbeiniger Ständer, eine blockartige, vielfach aufgespaltene Mittelpartie und ein zurückgesetzter hoher Aufsatz, alles aus demselben Werkstück herausgearbeitet. Die Seiten des Ständers sind wiederum verschiedenartig verziert. Die Mittelpartie, auf drei Seiten durch zweigeschossig wiederholte Fassadenmotive architektonisch dekoriert, enthält zwei benachbarte senkrechte Bohrungen, in denen zylindrische Metallhülsen stecken für die Aufnahme zweier Schminken. Die Rückseite der Mittelpartie zeigt in einem gerahmten Bildfeld eine nackte, nur vom Schleier umwehte Frau in Tanzstellung mit Diadem und Rasseln, die von einer Gans begleitet wird. Ein oberhalb dieser erotisch gestimmten Darstellung eingraviertes Kreuz und weitere, auf der Vorderseite des Aufsatzes ebenfalls schon ursprünglich eingetiefte Kreuze zeigen, daß der Schminkebehälter für eine Christin hergestellt worden ist. Der durchbrochen gearbeitete Aufsatz selbst besteht aus einer kaum noch verständlichen Kombination von Elementen vegetabiler Ornamentik. Das Gerät insgesamt erscheint als ein unverkennbar aus heterogenen Bestandteilen zusammengesetztes Gebilde. So wird zwischen den Beinen des Ständers eine mittig herabhängende Spitze sichtbar: Sie dürfte genetisch nichts anderes sein als die Spitze der eingesteckten Amphora (vergleiche beim kleineren Schminkgefäß), hier gewohnheitsmäßig und unreflektiert wiederholt, ohne daß das Motiv in der darüberliegenden Architektur der Mittelpartie begründet wäre. Viele Details der ornamentalen Dekoration beider Schminkgeräte sind in der kalksteinernen Bauskulptur Mittelägyptens aus der Zeit kurz vor der arabischen Eroberung des Nillandes gut bezeugt.

Literatur: Severin (1988) S. 259-264, Abb. 1-8 (S. 442-443).

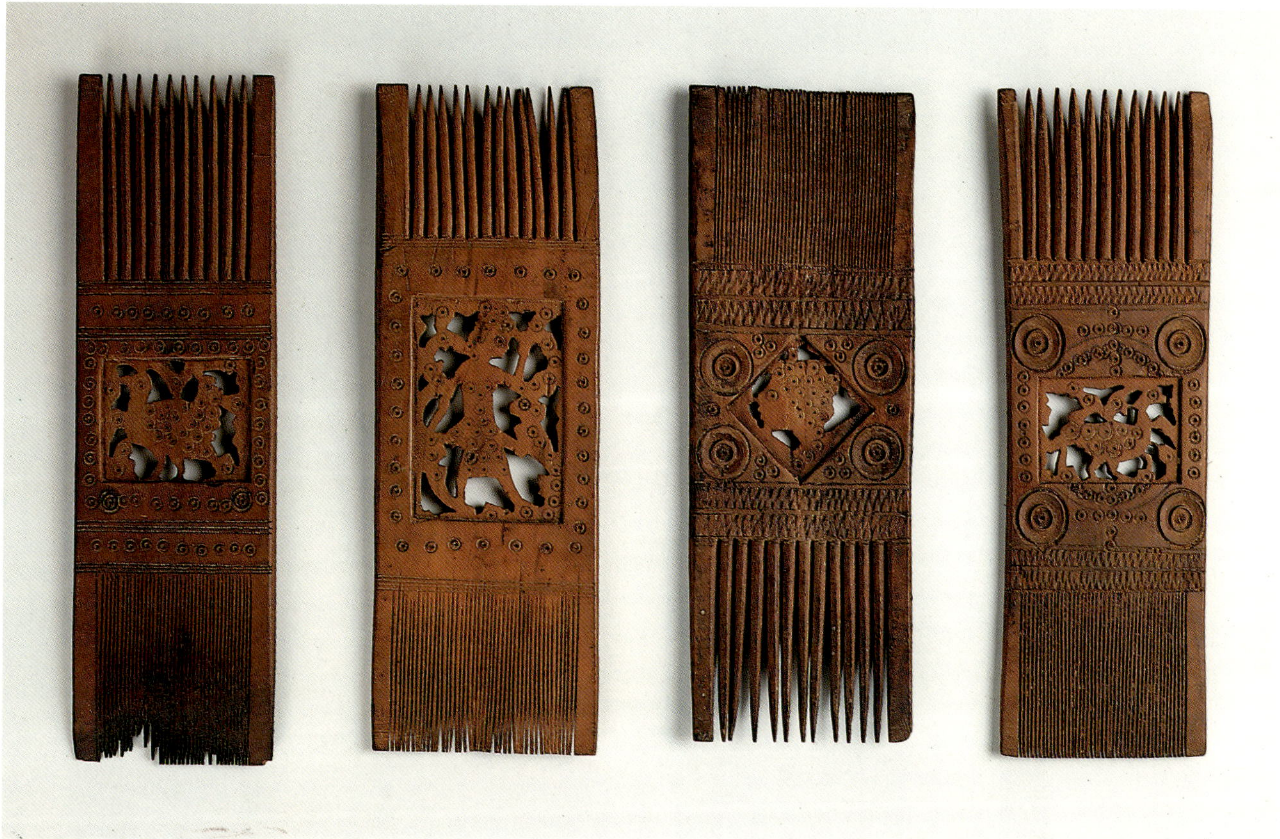

101 a, b, c, d
Vier Hochkämme

Mittelägypten, Ende des 6./Anfang des 7. Jahrhunderts
1983 aus dem Kunsthandel erworben
Holz; Höhe zwischen 24 und 23 cm, Breite zwischen 8,2 und 7,2 cm
Inv.-Nr. 18-21/83

Die vier Hochkämme, sämtlich sowohl fein- wie grobgezähnt, weisen Bildfelder in Durchbrucharbeit mit figürlichen Darstellungen auf: eine Trappe, ein Jüngling in Rankenwerk (?), ein Jünglingskopf, ein Entenvogel. Charakteristisch sind die zahlreichen kleinen Kreis-Punkt-Motive, die zum Teil in recht geschickter Anordnung (Augen, Haar) die figürlichen Darstellungen bereichern, zum Teil schlicht locker verteilt oder in geometrischer Ordnung gereiht sind. Diese Hochkämme stammen aus derselben Nekropole wie die beiden Schminkebehälter (Kat.-Nr. 100). Während diese als im Leben benutzte persönliche Alltagsgeräte ins Grab mitgegeben worden sind, wiesen die Kämme keine Gebrauchsspuren auf, was in diesem Fall keine Zweifel an ihrer Authentizität erwecken muß: offensichtlich sind sie, wie manch andere ägyptische Grabbeigaben, eigens als Totenschmuck gefertigt und somit in neuwertigem Zustand ins Grab gelegt worden.

Literatur: Severin (1988) S. 266-267, Abb. 12-14, 15 a (S. 443-444).

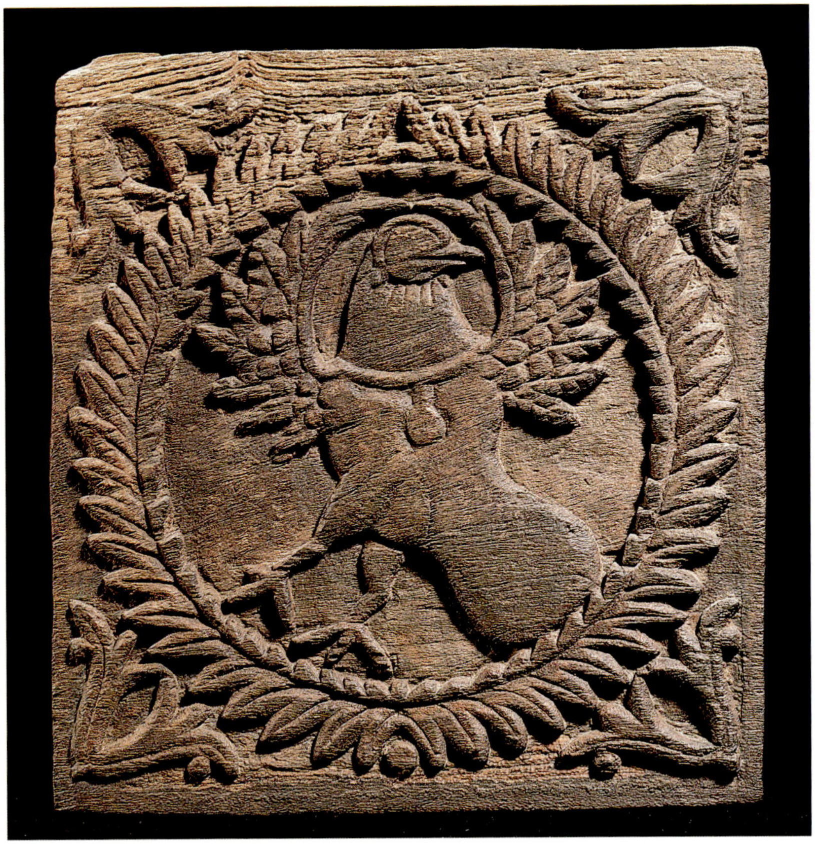

102
Füllbrett einer Tür oder eines Schreins »Seelenvogel« im Kranz

Ägypten, 6./7. Jahrhundert
Aus Giza (Händler Ali); 1902 durch J. Strzygowski erworben
Akazienholz, geschnitzt; Höhe 26,5 cm, Breite 26 cm
Inv.-Nr. 3606

Das fast quadratische Füllbrett stammt vermutlich von der Tür eines kleinen Mausoleums oder von einem Schrein (vgl. Kat.-Nr. 103). Das Motiv des »Seelenvogels«, der mit ausgebreiteten Schwingen sitzt oder fliegt und eine Bulla, eine Amulettkapsel, um den Hals trägt, ist ein typisches Motiv der koptischen Grabeskunst (vgl. Kat.-Nr. 112). Der »Seelenvogel« - Taube, Adler oder Falke - geht wie der Siegeskranz *(corona triumphalis)* letztlich zurück auf den Adler der römischen Kaisersymbolik, der die Apotheose, die Vergöttlichung des Herrschers, versinnbildlichte. Das Motiv wurde sodann in die private heidnische Grabessymbolik übernommen und gelangte schließlich zusammen mit so vielen ursprünglich heidnischen Bildelementen in die christliche Grabeskunst. Der »Seelenvogel« im Siegeskranz versinnbildlicht den Gedanken der Errettung der Seele und ihres Sieges über den Tod.

Literatur: Wulff (1909) S. 89 Nr. 268. - Lucchesi-Palli (1978) S. 102 Anm. 4. - Effenberger (1981) S. 100.

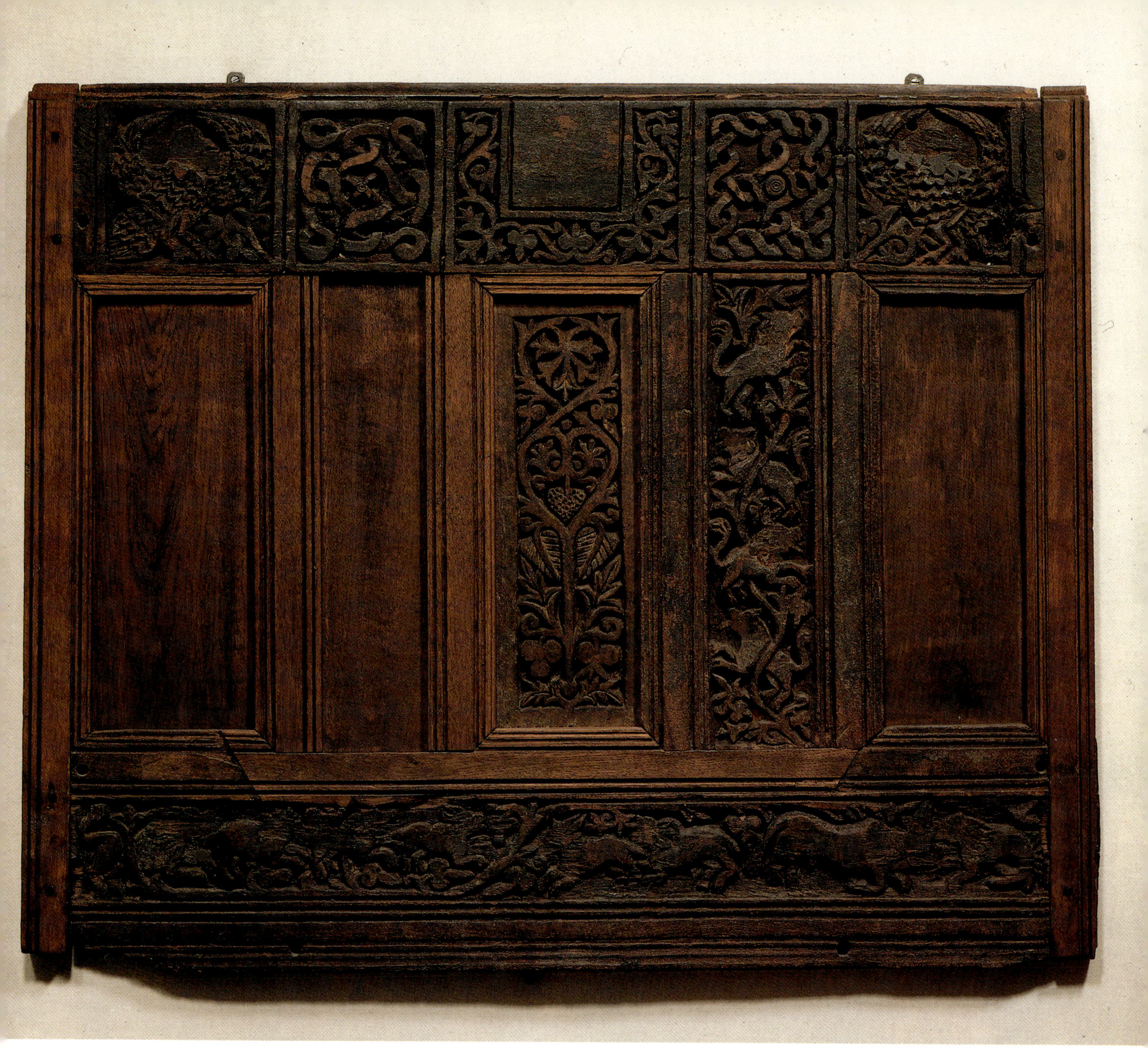

103
Seitenwand eines Schreins

Ägypten, 7./8. Jahrhundert
Aus Kairo; 1902 erworben
Akazienholz, geschnitzt; Höhe im neuen Verband 71 cm, Breite 80 cm
Inv.-Nr. 3598-3601

Acht Füllbretter unterschiedlichen Formats haben mittels eines rekonstruierten Verbands ihren ursprünglichen Sitz innerhalb der Seitenwand eines Schreins zurückerhalten. Das obere Querbrett ist in fünf Felder aufgeteilt. Die Eckfelder enthalten jeweils einen sitzenden »Seelenvogel« mit ausgebreiteten Flügeln. Der linke (mit Bulla um den Hals?) sitzt und blickt zur Mitte hin und hält ein Kreuz im Schnabel.

Der rechte wendet den Kopf zurück; ein Kreuzchenanhänger schmückt seinen Hals. Die drei mittleren Felder sind mit Flechtbandschlingen und einer Ranke geziert. Das senkrechte mittlere Füllbrett zeigt einen Lebensbaum aus kunstvoll übereinandergesetzten Einzelmotiven, das rechte Stegbrett eine aufwachsende Ranke mit abwechselnd nach links und rechts springenden Löwen. Auf der unteren Rahmenleiste sind Tierkampfszenen inmitten einer langgezogenen Ranke dargestellt. Von links nach rechts: Löwe und fliehende Gazelle, Löwe und Hase, Antilope und Löwe, Stier und Fabelwesen. Der Schrein, zu dem die Seitenwand gehörte, diente wohl zur Aufnahme eines Sarges bzw. eines mumifizierten Leichnams.

Literatur: Wulff (1909) S. 88-89 Nr. 267. - Effenberger (1981) S. 100.

104
Großer Teller

Ägypten, 7. Jahrhundert
Aus Ägypten; 1909 von R. Forrer erworben
Ton, bemalt; Höhe 5,5 cm, Durchmesser 48,5 cm; aus Fragmenten zusammengesetzt und restauriert
Inv.-Nr. 6637

Die Form des Tellers mit dem bereits sehr schwach ausgebildeten Standring weist in das 7. Jahrhundert. Der fast plan geformte Rand ist in den Diagonalachsen mit Gruppen von annähernd radial angeordneten Strichbündeln bemalt, die Bordüre des vertieften Feldes mit schräg gereihten Winkeln. Im großen Mittelfeld sind Tiere und vegetabile Motive locker verteilt: eine Lotosblüte, an deren Fuß auch eine Wellenranke entspringt, ferner ein Hase, in den Stiel einer Traube beißend, und ein Fisch; Ranke, Hase, Fisch und Fuß der Pflanze sind jeweils durch kettenartige Glieder miteinander verbunden, was der Komposition wenigstens vordergründig eine gewisse Geschlossenheit gibt. Die in flotter Manier bemalte Keramik war ein Alltagsgerät; weder das Material oder die Form noch die Größe oder die Dekoration bieten den geringsten Anhaltspunkt dafür, daß der Teller, wie kürzlich vermutet worden ist, zu kirchlichem bzw. eucharistischem Gebrauch gedient hat.

Literatur: Wulff (1911) 2. Nachtrag S. 12 Nr. 2277. - Kat. Stuttgart (1984) S. 188 Nr. 156 (Emma Brunner-Traut).

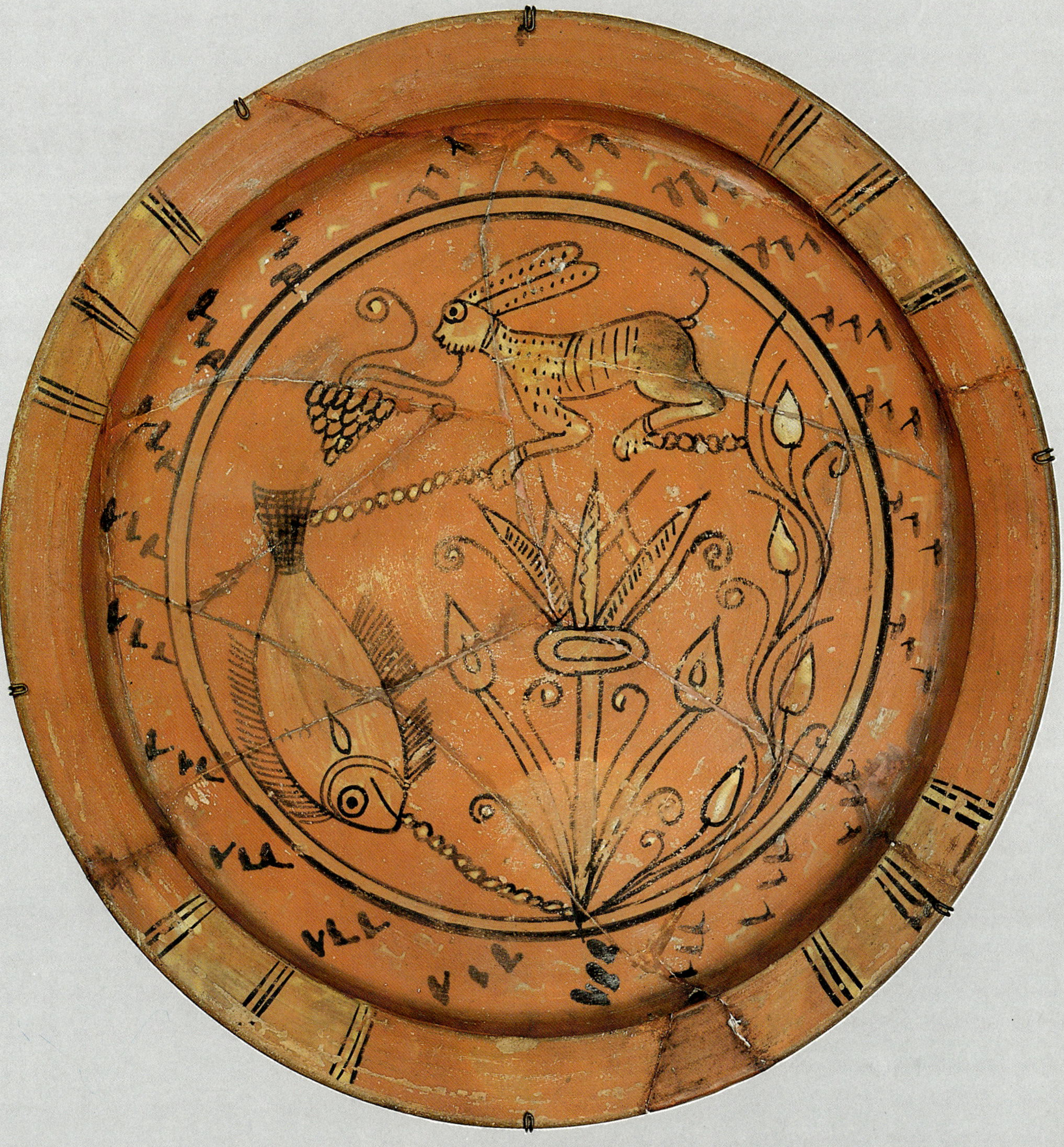

105
Kessel
Rankenkomposition mit Tieren und Vögeln

Ägypten, um 600
Aus Kairo (Händler Fouquet); 1902 durch J. Strzygowski erworben
Ton, bemalt; Höhe 26 cm
Inv.-Nr. 3500

Das vorzüglich getöpferte und bemalte, henkellose Gefäß ist am Hals und auf der Schulter mit einem einfachen Flechtband verziert. Die Bauchzone schmückt ein umlaufender Fries. Auf unserer Abbildung erkennt man links eine gehörnte Antilope, in der Mitte eine sich umblickende, ungehörnte Antilope und rechts eine sich ebenfalls umschauende Gans. Die Tiere stehen entweder unter dem Bogen oder im Tal einer alternierenden Ranke. Vor den Antilopen wachsen Bäume auf, die sich verzweigen und die Tiere dabei teilweise überschneiden. Die furchtsame Regung der sich umblickenden Tiere erhält, wie auf dem Fries Kat.-Nr. 74, ihren Sinn durch zwei auf der Gegenseite dargestellte Löwen. Der Fuß des Kessels ist mit einfachen, konzentrischen Kreisen verziert.

Literatur: Wulff (1909) S. 286 Nr. 1509. - Effenberger (1975) S. 98, 214, 216, Abb. 91. - Grossmann/Severin (1982) S. 159 Anm. 16.

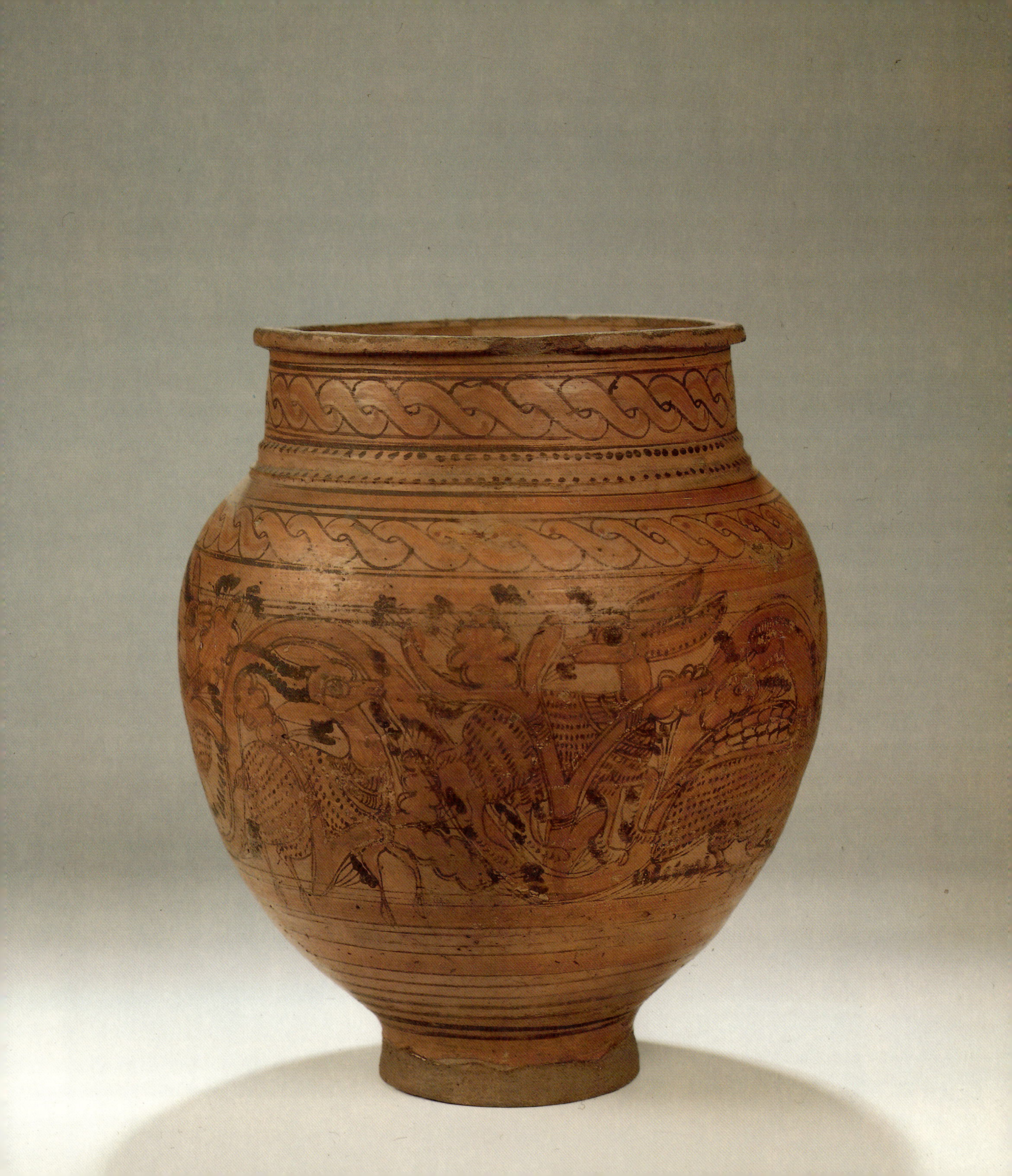

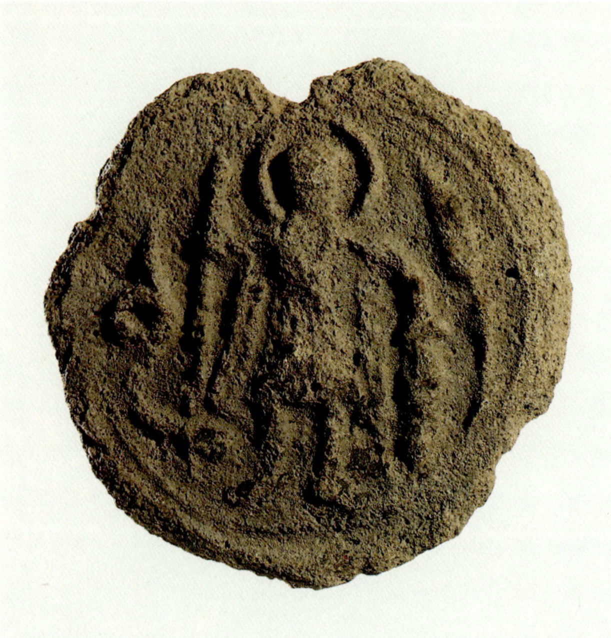

106
Gefäßverschluß
Hl. Theodoros von Aschmunein

Ägypten, arabische Zeit
Aus Aschmunein (Hermoupolis); 1905/06 ausgegraben
Stuck, gestempelt; Durchmesser 10,6 cm
Inv.-Nr. 10 363

Auf der Unterseite des Gefäßverschlusses sind noch die Abdrücke und Spuren von Stroh zu erkennen, womit der Hals des Vorratsgefäßes zunächst verstopft wurde, ehe die Gefäßmündung mit weichem Stuck abgedichtet werden konnte. Mit einem Stempel - in unserem Falle einem vertieft geschnittenen - drückte der Eigentümer sodann sein Zeichen in die noch weiche Masse. In Klöstern verwendete man als Stempelbilder sinnvollerweise Darstellungen von Heiligen. Der recht unscharfe Abdruck unseres Verschlusses zeigt den hl. Theodoros von Aschmunein in frontaler Stellung, mit kurzer Tunika, Mäntelchen und Nimbus. Seine erhobene Rechte hält eine Lanze, die Linke ist auf den Schild gestützt. Theodoros ist hier im Typus byzantinischer Soldatenheiliger dargestellt. Eine Arabeske und ein Baummotiv füllen die Zwischenräume des Bildgrundes aus.

Literatur: Unpubliziert.

107
Grabstele des Goldschmiedes Andromachos
Kreuz im Kranz

Ägypten, 6./7. Jahrhundert
Aus Luxor bzw. Armant; 1902 durch J. Strzygowski erworben
Sandstein; Höhe 41 cm, Breite 26 cm
Inv.-Nr. 4486

Das Relief gehört zu einer charakteristischen Gruppe oberägyptischer Grabstelen, die aus einheimischem Sandstein gefertigt worden sind und sich durch einen in nur weni-

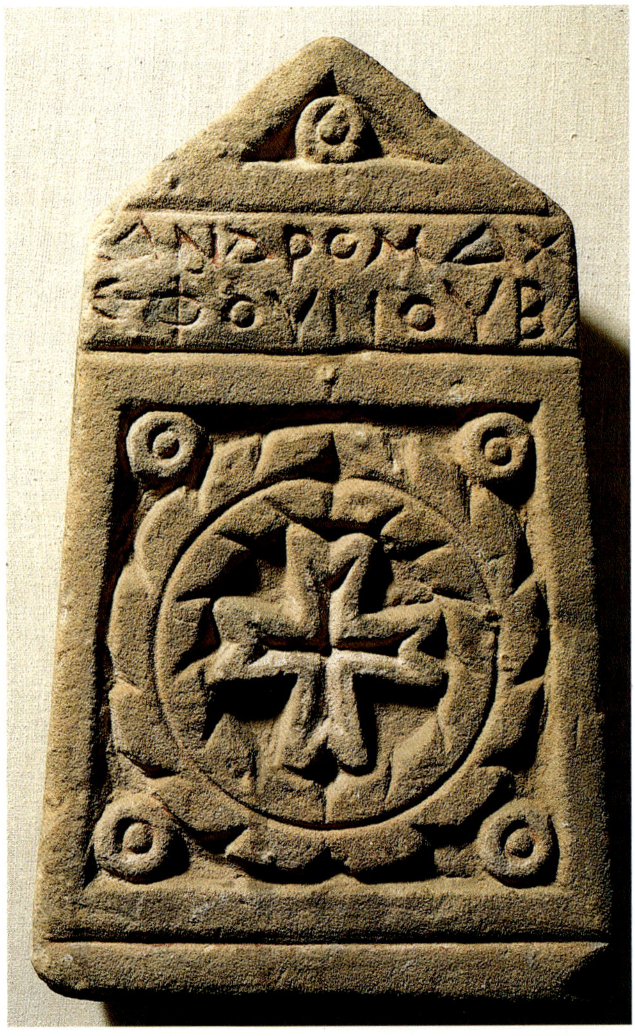

gen Variationen wiederholten Bildschmuck auszeichnen. Die Ädikula ist fast vollständig zu einer schematischen Umrahmung für das zentrale Symbol erstarrt. Dieses besteht aus einem griechischen Kreuz, eingerahmt von einem Blattkranz. In den vier Zwickeln und im Giebel sind plastische Kreise mit Punktfüllung angebracht. Der zu einer schmalen Leiste reduzierte »Architrav« trägt eine mit roter Farbe ausgelegte koptische Inschrift: »Andromachos der Goldschmied«.

Literatur: Wulff (1909) S. 41 Nr. 95. - Effenberger (1975) S. 210, Abb. 39.

108
Grabstele der Theodote
Ädikula mit Kreuz und Inschrift

Ägypten, 6./7. Jahrhundert
Aus Giza; 1902 durch J. Strzygowski erworben
Kalkstein; Höhe 46 cm, Breite 27 cm
Inv.-Nr. 4483

Deutlich erkennt man die Aufrißlinien, mit deren Hilfe der Steinmetz die Darstellung auf der glatten Steinoberfläche vorgezeichnet hatte. Zwei Säulen mit zweiteilig skulptierten Schäften und plumpen Kapitellen tragen ein geschlossenes Giebeldreieck mit Palmettenakroterien und einer Halbpalmette als Füllung. Unter der Ädikula erhebt sich über einem dreistufigen Unterbau ein Kreuz. Die Darstellung geht auf monumentale Kreuze zurück, die in Konstantinopel und Jerusalem (Golgathakirche) standen. In der Kunst tritt das Kreuz mit Stufenunterbau erstmals 578/79-582 auf Münzen des byzantinischen Kaisers Tiberios II. Konstantinos auf. Damit gewinnen wir einen gewissen Anhaltspunkt für die Datierung der koptischen Stele. Die das Kreuz umgebende griechische Grabinschrift lautet übersetzt: »+ Der in Frieden entschlafenen Theodote. [Sie starb am] 22. Mechir [im] 6. [Jahr] der Indiktion«.

Literatur: Wulff (1909) S. 37 Nr. 82. - Effenberger (1975) S. 210, 220, Abb. 38. - Effenberger (1981) S. 92.

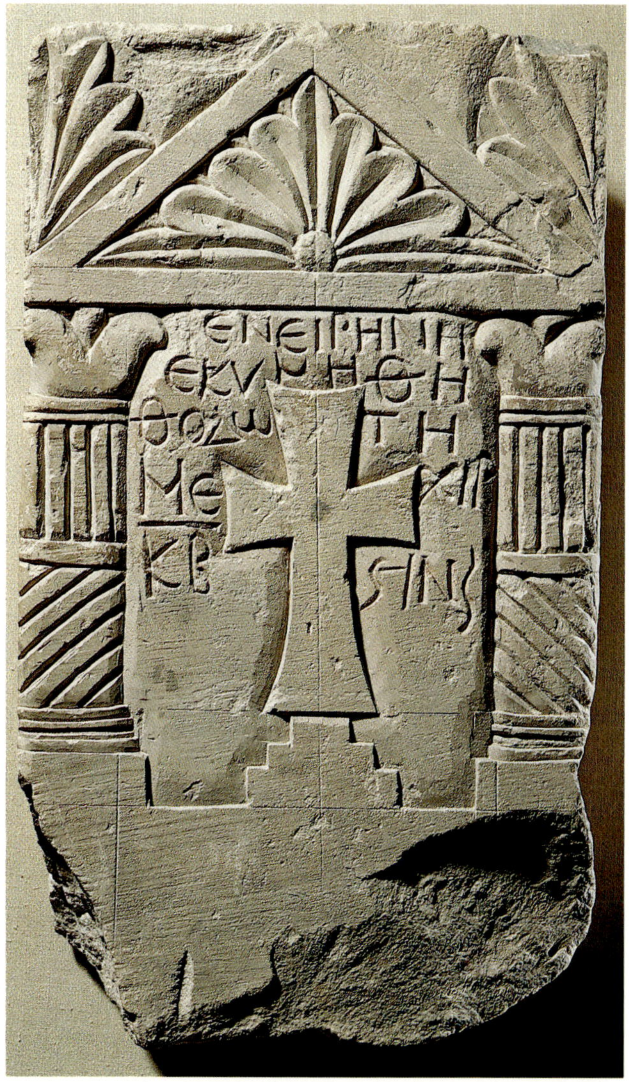

109
Grabstele der Maria
Ädikula mit Kreuz und Inschrift

Ägypten, 7. Jahrhundert
Aus dem Fayum; 1906 durch C. Schmidt erworben
Kalkstein; Höhe 39,5 cm, Breite 21,5 cm
Inv.-Nr. 4728

Unter einer fast völlig verwilderten Ädikula mit plumpen Säulen, flüchtig gearbeiteten Akroterien und Muschelaufsatz erscheint ein Kreuz, das fast vollständig in einer kreuzförmi-

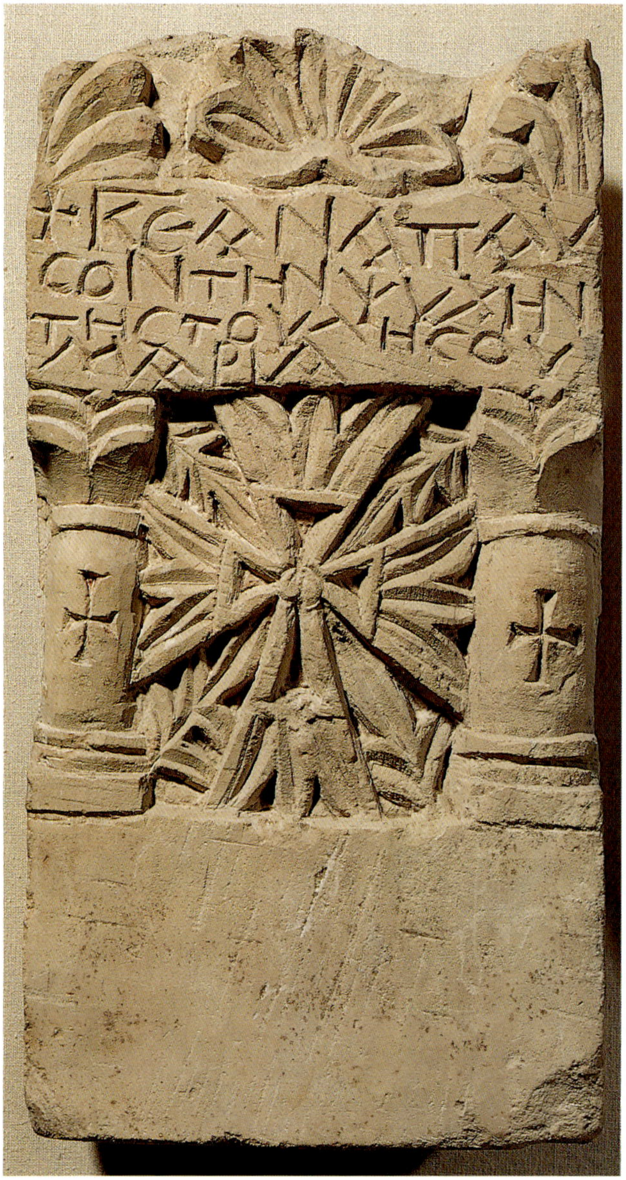

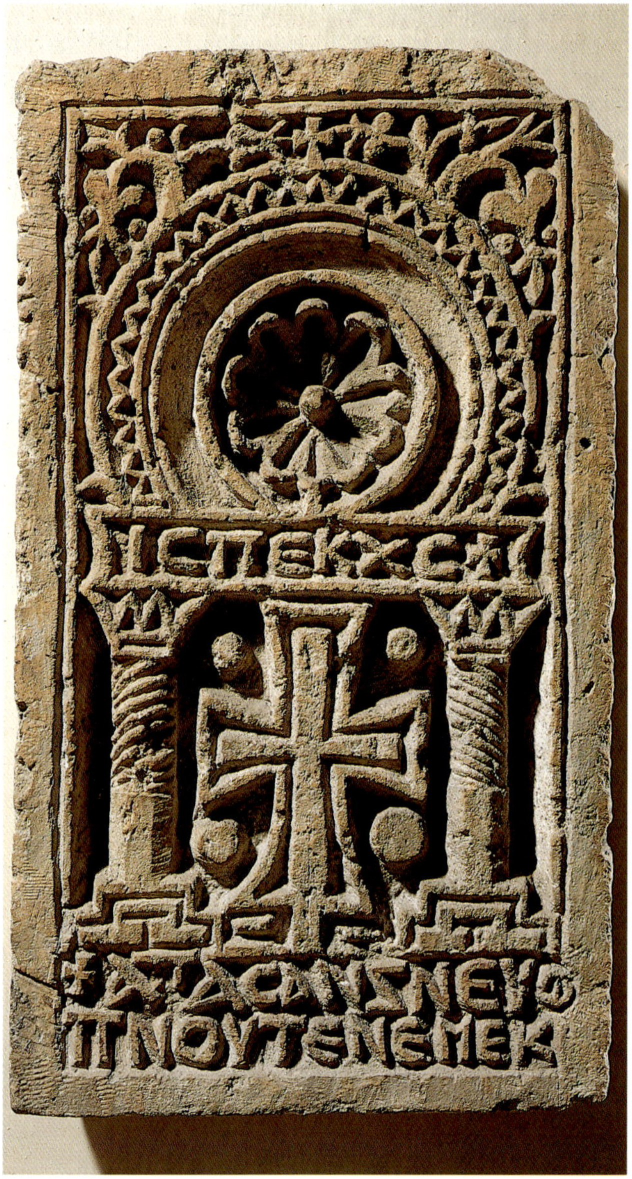

gen Blattkomposition mit diagonal eingestreuten Akanthuswedeln aufgeht. Die Kreuzkomposition ist als Variante des Lebensbaumkreuzes zu verstehen. Die Säulenschäfte sind mit eingetieften Kreuzen verziert. In den zu einer breiten Fläche umgebildeten »Architrav« ist eine griechische Grabinschrift eingeritzt: »Herr, laß die Seele deiner Dienerin Maria ausruhen«.

Literatur: Wulff (1909) S. 39 Nr. 88 - Wessel (1957) S. 69.

110
Grabstele des Apa Sansno

Ägypten, 7./8. Jahrhundert
Aus Kairo (Händler Canira); 1902 durch J. Strzygowski erworben
Kalkstein; Höhe 77 cm, Breite 45 cm
Inv.-Nr. 4480

Der ornamental wirkende Bildschmuck der Stele, der ihre

gesamte Fläche überzieht, ist in negativem Relief gearbeitet. Säulen und Architrav deuten die architektonische Umrahmung des im Zentraum erscheinenden Kreuzes an. Über dem Architrav erhebt sich eine Arkade in Gestalt eines Dreiviertelkreises, gefüllt mit einer Rosette. Tatsächlich aber sind Kreuz, Architrav und Dreiviertelkreis auf der Grundform eines großen Henkelkreuzes konzipiert. So verschmelzen hier zwei separate Bildtraditionen der spätantik-ägyptischen Grabeskunst zu einer symbolischen Komposition, deren Sinn in der dominierenden Lebensbedeutung des Kreuzes zu finden ist. Die in koptischer Sprache verfaßten Inschriften unterstreichen die Identität von Leben, Kreuz und Christus. Auf dem Architrav, d. h. auf dem Querbalken des Henkelkreuzes, steht: »Jesus [dein] Christus +«. Unterhalb der Ädikula: »Apa Sansno, Gott ist mit dir +«. Der Weinrankendekor in den oberen Zwickeln, das Zickzackmuster auf dem Ringhenkel und die tief ausgehobenen Inschriften verraten das Bestreben, kein Stück der Bildfläche unausgefüllt zu lassen.

Literatur: Wulff (1909) S. 37-38 Nr. 83. - Cramer (1949) S. 51. - Wessel (1957) S. 82. - Hinweise zur Inschrift werden Prof. Dr. Dr. Martin Krause, Münster, verdankt.

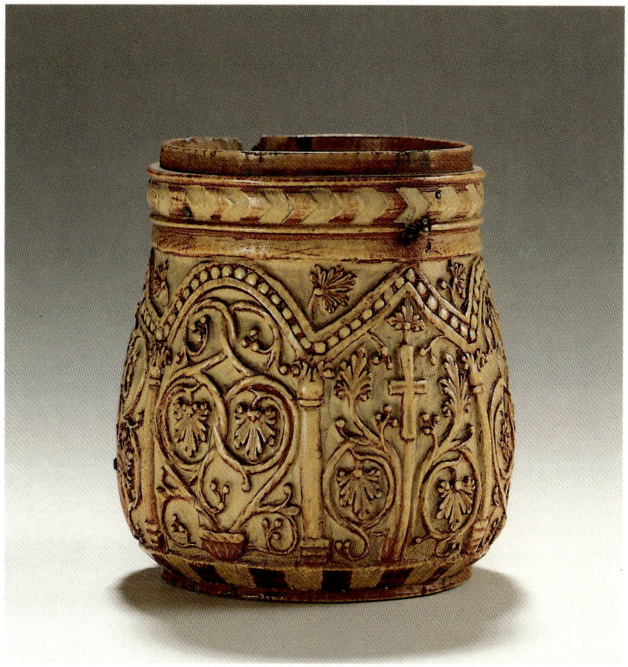

111
Pyxis
Kreuze und Weinstöcke unter Arkaden

Ägypten, 7./8. Jahrhundert
Herkunft unbekannt; aus der Beuth-Schinkel-Sammlung, 1853 mit der Sammlung Beuth für die Nationalgalerie erworben, 1973 der Frühchristlich-Byzantinischen Sammlung überwiesen
Elfenbein, geschnitzt, später bemalt; Höhe 8,2 cm
Inv.-Nr. 11531

Der leicht geschwungene Körper ist in flachem Relief mit einer umlaufenden Arkade verziert, die im Wechsel je drei Rundbögen und je drei Giebel aufweist, geschmückt mit einem Perlband. Unter den Giebeldreiecken ragt zwischen zarten Säulen inmitten eines Weinstocks ein Kreuz auf. Unter den Rundbögen wachsen aus Schalen, die am Boden stehen, Wein- und Blütenranken empor, die einander in symmetrischer Anordnung durchdringen. In der frühchristlichen Kunst galt der Weinstock, ausgehend von dem Gleichnis Jesu »Ich bin der Weinstock, ihr die Reben« (Johannes 15, 5), als symbolischer Hinweis auf Christus, wie umgekehrt das Kreuz Christi zum Lebensbaum (vgl. Kat.-Nr. 33, 109) oder zum Weinstock werden konnte (vgl. Kat.-Nr. 116). Der profilierte Rand und der Fuß sind später eingefärbt und mit ausgesparten Schnitzmustern versehen worden. Auf der Unterseite befindet sich ein ebenfalls erst in späterer Zeit hinzugefügtes und mit roter Farbe aufgemaltes Christuslamm mit Nimbus.

Literatur: Byzantinische Kostbarkeiten (1977) S. 32-33 Nr. 10, Taf. 6. - Loverdou-Tsigarida (1983) S. 220, 224, Taf. 4a.

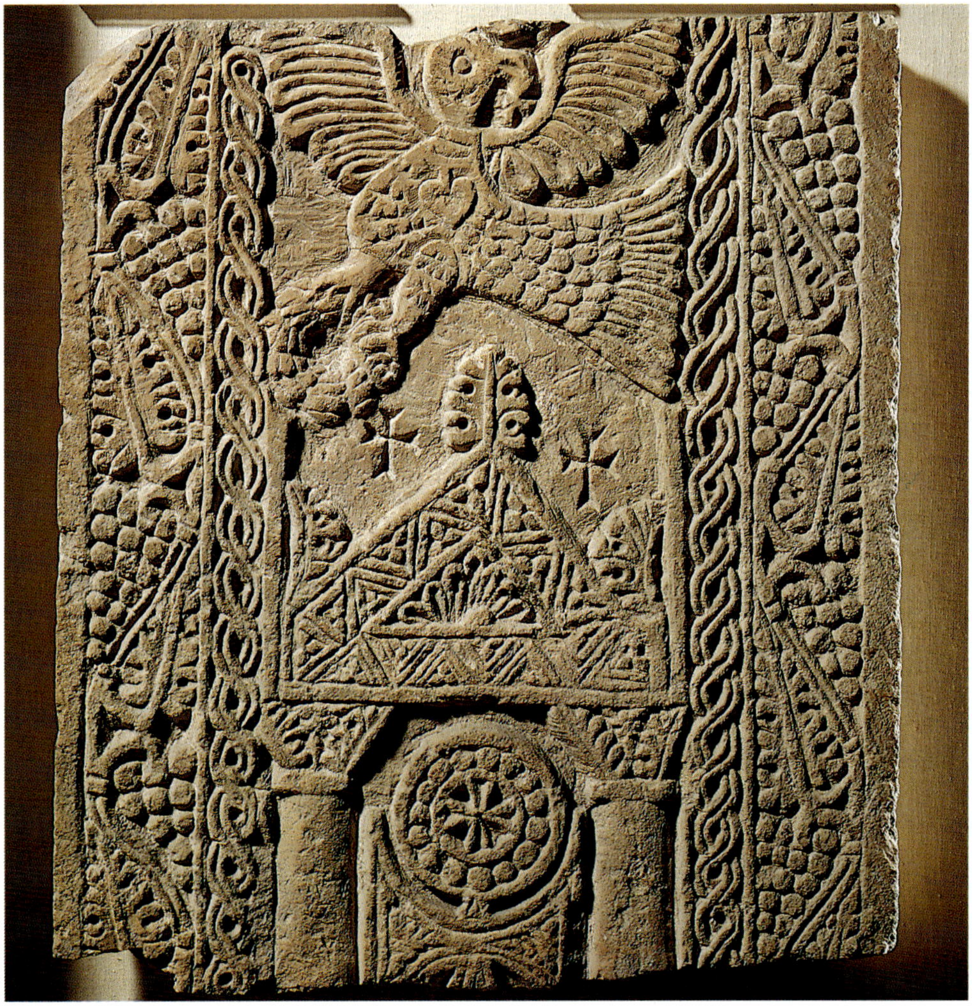

112
Fragment einer Grabstele
Verschiedene Grabessymbole

Ägypten, 7./8. Jahrhundert
Aus Luxor; 1902 durch J. Strzygowski erworben
Kalkstein; Höhe noch 54 cm, Breite 42 cm
Inv.-Nr. 4482

Das Relief erinnert an Holzschnitzereien wie Kat.-Nr. 98d. Deutlich ist das Bestreben, die gesamte Oberfläche mit einem dichten Gespinst fast gleichwertiger Motive zu überziehen. Dennoch erkennt man zentrale Grabessymbole wie die von einem Dreiecksgiebel mit Palmettenakroterien und Muschelfüllung bekrönte Ädikula, zwischen deren klobige Säulen ein Henkelkreuz gestellt ist, dessen Ring wiederum mit einem griechischen Kreuz gefüllt ist. Über dem Giebel trägt ein fliegender »Seelenvogel« mit Bulla um den Hals und Kreuz im Schnabel einen Siegeskranz zum Himmel empor. Zwei weitere Kreuzchen sind in den Reliefgrund beiderseits der Giebelschrägen eingeritzt. Den äußeren Randstreifen, der zum Bildfeld hin durch ein Flechtband abgetrennt wird, schmückt eine fortlaufende Ranke mit sich anschmiegenden Trauben und Weinblättern.

Literatur: Wulff (1909) S. 40-41 Nr. 93. - Wessel (1957) S. 69. - Effenberger (1975) 112, 237, Abb. 41.

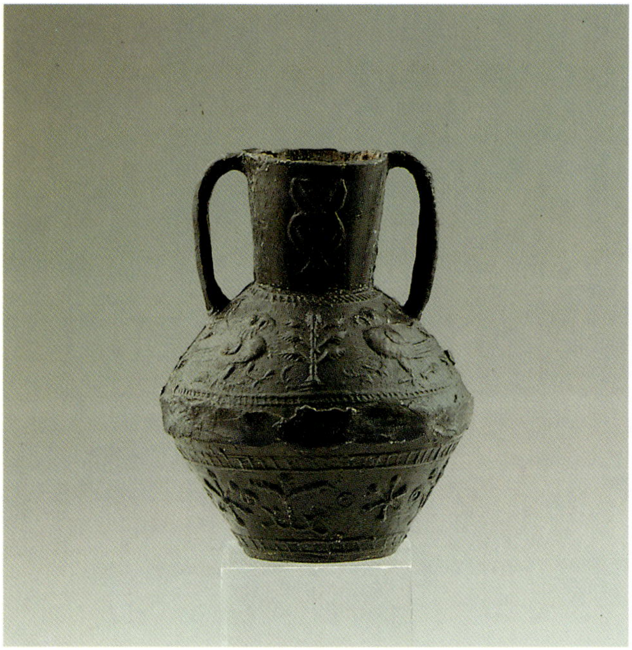

114
Weihrauchgefäß
Szenen aus dem Leben Christi

Nordsyrien oder Palästina, 7. Jahrhundert
Erworben 1969 aus dem Kunsthandel
Bronze; Höhe 9,8 (mit Ösen) bzw. 8,3 cm (ohne Ösen), oberer Durchmesser 11 cm; eine fortgebrochene Öse 1990 ergänzt, um das Gefäß aufgehängt zeigen zu können
Inv.-Nr. 15/69

Das Stück gehört zu einer großen Gruppe von Weihrauchgefäßen, deren Hauptmerkmal Reliefdarstellungen aus dem Leben Christi sind. Die Verwandtschaft dieser Szenen zu Pilgerampullen aus Palästina, deren Bilder auf die wichtigsten christlichen Pilgerstätten des Heiligen Landes hinweisen, deutet darauf hin, daß zumindest die ältesten Exemplare dieser Weihrauchgefäße im Umkreis der heiligen Stätten als Pilgerandenken für gehobenen Anspruch hergestellt worden sind. Drei Ösen dienten als Halterung für Trageketten. Die bauchige Wandung des Gefäßes ist in zwei schmalen Zonen, am Rand und am Fuß, ornamental verziert (am Boden,

113
Kleine Vase mit Reliefdekor

Palästina, 6./7. Jahrhundert
Aus Ägypten; 1983 aus dem Kunsthandel erworben
Blei/Zinn, ein Henkel ergänzt; Höhe 4,2 cm, größte Breite 4,3 cm
Inv.-Nr. 22/83

Das kleine Gefäß besteht aus einer Blei-Zinn-Legierung und ist aus mehreren Teilformen zusammengefügt. Es zeigt am Hals und in der oberen Zone einzelne, auf beiden Seiten unterschiedliche Motive, darunter auch figürliche Darstellungen: zwei Vögel zu seiten eines Baumes und zwei Löwen zu seiten eines Kantharos. In der unteren Zone verläuft ein Fries abwechselnd gereihter Motive: sechsstrahlige Sterne und Bäume (Zweige) mit ankerförmigem Fuß. Sinn und Gehalt der Dekoration sind bisher noch nicht eingehend untersucht worden. Nach Material und Technik gehört das kleine Werk in die Nachbarschaft der palästinensischen Pilgerampullen aus dem späteren 6. und frühen 7. Jahrhundert.

Literatur: Unpubliziert.

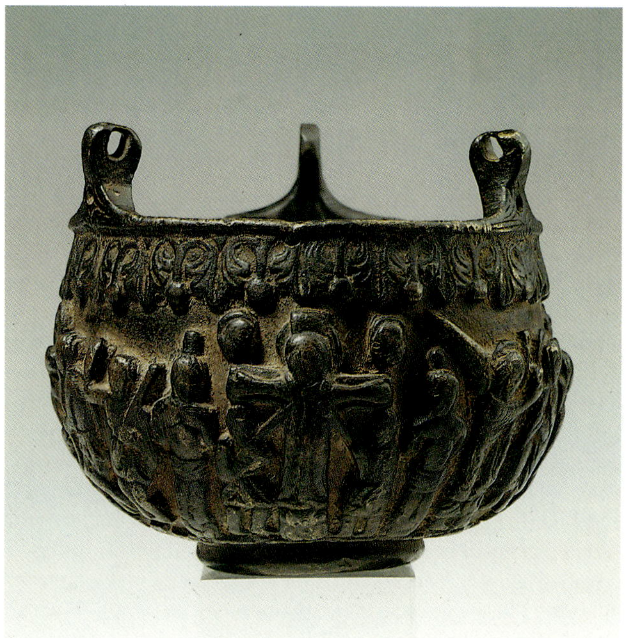

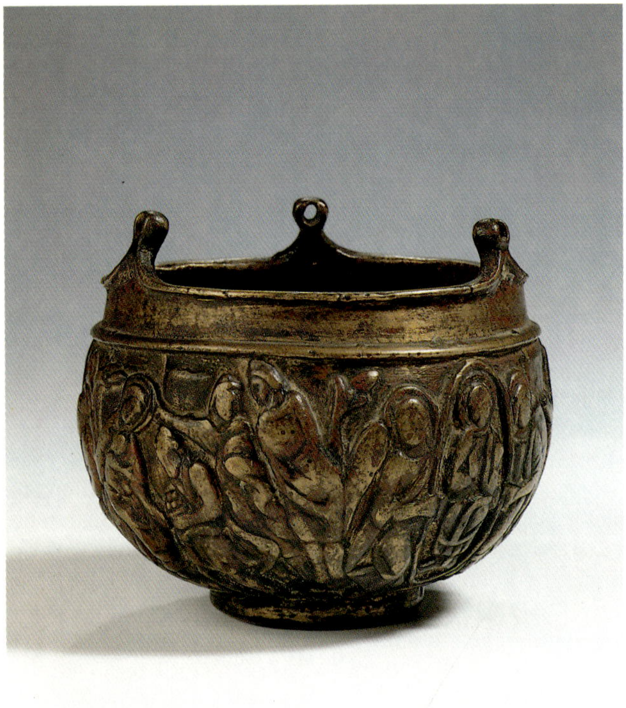

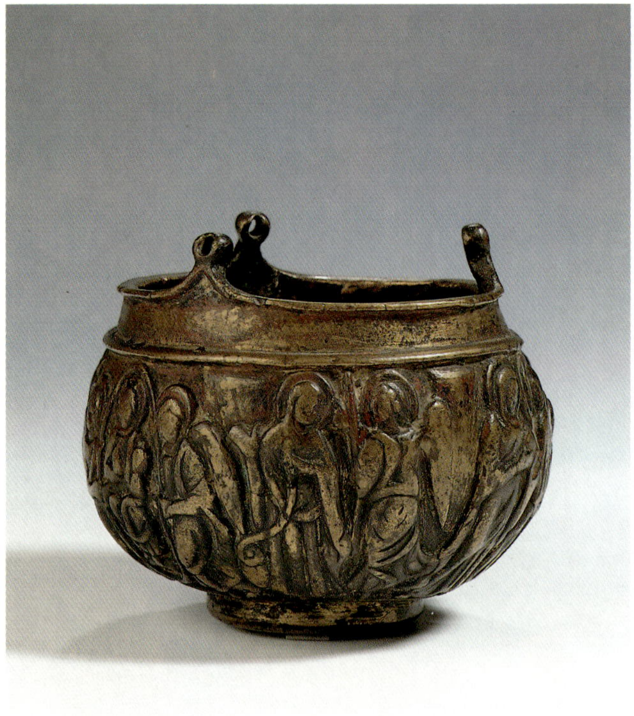

innerhalb des Fußringes, ein Hahn) und in einer hohen mittleren Zone mit einem figürlichen Relieffries dekoriert. Dieser zeigt dicht aneinandergereihte Szenen aus dem Leben Christi: die Verkündigung an Maria, die Heimsuchung (Maria bei Elisabeth), die Geburt Christi, die Taufe Christi, die Verkündigung der Geburt Christi an schafehütende Hirten (entgegen dem chronologischen Geschehen nicht im Zusammenhang mit der Geburt dargestellt) und die Kreuzigung (Christus, mit dem ärmellosen langen Colobium bekleidet, zwischen den Schächern, neben ihm Longinus und Stephaton, in Kopfhöhe Sonne und Mond). Der summarische Figurenstil entzieht sich einer zeitlichen Bestimmung in engen Grenzen. Die gedrungene Gefäßform, die datierten Silberarbeiten ähnelt, und die Bildung der Ornamentik sprechen für eine Datierung ins 7. Jahrhundert, womit das Stück zu den ältesten erhaltenen Exemplaren der Produktion dieser Gattung gerechnet werden kann.

Literatur: Elbern (1970) S. 11-15, Abb. 8-11. - Elbern (1972/74) S. 452-459, Abb. 6. - Kat. New York (1979) S. 626 Nr. 563 (A. St. Clair). - Engemann (1984) S. 130-131, Taf. 18 a-b. - Richter-Siebels (1990) S. 9 u. öfters; S. 274 Nr. 12, Abb. 12, 152, 174.

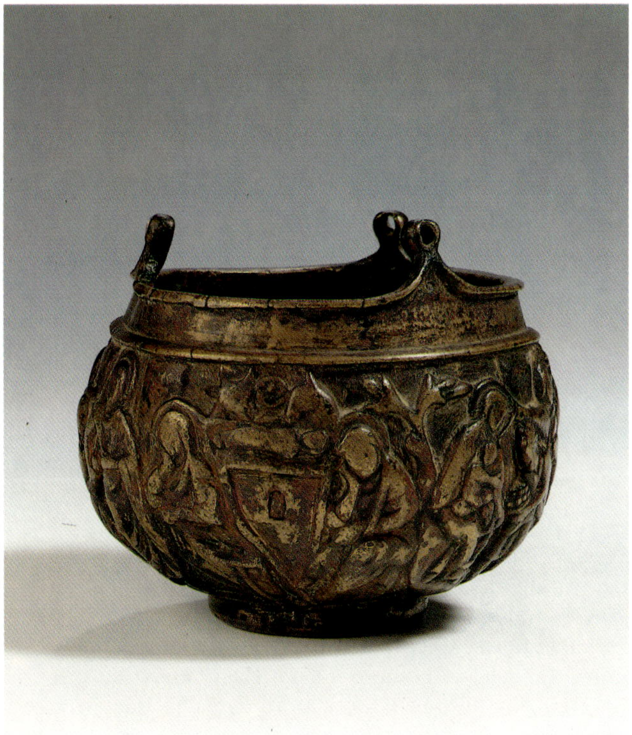

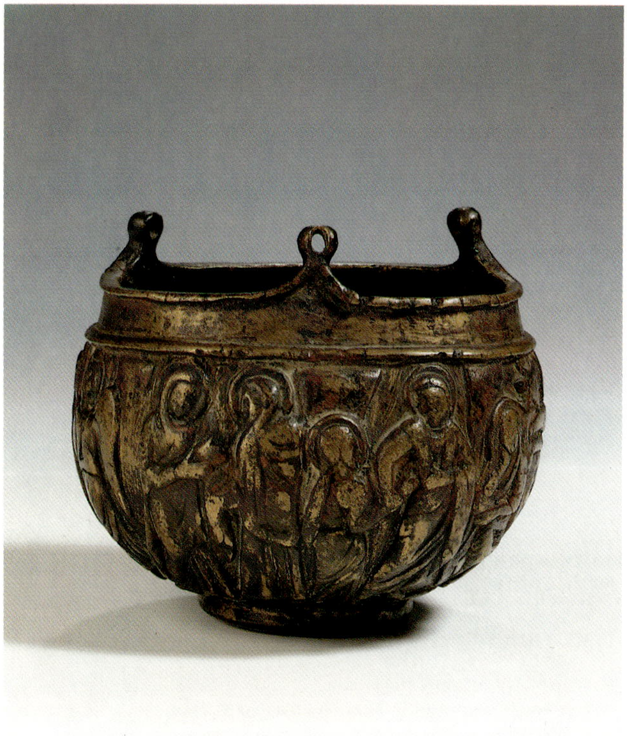

115
Weihrauchgefäß
Szenen aus dem Leben Christi

Palästina, 11./12. Jahrhundert
Aus dem Kunsthandel (Brüssel); 1915 erworben
Messing, gegossen; Höhe (mit Ösen) 11,6 cm; Durchmesser 13,9 cm
Leihgabe der Dresdener Skulpturensammlung, Z. V. 2673

Im Unterschied zum vorgenannten Werk bildete das Dresdener Räuchergefäß zusammen mit zwei eng verwandten Stücken in Jerewan und Florenz eine Gruppe, die wohl erst im 11./12. Jahrhundert und unter westlichem Einfluß (Kreuzfahrer) entstanden ist. Dargestellt sind hier Verkündigung, Heimsuchung, ungläubiger Thomas (!), Geburt Christi, Anbetung der Magier und Himmelfahrt. Es fehlen die Taufe, die Kreuzigung und das Heilige Grab. Die einzelnen Szenen erinnern nicht so sehr an Ereignisse aus dem Neuen Testament als vielmehr an die heiligen Stätten der Menschwerdung und des irdischen Wandelns des göttlichen Logos. Damit reiht sich das Gefäß in die große Zahl der Pilgerandenken ein, die als Eulogien, als Segen bewahrende Erinnerungszeichen, von den Wallfahrtsorten mitgenommen worden sind.

Literatur: Byzantinische Kostkarkeiten (1977) S. 53-54 Nr. 100, Taf. 26. - Richter-Siebels (1990) S. 27 u. öfters; S. 283-284 Nr. 20, Abb. 19, 106, 113, 192.

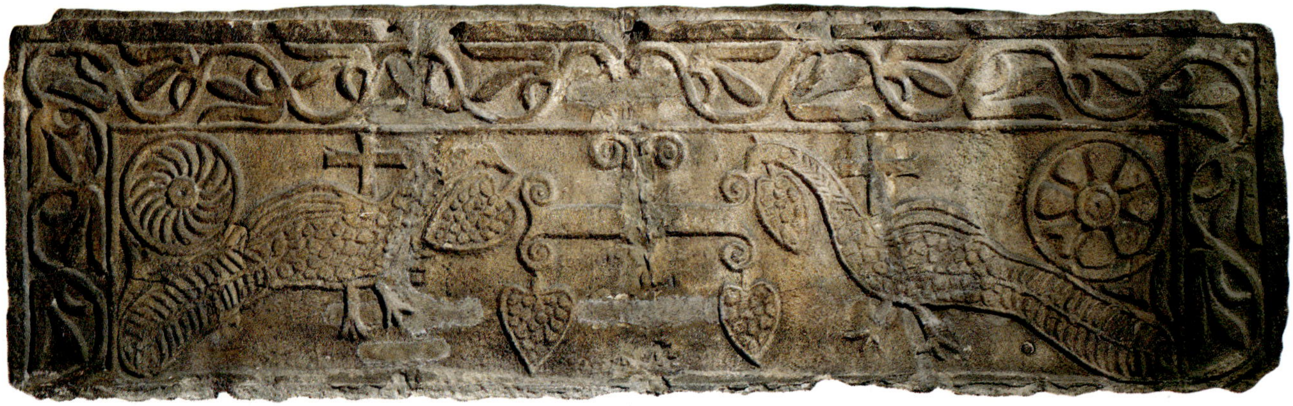

116
Sarkophag
Vorderseite: Kreuz, Pfauen und Rosetten

Istrien, 8. Jahrhundert
Aus Venedig (Sammlung Pajaro); 1841 erworben
Istrischer Kalkstein; Höhe 69 cm; Länge 233 cm
Inv.-Nr. 4

Der Sarkophag ist an allen vier Seiten dekoriert; der Deckel fehlt. Die Vorderseite wird oben und seitlich von einer Leiste mit stilisierter Ranke eingerahmt und zeigt in der Mitte ein lateinisches Kreuz mit paarig angeordneten Eckvoluten. Von den vier seitlichen Voluten hängt jeweils eine herzförmige Weintraube herab. Zu beiden Seiten des Kreuzes stehen Pfauen mit einem Kreuz über der Schulter und picken an den Trauben. Die Komposition folgt dem uralten Motiv des von Tieren oder Vögeln flankierten Lebensbaums, wobei hier das Kreuz Christi und der Weinstock zu einer unlösbaren Einheit verschmolzen sind. Die Pfauen, die schon in der frühchristlichen Grabeskunst den Ort der paradiesischen Erquickung symbolisierten, stehen gleichnishaft für die Seelen der Verstorbenen, die durch Christus zum ewigen Leben emporgeführt werden. Im linken oberen Zwickel erscheint eine achtblättrige Rosette in einem Kreis, im rechten oberen Zwickel eine Wirbelrosette, beide ebenfalls uralte Zeichen des Lebens. Die figürliche Komposition der Front und die ornamentalen Sinnbilder der drei übrigen Seiten (Abb. S. 67-69) fügen sich stimmig in die Vorstellungswelt des (langobardischen?) Sarkophaginhabers, der seiner Auf-

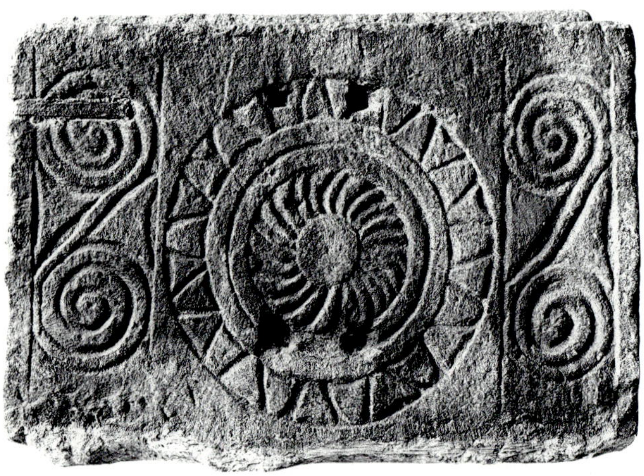

Abb. 67 Kat.-Nr. 116 Linke Nebenseite

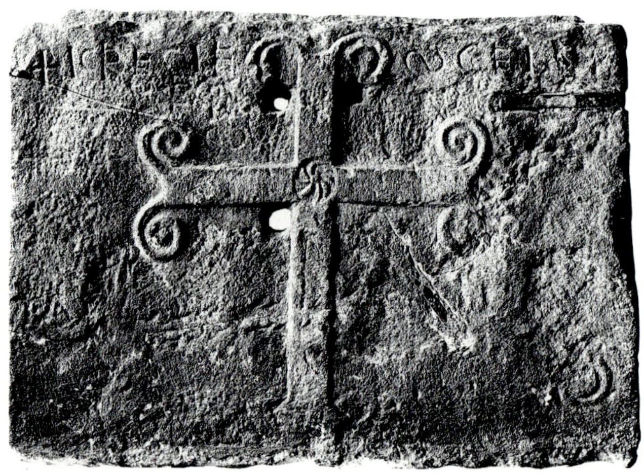

Abb. 68 Kat.-Nr. 116 Rechte Nebenseite

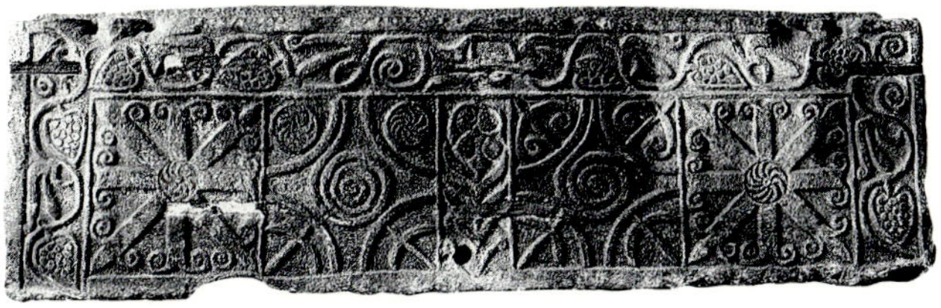

Abb. 69 Kat.-Nr. 116 Rückseite

erstehungshoffnung in einfachen Chiffren sinnfälligen Ausdruck verlieh.

Literatur: Bode/Tschudi (1888) S. 3 Nr. 3. - Wulf (1911) S. 10-11 Nr. 1714. - Volbach (1930) S. 7-8. - Wessel (1957) S. 95-96. - Russo (1974) S. 54, Anm. 121-123.

117

Fragment einer Schrankenplatte Palmen unter Arkaden

Rom, 8. Jahrhundert
Aus Rom; 1910 von L. Pollak erworben
Marmor; Höhe 114,5 cm, Breite noch 66 cm
Inv.-Nr. 6588

Das Fragment gehörte zu einer Schrankenplatte. Unlängst konnten von E. Russo zwei in den Grotten der Peterskirche zu Rom aufbewahrte Bruchstücke als zugehörig erkannt werden (Abb. 70). Diese und weitere in Rom gefundene Platten stammen aus der alten Petrusbasilika, deren Schrankenanlage zwischen dem 6. und dem 8. Jahrhundert mehrfach erneuert worden war. Die vollständige Schrankenplatte weist vier Arkaden auf, bestehend aus Säulen mit spiralförmig kannelierten Schäften, einfachen Würfelbasen und

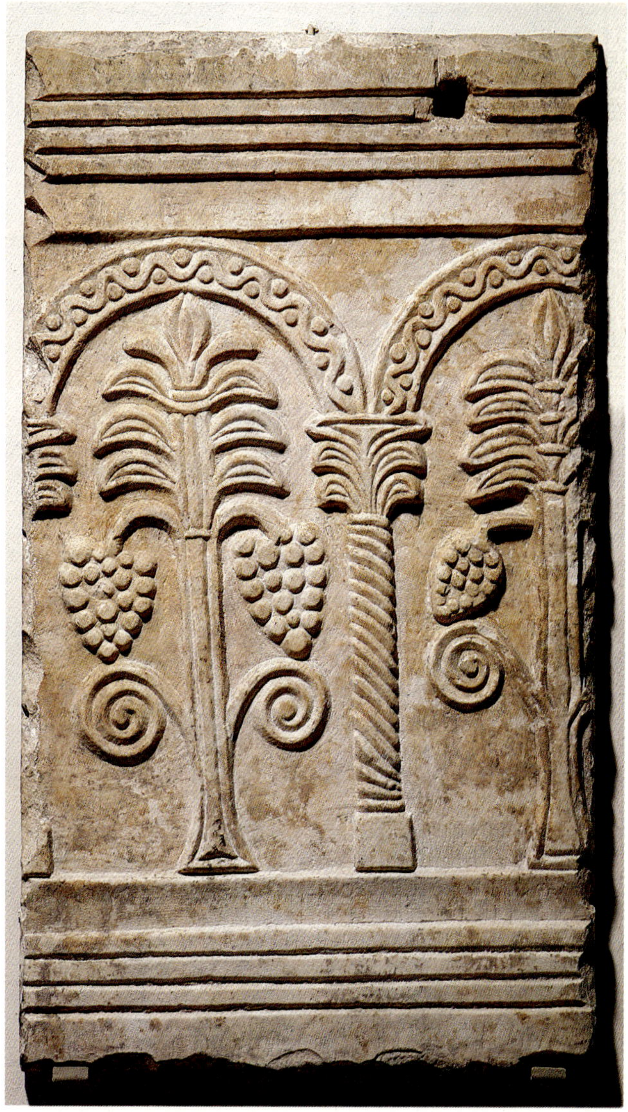

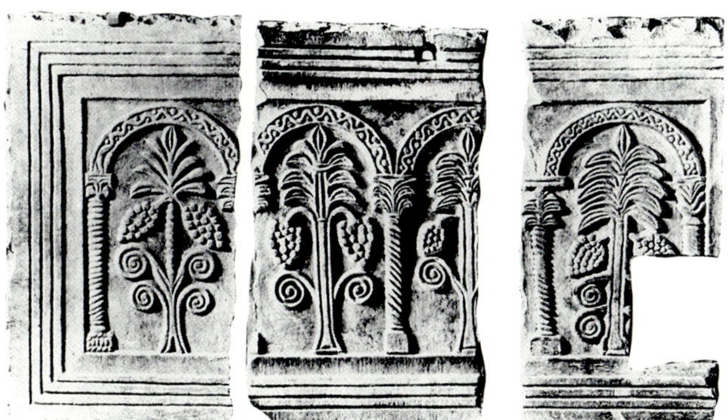

Abb. 70 Kat.-Nr. 117 und zugehörige Fragmente in Rom

Kapitellen aus drei übereinandergelegten Blattkelchen, deren obere zusammengewachsen sind und eine Art Kämpfer bilden. Die Rundbögen sind mit einer Wellenlinie und wechselseitig eingefügte Punkte verziert. Unter den Arkaden stehen Lebensbäume, die Palmenkronen und symmetrisch angeordnete, weintraubenförmige Fruchtstände aufweisen. Von ihren Stämmen zweigen rechts und links spiralförmige Ranken ab.

Literatur: Wulff (1911) S. 127 Nr. 2221. - Volbach (1930) S. 8. - Kautzsch (1939) S. 54. - Russo (1985) S. 26-28, Abb. 17. - Guldan (1988) S. 160.

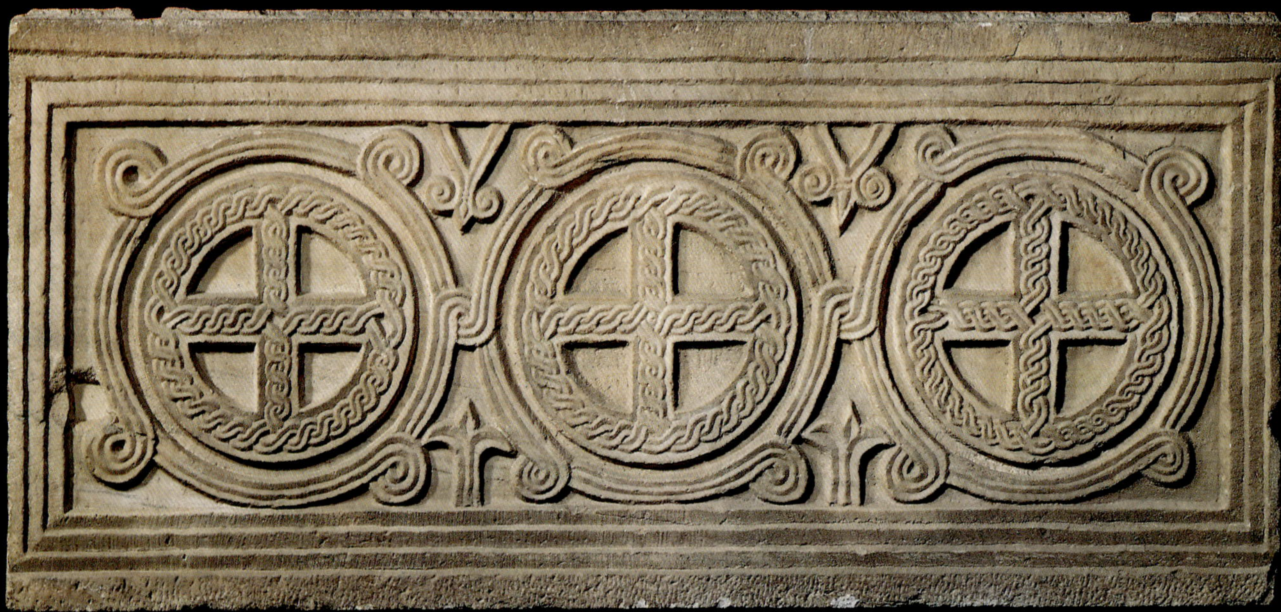

118
Brüstungsplatte
Drei Flechtbandkreuze

Rom, 9. Jahrhundert
Aus Rom; 1909 von L. Pollak erworben
Marmor; Höhe 83,5 cm; Länge 181,5 cm
Inv.-Nr. 6365

Die Platte gehörte wohl zu einer Schrankenanlage, wie sie im frühen Mittelalter in verschiedenen Kirchen Roms errichtet worden sind. Die von einem umlaufenden und dreifach abgestuften Rahmen eingefaßte Schauseite zeigt drei große Kreismedaillons. Diese werden von einem doppelt verschlungenen dreistreifigen Kreisgeflecht mit je vier knotenartigen Schlingen gebildet. Im Innern erscheint jeweils ein Radkreuz, wobei Kreuz und umlaufender Reif mit einem zweistreifigen Flechtband belegt sind. In den Zwickel zwischen den Kreismedaillons wachsen unten zwei Dreiblattmotive empor, während oben zwei lilienartige Doppelspiralen an gegabelten Stielen herabhängen. Die Platte ist im 17./18. Jahrhundert wiederverwendet worden; die in der Ausstellung sichtbare Rückseite zeigt zwei Barockwappen und eine Grabinschrift.

Literatur: Wulff (1911) S. 17 Nr. 1728. - Volbach (1930) S. 13-14. - Wessel (1957) S. 94-95, Abb. 22. - Guldan (1988) S. 160.

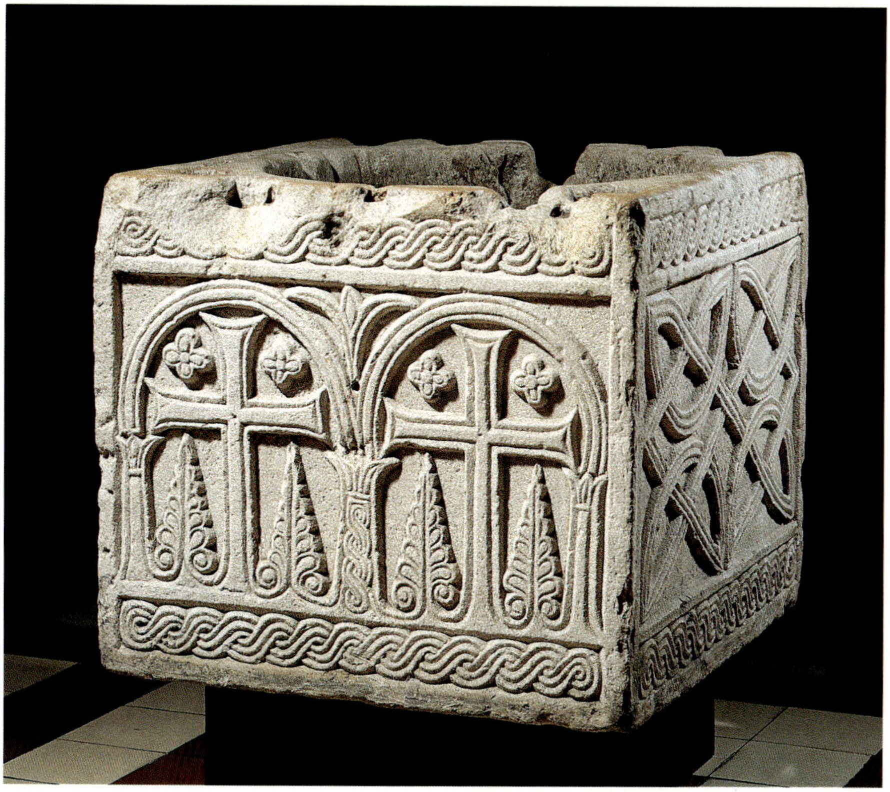

119

Brunneneinfassung
Kreuze unter Arkaden, Flechtbänder

Venedig, 9. Jahrhundert
Aus Venedig (?); bis 1904 im Kreuzgang der Friedenskirche zu Potsdam; Geschenk Kaiser Wilhelms II. an das Kaiser-Friedrich-Museum
Marmor; Höhe 67,5 cm, Breite 78,5 cm, Tiefe 78 cm
Inv.-Nr. 2924

Der würfelförmige Block ist zylindrisch ausgehöhlt. Tiefe Schleifrinnen an der Innenseite rühren von den Seilen her, an denen die Wassereimer emporgezogen worden sind. Die Einlassungen an den Ecken und Seitenkanten stammen von einem Gitter, mit dem die Brunnenöffnung verschlossen war. An allen vier Seiten wird die mittlere Fläche oben und unten von dreistreifigen Flechtbändern eingefaßt. Vorder- und Rückseite zeigen ein in der frühmittelalterlichen Kunst Oberitaliens weit verbreitetes Kompositionsschema, bestehend aus zwei Arkaden, die auf stilisierten Säulen mit Blattkapitellen aufruhen. Die Arkaden bilden mit den darunterstehenden lateinischen Kreuzen, die von paarweise angeordneten Palmettenbäumen flankiert werden, eine in sich geschlossene formale Einheit. Jeweils zwei Rosetten seitlich der Kreuzspitzen erinnern an Sonne und Mond in Darstellungen des gekreuzigten Christus. Der mittlere Bogenzwickel ist mit einem Dreiblatt ausgefüllt, der mittlere Säulenschaft der Schauseite mit einem dreistreifigen Flechtband verziert. Auf den Nebenseiten sind dreistreifige Bänder aus unverknoteten Winkelhaken und Halbkreisen zu einer symmetrisch aufgebauten Ornamentform verschmolzen, die der langobardischen Flechtbandkunst entstammt.
Brunnenaufsätze dieser Art sind aus Venedig in großer Zahl erhalten. Sie waren Bestandteil des komplizierten Wasserversorgungssystems der Lagunenstadt, in der es keine natürlichen Süßwasservorkommen gibt. Das Regenwasser wurde auf den gepflasterten Plätzen und Innenhöfen in Gullys abgeleitet und sickerte durch sorgfältig gegen den Meeresboden abgedichtete Filterschichten in die Brunnensohle.

Literatur: Wulff (1911) S. 14-15 Nr. 1721. - Volbach (1930) S. 18. - Kat. Leningrad (1982) S. 29-30 Nr. 9.

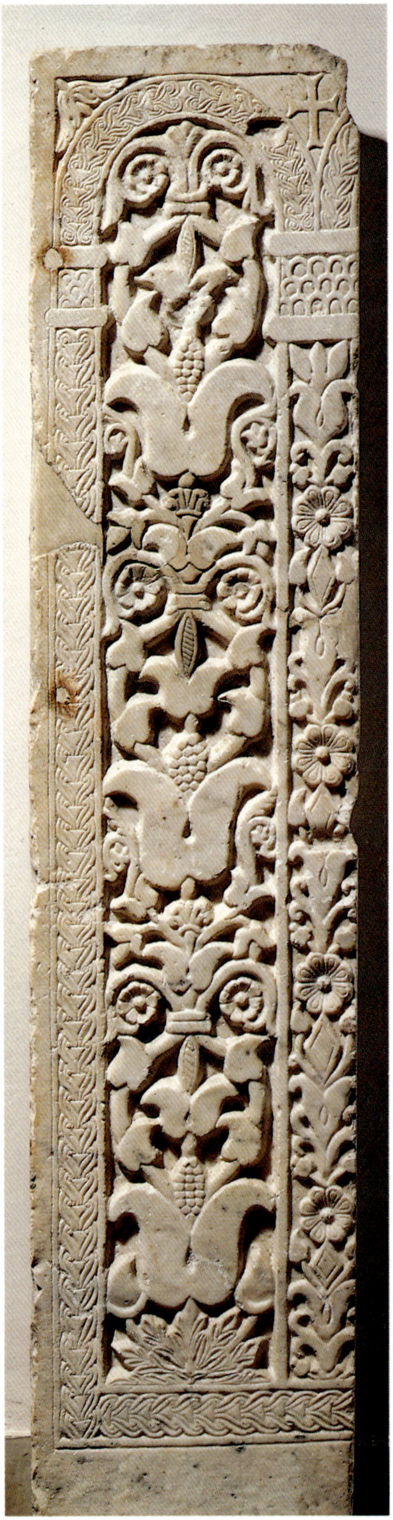

120
Verblendung eines Pfeilers

Unteritalien (Campanien), 9. Jahrhundert
Aus Neapel (S. Giovanni Maggiore); 1912 als Geschenk erworben
Marmor; Höhe 191,5 cm, Breite noch 41 cm
Inv.-Nr. 6709

Erhalten ist die linke Hälfte des Reliefs; die rechte ist abgesägt, doch ist noch der Ansatz der benachbarten Arkade sichtbar, so daß sich das Fragment zu einer ca. 73 cm breiten Platte ergänzen läßt. Die linke »Säule«, die über einem kapitellähnlichen Gebilde die Arkade trägt, ist gänzlich mit dem Rahmen verschmolzen. Das Zopfgeflecht, das die »Säule« bedeckt, setzt sich auf der unteren waagerechten Leiste ebenso fort wie auf beiden Bögen, wo sich die aufsteigenden Hälften in der Mitte treffen. Zwischen den Arkaden ist ein lateinisches Kreuz angeordnet; den Zwickel zwischen äußerer glatter Rahmenleiste und Bogen füllt ein Blattmotiv. Die mittlere »Säule« ist mit einer aufsteigenden Komposition aus breitgedrückten Akanthusblattkelchen, abzweigenden Ranken und Blättern, Rauten und Blüten verziert. Die »Kapitelle« bestehen aus zwei horizontalen Wülsten und schuppenförmig angeordneten Blättern. Das Hauptfeld ist mit einem Palmettenbaum geschmückt, der aus einem gefiederten Weinblatt emporwächst. Er ist wiederum aus übereinander angeordneten und fast gleichartigen Motivkombinationen zusammengesetzt, bestehend aus breitgedrückten Akanthusblattkelchen, symmetrisch abzweigenden Blättern, Ranken mit Blüten und Knoten. Die Einzelmotive stammen, wie die gesamte Motivkombination, größtenteils aus der sassanidischen Kunst und dürften textilen Vorlagen entlehnt sein.

Literatur: Wulff/Volbach (1923) S. 8-9 Nr. 6709. - Volbach (1930) S. 2-3. - Volbach (1936) S. 82. - Wessel (1957) S. 94, Abb. 24. - Belting (1962) S. 142-143.

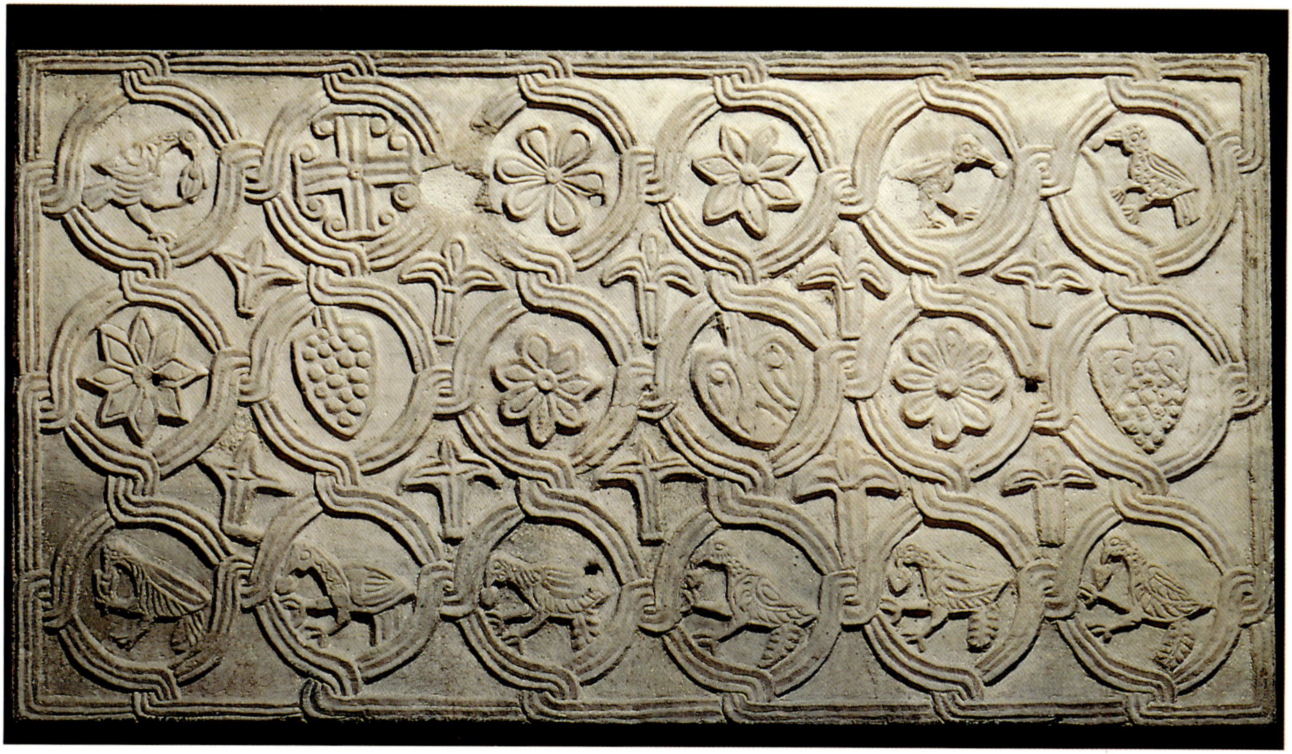

121

Schrankenplatte
Kreisnetz mit Füllmotiven

Rom, 9./10. Jahrhundert
Aus Rom; 1909 von L. Pollak erworben
Marmor; Höhe noch 87,5 cm, Länge noch 168 cm
Inv.-Nr. 6366

Die Platte zeigt deutliche Spuren mehrfacher Verwendung. Vermutlich im 12. Jahrhundert hat man den umlaufenden Rand bis unmittelbar an das Kreisnetz weggearbeitet und aus der Rückseite geometrische Eintiefungen ausgehoben, um hier Inkrustationen aus verschiedenfarbigen Gesteinssorten einlegen zu können (sog. Cosmatenarbeiten). Wahrscheinlich diente die Platte mit dieser Ausschmückung als Front eines Altars oder eines Grabmals. Der Dekor der ursprünglichen Vorderseite besteht aus einem dreistreifigen, außen gesäumten und in sich geschlossenen Kreisnetz mit insgesamt 18 Kreisen, die in drei Reihen zu je sechs Medaillons angeordnet und mit verschiedenen Motiven gefüllt sind. Obere Reihe von links nach rechts: Vogel nach rechts gewandt mit Frucht in der linken Kralle, an der er pickt; dreistreifiges griechisches Kreuz mit Eckvoluten an den Enden; sechsblättrige Blütenrosette; siebenstrahlige Sternrosette; Vogel nach rechts gewandt, mit einer Schlange im Schnabel; Vogel nach links gewandt, ebenfalls mit einer Schlange im Schnabel. Mittlere Reihe: Achtstrahlige Sternrosette; Traube; siebenstrahlige Sternrosette; Weinblatt; achtblättrige Blütenrosette; Traube. Untere Reihe: Jeweils ein nach links gewandter Vogel mit einem Blatt im Schnabel bzw. in der Kralle. Die inneren Zwickel sind mit Dreiblättern gefüllt.

Literatur: Wulff (1911) S. 17-18 Nr. 1729. - Volbach (1930) S. 15-16. - Wessel (1957) S. 96-97, Abb. 23. - Kat. Leningrad (1982) S. 30-31 Nr. 10. - Guldan (1988) S. 160 Anm. 180.

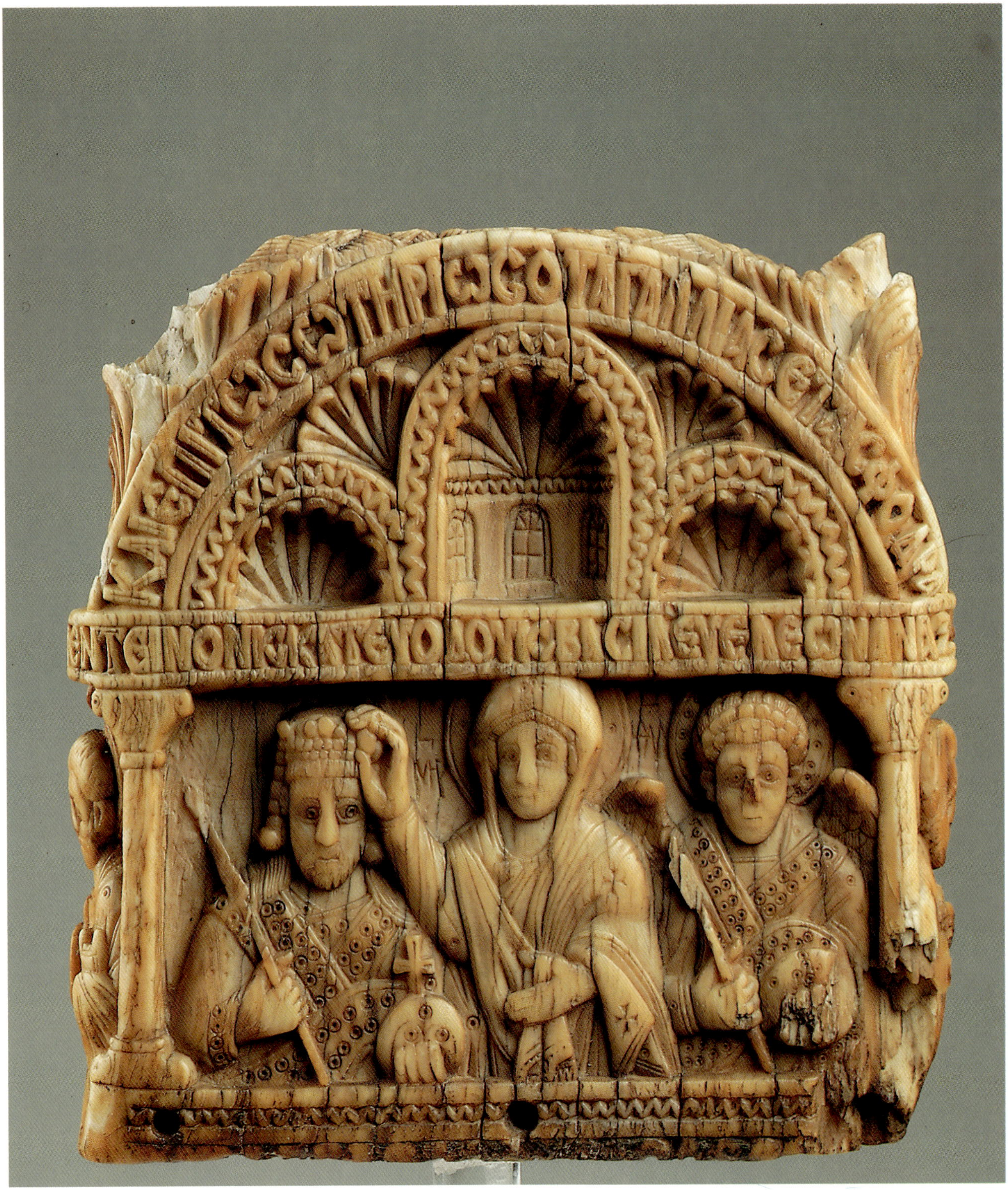

Kat.-Nr. 122

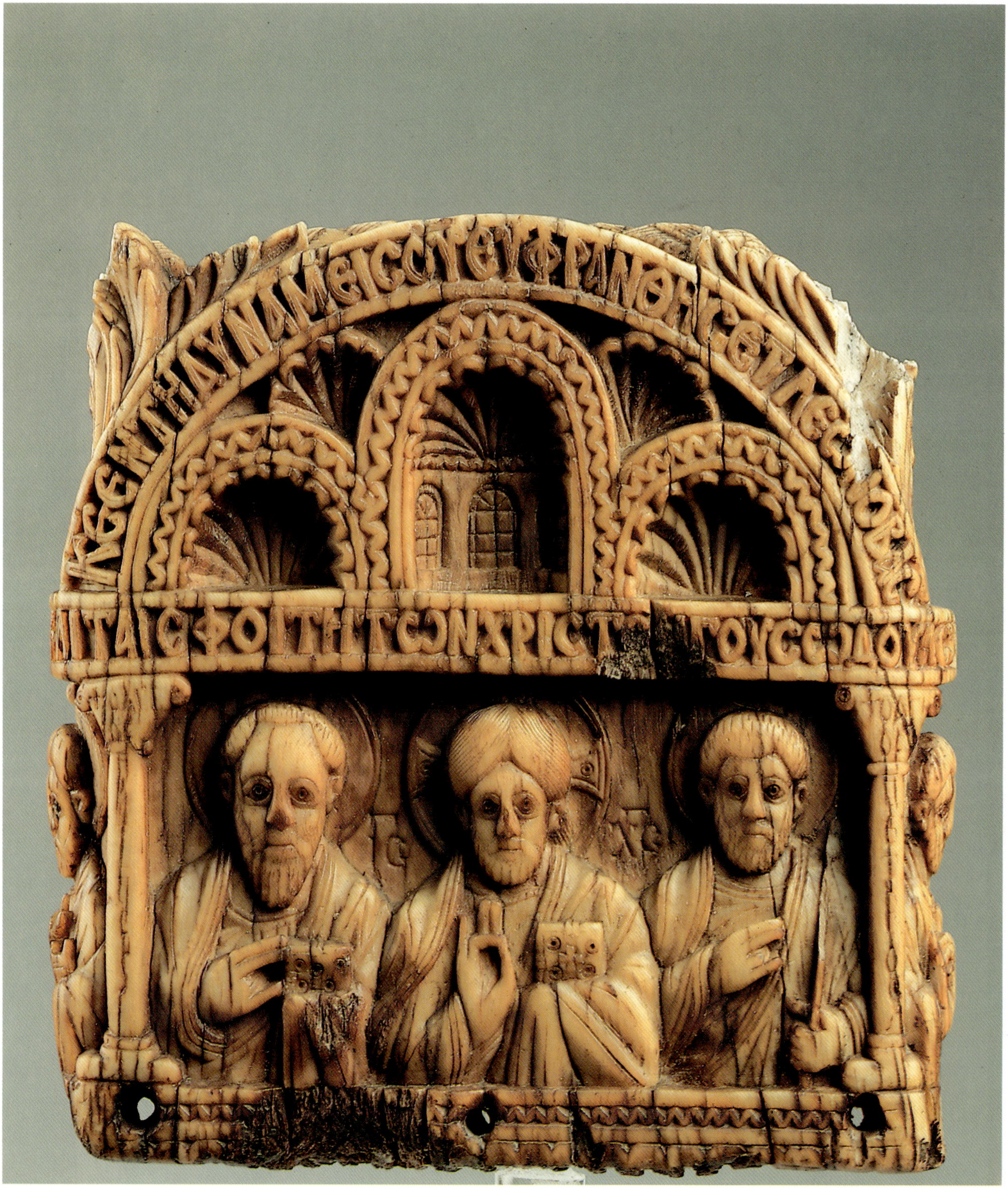

◁ 122

Oberteil eines Szepters (?) Kaiser Leons VI.

Konstantinopel, zwischen 886 und 912
Aus Chios; 1892 als anonyme Schenkung erworben
Elfenbein; Höhe noch 10,3 cm, Breite 10 cm, Tiefe 2 cm; später unten mit Säge und anderen Werkzeugen beschnitten
Inv.-Nr. 2006

Diese älteste datierte Elfenbeinschnitzerei nach dem Ende des Bilderstreits ist ein Hauptwerk der byzantinischen Kunst; sie steht am Beginn der Reihe der mittelbyzantinischen Elfenbeinarbeiten des 10. bis 12. Jahrhunderts, weist aber gerade zu den nach kurzem Abstand folgenden Zeugnissen aus der künstlerischen Produktion der sogenannten makedonischen Renaissance keine augenfälligen Verbindungen auf. Charakteristisch für das Stück ist die Kombination einer kompakten voluminösen Formgebung mit einer sehr feinen, graphische und ornamentale Akzente betonenden Detailzeichnung.
Über einer (später verkürzten) Sockelzone stehen vier Säulen, die die Längsseiten von den Schmalseiten abtrennen; bei Ansicht einer der Längs- oder Schmalseiten werden also jeweils zwei Säulen wahrgenommen. Die Säulen mit Basen und Kapitellen tragen einen Architrav mit Reliefinschrift, der das Werkstück umläuft. Ebenfalls mit Reliefinschrift versehen ist ein großer Bogen, der auf jeder Längsseite über den Architrav gespannt ist. Im Segmentfeld zwischen Architrav und Bogen sieht man jeweils die Kombination aus einem mittleren Bogen mit Innenansicht einer Apsis (untere Fensterzone und muschelgefüllte Kalotte) und je einer seitlichen muschelgefüllten Kalotte; in den Zwickeln je eine Muschel. Den oberen Abschluß bilden (in den aufragenden Teilen teilweise beschädigte) Palmettenakrotere. Auf der Oberseite verlaufen zwischen den seitlichen Abschnitten der Palmetten zwei Flechtbänder. Die zwischen Sockel und Architrav bzw. zwischen Säulenpaaren sich ergebenden Bildfelder sind mit figürlichen Darstellungen geschmückt. Auf einer Längsseite (A) erscheinen die Halbfiguren von Christus zwischen Paulus und Petrus; auf der anderen (B) fügt Maria einen Stein bzw. eine Perle in die Krone des Kaisers ein, zu ihrer Linken der Erzengel Gabriel. Auf den Schmalseiten je eine Halbfigur des heiligen Ärztepaares Kosmas und Damian. Auf dem Bogen über der Darstellung Christi zwischen Petrus und Paulus (A) lautet die Inschrift: »Herr, in deiner Macht wird sich Leon der Kaiser erfreuen« (Psalm 20,2 mit Zufügung des Namens und Titels), auf dem Bogen der Längsseite (B): »und sehr wird er über dein Heil froh sein« (Psalm 20,2); auf dem Architrav der Seite (A): »Durch die Gebete deiner Schüler, Christus, führe deinen Diener« und auf dem Architrav der Gegenseite (B): »Spanne alle Kraft an, gehe glücklich deinen Weg und herrsche, Gebieter Leon« (Psalm 44,5 mit Zufügung des Namens). Für die einzigartige Darstellung der Seite (B), bislang lediglich als frühestes Zeugnis einer Kaiserkrönung durch Maria verstanden, sind kürzlich zeitgenössische, auf älteren Vorstellungen fußende Texte, unter anderen eine Predigt Kaiser Leons VI., herangezogen worden: Maria schmückt die Krone Leons mit der Perle des Glaubens. In der an die Konstantinopler Hagia Sophia gemahnenden Innenansicht der Architektur, sogar in den Kapitellen und im Typus der Reliefinschriften, wird ein Rückbezug auf Werke der Epoche Kaiser Iustinians I. (527-565) faßbar.

Literatur: Schlumberger (1892) S. 118-122, Taf. 1. - Vöge (1900) S. 6-8. - Volbach (1923) S. 6-7. - Wulff/Volbach (1923) S. 33-34. - Goldschmidt/Weitzmann (1934) S. 52-53 Nr. 88, Taf. 35. - Kat. Athen (1964) S. 176 Nr. 81. - Weitzmann (1971) S. 10-11. - Corrigan (1978) S. 407-416, Abb. 1-2. - Schminck (1985) S. 231-233 Anm. 139, 149, 157. - Arnulf (1990) S. 69-84, Abb. 1-6, 8 und Zeichnung S. 83.

123 ▷

Ikone
Auferweckung des Lazarus

Konstantinopel, 10. Jahrhundert
Aus der königlichen Kunstkammer; vom Antiquarium überwiesen
Elfenbein, grünlich verfärbt; Höhe 10,5 cm, Breite 8,8 cm
Inv.-Nr. 578

Vor oder in einer mit Kuppeln bekrönten Architektur steht Christus im Redegestus, von drei Jüngern begleitet; vor ihm knien bittend die Schwestern des Lazarus. Der vom Tode Erweckte, in Linnen gewickelt, befindet sich noch in seiner Grabeshöhle; vor dem Verwesungsgeruch schützt sich einer der beiden Zuschauer der Szene.

Literatur: Vöge (1900) S. 10 Nr. 12. - Volbach (1923) S. 12. - Wulff/Volbach (1923) S. 39. - Goldschmidt/Weitzmann (1934) S. 28 Nr. 14, Taf. 4. - Weitzmann (1972) S. 59-60, Abb. 27.

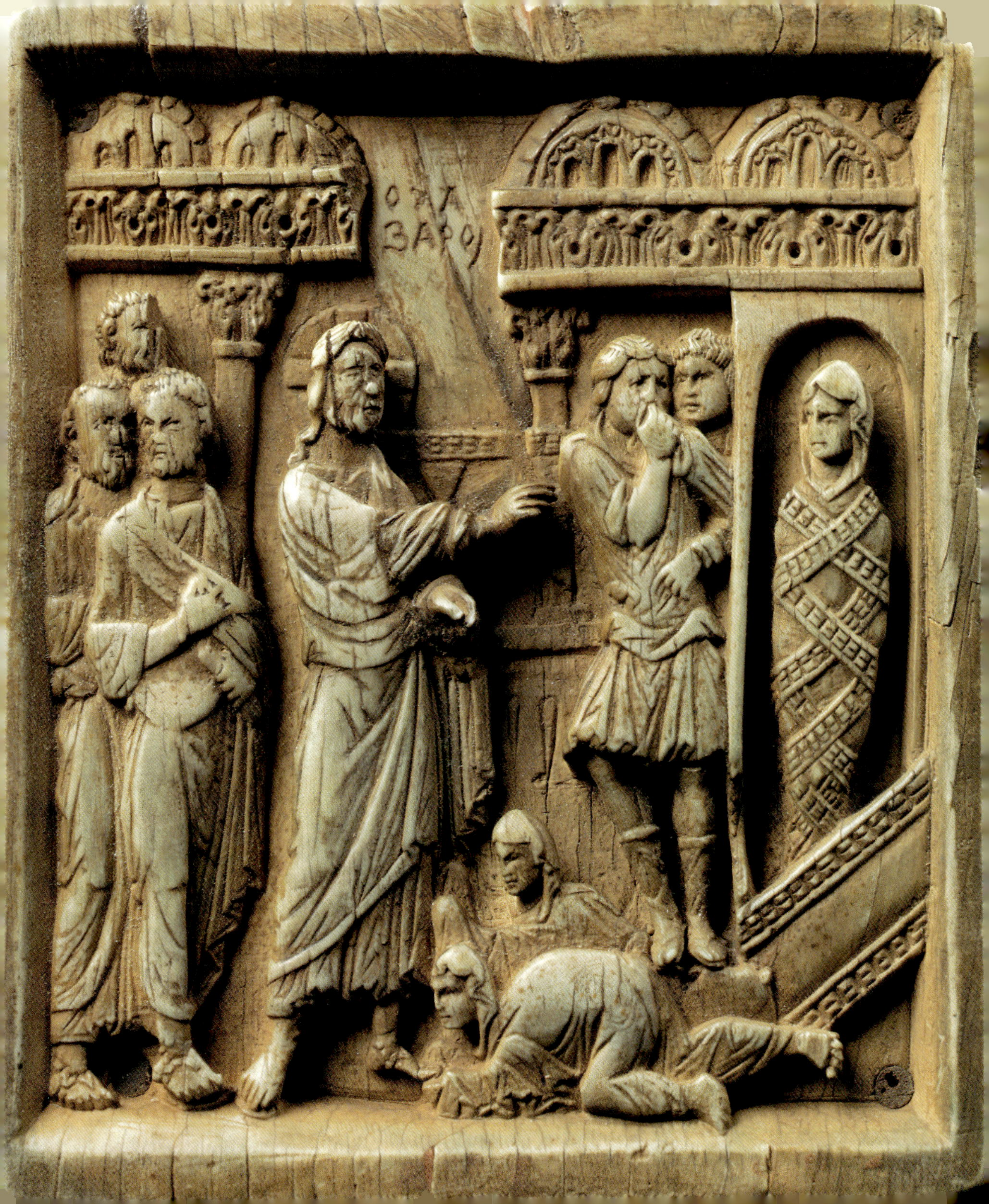
Ο ΛΑ
ΖΑΡΟ

124
Mittelteil eines Triptychons
Die Vierzig Märtyrer von Sebaste

Konstantinopel, 10. Jahrhundert
Aus der königlichen Kunstkammer; 1828 aus der Sammlung Bartholdi erworben
Elfenbein mit kleinen Resten von Bemalung, Ausbruchstelle des Reliefgrundes in Wachs ergänzt; Höhe 17,6 cm, Breite 12,8 cm; 1987 restauriert
Inv.-Nr. 574

Das Thema führt in die Zeit der letzten großen Christenverfolgung unter den Kaisern der Tetrarchie. Vierzig christliche Soldaten sollen ihrem Glauben abschwören; sie werden nackt auf einem vereisten See bei der Stadt Sebaste in Armenien dem Tod durch Erfrieren ausgesetzt. Ein beheiztes Badehaus am Ufer, ein Kuppelbau, verspricht dem, der seinen Glauben aufgibt, Linderung und Überleben. Über der bewegten Märtyrerszene thront in Ruhe Christus, von zwei Engelgruppen in Proskynese mit verhüllten Händen verehrt. Über dem Horizont des Wassers, in der Bildmitte, die griechische Inschrift: »Die Heiligen Vierzig«. Die Empfindungen der Frierenden, die verschiedenen Altersstufen angehören, sind durch Stellung und Bewegung ihrer Körper sowie durch die Gruppierung sich gegenseitig Stützender anschaulich zum Ausdruck gebracht.

Das Werk ist ein besonders kostbares und aufschlußreiches Zeugnis der mittelbyzantinischen Elfenbeinschnitzerei, denn es zeigt in den Figuren der nur mit langen Unterhosen bekleideten Soldaten eine kunstvolle Beherrschung der Darstellung des nackten menschlichen Körpers. Aktfiguren waren von der Thematik nur ausnahmsweise erfordert und sind hier doch so meisterhaft bewältigt, daß sie die Voraussetzung längerer Übung und mehrfacher Anwendung erkennen lassen. Es hat sich aber nur ein zweites Elfenbein mit einer entsprechenden Darstellung der Vierzig Märtyrer erhalten (St. Petersburg), das in Kenntnis einer Arbeit wie des Berliner Stücks geschnitzt worden sein dürfte.

Literatur: Vöge (1900) S. 8 Nr. 8. - Volbach (1923) S. 9. - Wulff/Volbach (1923) S. 36. - Goldschmidt/Weitzmann (1934) S. 27 Nr. 10, Taf. 3. - Uspenskij (1930) S. 102-109. - Demus (1946) S. 108. - Demus (1960) S. 103-104. - Weitzmann (1960) S. 64, Abb. 38. - Talbot Rice (1963) S. 275-279. - Kat. Athen (1964) S. 160-161 Nr. 56. - Severin (1987) S. 132-134, Abb. 22. - Schminck (1989) S. 84-85, 87, Abb. 1.

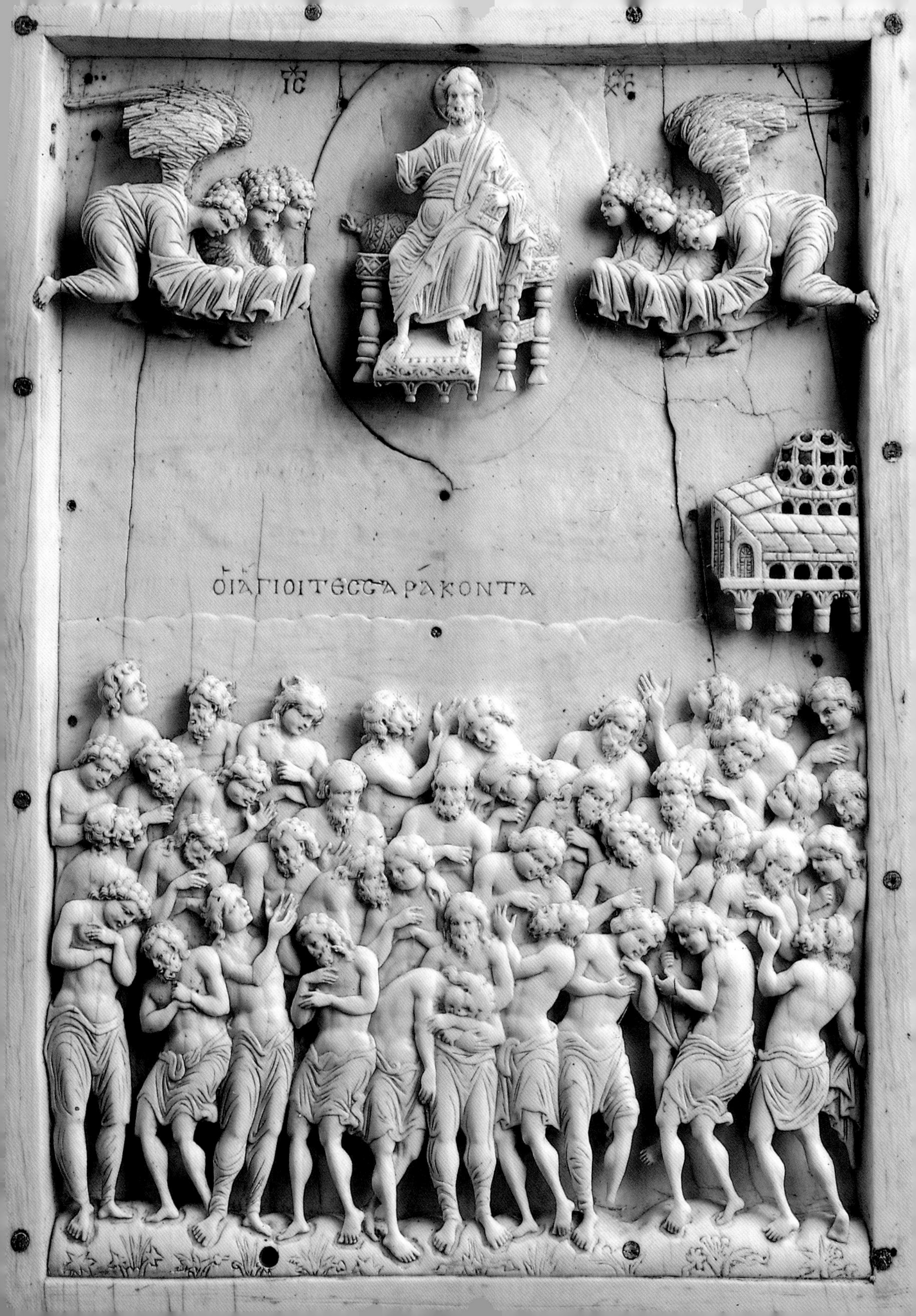
IC
XC
ΟΙ ΑΓΙΟΙ ΤΕϹϹΑΡΑΚΟΝΤΑ

125
Ikone
Fußwaschung Christi

Konstantinopel, 10./11. Jahrhundert
Aus der Sammlung Spitzer, Paris; 1893 als Geschenk M. Heckschers, Wien, erworben
Elfenbein; Höhe 16 cm, Breite 13,7 cm; der Kopf Christi im 19. Jahrhundert ergänzt
Inv.-Nr. 2108

Vor einer klar gegliederten, mit Tüchern drapierten Architektur trocknet Christus, über ein Waschbecken gebeugt, dem sitzenden Petrus den rechten Fuß mit seinem Gewand; Petrus hat abwehrend seinen rechten Arm zum Kopf geführt. Hinter ihm sitzen in Erwartung die übrigen Apostel, zwei von ihnen lösen bereits ihre Sandalen. Im Kontrast der stehenden, vorgebeugten Einzelfigur Christi zur sitzenden Apostelgruppe ist die dienende Geste des Heilands augenfällig hervorgehoben. Die ursprüngliche griechische Inschrift oberhalb der Architektur lautet: »Das Waschbecken«. Über Christus ist seine Namensbeischrift erhaben aus dem Reliefgrund ausgehoben, sicherlich von einer späteren Hand.

Literatur: Vöge (1900) S. 9 Nr. 9. - Volbach (1923) S. 13-14. - Wulff/Volbach (1923) S. 40. - Goldschmidt/Weitzmann (1934) S. 28 Nr. 13, Taf. 4. - Kat. Athen (1964) S. 161-162 Nr. 58.

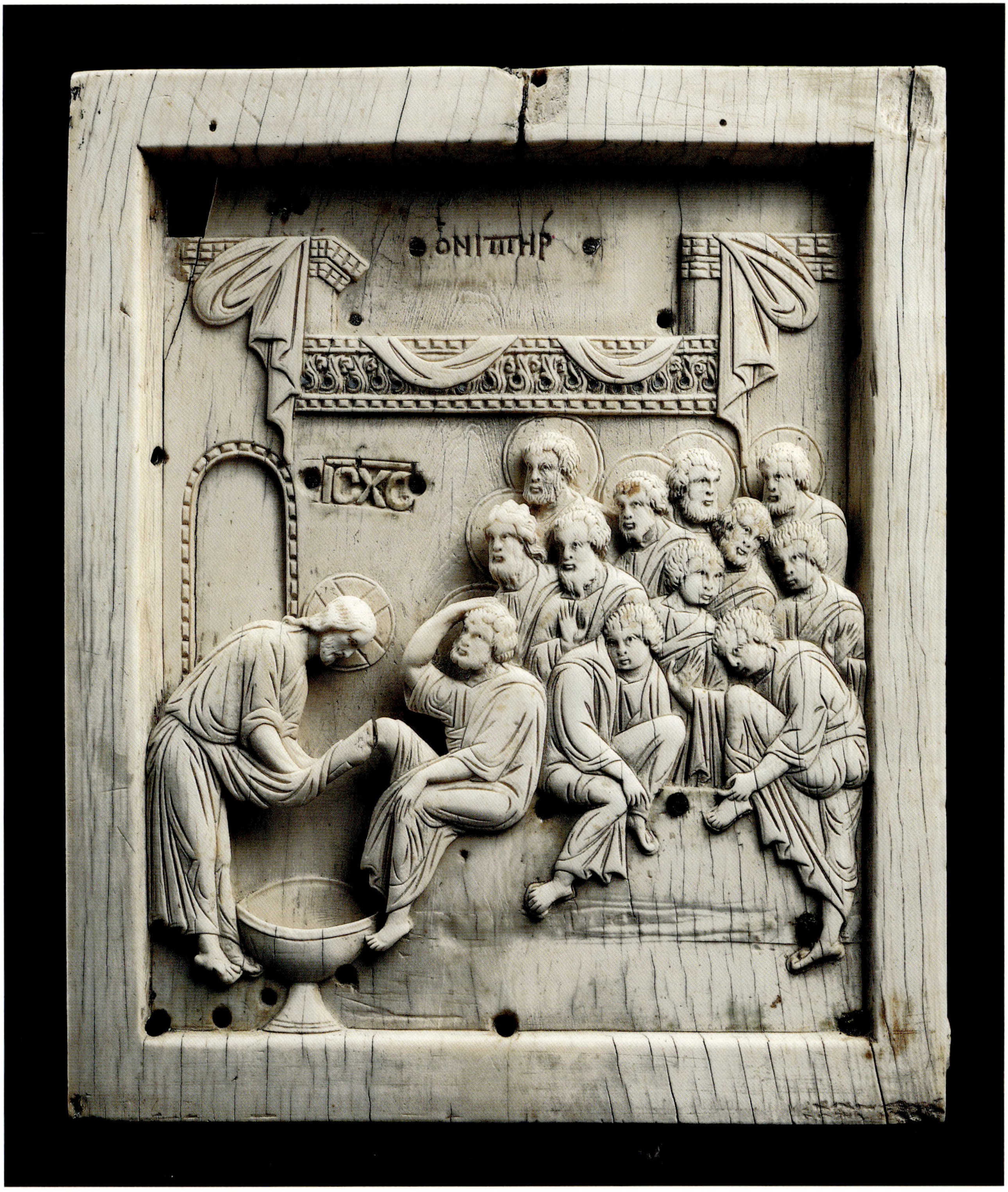
Ο ΝΙΠΤΗΡ
IC XC

126
Mittelteil eines Flügelaltärchens (Triptychon) Einzug Christi in Jerusalem

Konstantinopel, 10. Jahrhundert
Aus der Sammlung Sir Andrew Fountaine († 1753); 1889 als Geschenk M. Heckschers, Wien, erworben
Elfenbein; Höhe 18,4 cm, Breite 14,7 cm
Inv.-Nr. 1590

Im Bildfeld steht ein großer, mit tiefen Unterschneidungen und komplizierten Durchbrechungen gearbeiteter Baldachin; er bildet den Rahmen für die ausschnittartig gezeigte szenische Darstellung. Sie folgt mit genrehaften Anreicherungen dem frühchristlichen Bildtyp, der auf dem Vorbild des *adventus Augusti,* der Ankunft und feierlichen Einholung des Kaisers, aufgebaut ist (vgl. Kat.-Nr. 17). Christus reitet auf einem Esel vor die Stadt Jerusalem, ihm folgen einige Jünger. Zu seiner Begrüßung kommt ihm eine Menschengruppe aus der Stadt entgegen. Zwei Kinder haben Gewänder auf dem Wege ausgebreitet, zwei weitere sind auf einen Baum geklettert, um besser sehen zu können. Unterhalb der Reiterfigur ein sitzendes Kind, dessen Haltung und Gebärde die bekannte antike Darstellung des Dornausziehers nachahmt: vordergründig ein dekoratives Bildungszitat nach der Antike, darüber hinaus Symbol eines antiken Idols, über das Christus als Triumphator hinwegreitet. Die griechische Beischrift lautet: »Palmtragung« bzw. »Palmsonntag«.

Literatur: Vöge (1900) S. 9-10 Nr. 10. - Volbach (1923) S. 9. - Wulff/Volbach (1923) S. 36. - Goldschmidt/Weitzmann (1934) S. 25 Nr. 3, Taf. 1. - Weitzmann (1962) S. 38, Abb. 33. - Kat. Athen (1964) S. 161 Nr. 57. - Kat. Brüssel (1982) S. 109 Nr. IV.17 (V. H. Elbern). - Kat. Athen (1986) S. 207 Nr. 230 (H.-G. Severin).

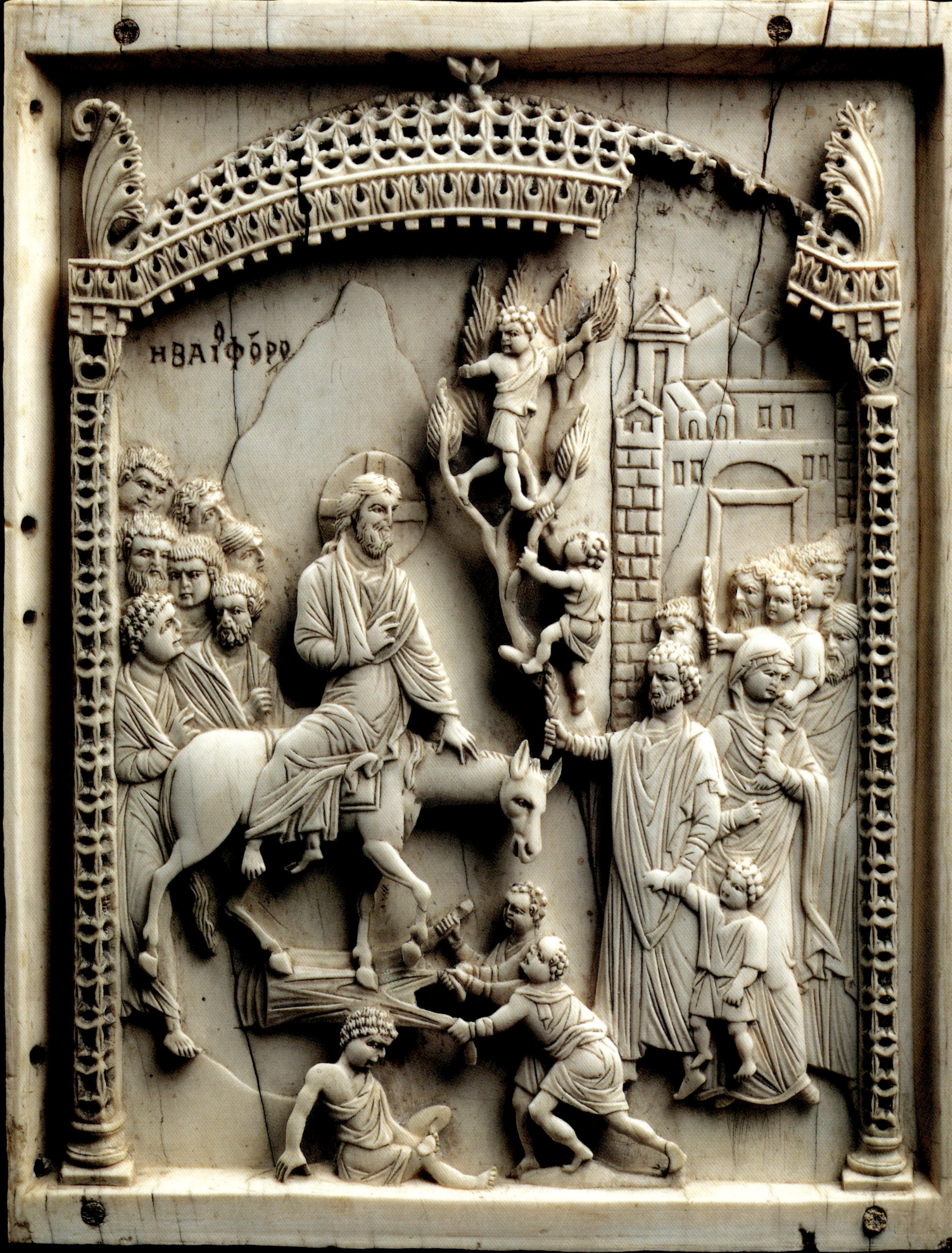
Η ΒΑΙΟΦΟΡΟ

127
Mittelteil eines Flügelaltärchens (Triptychon) Gottesmutter

Konstantinopel, 10./11. Jahrhundert
1898 aus der Sammlung v. Sallet erworben; davor in der Sammlung G. Possenti in Fabriano
Elfenbein; Höhe 14 cm, Breite 11 cm
Inv.-Nr. 2394

Im Mittelmedaillon Maria mit dem Christuskind im Typus der Hodegetria, in den kleineren Eckmedaillons, durch Beischriften bezeichnet, die Büsten von Johannes dem Täufer (oben links), Petrus (rechts), Paulus (unten links) und Thomas (rechts). In der ursprünglichen Zurichtung diente die Tafel als Mittelstück eines Triptychons; oben und unten vorgeblendete Leisten hielten die Seitenflügel. Das Stück war bereits im 11. Jahrhundert nach Westeuropa gelangt und wurde vermittels neuer Bohrlöcher als Buchdeckelschmuck des Evangeliars eines Bischofs Bertold verwendet, wie die damals auf dem Randstreifen hinzugefügte, in Hexametern verfaßte lateinische Inschrift erkennen läßt.

Literatur: Vöge (1900) S. 13-14 Nr. 18. - Volbach (1923) S. 9-10. – Goldschmidt/Weitzmann (1934) S. 40 Nr. 50, Taf. 20.

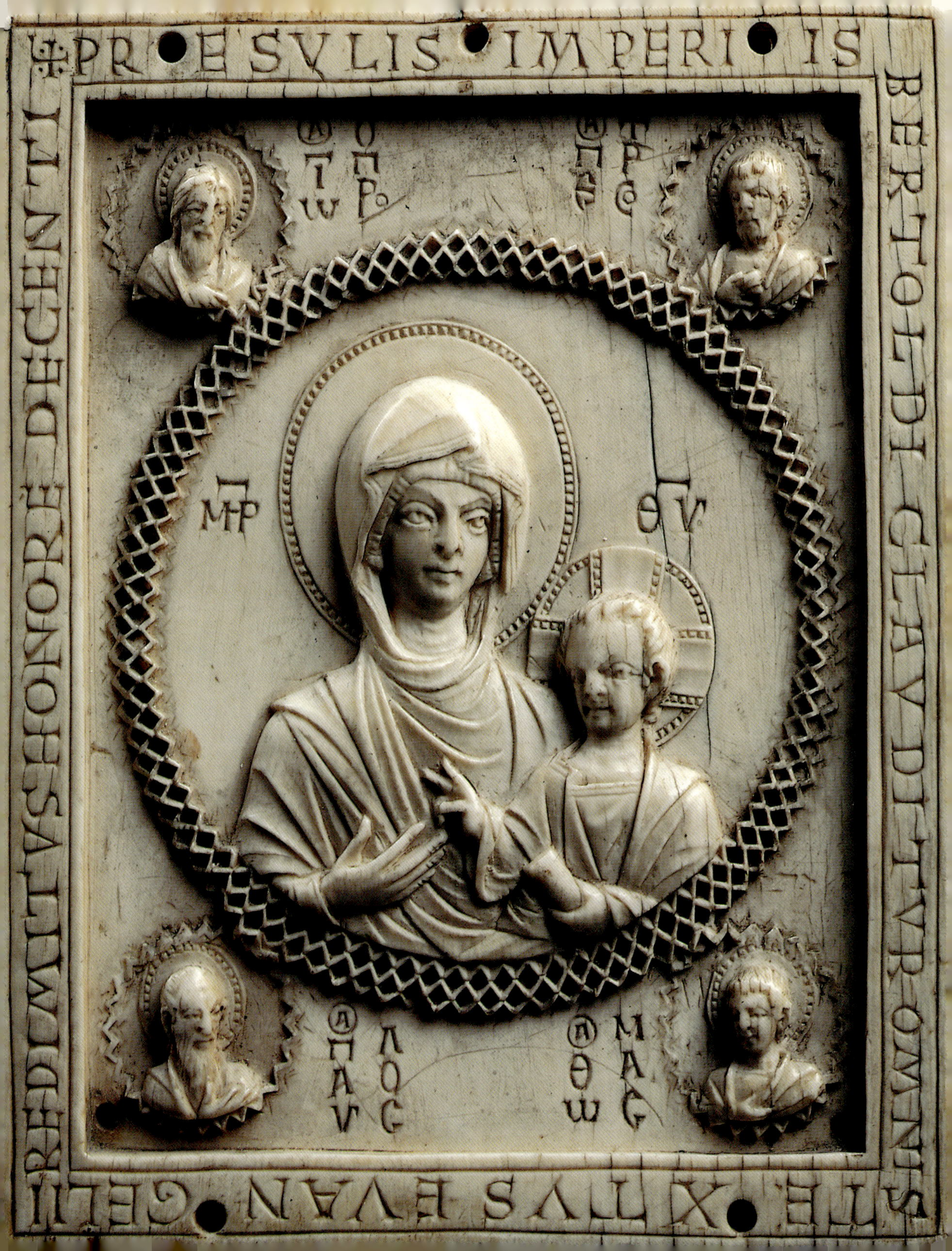
PRESVLIS IMPERIIS
BERTOLDI CLAVDITVR OMNIS
TEXTVS EVANGELII
REDDITVS HONORE DECENTI
MP ΘV

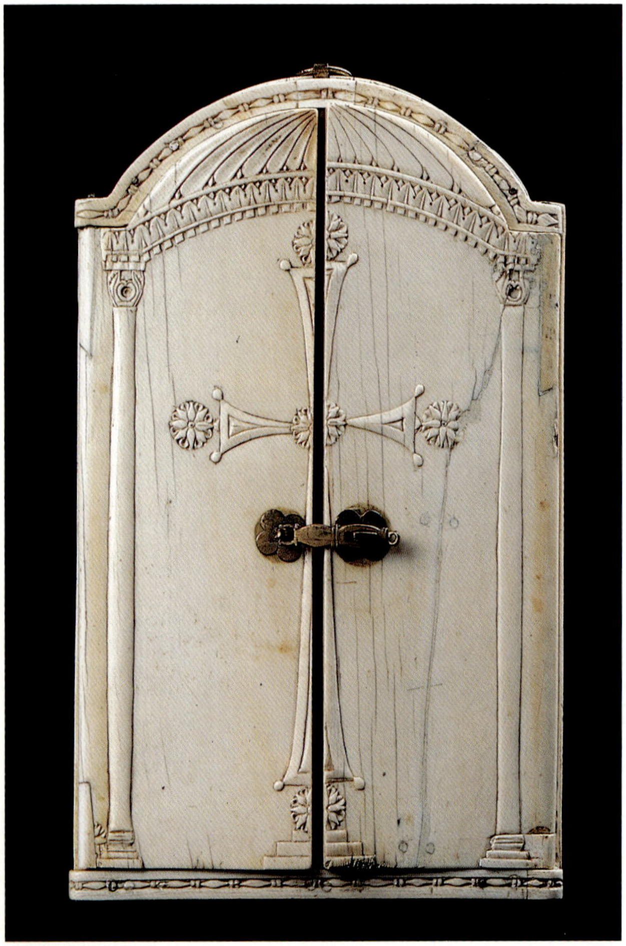

128
Flügelaltärchen (Triptychon) Kreuzigung Christi; Apostel, Konstantin und Helena, Kirchenväter

Konstantinopel, 11. Jahrhundert
1889 in Florenz von der Marchesa Ridolfi erworben
Elfenbein; Höhe 23,4 cm, Breite der Mitteltafel 14,5 cm, größte Breite mit aufgeklappten Flügeln 26,5 cm; kleine ältere Reparaturen
Inv.-Nr. 1578

Mitteltafel: In der Mittelachse der gekreuzigte Christus; zu seiten seines Hauptes, das mit geschlossenen Augen nach links geneigt ist, je zwei Büsten von Engeln. Von links tritt Longinus hinzu und durchsticht die Seite Christi mit der Lanze; dahinter die wehklagende Maria mit zwei Frauen. Rechts reicht Stephaton den Essigschwamm; dahinter Johannes mit zwei Aposteln. Auf dem linken Flügel erscheinen oben die Apostel Thomas und Andreas, unten Kaiser Konstantin und seine Mutter Helena. Der rechte Seitenflügel zeigt oben Petrus und Paulus, unten die Kirchenväter Basileios und Johannes Chrysostomos. - Die Seitenflügel sind eingezapft in die Eckbereiche einer tragenden und einer deckenden, jeweils der Mitteltafel vorgeblendeten Leiste. Bei geschlossenen Flügeln ergibt sich die Ansicht eines Ziboriums, unter dem ein mit Rosetten geschmücktes Kreuz auf Stufenunterbau erscheint.

Literatur: Vöge (1900) S. 14 Nr. 19. – Volbach (1923) S. 11-12. - Wulff/Volbach (1923) S. 38. - Goldschmidt/Weitzmann (1934) S. 46-47 Nr. 72, Taf. 28. - Kat. Athen (1964) S. 175-176 Nr. 80. - Wessel (1966) S. 54.

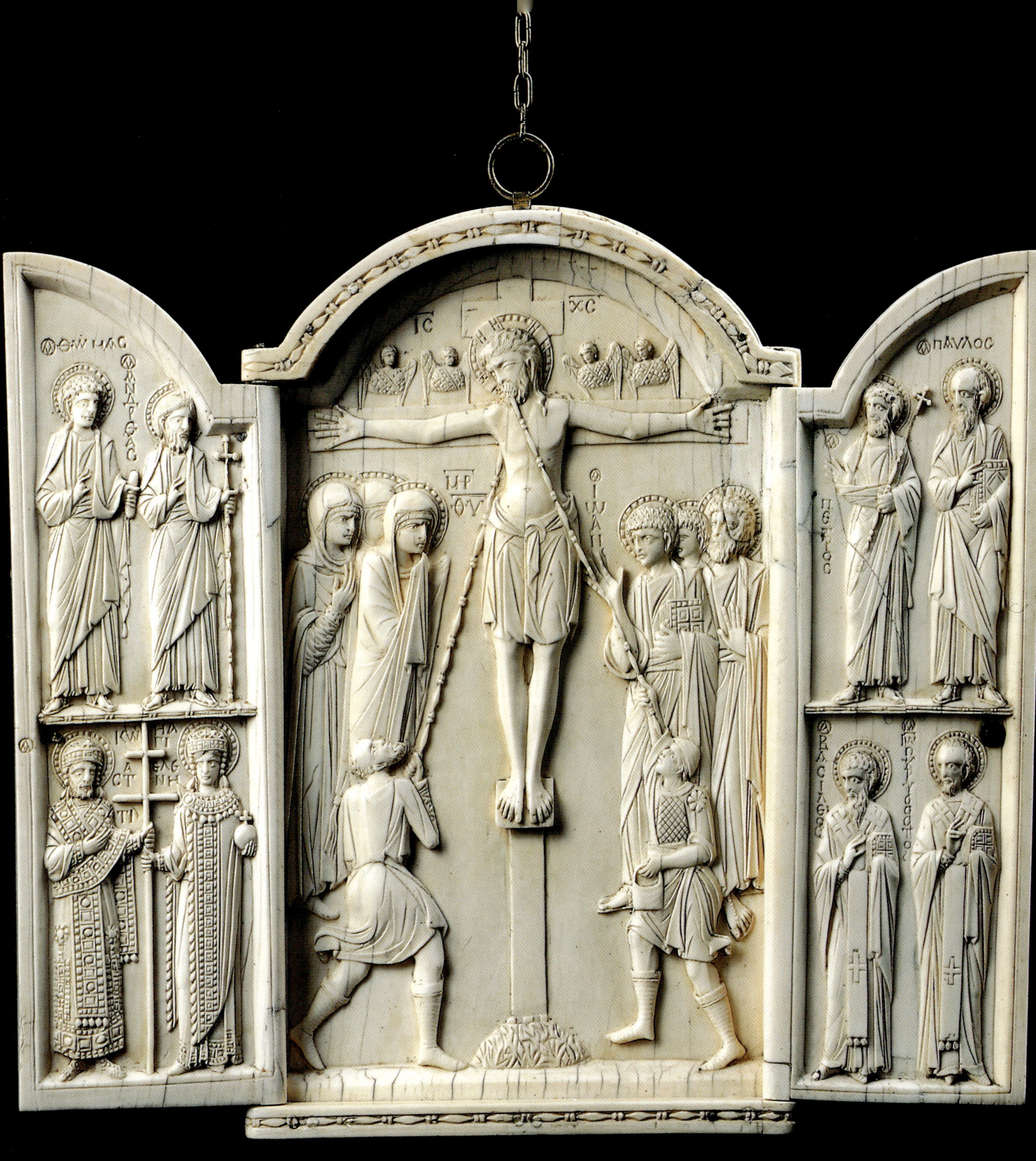
IC
XC
ΠΑΥΛΟC

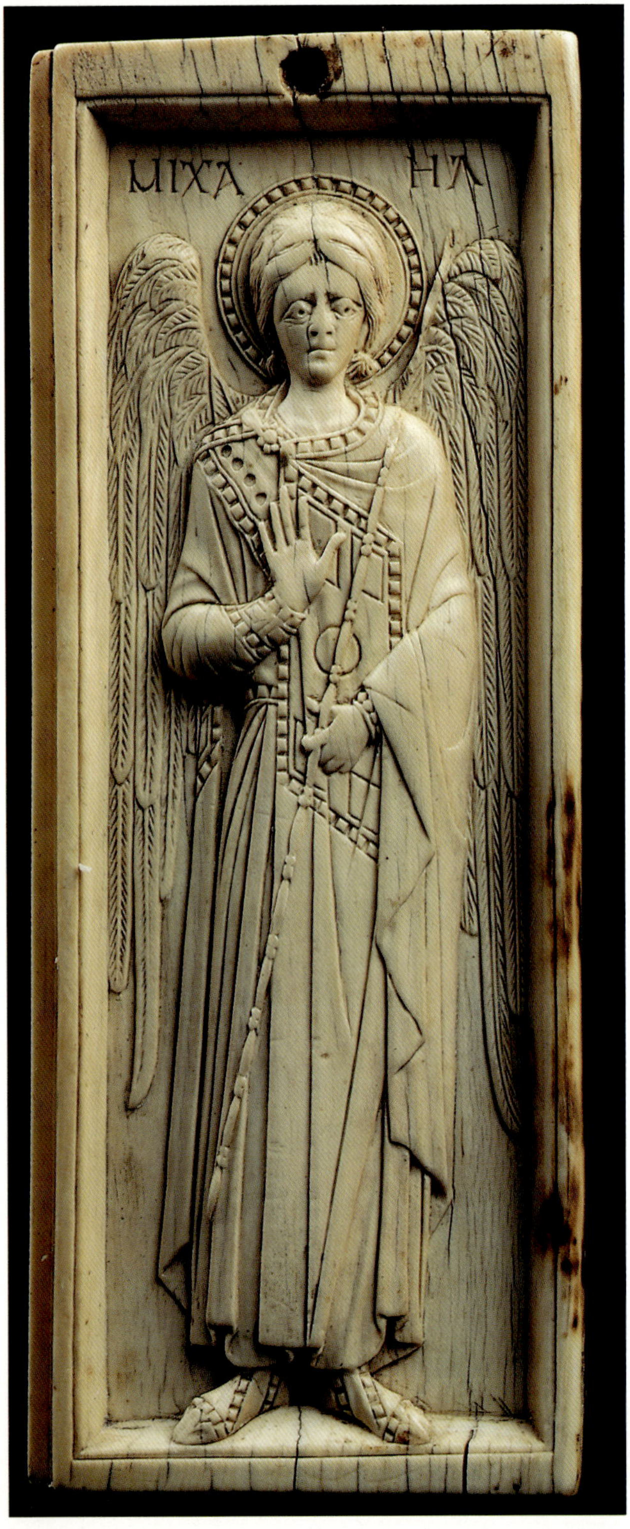

129

Seitentafel eines Flügelaltärchens (Triptychon) Erzengel Michael

Konstantinopel, 11. Jahrhundert
Aus der königlichen Kunstkammer; 1847 erworben
Elfenbein; Höhe 15 cm, Breite 6 cm
Inv.-Nr. 571

Der Erzengel, der ein langes Stabszepter in seiner Linken hält, ist höfisch gekleidet; den Mantel (Chlamys) verziert ein großes Besatzstück (Tablion). Die würdevolle, schlanke Einzelfigur im engen Bildfeld ist durch behutsam verteilte Akzente aus dem einfachen Schema einer achsensymmetrischen Darstellung hinausgeführt. Die Rückseite zeigt ein aus vier Schlaufen zusammengesetztes Bandgeflecht mit fünf kreuzförmig angeordneten Kreisen, die je eine vierblättrige Rosette enthalten, sowie die ober- und unterhalb verteilte griechische Inschrift: »Jesus Christus wird siegen«.

Literatur: Vöge (1900) S. 12-13 Nr. 17. - Volbach (1923) S. 12. - Wulff/Volbach (1923) S. 39. - Goldschmidt/Weitzmann (1934) S. 42 Nr. 57, Taf. 23 und 63. - Kat. Athen (1964) S. 172 Nr. 74.

130

Ikone ▷

Einführung Marias in den Tempel

Konstantinopel, 10. Jahrhundert
1900 aus der Sammlung M. Desmottes, Paris, erworben
Elfenbein; Höhe 15 cm, Breite 13,2 cm
Inv.-Nr. 2551

Dargestellt sind zwei Szenen aus der Kindheit der Maria, die im apokryphen Protoevangelium des Jakobus berichtet werden. Maria wird als Kind zum Tempel gebracht, um dort zu dienen. Vor einer Architektur stehend (die Szene ist beschriftet: »das Allerheiligste«), empfängt der Hohepriester das Mädchen, das von fackeltragenden Kindern begleitet wird. Links stehen die Eltern Joachim und Anna im Gespräch. Rechts oben die zweite Szene: Auf den Tempelstufen sitzend, erhält Maria von einem heranfliegenden Engel Brot. Die Engelfigur ist fast gänzlich fortgebrochen, und die Schnitzerei hat durch starke Abnutzung das feine Oberflächenrelief verloren, so daß jetzt scharfe, harte Falten im Eindruck vorherrschen.

Literatur: O. Wulff. In: Vöge (1900) Nachtrag S. 95-96 Nr. 9 A. - Volbach (1923) S. 13. - Wulff/Volbach (1923) S. 40. - Goldschmidt/Weitzmann (1934) S. 28 Nr. 11, Taf. 4.

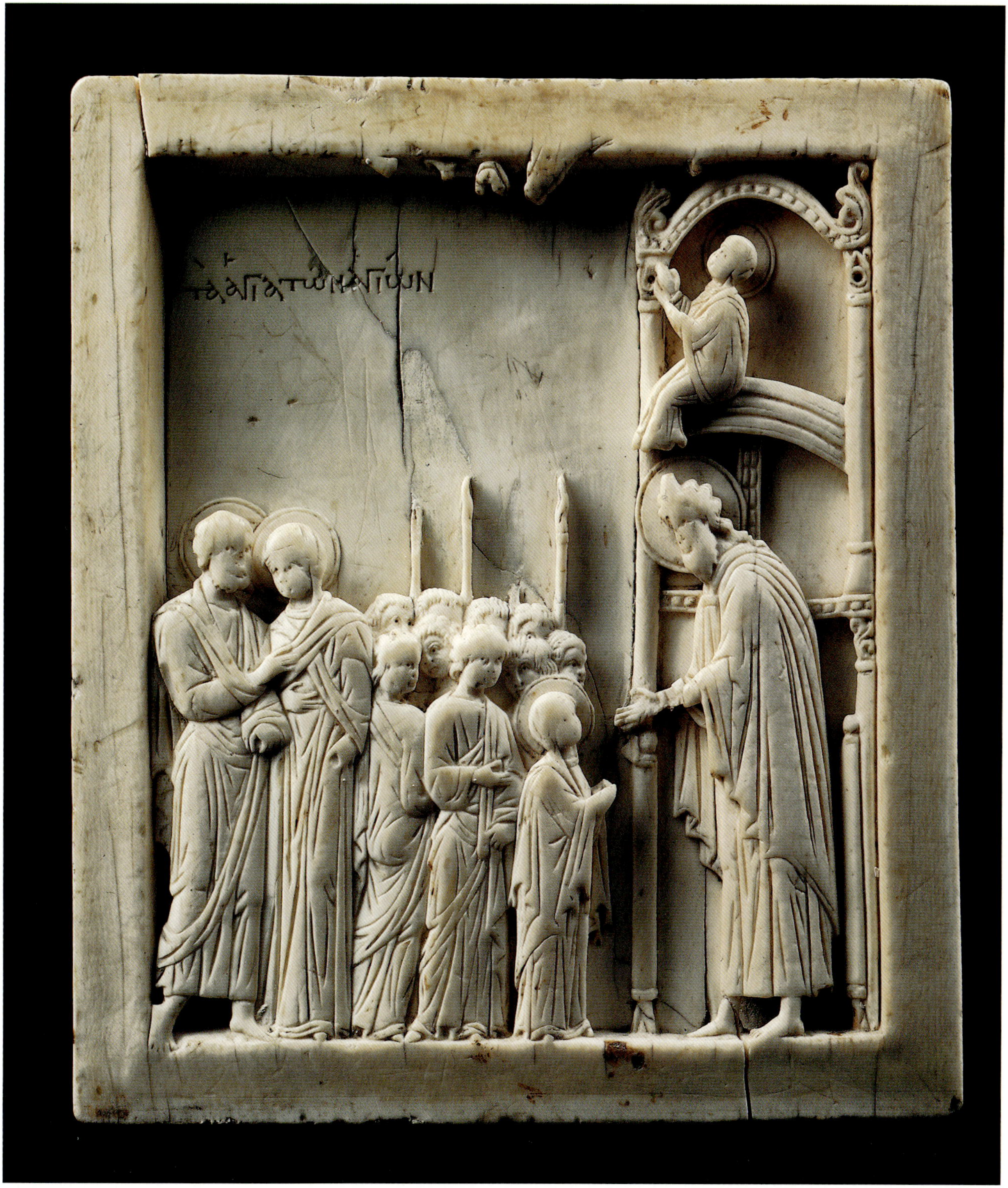

131
Mitteltafel eines Flügelaltärchens (Triptychon)
Deesis: Christus zwischen Johannes dem Täufer und Maria

Konstantinopel, 10. Jahrhundert
1887 in Mailand aus der Sammlung Trotti-Trivulzi erworben
Elfenbein; Höhe 13,7 cm, Breite 10,3 cm
Inv.-Nr. 576

Unter einem großen Baldachin mit durchbrochen gearbeiteter Kuppelschale steht in der Mitte Christus mit Kreuznimbus auf einer Fußbank (Suppedaneum), seine Rechte im Redegestus erhoben, in der Linken einen Codex haltend. Er wird von Johannes dem Täufer und Maria flankiert, die - ihm im Dreiviertelprofil zugewendet - fürbittend ihre Arme erheben. Der linke Flügel des Triptychons mit der Darstellung des hl. Alexios hat sich im Museo di Castelvecchio zu Verona erhalten.

Literatur: Vöge (1900) S. 10 Nr. 11. - Volbach (1923) S. 11. - Wulff/Volbach (1923) S. 37-38. - Goldschmidt/Weitzmann (1934) S. 26 Nr. 7, Taf. 2. - Kat. Athen (1964) S. 163 Nr. 60.

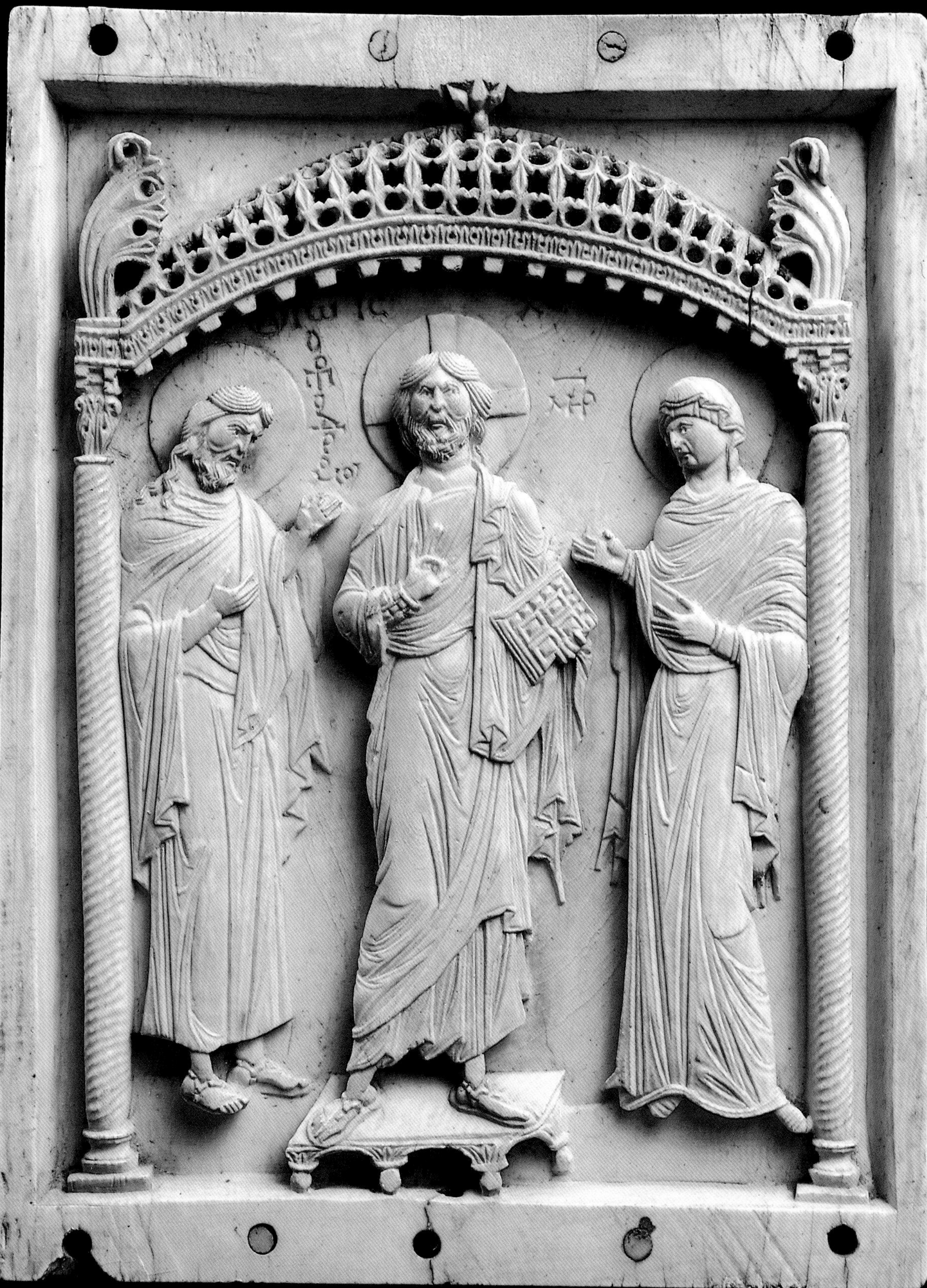

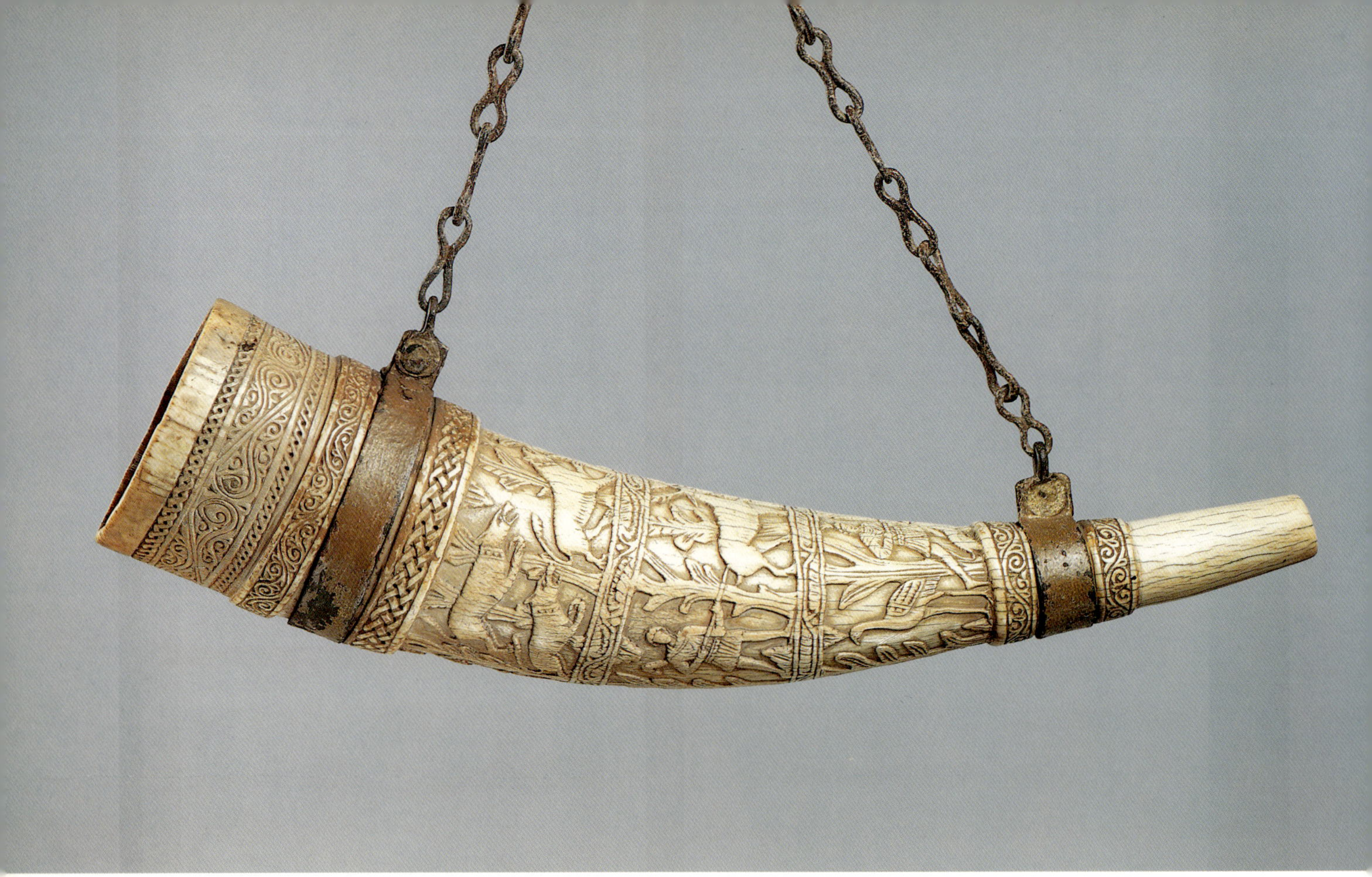

132
Oliphant (Hifthorn)

Süditalien oder Venedig, 11./frühes 12. Jahrhundert, und Süditalien, 12. Jahrhundert
Aus der königlichen Kunstkammer; 1835 aus der Sammlung Nagler erworben
Elfenbein sowie Ringe und Kette aus Eisen; Länge 46 cm
Inv.-Nr. 586

In der Dekoration des Horns sind mehrere Künstlerhände und verschiedene Kulturkreise faßbar. Am sorgfältigsten und schönsten ist die Arbeit der schmalen Ornamentbänder seitlich der Aufhängung; sie kann einer mit der fatimidischen Kunst Ägyptens engstens vertrauten Werkstatt zugeschrieben werden, die im 11. oder frühen 12. Jahrhundert in Italien (Süditalien oder Venedig?) arbeitete. Etwas spröder erscheint die Ausführung des breiten Ornamentstreifens nahe der großen Öffnung. In einer süditalienischen Werkstatt des 12. Jahrhunderts wurde dann, deutlich an der byzantinischen Kunst orientiert, der ursprünglich glatt belassene Mittelteil des Horns dekoriert; die tiefere Lage des Reliefs läßt die nachträgliche Bearbeitung dieses Bereichs klar erkennen. Dargestellt sind in drei Registern verschiedene Jagdszenen mit Jägern, Hunden und Wild - eine Löwen-, eine Hirsch- und eine Bärenjagd -, die auf die Verwendung des Stückes als Signalhorn bei der Jagd hinweisen. Die spätere Dekoration fällt merklich gegen die frühere Arbeit ab, wie besonders krass der Vergleich der Ornamentik beider Bearbeitungsphasen zeigt. Der Oliphant ist ein anschauliches Beispiel für die Vielfalt der politischen, wirtschaftlichen und kulturellen Kontakte Italiens mit Byzanz und islamischen Herrschaftsgebieten im 11. und 12. Jahrhundert.

Literatur: Vöge (1900) S. 39 Nr. 66. - Volbach (1923) S. 16. - Wulff/Volbach (1923) S. 42. - Falke (1930) S. 40-41, Abb. 2. - Swarzenski/Fillitz (1967) S. 20-26, Abb. 8. - Ebitz (1986) S. 34-35, Abb. 9.

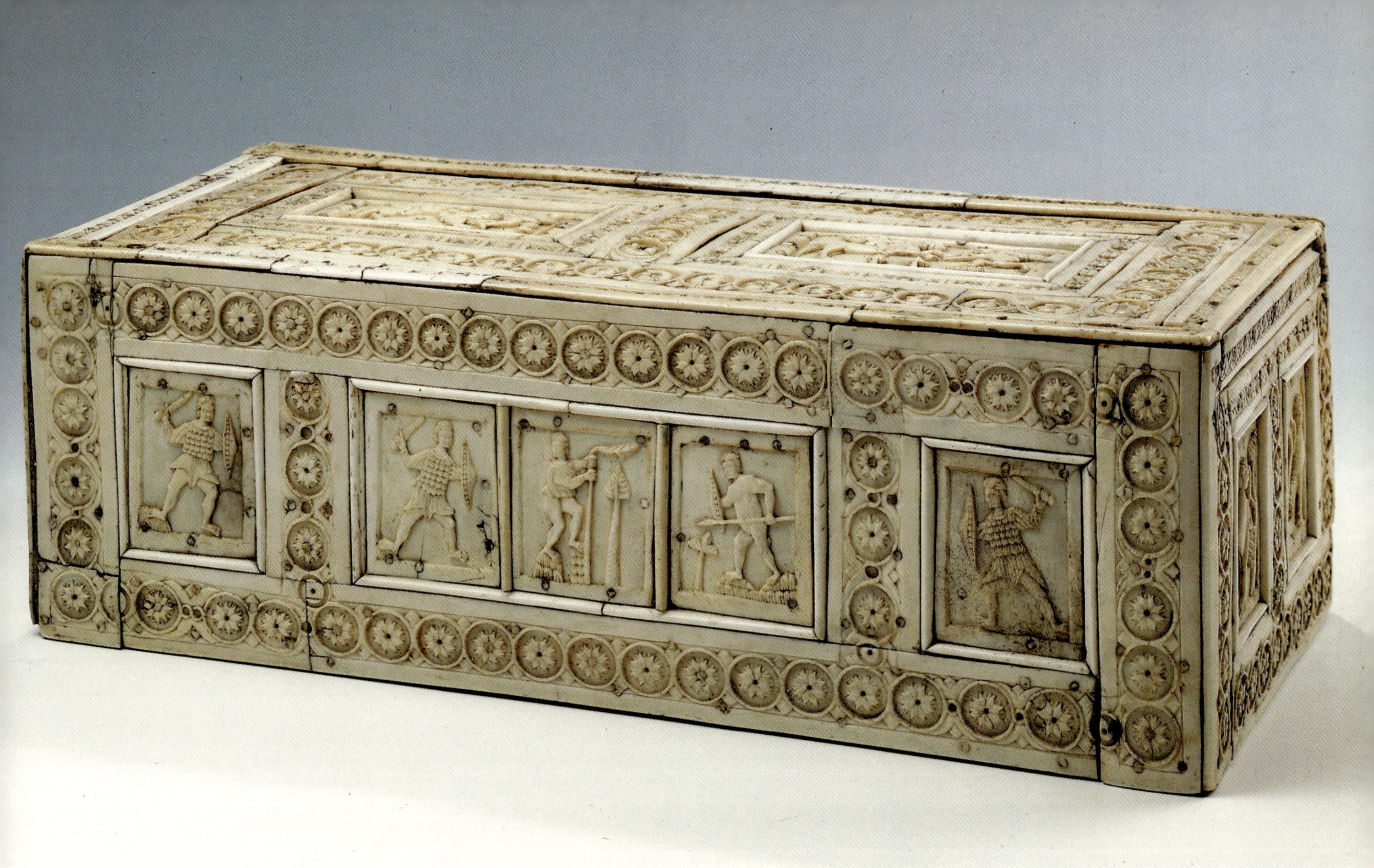

133
Rosettenkasten

Byzantinisch, 12. Jahrhundert
Ehemals Sammlung Stein; 1902 erworben
Bein auf modernem Holzkern; Höhe 13, Breite 41, Tiefe 19,5 cm; auf der Rückseite mit sieben Teilstücken eines trümmerhaften anderen Exemplars komplettiert
Inv.-Nr. 2720

Kastenseiten und Schiebedeckel sind durch breite Rahmenstreifen gegliedert. Sie weisen als Hauptmotiv ein eigentümlich verkümmertes Kreisschlingenband auf; seine Füllungen bestehen auf dem Deckel aus einander paarweise im Profil zugewendeten Köpfen, an den Kastenseiten aus Rosetten (danach ist eine größere Gruppe von Kästen benannt). Die beiden querrechteckigen Bildfelder des Deckels zeigen Kampfszenen, die neun originalen hochrechteckigen Bildfelder der Kastenseiten (Vorderseite und Schmalseiten) von Kriegern Bedrohte sowie zwei Sirenen (auf den fünf von einem anderen Kasten übernommenen Bildfeldern der Rückseite vierbeinige Tiere und Fabelwesen). In den teilweise skurril anmutenden Darstellungen sind Rückgriffe auf antike Vorbilder und fremde Einflüsse vereinigt. Es besteht ein auffallender Kontrast zwischen der gleichmäßig und in leicht gestuftem Relief ausgeführten Ornamentik und den figürlich dekorierten Tafeln, die nicht nur relativ unbekümmert um anatomische Richtigkeit, sondern auch mit unpräzis geschnittenen, offenbar vorher nicht angerissenen Rahmen gearbeitet sind: ein Gegensatz, der nicht einfach nur mit verschiedenen »Händen« erklärt werden kann. Es weist vielmehr alles darauf hin, daß vorgefertigte Ornamentleisten verarbeitet wurden und daß man den Dekor über dem Holzkern des Kastens in einer Werkstatt zusammengesetzt hat, in der weniger auf sorgfältige Arbeit geachtet wurde als in derjenigen der Ornamentschnitzer. Das kostbare Elfenbein ist durch Bein ersetzt, und durch den Einsatz vieler kleiner dünner Streifen und Platten konnte der Aufwand auch dieses Materials reduziert werden.

Literatur: Volbach (1923) S. 14. - Goldschmidt/Weitzmann (1930) S. 43-44 Nr. 53, Taf. 34.

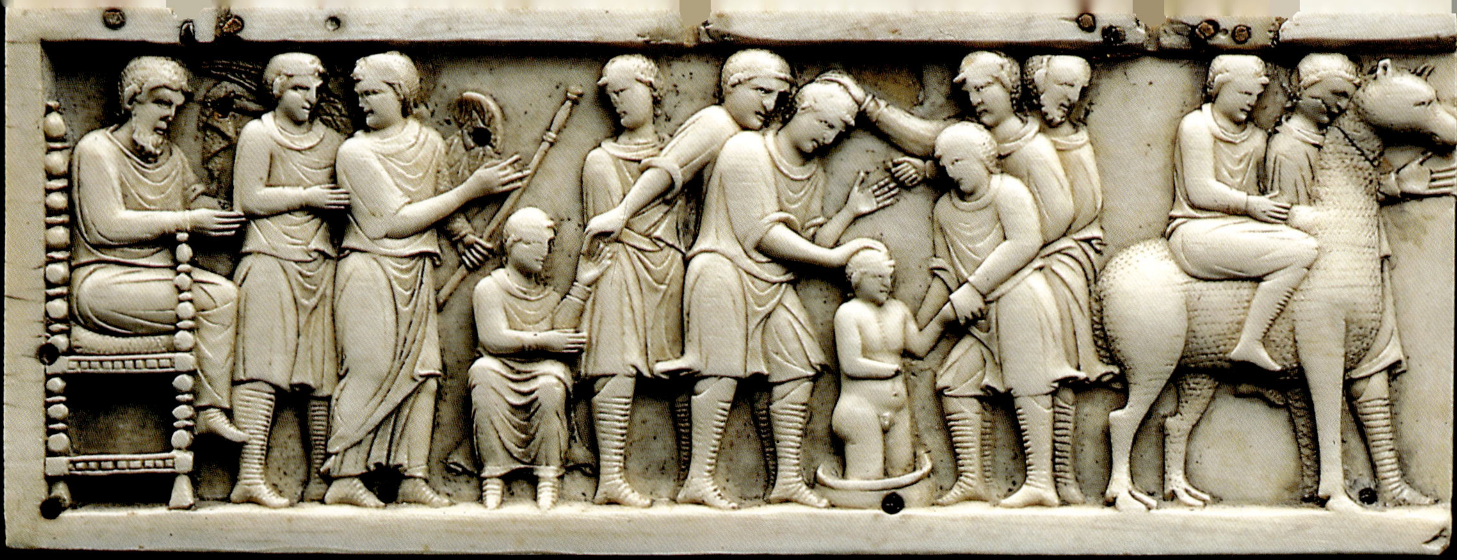

134

Friesteile der Längsseiten eines Kastens Szenen aus der Geschichte Josephs

Konstantinopel, 12. Jahrhundert
Aus der königlichen Kunstkammer; 1854 erworben
Elfenbein; Höhe 7,5 cm, Breite 20,5 bzw. 21 cm; der Kopf des rechten Kamels beim zweiten Stück ergänzt
Inv.-Nr. 568 und 569

Die beiden Friesteile stammen von den Längsseiten eines Kastens; von seinem Deckel haben sich zwei Platten erhalten (London, British Museum). Das erste Stück hat seinen originalen linken Rand und den Anfang der Friesdarstellung bewahrt: Jakob, auf einem hohen Lehnsessel sitzend, entsendet Joseph, von einem Engel geleitet, nach Sichem. Es folgt eine Figurengruppe, in der zwei gesonderte Szenen zu einer einzigen zusammengezogen sind: Joseph wird von seinen Brüdern in eine Zisterne versenkt - die Brüder verkaufen

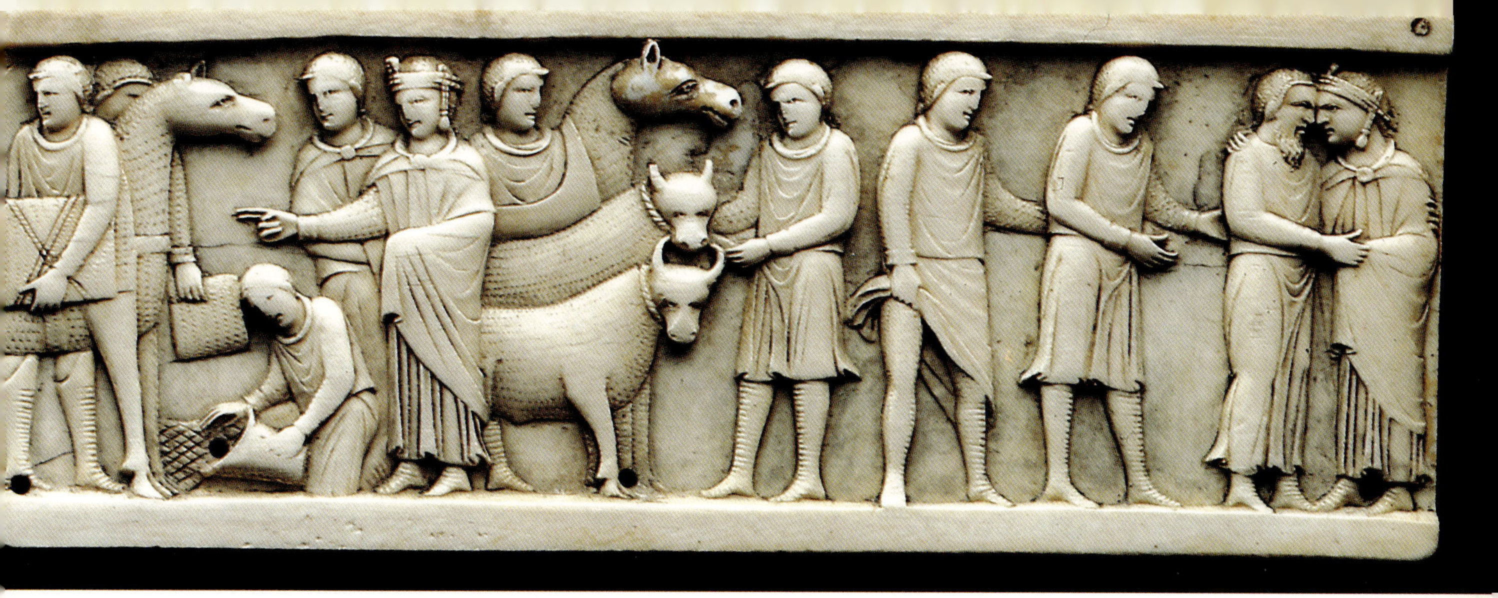

Joseph an ismaelitische Kaufleute; der vordere Ismaelit (hinter einem Bruder Josephs stehend) bekräftigt den Kauf durch Handauflegen, der hintere, bärtige ist im Begriff, das Geld zu übergeben. Die anschließende Szene zeigt einen der Kaufleute, der Joseph auf einem Kamel davonführt. - Das zweite Stück beginnt mit einer unvollständigen Darstellung: Joseph, in herrschaftlicher Kleidung, läßt Getreidesäcke füllen und auf Kamele und Ochsen verladen. Es schließt sich an Josephs Wiedersehen mit seinem Vater Jakob; einer der beiden anwesenden Brüder rafft in einer Geste der Verlegenheit sein Gewand. Die Friesdarstellung ist durch betonte Vertikalen rhythmisch gegliedert. In der Gesichtsbildung, perückenartigen Haarform und häufigen Wiederholung des steif flatternden Gewandsaum-Zipfels macht sich Typisierung bemerkbar.

Literatur: Vöge (1900) S. 11 Nr. 13-14. - Volbach (1923) S. 15. - Goldschmidt/Weitzmann (1930) S. 55 Nr. 94-95, Taf. 56.

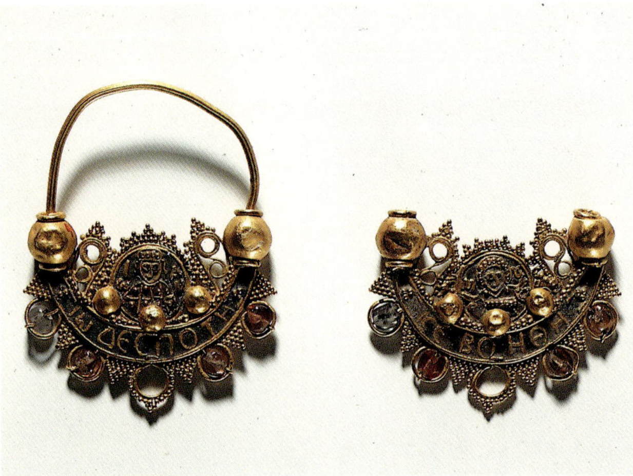

135
Ohrringpaar

Byzantinisch, zwischen 969 und 976
1929 aus der Sammlung M. Rosenberg erworben
Gold mit Drahtemail und Steinen; Höhe (mit Bügel) 4,7 cm, Breite 3,8 cm
Inv.-Nr. 9596 und 9597

Der halbmondförmige Körper endet in zwei Beeren; der Bügel, der zur Befestigung am Ohr diente, ist in einer Beere verankert und konnte in die andere hineingesteckt werden. Am unteren Rand abwechselnd Dreiecke in Granulation und in Ringen gehaltene Perlen, oberhalb der Halbmondform ein kreisförmiges Bildfeld, das von Dekor in Granulation und Filigran flankiert und gestützt wird. Auf Vorder- und Rückseite enthält das Bildfeld je eine Darstellung in Büstenform mit Kurzbeischrift: die Gottesmutter und das kaiserliche Bildnis eines Johannes. Die griechische Inschrift des Bügels besagt: »Herr, hilf Johannes, dem Kaiser!« Der Vergleich mit Münzbildern legt nahe, daß Kaiser Johannes Tzimiskes (969-976), der große Feldherr, dargestellt ist, unter dessen kurzer Regierung durch Besiegung der Russen und Bulgaren im Balkan und durch Wiedereroberung von Teilen Mesopotamiens, Syriens und Palästinas die Vormachtstellung des Byzantinischen Reiches ausgebaut bzw. gesichert wurde. Da der Schmuck in einfacher Technik gearbeitet ist, wird er nicht zu einem bestimmten Zeitpunkt für eine hochstehende Persönlichkeit gefertigt worden sein, sondern man hat seinerzeit diese Ohrringe als patriotischen Schmuck getragen.

Literatur: Schlunk (1939) S. 32 Nr. 88. - Schlunk (1940) S. 42-47, Abb. 1-2.

136
Siegel der Ekdikoi der Hagia Sophia zu Konstantinopel

Konstantinopel, 11./12. Jahrhundert
Aus Palästina; 1989 aus dem Kunsthandel erworben
Blei; Durchmesser 5,05 cm
Inv.-Nr. 4/90

Die Ekdikoi der Hagia Sophia, die juristischen Berater des Konstantinopler Patriarchats, verwendeten Siegel von anspruchsvoller Größe. Dieses Exemplar war nach Palästina gelangt. Auf der Vorderseite halten Maria und Kaiser Iustinian I., beide im Dreiviertelprofil und mit Nimbus versehen, mit beiden Händen zwischen sich das Modell der Hagia Sophia, der im 6. Jahrhundert von Iustinian gestifteten Hauptkirche von Konstantinopel. Die auf der Vorderseite beginnende Inschrift setzt sich auf der Rückseite sechszeilig fort: »Hochheilige Gottesmutter, hilf den gottergebensten Priestern und Ekdikoi«.

Literatur: Unpubliziert. - Vgl. z. B. Zacos (1984) S. 70-71 Nr. 63, Taf. 12.

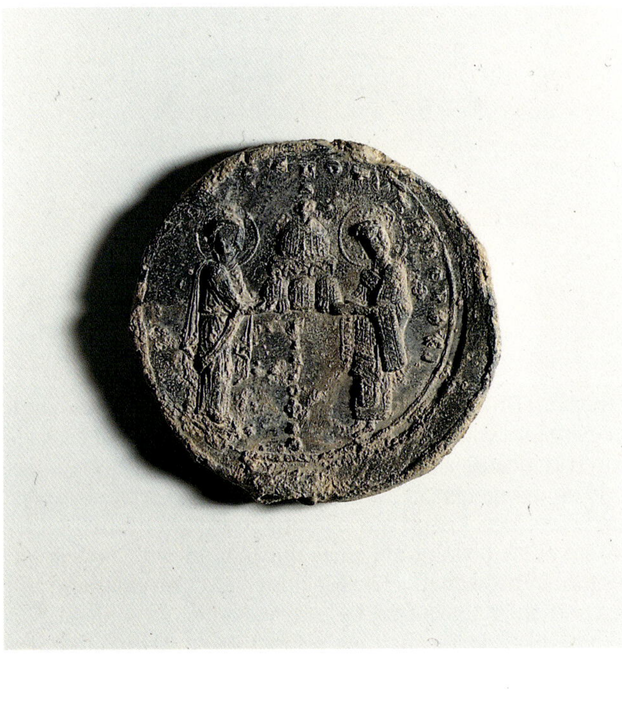

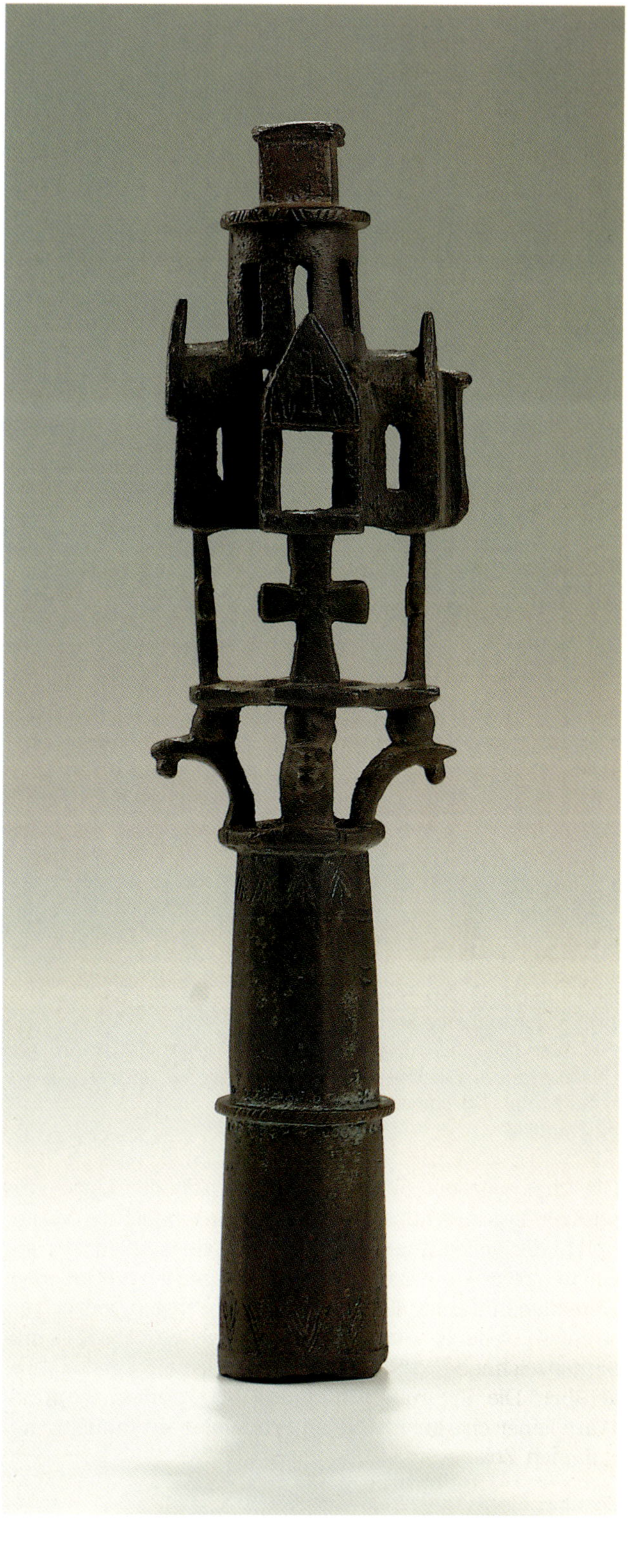

137
Kreuzfuß

Kleinasien, 11./12. Jahrhundert
Aus Izmir (Smyrna); 1909 erworben
Bronze; Höhe 26,5 cm
Inv.-Nr. 6358

Das Gerät konnte im Unterteil, einem hohlen Stutzen, auf einen Stab aufgesteckt werden und diente als Untersatz eines Kreuzes, das in eine rechteckige Aussparung im oberen Abschluß eingesetzt wurde. Der zwölfseitige Stutzen von sich leicht verjüngender Form, durch einen horizontalen Steg geteilt, trägt ein auf vier schmale Blättchen reduziertes, sonst ganz durchbrochenes Kapitell. Darüber folgt eine weitere kernlose Zone mit nach vier Seiten gerichteten Kreuzen. Kapitell und Kreuze bilden den fragil wirkenden Unterbau für eine kleine, recht detailliert dargestellte Architektur: eine im Grundriß kreuzförmige Kirche mit zentraler Kuppel, von der allerdings nur der hohe durchfensterte Unterbau, der Tambour, wiedergegeben ist, denn darüber erhebt sich die rechteckige, sparsam dekorierte Einsteckfassung für das Kreuz. Jeder Kreuzarm der Kirche wird durch zwei Fenster belichtet; drei Kreuzarme enden in einer großen portalähnlichen Öffnung, deren Giebel ein graviertes Kreuzchen enthält; der vierte ist mit einer vortretenden durchfensterten Apsis versehen. Die Darstellung des Baus gibt keine gebaute Architektur wieder, im Sinne eines Kirchenmodells, sondern bietet ein ungefähres Bild einer mittelbyzantinischen Kirche.

Literatur: Wulff (1911) S. 92-93 Nr. 1982.

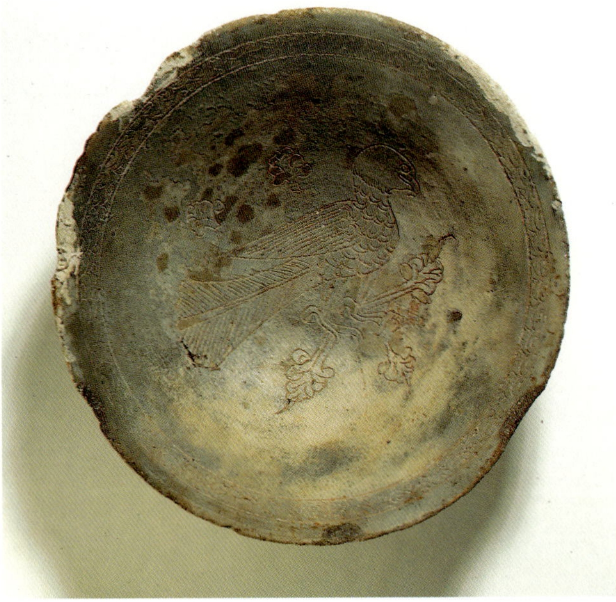

138
Kleine tiefe Schale

Byzantinisch, 12. Jahrhundert
1966 aus Privatbesitz erworben
Ton, braunrot, unter ursprünglich hellem, graugrün gewordenen Überzug durch Einritzen des Dekors freigelegt, farblos glasiert; Höhe 7,1 cm, Durchmesser 18,6 cm
Inv.-Nr. 28/66

Die Innenseite der Schale zeigt unterhalb der Lippe eine schmale Bordüre mit vegetabilem, kranzähnlichem Muster und in der Vertiefung die Seitenansicht eines Adlers, der auf einem »Zweig« aus zwei miteinander nicht verbundenen, palmettenähnlichen Stauden sitzt, von wenigen, locker verstreuten weiteren Staudenblüten umgeben. Umriß- und Binnenzeichnung des Vogels sind relativ sorgfältig ausgeführt. Die Keramik gehört zur sogenannten Sgraffito-Ware, einer charakteristischen Produktion der mittelbyzantinischen Zeit.

Literatur: Elbern (1972) S. 43-44, 48, Abb. 4.

139 ▷
Fragment einer Brüstungsplatte Kreisnetz mit Tier- und Ornamentfüllung

Kleinasien, 10./11. Jahrhundert
Aus Adapazarı/Westtürkei; 1910 durch Th. Wiegend erworben
Marmor; Höhe 84 cm, Breite noch 44 cm
Inv.-Nr. 6389

Von der Platte ist nur noch das rechte Endstück erhalten. Das Kreisnetz aus einem dreistreifigen Band ist ähnlich konstruiert wie auf römischen Schrankenplatten des 9. Jahrhunderts (vgl. Kat.-Nr. 121), womit deutlich wird, wie verbreitet diese Art der Flechtbandornamentik im mittelbyzantinischen Kulturkreis war. Lediglich am Außenrand ist die Borte durch je eine weitere Schlinge innerhalb der Zwischenräume vermehrt. Die Kreise sind mit verschiedenen pflanzlichen, ornamentalen und figürlichen Motiven gefüllt. Von links oben nach rechts unten: Achtstrahlige Rosette; gleicharmiges Kreuz mit geschweiften Zackenenden; Akanthuspalmette; Raubtier (Löwe oder Drache?) mit streifiger Mähne, zurückgewandtem Kopf, aufgerissenem Rachen und herausgestreckter Zunge; Kopfrest eines Vogels (?); Löwe mit aufgerissenem Rachen und aufwärts geschwungenem Schweif. In den Zwickeln zwischen den Kreisschlingen oben Knotenornament, unten Kreuz mit abgerundeten Enden. Der gebundene, flache und etwas trockene Stil der Platte findet seine Parallelen in der östlichen Bauplastik des 10./11. Jahrhunderts.

Literatur: Wulff (1909) S. 126 Nr. 2218. - Volbach (1930) S. 29-30. - Ulbert (1969) S. 13 Nr. 29; 72, Taf. 51. - Feld (1979) S. 375-376. - Kat. Leningrad (1982) S. 31-32 Nr. 11.

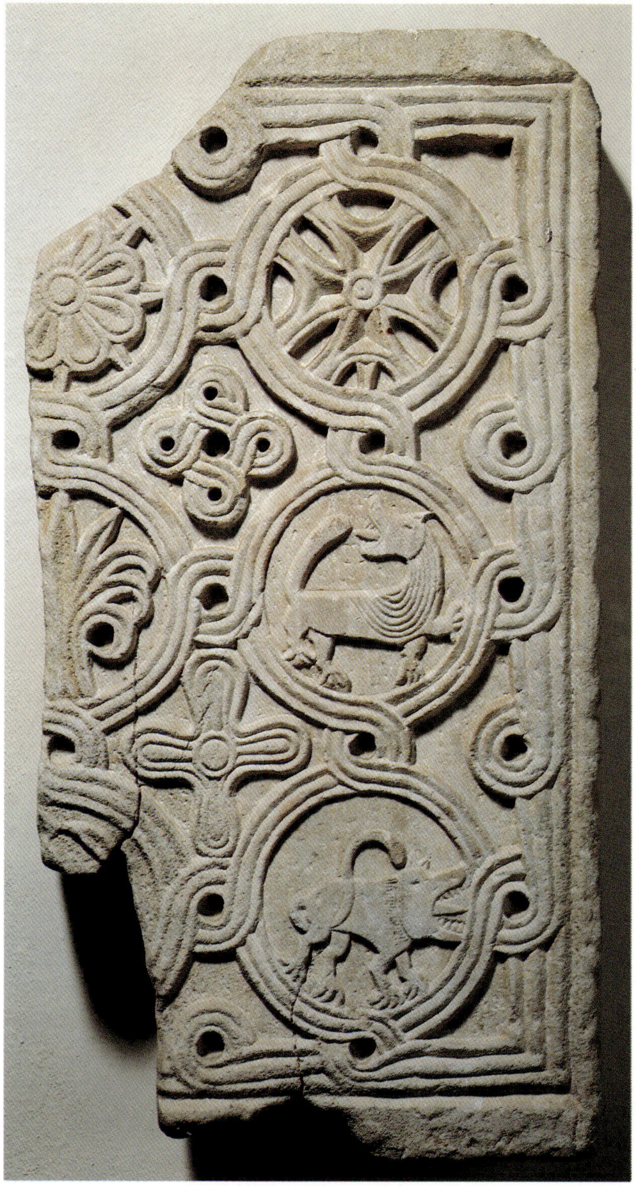

140
Relieffragment
Pan im Rankenwerk

▷

Griechenland, 11. Jahrhundert
Aus Athen; 1910 erworben
Marmor; Höhe noch 62,5 cm, Breite noch 49 cm
Inv.-Nr. 6436

Von dem Relief ist nur die linke Seite mit dem profilierten Rahmen erhalten, doch war das Bildfeld kaum breiter. Ein Jüngling schreitet in tänzerischer Bewegung nach links, bekleidet mit einem Lendentuch, dessen flatternde Zipfel die Beine entblößen. Die rechte Hand ist erhoben, der leicht angewinkelte linke Unterarm umfaßt eine Ranke. Über dem kurzen Stirnhaar erkennt man zwei Hörner. Links unten und vom Bein des Jünglings überschnitten schreitet ein gehörnter Ziegenbock und wendet den Kopf zurück. Daneben ist in den Reliefgrund eine Blume mit zwei Blüten und einem Herzblatt eingeritzt. Beiderseits der Gruppe wächst jeweils ein kräftig gebildeter Akanthuskelch mit spiralförmig gedrehter Hauptrippe und palmettenartigen Blättern empor, aus denen wiederum Ranken abzweigen. Die linke endet in einem Dreiblattmotiv, die rechte Ranke verzweigt sich in der oberen Bildzone zu beiden Seiten des Jünglings und umschließt ein Dreiblatt sowie zwei Trauben. Die herkömmliche Deutung des Jünglings als Pan beruht auf den Hörnchen. Das Relief dürfte nach einer wohl spätantiken Vorlage geschaffen sein, jedoch in recht freier Anlehnung. Eine vergleichbare und ebenfalls auf ältere Vorbilder zurückgehende Darstellung des Pan Nomios - wenn auch in anderer Bewegungsrichtung - findet sich in einer Konstantinopler Handschrift des 10./11. Jahrhunderts in Paris mit Gedichten Nikanders (Abb. 45). Mißverstanden wurde bei der Nachahmung der Vorlage der gebogene Wurfstock in der linken Hand Pans, der hier zur aufstrebenden Ranke umgebildet ist. Für den Stil der Figur lassen sich in der mittelbyzantinischen Reliefplastik nur schwer Parallelen finden. Die ungelenke Bildung der Gestalt und die Bindung der Formen an die Fläche erinnern an die Wiedergabe der Tierkörper auf der doppelseitig verzierten Schrankenplatte (Kat.-Nr. 141). Dennoch möchten wir das Relief wegen der klaren und ein wenig klassizistisch anmutenden Gestaltungsweise, vor allem der Rankenkomposition, eher noch dem 11. Jahrhundert zuweisen. Unbekannt ist die Zweckbestimmung dieses mit einer heidnischen Gottheit geschmückten Reliefs.

Literatur: Wulff (1911) S. 125 Nr. 2216. - Volbach (1930) S. 25-26. - Wessel (1957) S. 144-145, Abb. 27. - Kat. Leningrad (1982) S. 33-34 Nr. 13. - Kat. New York (1979) S. 249 Nr. 226 (Miniatur in Paris).

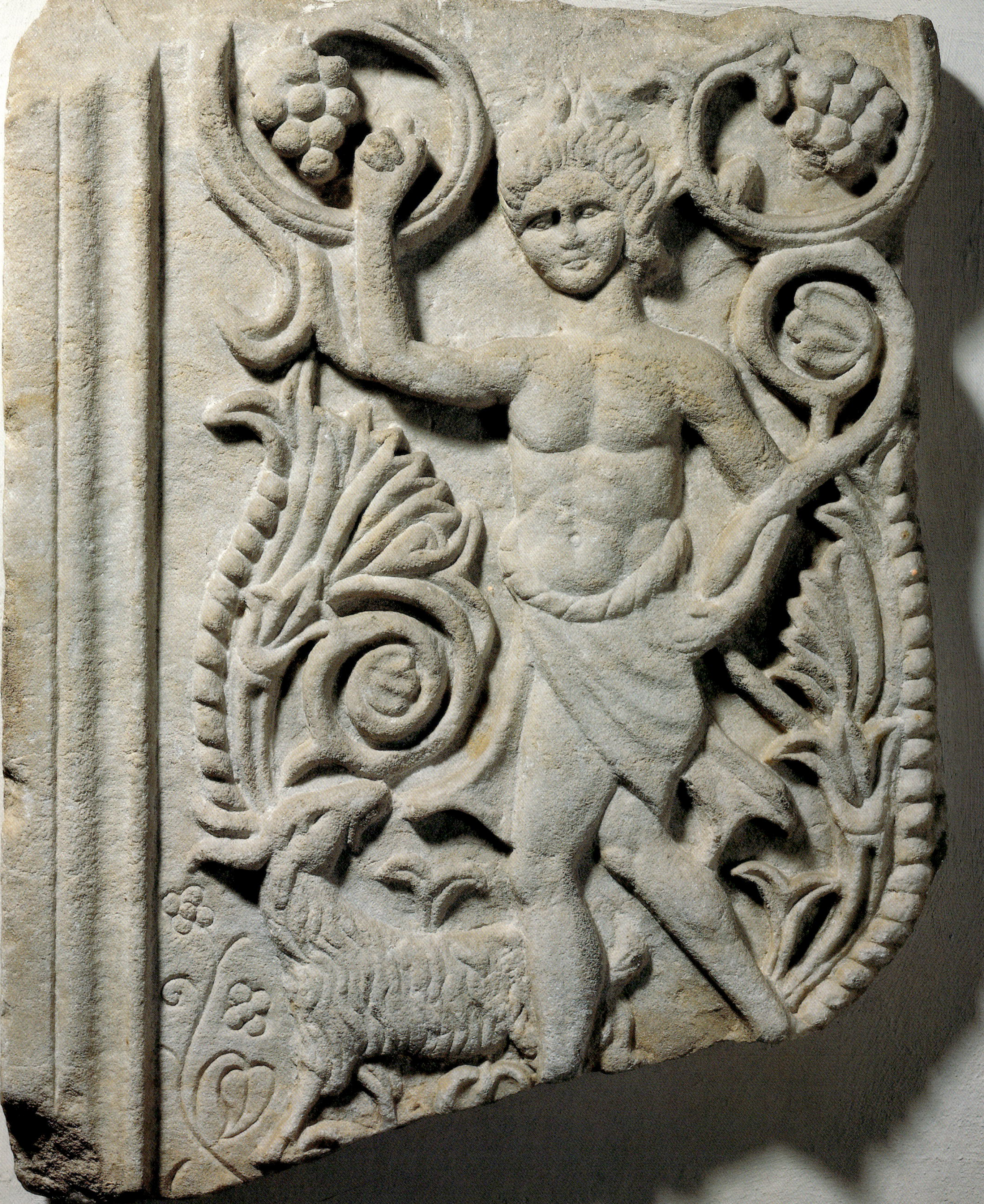

◁ *Kat.-Nr. 140*

141
Doppelseitig verzierte Brüstungsplatte Vorderseite: Adler schlägt ein Reh Rückseite: Zwei Füchse und ein Hahn

▷

Konstantinopel, 12. Jahrhundert
Aus Istanbul; 1902 erworben
Marmor; Höhe 85 cm, Länge 104 cm
Inv.-Nr. 3250

Über die Herkunft und ursprüngliche Verwendung der zweiseitig verzierten Reliefplatte ist nichts bekannt. Die Bildthematik spricht jedoch keineswegs gegen die Verwendung in einer Kirche. Auf beiden Seiten wird das Bildfeld von einem ringsumlaufenden Rahmen eingefaßt, der mit einer alternierenden Akanthusblattranke gefüllt ist. Auf der Vorderseite flieht ein Reh nach links, während ein im Fluge niederstoßender Adler oder Falke seine Krallen in den Rücken des Tiers schlägt. Den Bildgrund füllt ein in der Mitte aufwachsender, sich nach beiden Seiten ausbreitender Baum mit Wein- und Efeublättern aus. Der symbolische Sinn dieser Darstellung ist wohl in der Gegenüberstellung von Todesbedrohung und Lebensbaum zu sehen. Auf der Rückseite sitzt ein Hahn nach links auf einer Säule. Beiderseits der Säule, die aus Blattkapitell mit Deckplatte, Spiralschaft und Basis besteht, lauert jeweils ein Fuchs. Der linke richtet sich auf den Hinterpfoten auf und hat den Vorderlauf auf die Deckplatte des Kapitells gelegt, so daß sein Kopf dem Hahn schon bedrohlich nahe kommt; der rechte sitzt nach außen gekehrt und wendet den Kopf zum Hahn um. Ranken mit Efeu- und Weinblättern (?) füllen den Bildgrund aus, weshalb auch hier vermutet werden darf, daß Todesbedrohung, Rettung und Verheißung des Lebens die symbolische Bedeutung des Bildes bestimmt haben. Im Gegensatz zu heraldischen Tierkompositionen der mittelbyzantinischen Reliefplastik könnte die Hahn-Fuchs-Darstellung auf literarische Anregungen zurückgehen, die vielleicht in der byzantinischen Überlieferung einer Fabel des griechischen Dichters Äsop zu suchen sind. Die Fabeln Äsops erfreuten sich in der byzantinischen Volksliteratur des 11./12. Jahrhunderts großer Beliebtheit. Die Frage nach den literarischen und bildlichen Quellen beider Reliefseiten bedarf jedoch noch gründlicher Untersuchung.

Literatur: Wulff (1911) S. 4-5 Nr. 1703. - Wulff (1918) S. 608, Abb. 521-522. - Volbach (1930) S. 27-28. - Volbach/Lafontaine-Dosogne (1968) S. 207, Abb. 112 b. - Grabar (1976) S. 95-96 Nr. 80, Taf. 64. - Swiechowski (1978) S. 92-93. - Kat. Leningrad (1982) S. 34-35 Nr. 14. - Swiechowski/Rizzi (1982) S. 9 Anm. 34, 14. - Firatlı (1990) S. 163, 166.

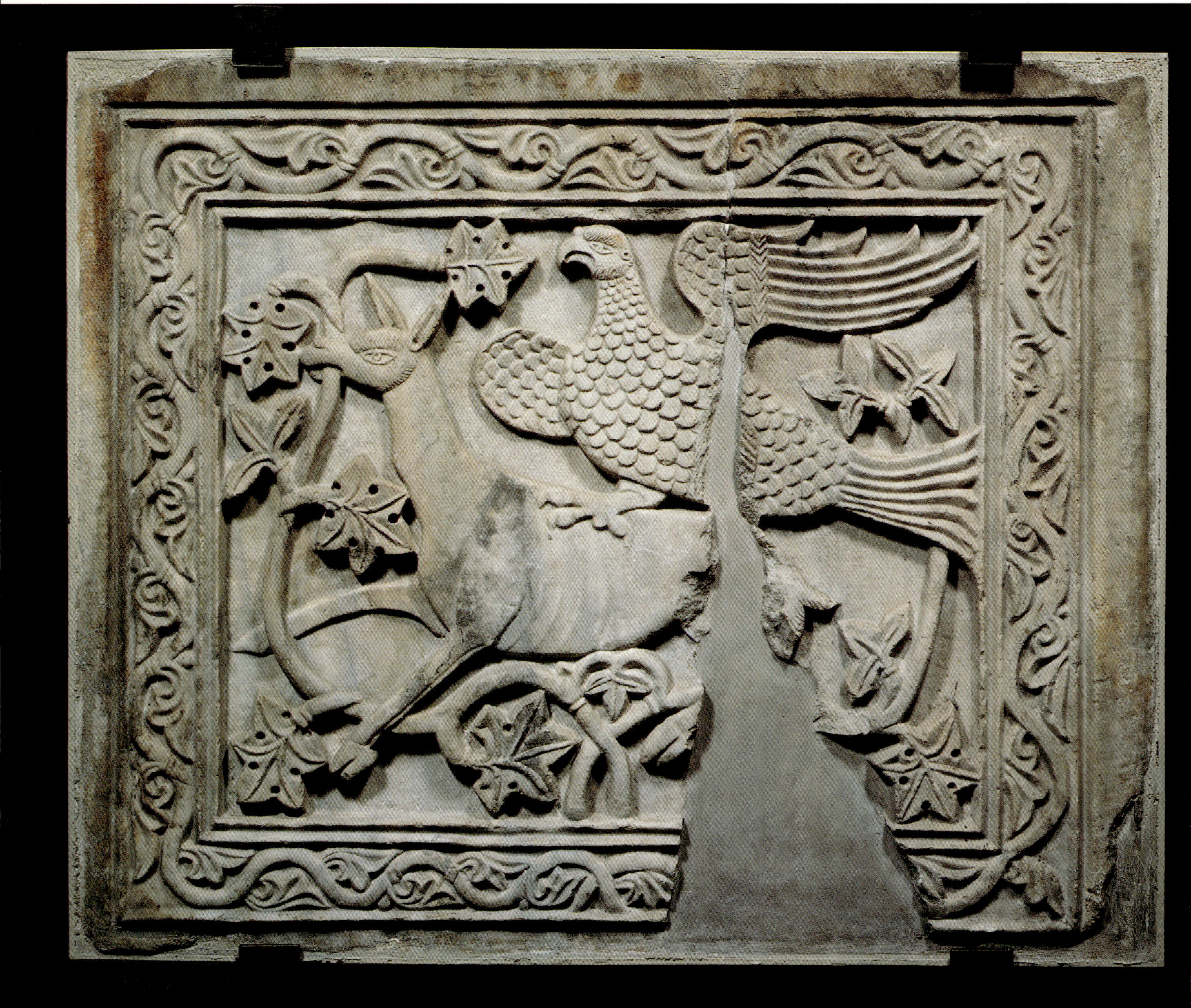

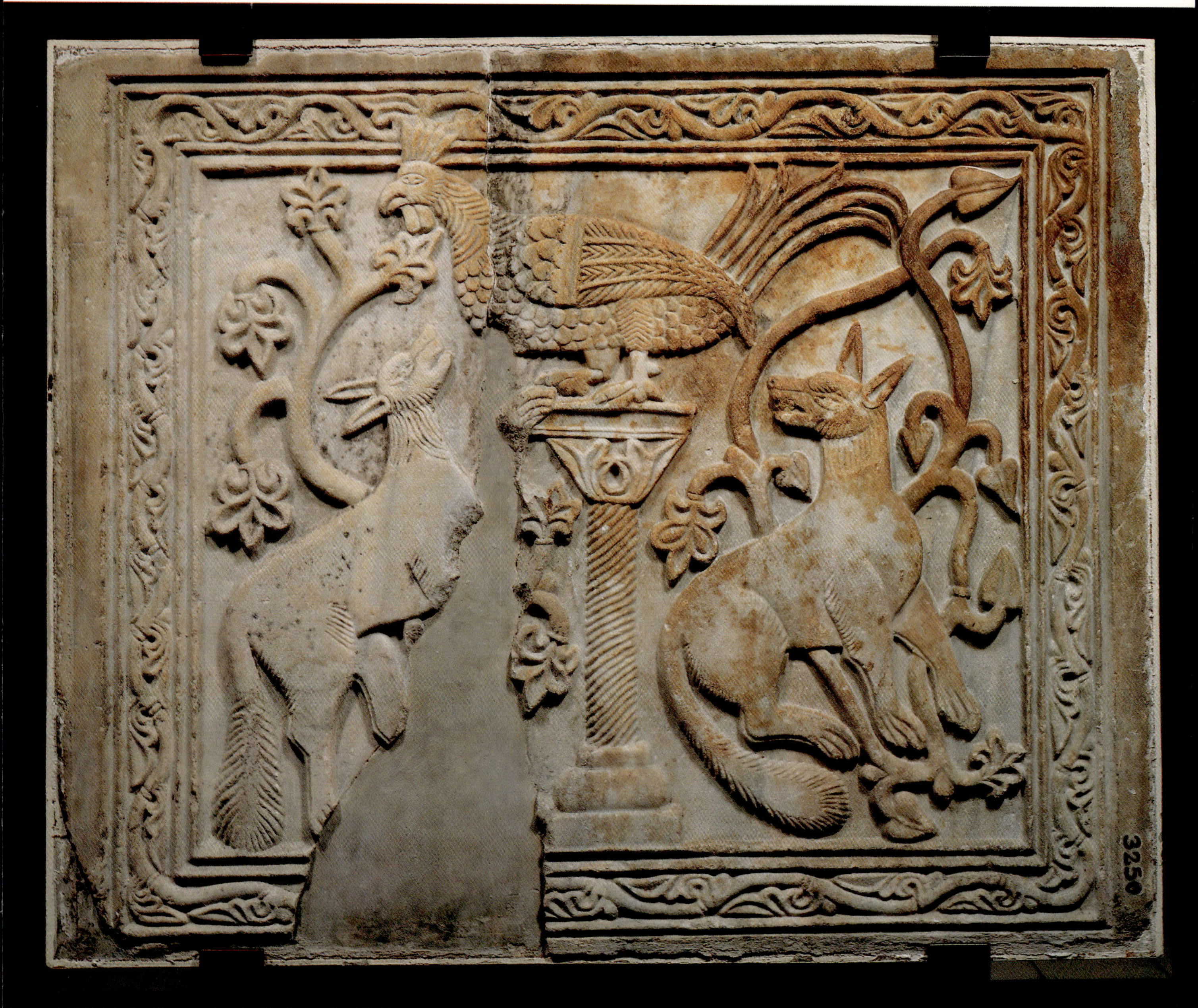
3250

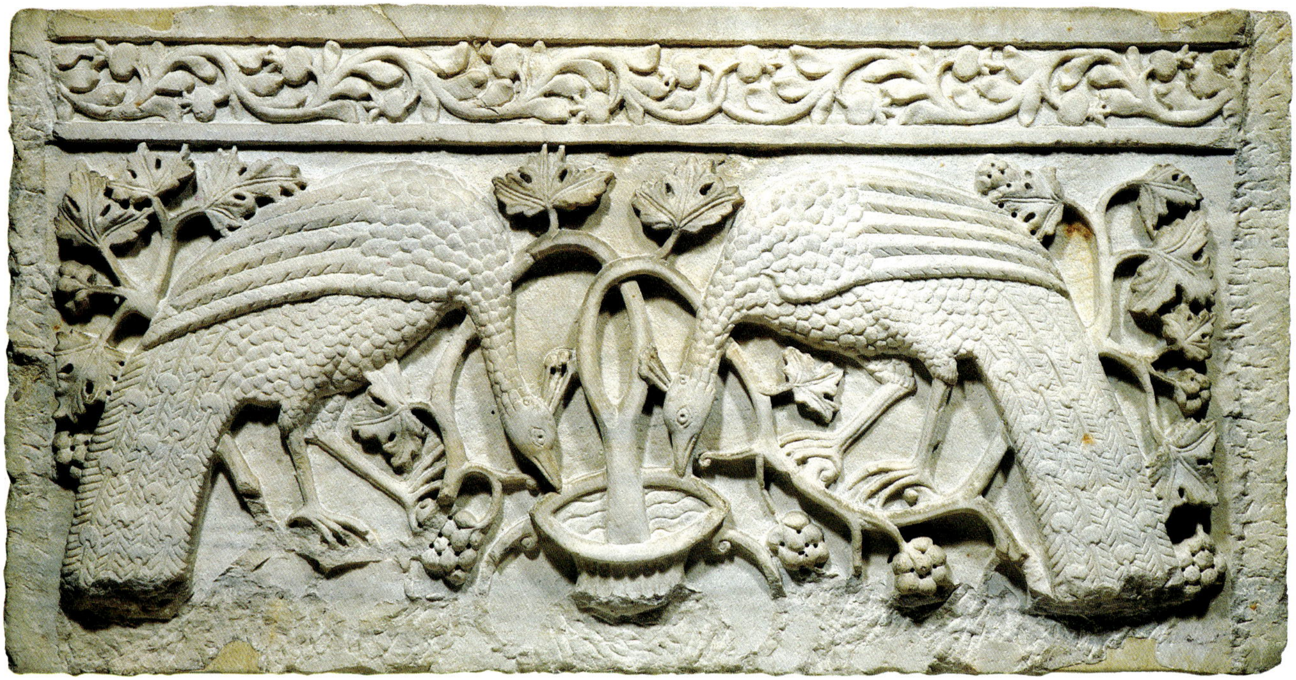

142
Fragment einer Schrankenplatte
Trinkendes Pfauenpaar im Weinstock

Konstantinopel oder Venedig, 11./12. Jahrhundert
Aus Venedig (Sammlung Pajaro); 1841 durch König Friedrich Wilhelm IV. von Preußen erworben; bis 1904 im Kreuzgang der Friedenskirche zu Potsdam-Sanssouci; Geschenk Kaiser Wilhelms II.
Marmor; Höhe noch 74 cm, Länge 147 cm
Inv.-Nr. 2925

Das Motiv der Henkelvase, aus der ein von Pfauen »bewohnter« Weinstock emporwächst und sich in kunstvoller Verästelung über die gesamte Relieffläche ausbreitet, war in der frühchristlichen und mittelalterlichen Kunst sehr beliebt. In der Mündung der Vase erkennt man in wellenförmiger Andeutung das »Wasser des Lebens«, von dem die einander zugewandten Pfauen mit gesenkten Schnäbeln trinken. In der Darstellung verbindet sich die Symbolik des erquickenden Lebensbrunnens und der lebenspendenden Kraft des Weins zu einer einheitlichen Aussage, wobei der Weinstock zugleich als eine Allegorie Christi verstanden werden konnte (vgl. Kat.-Nr. 111), obwohl das Kreuz hier fehlt. Die Wiedergabe des Pfauenpaares und besonders des Weinstocks ist von natürlicher Frische und Zufälligkeit. Im oberen Friesstreifen sind die beiden alternierenden Blattranken mit Granatäpfeln erst weit rechts von der Mitte ineinander verschlungen, wodurch auch hier jegliche strenge Symmetrie vermieden wurde. Lange Zeit galt das Relief als Konstantinopler Arbeit des 6. Jahrhunderts, doch sprechen viele stilistische Indizien dafür, daß es wohl erst um die Wende vom 11. zum 12. Jahrhundert entweder noch in Konstantinopel selbst oder nach byzantinischen Vorbildern in Venedig geschaffen worden ist. Die Platte wurde nachträglich verändert. Rechts und links sind bis auf einen Rest die senkrechten Rahmenleisten abgearbeitet. Im unteren Teil wurde ein großes Stück ziemlich roh weggeschlagen. Von der Vase sind nur noch der geriefelte Hals, Teile der Henkel und der Kontur der Schulter erkennbar. Dennoch ist es möglich, die Platte zu rekonstruieren: Ihre maximale Länge beträgt - von den erhaltenen Außenflächen gemessen - 147 cm. Das entspricht fast genau fünf römischen Fuß. Legen wir für die ursprüngliche Höhe 3,5 römische Fuß zugrunde, so ergibt sich ein Maß von 103 cm.

Literatur: Wulff (1909) S. 20-21 Nr. 34. - Wessel (1957) S. 129, Abb. 9. - Kollwitz/Herdejürgen (1979) S. 141. - Kat. Leningrad (1982) S. 37-38 Nr. 16. - Farioli (1983) S. 220-221 Anm. 20.

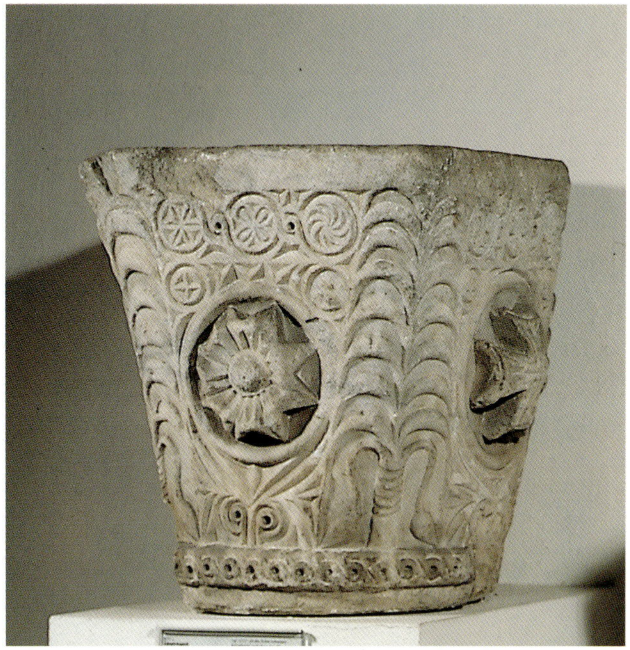

143
Kämpferkapitell

Pergamon, 11./12. Jahrhundert
Aus Pergamon (von der Kirche auf der Terrasse des Athena-Tempels); 1904 vom Pergamonmuseum überwiesen
Marmor; Höhe 51,8 cm, Breite 47,5 cm (mit Rosetten 55 cm), Tiefe 48,2 cm (mit Rosetten 51,5 cm)
Inv.-Nr. 6271

Das mittelbyzantinische Kapitell wiederholt in weitgehender Reduzierung und Brechung bestimmte Elemente, die bereits an Kämpferkapitellen des 6. Jahrhunderts ausgebildet worden waren. Es weist eine steile, trapezoide Grundform auf, wobei der Querschnitt von unten nach oben allmählich aus dem Kreis in das Quadrat überleitet. Der Fußring ist mit einem nach links gerichteten umlaufenden Wellenband verziert. An den Ecken wachsen aus quergerippten Schäften palmenartige Bäume auf, die aus übereinandergeschichteten Blattwedeln bestehen und sich dicht an den Kern anzuschmiegen scheinen. Aus dem oberen Ansatz des Stammes zweigen zwei nach unten gebogene und in dattelförmigen Früchten endende Ranken ab. Die von einem medaillonförmigen Rahmen eingefaßten Mittelbossen sind zu achtzackigen Sternrosetten, einer Blütenrosette und einem griechischen Kreuz mit geschweiften Enden ausgearbeitet. Die unteren Zwischenräume füllen gesprengte Akanthuspalmetten unterschiedlicher Größe, die Flächen darüber bedecken, wie auf der hier sichtbaren Seite, drei verknotete Kreise, gefüllt mit Stern-, Kreuzblüten- und Wirbelrosetten sowie zwei Zwickelkreise mit Kreuzen. Das Kapitell gehörte zu einer der vier Innensäulen, die die Kuppel der Kirche stützten (Abb. 71). Eine zugehörige Granitsäule (Höhe 3,53 m) lagert noch heute auf der Athena-Terrasse von Pergamon.

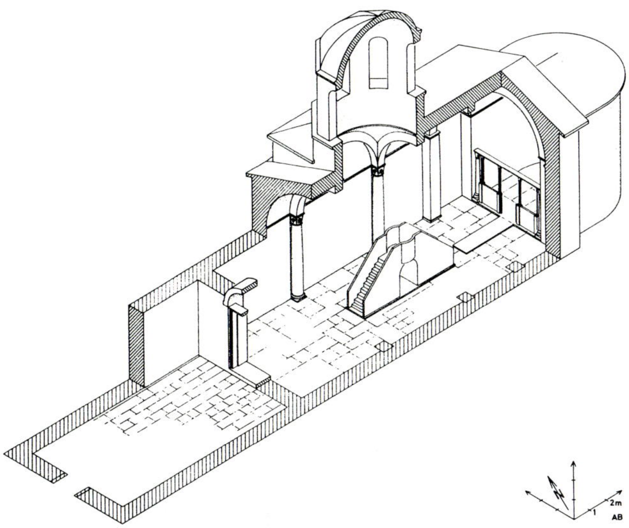

Abb. 71 Rekonstruktion der Kirche auf der Athena-Terrasse von Pergamon (nach Rheidt)

Literatur: Bohn (1885) S. 90-91 Abb. - Wulff (1911) S. 8 Nr. 1711. - Volbach (1930) S. 32. - Bouras (1980) S. 70. - Rheidt (1991) S. 175 (zur Kirche auf der Athena-Terrasse s. S. 155-159, 229-230).

144
Mosaik-Ikone
Christus der Barmherzige

Byzantinisch, erste Hälfte des 12. Jahrhunderts
1904 aus Privatbesitz erworben
Mosaik aus Glas und Stein in Wachsgrund auf Holz mit vergoldetem Holzrahmen; Höhe 74,5 cm, Breite 52,5 cm. Die Ikone war ursprünglich plan und hat sich später gekrümmt verzogen. Nach mehreren älteren Reparaturen 1985 restauriert: Kleinere Fehlstellen wurden in getöntem Wachs ergänzt, daneben existieren alte Flickungen.
Inv.-Nr. 6430

Christus ist als Halbfigur dargestellt. Über dem silbernen, mit Goldlichtern überzogenen Untergewand trägt er einen blauen Mantel; mit seiner Linken hält er ein edelsteinbesetztes Buch, und die rechte Hand ist im Redegestus erhoben. Bei sehr leichter Linksdrehung des Kopfes, die sich unter anderem im Kontur des Haares, in der Form des Nasenrückens und in der seitlichen Verlagerung der Gesichtsachse anzeigt, geht die Blickrichtung Christi nach rechts. Auf Goldgrund, zu seiten des Nimbus mit silbernen Kreuzarmen, die griechische Inschrift: »Jesus Christus der Barmherzige«.
Die Fleischteile, Gesicht, Hals und Hände Christi, sind in steinernen Tesserae gesetzt, die eine stumpfe Oberfläche haben; sie sind klein bis winzig und sämtlich eigens für ihre Position zugeschlagen. Der Fugenschluß dieser Steintesserae in den Partien des Inkarnats war früher, bevor der Holzträger des Mosaiks sich aufwölbte, außerordentlich dicht, so daß zwischen benachbarten Steinchen jeglicher Schatten vermieden war. Fast alles übrige ist in etwas größeren, offenbar auf Vorrat vorhandenen Glastesserae mit geringem Fugenabstand gesetzt. Im Haar Christi sind Reihen von Stein- und Glastesserae nebeneinander verwendet, so daß stumpfe, matte Strähnen neben funkelnden, glänzenden liegen. Das Gewand, der Nimbus und der Hintergrund sind durchgehend in Glastesserae gesetzt, nur im Buchdeckelschmuck wurden einzelne Steine verwendet. Die unterschiedlichen Materialien lassen bei wechselndem Licht wie bei Veränderung des Betrachterstandorts verschiedene Oberflächenreize spielen.
Die Mosaik-Ikone ist eines der ältesten Beispiele dieser transportablen Gattung. Ihr Entstehungsort ließ sich bisher noch nicht bestimmen, doch veranlaßten bei der kürzlich erfolgten Restaurierung gewonnene Erkenntnisse neue Untersuchungen, die zur Zeit noch nicht abgeschlossen sind.

Literatur: Wulff (1911) S. 95-96 Nr. 1989. - Wulff/Alpatoff (1925) S. 53-56, Abb. 17. - Volbach (1930) S. 171-172. - Demus (1949) S. 393. - Lazarev (1967) S. 203, Abb. 318. - Krickelberg-Pütz (1982) S. 7, Abb. 41. - Lazarev (1986) S. 97, 226 Anm. 73, Abb. 320. - Severin (1987) S. 128-132, Abb. 21.

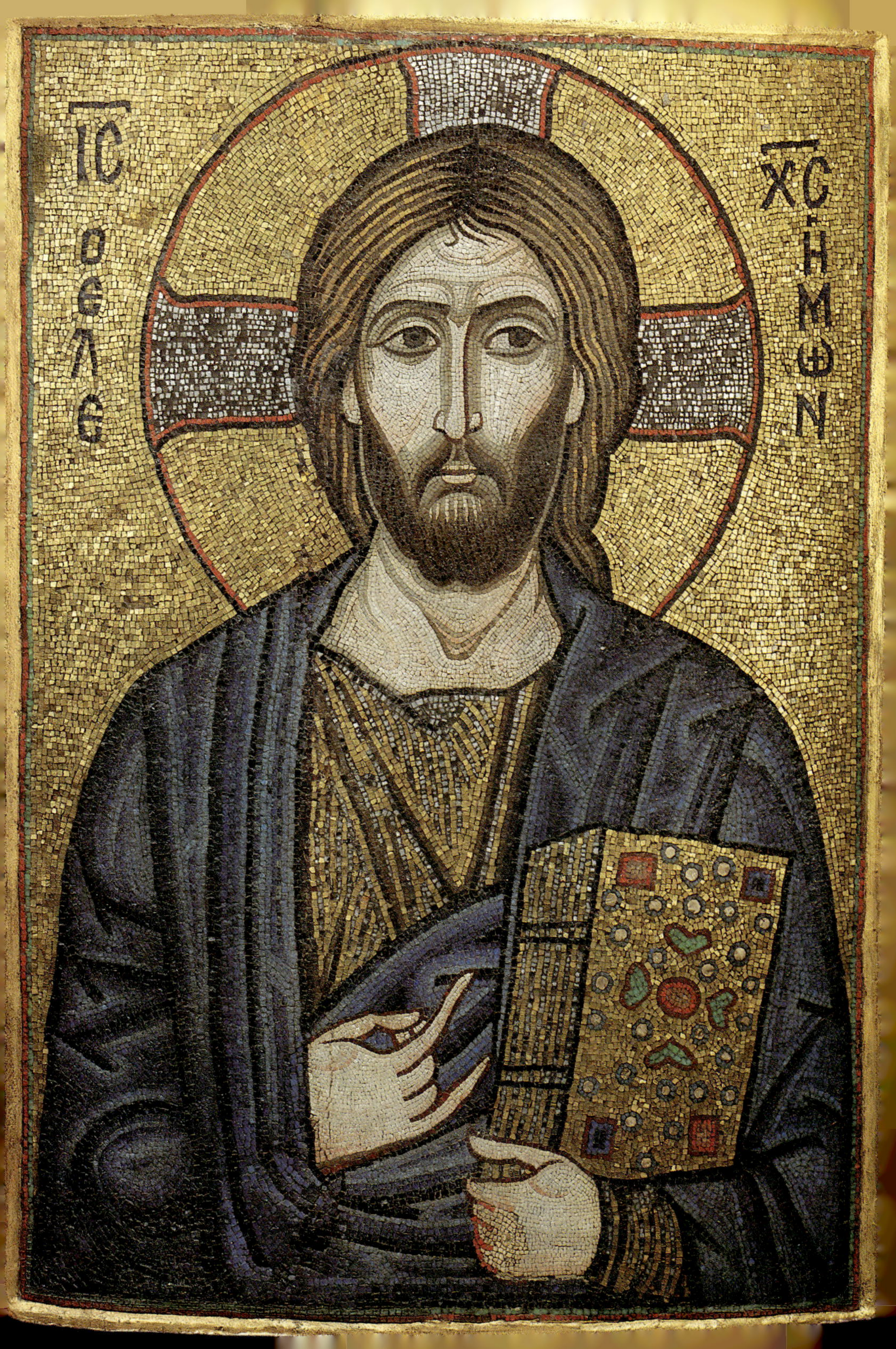
IC
ΟΕΛΕ
XC
ΗΜΩΝ

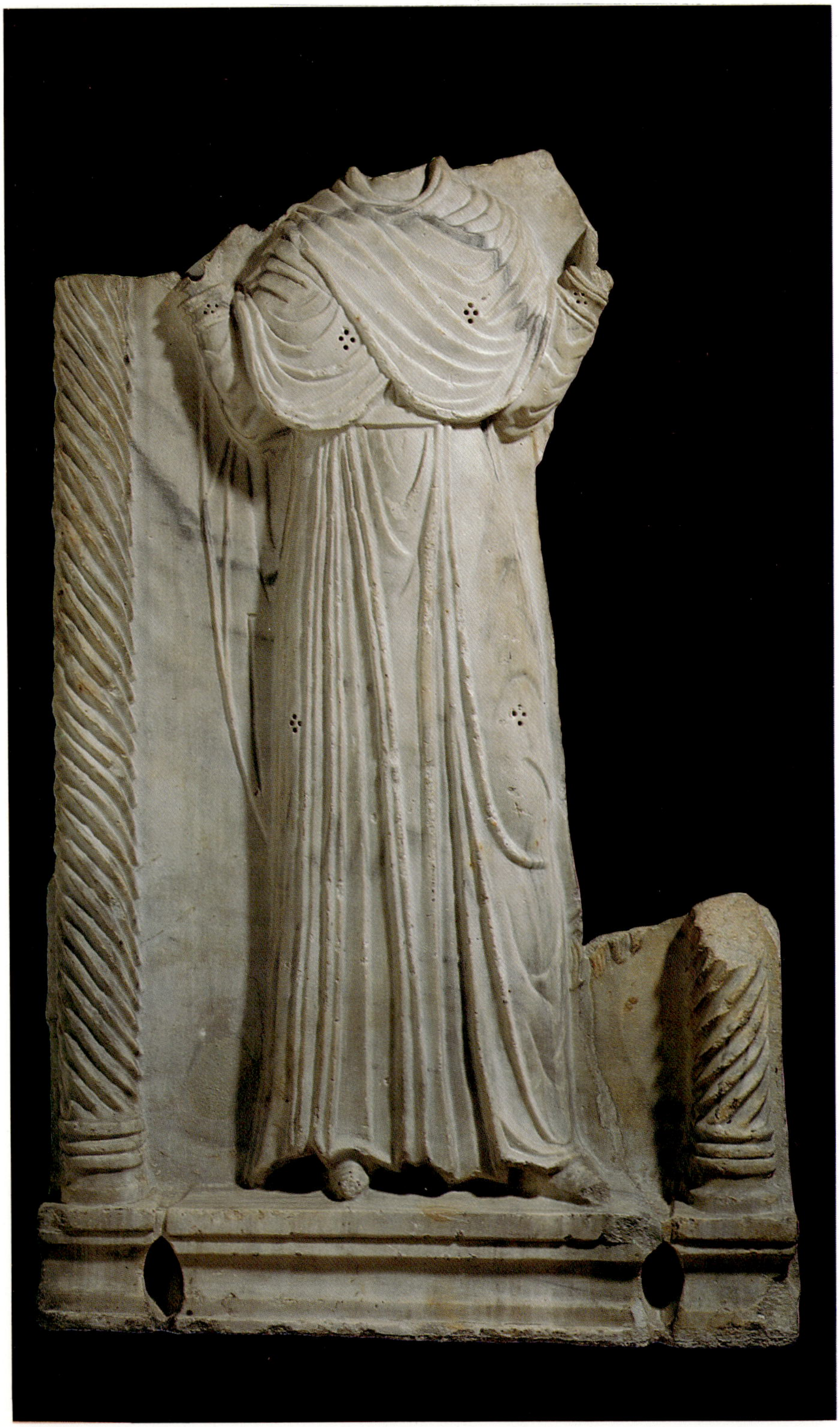

◁ 145

Brunnenikone
Gottesmutter Orans (»Blachernitissa«)

Konstantinopel, Mitte des 12. Jahrhunderts
Aus Istanbul, gefunden in Sulu Manastır, dem einstigen Peribleptos-Kloster von Psamathia; 1902 durch Th. Wiegand erworben
Marmor; Höhe noch 155 cm, Breite 102 cm
Inv.-Nr. 3248

Zwischen schlanken, spiralförmig kannelierten Säulen steht auf einem profilierten Sockel in strenger Frontalität, die nur durch das ein wenig ausgestellte linke Spielbein gemildert wird, die Jungfrau Maria mit ausgebreiteten Armen. Für diesen Typus der fürbittenden Gottesmutter überliefern Münzbilder aus dem 11. Jahrhundert den Beinamen »Blachernitissa«. Die Handflächen sind durchbohrt, der Kopf und der einst wohl bogenförmige obere Abschluß sind weggebrochen. Maria ist in ein langes, hochgegürtetes Gewand gehüllt und trägt über Kopf und Schultern das Maphorion (Manteltuch), das im Rücken weit herabfällt und mit einer Fransenborte endet. In den rautenförmigen Bohrungen auf Brust, Manschetten und Oberschenkeln waren wohl einst Appliken (Kreuze?) aus Metall befestigt. Das Fragment gehört zu einer Gruppe von Reliefs, die aufgrund der durchbohrten Handflächen als Brunnenikonen gedient haben. Sie finden ihre Erklärung im Zeremonienbuch Kaiser Konstantins VII. Porphyrogenetos (gest. 959): Danach befand sich neben der Konstantinopler Kirche der Theotokos Blachernitissa eine Kapelle mit einem heiligen Brunnen, einem Hagiasma, wo der Kaiser an jedem Freitag ein rituelles Bad nahm. Über dem Brunnenbecken war ein Marmorbild der Jungfrau Maria angebracht, deren ausgebreiteten Händen heiliges Wasser entströmte. Der Fundort unseres Reliefs, das Gebiet des Peribleptos-Klosters, das seit türkischer Zeit Sulu Manastır, »Kloster mit Wasser«, heißt, läßt vermuten, daß es von einem hier gelegenen Hagiasma stammt. Aus Schriftquellen wissen wir, daß unter dem Altar der benachbarten Stephanoskirche eine Quelle entsprang. Da die Stephanoskirche in der Mitte des 12. Jahrhunderts durch den Sebastokrator Isaakios, Sohn des Kaisers Alexios I. Komnenos, erneuert worden war, ist es möglich, daß bei dieser Gelegenheit auch die heilige Quelle mit unserer Brunnenikone eingefaßt wurde.

Literatur: Wulff (1911) S. 1-2 Nr. 1696. - Soteriou (1926) S. 127, 131. - Volbach (1930) S. 21-23. - Demangel/Mamboury (1939) S. 158 Anm. 11; S. 161. - Lange (1964) S. 45-46 Nr. 3, Abb. 3. - Demus (1966) S. 387. - Muthmann (1975) S. 343. - Grabar (1976) S. 123. - Muradyan (1984) S. 131-132. - Firatlı (1990) S. 74. - Restle (1990) Sp. 734.

146-147 ▷

Zwei Reliefikonen
Maria Orans und Erzengel Michael

Konstantinopel, drittes Viertel des 13. Jahrhunderts
Aus Istanbul, gefunden in Sulu Manastır, dem einstigen Peribleptos-Kloster von Psamathia; 1899 durch Th. Wiegand erworben
Marmor; Höhe jeweils 96 cm, Breite jeweils 34 cm
Inv.-Nr. 2429 a/b

Auf der rechten Ikone ist die Gottesmutter Maria im Typus der »Blachernitissa« dargestellt. Sie ist bekleidet mit einem langen, gegürteten Ärmelgewand und dem Maphorion (Manteltuch), das Kopf, Schultern und Brust verhüllt und in breiten Treppenfalten hinter den erhobenen Armen zum Rücken herabfällt. Die Stirn ist unterhalb des Maphorion mit einer Haube bedeckt. Das Haupt wird von einem großen Nimbus umrahmt, der die obere Rahmenleiste überschneidet. Links und rechts sind die griechischen Buchstabenkürzel des Namens Meter Theou (»Mutter Gottes«) in erhabenen Lettern aus dem Reliefgrund herausgearbeitet. Maria steht auf einem Bema, mit leicht zur Seite gestelltem rechtem Spielbein. Die Gestaltungsweise der Figur ist voller Widersprüche. Die Beine wirken im Verhältnis zum Oberkörper mit den zu kurzen Armen und kleinen Händen übermäßig gelängt, gesteigert noch durch die großflächige Anlage des Gewandes. Während das Untergewand in knapper Weise durch schmale Faltenstege und wenige vertiefte Furchen gegliedert ist, fällt am Maphorion die geradezu manierierte Fülle der Zickzacksäume und des Faltengekräusels auf. Das Gesicht zeigt glatte volle, das plastische Volumen betonende Formen, wobei auch hier die großen Augen und der kleine Mund formale Gegensätze bilden.
Auf der linken, in dieser Anordnung zugehörigen Ikone erscheint der Erzengel Michael. Seine Gestalt ist ähnlich flächensprengend in das schmale Format der Platte eingefügt und überschneidet mehrfach den Rahmen. Der Erzengel steht in leichtem Kontrapost auf einem Bema mit durchbrochen gearbeiteten Arkaden. Er ist mit dem kaiserlichen Ornat bekleidet, bestehend aus einem langen Untergewand, dem Skaramangion, von dem noch die mit »Edelsteinen« besetzten Ärmelbündchen und der Saum erkennbar sind. Darüber trägt er den Sakkos (auch Dibetesion genannt) mit weiten Ärmeln, Rangabzeichen auf den Schultern sowie mit »Goldbesätzen« am Saum, an den schlüssellochförmigen Seitenschlitzen und am Halsausschnitt. Über dem Sakkos ist schließlich ein prunktvoller Loros in komplizierter Anordnung um Schultern, Hüften und Rücken drapiert, der vorn bis zum Gewandsaum herabreicht. Der Loros, der in Wirklichkeit aus schwerer Brokatseide bestand, ist durch Perlen-

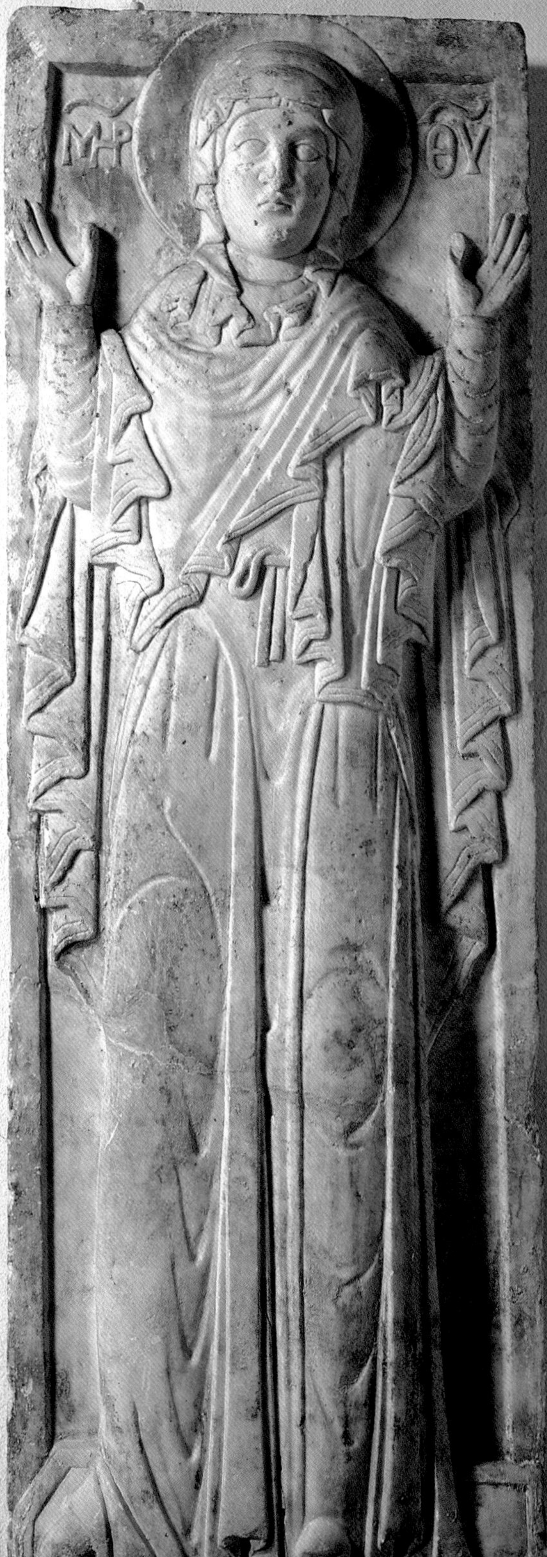
ΜΡ
ΘΥ
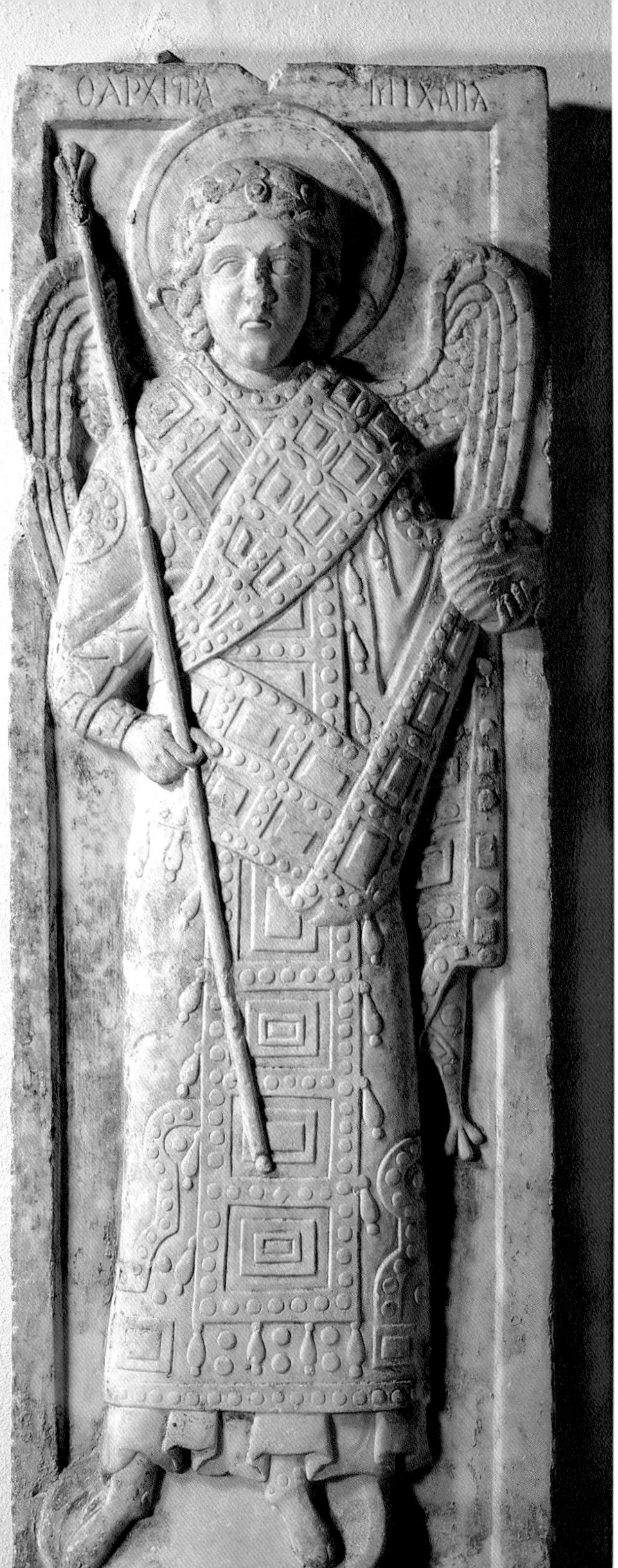

säume in Gevierte aufgeteilt, die mit gefaßten »Edelsteinen« gefüllt sind. Am Außenrand hängen birnenförmige Pendilien herab. Die Füße stecken in perlenbestickten Schuhen. In den Händen hält der Erzengel kaiserliche Insignien: in der Rechten das mit einer blütenförmigen Bekrönung und einem Fußknauf geschmückte Szepter und in der Linken eine Sphaira mit Wellen und einem Kreuz. Das Haupt umrahmt ein großer, konturierter Nimbus. Das Haar ist sorgfältig gelegt und wird von einem Diadem mit Stirnjuwel und Schleifenbändern zusammengehalten. Auf der oberen Rahmenleiste ist die griechische Beischrift »Der Archistratege Michael« eingetieft, die den Erzengel als Oberfeldherrn der himmlischen Heerscharen ausweist. Wieder ist die Gestaltungsweise voller Gegensätze. Der überlängt wirkende Körper mit dem zu kleinen Kopf sowie den auffällig klein gebildeten Flügeln, Händen und Füßen tritt hinter der plastischen Überfülle des Ornats gänzlich zurück. Die einzelnen Gewänder, insbesondere der Loros, haben ihre logische Struktur eingebüßt. So ist an der rechten Körperseite der schlüssellochförmige Schlitz des Sakkos nach oben und in die Vorderfläche gerückt und zum reinen Ornament erstarrt. Lediglich das Antlitz behauptet wieder eine gewisse Lebendigkeit.
Beide Reliefikonen sind aus Spolienmaterial gearbeitet; sie waren Ende des 19. Jahrhunderts zusammen mit dem Christusrelief (Kat.-Nr. 31) in einem Gewölbe unter der armenischen Georgskirche von Sulu Monastir vermauert. Ihre ursprüngliche Herkunft ist unbekannt. Bislang wurden sie in das späte 12. Jahrhundert datiert. Das Marienrelief weist jedoch große stilistische Verwandtschaft mit einem Relief der Gottesmutter aus der Kirche der Theotokos Makrinitissa bei Volos (Thessalien) auf. Dieses Relief wurde vermutlich von Nikolaos Maleasenos gestiftet, der von 1276 bis zu seinem Tode (nach 1280) als Mönch lebte und daher in der Mönchsfigur erkannt werden darf, die auf der Ikone von Makrinitza vor der Gottesmutter kniet. Somit dürften auch unsere Reliefikonen Arbeiten aus der Zeit des ersten Paläologenkaisers Michael VIII. (1261-1282) sein. Dieser Kaiser ließ bald nach 1261 Restaurierungsarbeiten am Peribleptos-Kloster durchführen, auf dessen Gebiet die Reliefikonen gefunden wurden. Möglicherweise sind beide Stücke zusammen mit einem dritten, den Erzengel Gabriel darstellenden Relief im Auftrage Michaels VIII. Palaiologos für das Peribleptos-Kloster gefertigt worden, zumal der Erzengel Michael der Namenspatron des Kaisers war.

Literatur: Wulff (1911) S. 3 Nr. 1698-1699. - Sotiriou (1926) S. 135-136. - Volbach (1930) S. 24-25. - Lange (1964) S. 36, 101-102 Nr. 33a/b, Abb. S. 98. - Demus (1966) S. 387. - Volbach/Lafontaine-Dosogne (1968) S. 206, Abb. 107a/b. - Kat. Leningrad (1982) S. 42-44 Nr. 21-22. - Williamson (1986) S. 90. - Restle (1990) Sp. 735.

148 ▷
Mosaik-Ikone
Gekreuzigter Christus mit Maria und Johannes

Konstantinopel, Ende des 13. Jahrhunderts
Aus Sizilien, wohl aus Nicosia; 1904 erworben
Mosaiksteinchen aus farbigem Glas und Blaßgold in Mastixgrund; Höhe (mit Rahmen) 36,5 cm, Breite 30 cm
Inv.-Nr. 6431

Vor dem silberfarbenen Hintergrund, dessen Leuchtkraft das überirdische Himmelslicht symbolisiert, erhebt sich das mächtige Kreuz, das in Höhe und Breite fast den gesamten Bildraum einnimmt. Es steht auf einem zerklüfteten Felsplateau, das den Berg Golgatha andeutet. Im unteren Teil des Golgathafelsens wird eine Höhle sichtbar, in der Adams Schädel erscheint. Christus steht mit geschlossenen Augen und weitgeschwungenem Körper vor dem mächtigen Balkenwerk des Kreuzes. Seine Füße ruhen fest auf dem unteren Querholz, dem Suppedaneum. Seiner geöffneten rechten Brustwunde entströmt ein dünner Blutstrahl. Ein vor dem Unterleib verknotetes Tuch verhüllt die Hüften und Oberschenkel und fällt in einem langen Zipfel herab. Die ausgebreiteten Arme wirken übermäßig gelängt, das vom Kreuznimbus gerahmte Haupt ist tief zur rechten Schulter geneigt. Neben dem Titulusbalken des Kreuzes schweben die Halbfiguren zweier aus dem Himmel hervorkommender Engel. Ihre Hände weisen in einer Gebärde der Anbetung oder der Klage auf das Kreuz hin. Daneben ist, in zwei Hälften unterteilt, die griechische Bildbeischrift »Die Kreuzigung« angebracht. Zu seiten des Gekreuzigten stehen seine Mutter Maria links und sein Lieblingsjünger Johannes rechts. Maria trägt ein blaues Untergewand und ein purpurbraunes Maphorion, das sie mit der Linken vor der Brust zusammenhält. Über ihrem Nimbus erscheint das Inschriftkürzel für Meter Theou (»Mutter Gottes«). Ihr Haupt ist leicht erhoben und dem toten Sohn zugewandt, ihre Rechte weist auf den Gekreuzigten hin. Im Gegensatz dazu verharrt Johannes mit gesenktem Kopf in gesammelter Haltung, wobei seine Rechte das linke Handgelenk umfaßt, was seiner Gestalt trotz der kontrapostischen Stellung der Beine ein hohes Maß an strenger Geschlossenheit verleiht. Die abgekürzte griechische Beischrift über seinem Nimbus enthält neben dem Namen den für ihn üblichen Ehrentitel: »Ioannes der Theologe«. Hinter dem Kreuz und als Begrenzung des schmalen Bodenstreifens, auf dem Maria und Johannes stehen, wird die mit Zinnen besetzte und mit Scharten versehene Stadtmauer von Jerusalem sichtbar. Der vielleicht schon ursprünglich zugehörige, später um die oben und

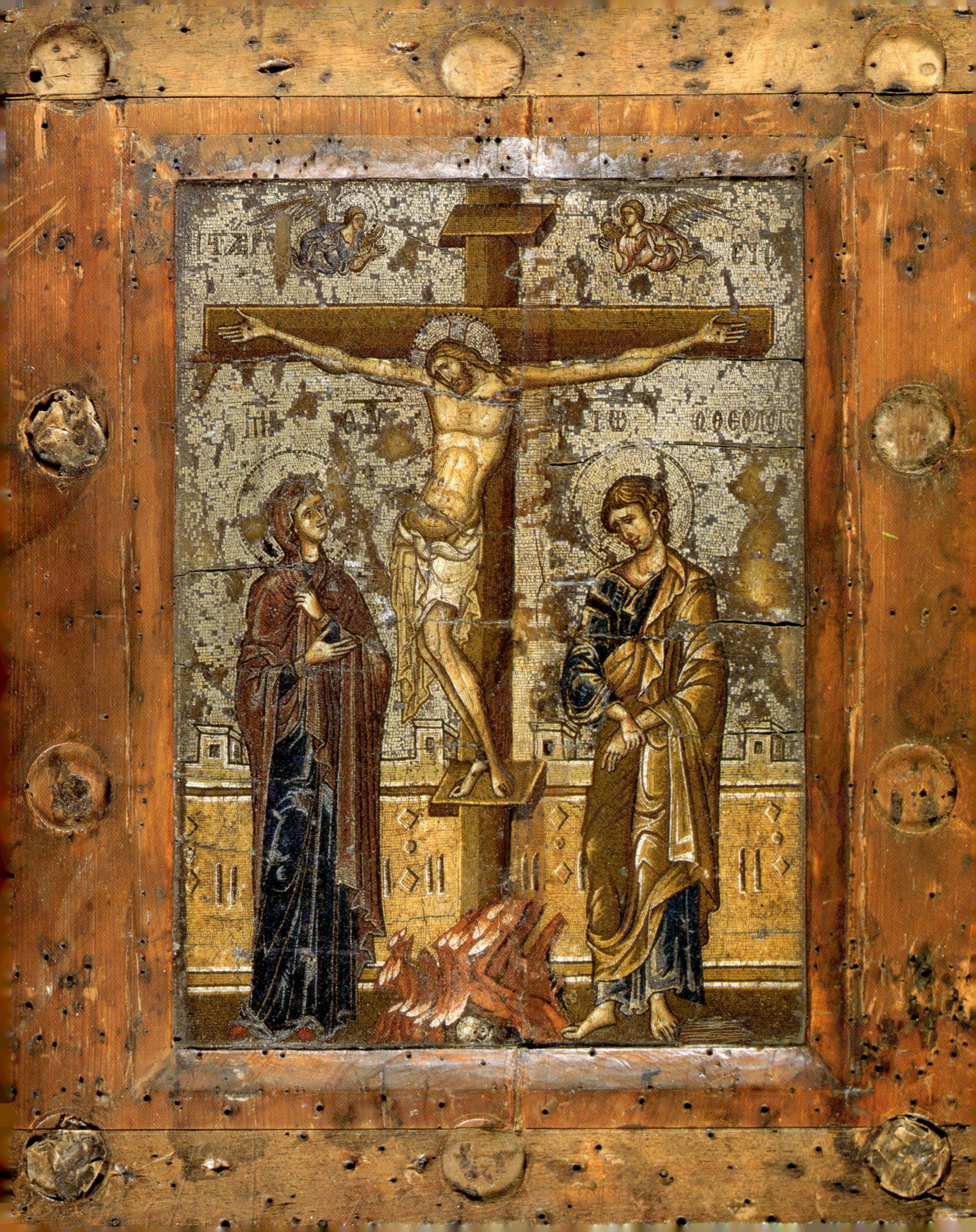

unten angestückten Leisten erweiterte Holzrahmen enthält zehn runde Vertiefungen, die teilweise noch mit Reliquienpartikeln gefüllt sind; auf der Rückseite des Rahmens sind erst in neuerer Zeit mit Tinte die Namen derjenigen Heiligen beigeschrieben worden, von denen die Reliquien stammen sollen. Die zahllosen Löcher auf der Oberseite rühren von Nägeln her, mit denen einst getriebene und verzierte Silberbeschläge auf dem Rahmen befestigt waren.

Literatur: Wulff (1911) S. 96-97 Nr. 1990, Taf. 17. - Orsi (1923) S. 130-135, Taf. 14. - Volbach (1930) S. 172-173, Taf. 12. - Wessel (1957) S. 147-149. - Demus (1958) S. 41, 57, Abb. 20. - Demus (1960) S. 144, Abb. 18. - Furlani (1979) S. 24, 63-64 Nr. 17; S. 76, Abb. 18. - Krickelberg-Pütz (1982) S. 56, 62, 70, 71, 101, 109-111, 124, Abb. 37. - Lazarev (1986) S. 125, 130, 239 Anm. 75, 246 Anm. 192, 247 Anm. 196, Taf. 432.

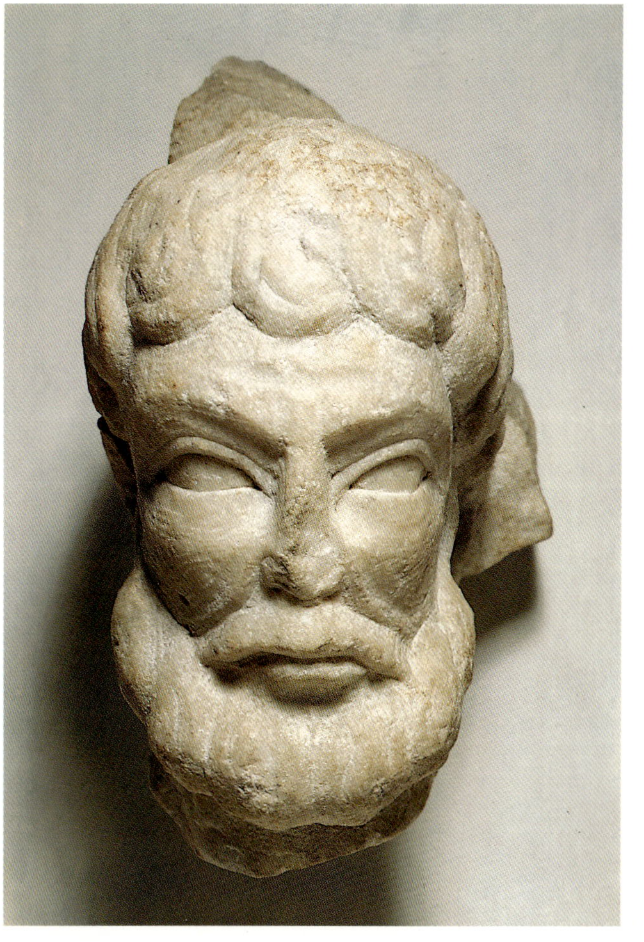

149
Fragment eines Reliefs Apostelkopf

Konstantinopel, frühes 14. Jahrhundert
Aus Istanbul; 1934 in der Nähe des Myrelaion (Bodrum Camii) gefunden
Marmor; Höhe noch 17,7 cm
Inv.-Nr. 10020

Der Kopf weist am rückwärtigen Teil den Rest einer Platte auf, gehörte also, trotz seiner fast freiplastischen Wirkung, zur Reliefverzierung eines architektonischen Ensembles, vielleicht einer Bogenverkleidung. Das Gesicht erscheint zwar frontal angelegt, doch gleiten die Wangen und die übermäßig langgezogenen Augen merkwürdig tief zu den Seiten über. Haare, Bart und Ohren sind nur angedeutet und erzeugen den Eindruck einer weichen, ungegliederten Masse, bedingt wohl auch dadurch, daß die gesamte Oberfläche noch die Werkspuren aufweist und nicht geglättet ist. Es hat den Anschein, daß der Kopf aus großer Entfernung und von unten her betrachtet werden sollte. Lange Zeit galt der Kopf als ein Werk des 5. Jahrhunderts. Seine nächsten stilistischen Parallelen findet er jedoch in den mit Apostel- und Heiligenporträts geschmückten Kapitellen aus dem Pammakaristos-Kloster (Fethiye Camii) von Konstantinopel, die in der ersten Häflte des 14. Jahrhunderts entstanden sind. Wie diese geht der Kopf auf ältere Vorbilder zurück, dürfte jedoch ebenfalls den späten, paläologenzeitlichen Skulpturen zuzurechnen sein. Da alle weiteren Attribute fehlen, ist eine Deutung - Apostel oder Heiliger - nicht mehr möglich.

Literatur: Byzantinische Kostbarkeiten (1977) S. 29 Nr. 4, Taf. 3 (G.-H. Zuchold).

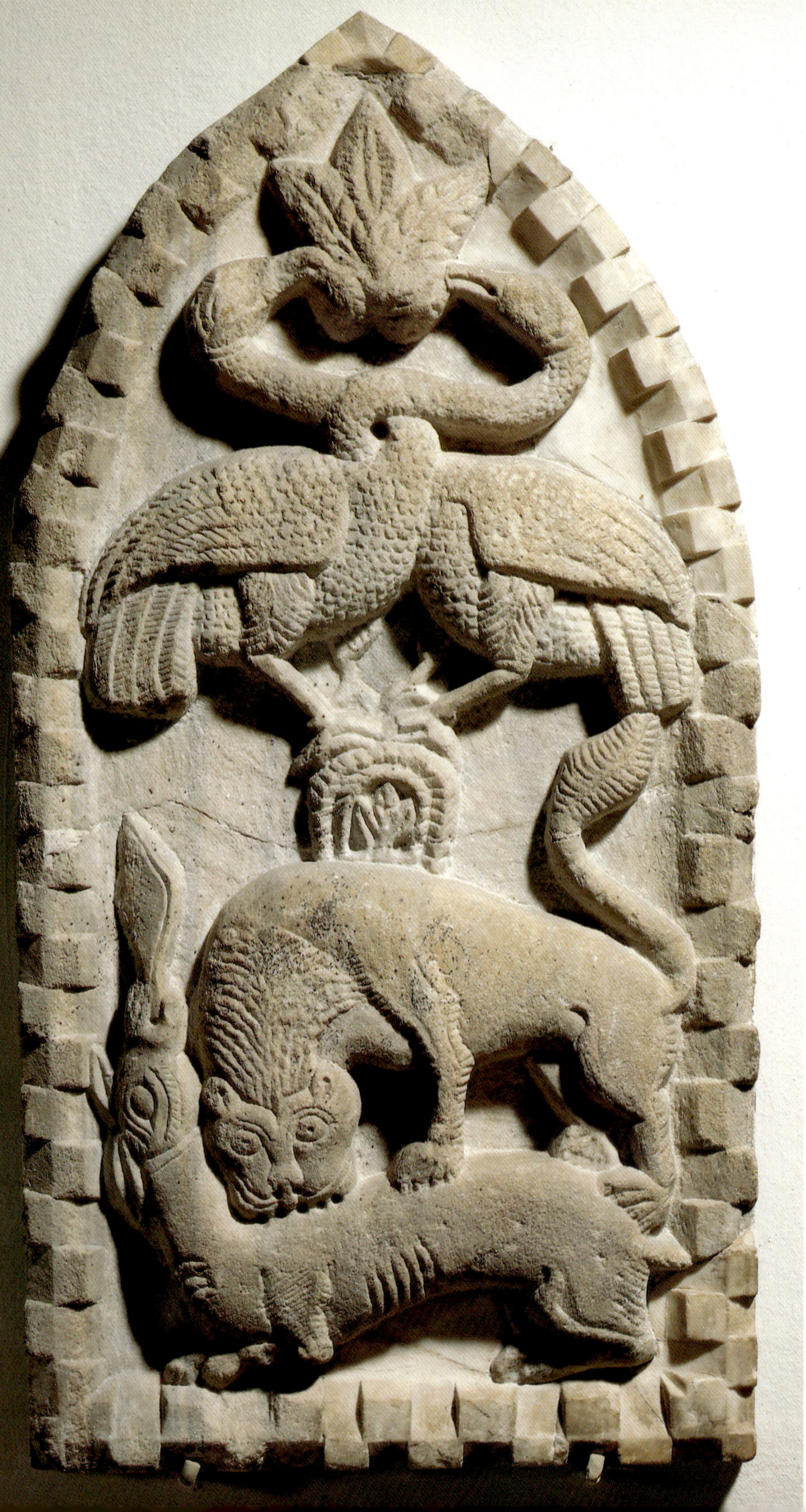

150

Zierplatte (»Formella«) Tierkampf, zwei Schwäne

Venedig, erste Hälfte des 12. Jahrhunderts
Aus Venedig; 1882 erworben
Marmor; Höhe 89 cm, Breite 45 cm
Inv.-Nr. 20

Das teilweise ergänzte, hochformatige Relief schließt oben mit einem Spitzbogen ab. Der umlaufende Rahmen ist mit einem versetzten Zahnschnitt verziert. Die Darstellung besteht aus zwei übereinander angeordneten Kompositionen, deren Verbindung jedoch unorganisch wirkt, da jede Motivkombination für sich allein stehen könnte. Im unteren Teil ist ein Löwe von rechts auf Kruppe und Rücken einer Gazelle gesprungen und schlägt seine Zähne in die Schulter des zusammengebrochenen Tieres, das seinen Kopf emporreckt und an einem lanzettförmigen Blatt frißt. Im oberen Teil sitzen zwei schwanenartige Vögel einander zugewandt auf einem pflanzlichen Element, das aus einem Dreiblatt und zwei bogenförmigen Umrahmungen besteht. Ihre Hälse sind umeinander geschlungen, ihre Schnäbel picken an einem großen Dreiblatt, das die Giebelspitze ausfüllt und als Abbreviatur für einen ganzen Lebensbaum steht. Reliefs wie dieses und die folgenden (Kat.-Nr. 151-155) schmückten ursprünglich venezianische Palastfassaden. Ihre zumeist mehrfach übereinandergeschichteten Darstellungen variieren mit geradezu orientalisch anmutender Phantasie zahllose Bildelemente und verbinden gern die in den Tierkampfszenen sich offenbarende Bedrohung des Lebens mit der Symbolik des rettenden und erquickenden Lebensbaums bzw. Lebensbrunnens.

Literatur: Bode/Tschudi (1888) S. 8 Nr. 19. - Wulff (1911) S. 24 Nr. 1743. - Volbach (1930) S. 38-39. - Wessel (1957) S. 99-100. - Swiechowski/Rizzi (1982) S. 23, 156-157 Nr. 722, Taf. 50.

151
Zierplatte (»Formella«) Hirsch und Lebensbaum

Venedig, zweite Hälfte des 12. Jahrhunderts
Aus Venedig (Sammlung Pajaro); 1841 erworben
Marmor; Höhe 81 cm, Breite 46 cm
Inv.-Nr. 16

Das hochformatige, im Unterschied zum vorigen recht flache und nur mit einer Szene geschmückte Relief endet oben in einem Kielbogen. Der umlaufende Rahmen besteht aus drei parallelen, durch schmale Profile voneinander getrennten Ornamentleisten: einem einfachen Zahnschnitt, einem Perlstab (Astragal) und einer Blattwelle aus aneinandergereihten blütenförmigen Kelchen. Im Bildfeld überschneidet ein Hirsch mit seinem Körper einen Lebensbaum, der aus einer am Boden stehenden Amphora aufwächst, sich mit großen Blütenrosetten im freien Grund ausbreitet und oben mit einem Pinienzapfen bekrönt ist. Der Hirsch steht nach rechts mit leicht erhöhten Vorderläufen auf den unteren Ästen des Baumes, wendet dabei seinen Kopf zurück und frißt von den Zweigen. Sein Geweih verschmilzt mit der schuppigen Struktur des Pinienzapfens zu einer einheitlichen ornamentalen Form.

Literatur: Bode/Tschudi (1888) S. 7 Nr. 15. - Wulff (1911) S. 23-24 Nr. 1742. - Volbach (1930) S. 37-38. - Swiechowski/Rizzi (1982) S. 24, 156 Nr. 718, Taf. 51.

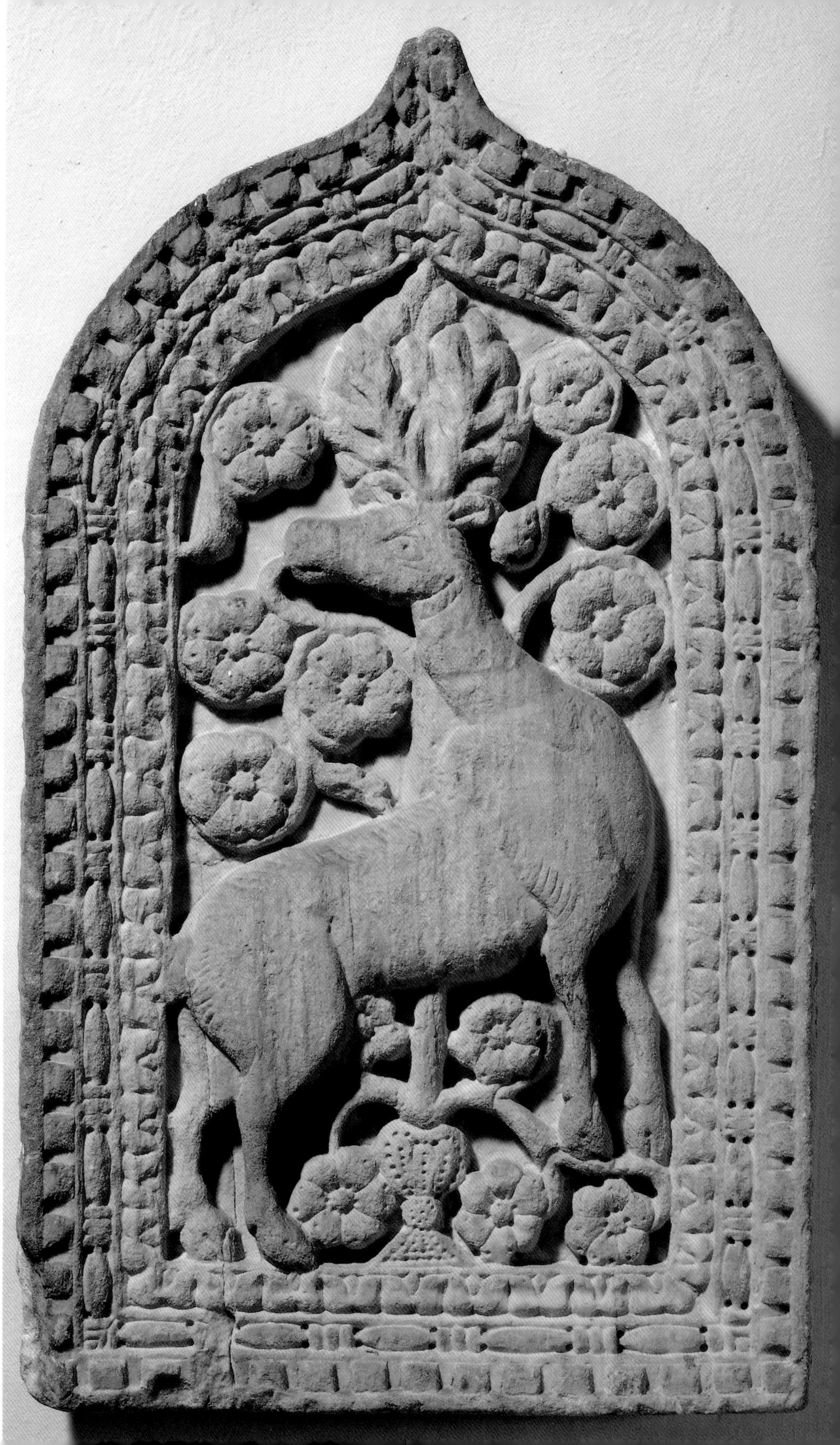

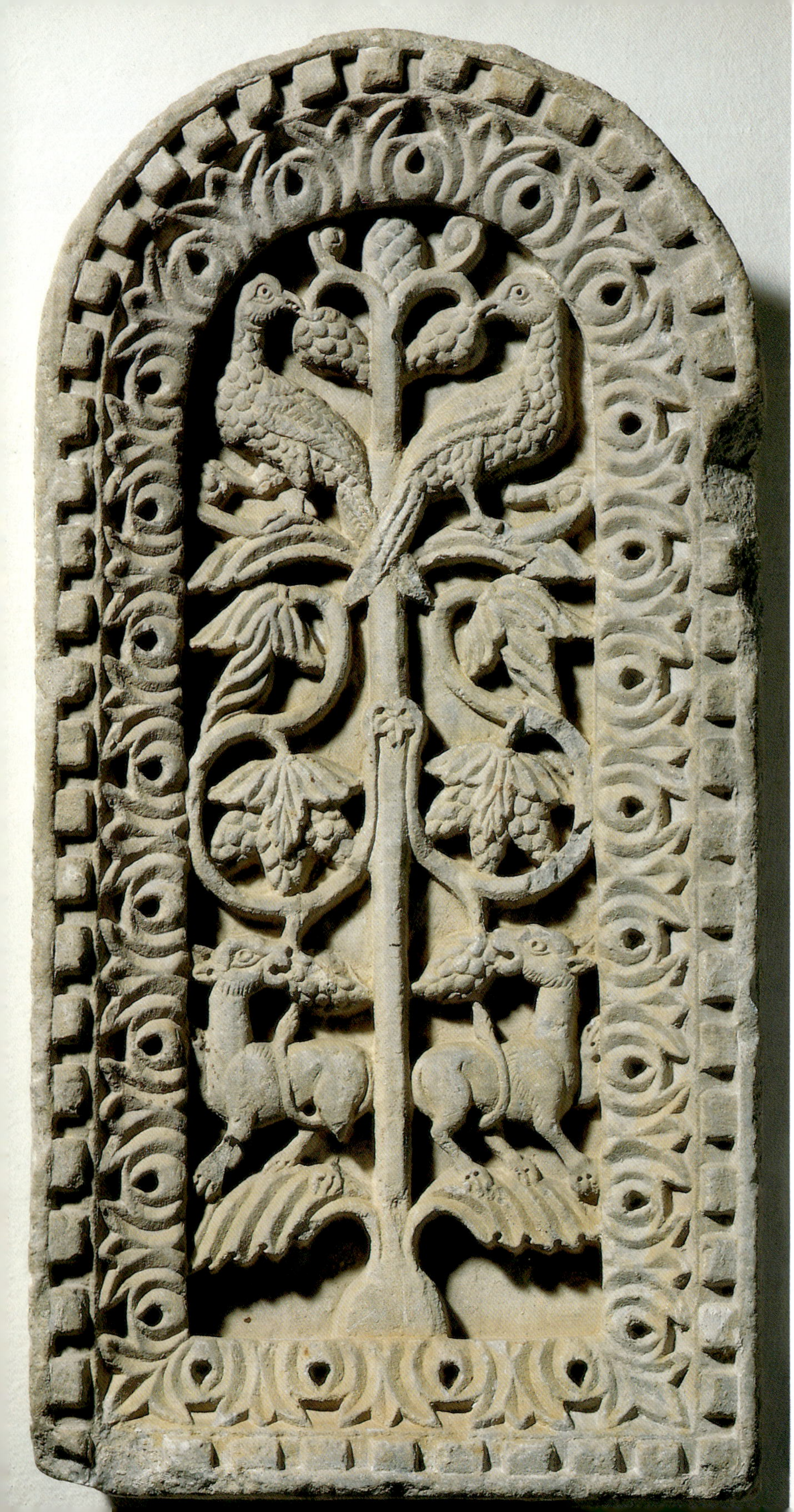

152
Zierplatte (»Formella«) Lebensbaum mit Panther- und Traubenpaar

Venedig, zweite Hälfte des 12. Jahrhunderts
Aus Venedig (Sammlung Pajaro); 1841 erworben
Marmor; Höhe 76 cm, Breite 28 cm
Inv.-Nr. 13

Der umlaufende Rahmen der Platte, die einen halbrunden oberen Abschluß aufweist, besteht aus einem einfachen, außen von einem Profilstab begrenzten Zahnschnitt und aus einem Blattfries, dessen aneinanderstoßende äußere Blattspitzen ein separates »Blattauge« umschließen. Das sehr schmale, hochformatige Bildfeld ist in streng symmetrischer Anordnung mit einem Lebensbaum gefüllt. Ganz unten wachsen aus einer knollenartigen Verdickung zwei Blattwedel hervor. Aus der von einem Weinblatt verdeckten Mitte des Stammes zweigen zwei Rebäste mit Weinblättern und Trauben ab. Darüber folgen zwei weitere Blattwedel, ganz oben endet der Lebensbaum in zwei Trauben und einem Pinienzapfen. Auf den unteren Blattwedeln sitzen nach außen gekehrte Panther, die ihre Köpfe zu den Trauben zurückgewendet haben und sich an den Früchten erquicken. Ihre Schwänze sind zwischen den Hinterbeinen durchgeführt und vor den Leibern aufgerichtet; jeweils eine Vorderpranke ist gegen den Rahmen erhoben. Auf dem oberen Blattpaar sitzen, ebenfalls nach außen gekehrt, mit zurückgewandten Köpfen und überkreuzten Schwänzen zwei Tauben, die an den Trauben picken.

Literatur: Bode/Tschudi (1888) S. 6 Nr. 12. - Wulff (1911) S. 25 Nr. 1746. - Volbach (1930) S. 39. - Swiechowski/Rizzi (1982) S. 15, 24, 155-156 Nr. 716, Taf. 51.

153

Zierplatte (»Formella«)
Tierkampf, Lebensbrunnen mit Pfauen

Venedig, 13. Jahrhundert
Aus Venedig; bis 1904 im Kreuzgang der Friedenskirche zu Potsdam-Sanssouci; Geschenk Kaiser Wilhelms II. an das Kaiser-Friedrich-Museum
Marmor; Höhe 95 cm, Breite 41 cm
Inv.-Nr. 2922

Die schlanke Formella schließt oben mit einem geschweiften Kielbogen ab und ist ringsum mit einem versetzten Zahnschnitt gerahmt. Im Zentrum erscheint ein Lebensbrunnen, aus dessen Schale wiederum ein Lebensbaum emporwächst. Der Brunnen besteht aus einer Säule in Gestalt eines Pflanzenschaftes mit geschupptem Stamm und einer geriefelten Schale mit profiliertem Rand. Der Pflanzenschaft wächst aus einem durch Furchen und mehrere Reihen tiefer Bohrungen angedeuteten Blätterkelch empor. Die untere Bildzone wird von einer Tierkampfszene beherrscht, die den Lebensbrunnen fast gänzlich überschneidet. Auf Kopf und Rücken einer nach links gewandten und auf den Vorderläufen zusammengebrochenen Gazelle steht ein Löwe mit mächtigen Pranken nach rechts und schlägt die Zähne in die Kruppe des Tieres. Sein Schweif ist zwischen den Hinterbeinen hindurchgeführt; die blattförmige Quaste ragt vor dem Brunnenschaft empor. Aus der Brunnenschale wächst ein kurzer geschuppter Pflanzenschaft auf, der sich in zwei unterschiedlich ausgeführte Blätter verzweigt und sodann in einen glatten, seitlich abgefasten (»sechseckigen«) Stengel übergeht, der sich unterhalb des Kielbogens abermals in ein gegenständiges Blattpaar teilt und in einem Granatapfel endet. Auf dem unteren Blattpaar sitzen einander zugekehrt zwei symmetrisch angeordnete Pfauen, die ihre Köpfe aus dem Bild herauswenden. In der Wiedergabe der Körperformen, der pflanzlichen Elemente, der Tierfelle und der Pfauengefieder fällt jetzt gegenüber früheren Werken wie dem Pfauenrelief (Kat.-Nr. 142) eine deutlichere Ornamentalisierung auf. In der fast vollplastischen und tiefenräumlichen Ausbildung der Figuren wird eine neue Reliefauffassung wirksam. In der Verknüpfung von Tierkampf, Lebensbrunnen bzw. Lebensbaum und Pfauen bestätigt das Relief in exemplarischer Weise die schon an zuvor betrachteten Stücken beobachtete unauflösliche Einheit von Todesbedrohung und Errettung.

Literatur: Wulff (1911) S. 26 Nr. 1753. - Volbach (1930 S. 41-42. - Wessel (1957) S. 102-103, Abb. 33. - Kat. Leningrad (1982) S. 40-41 Nr. 19. - Muthmann (1982) S. 124-125, Abb. 106. - Swiechowski/Rizzi (1982) S. 159 Nr. 731, Taf. 54.

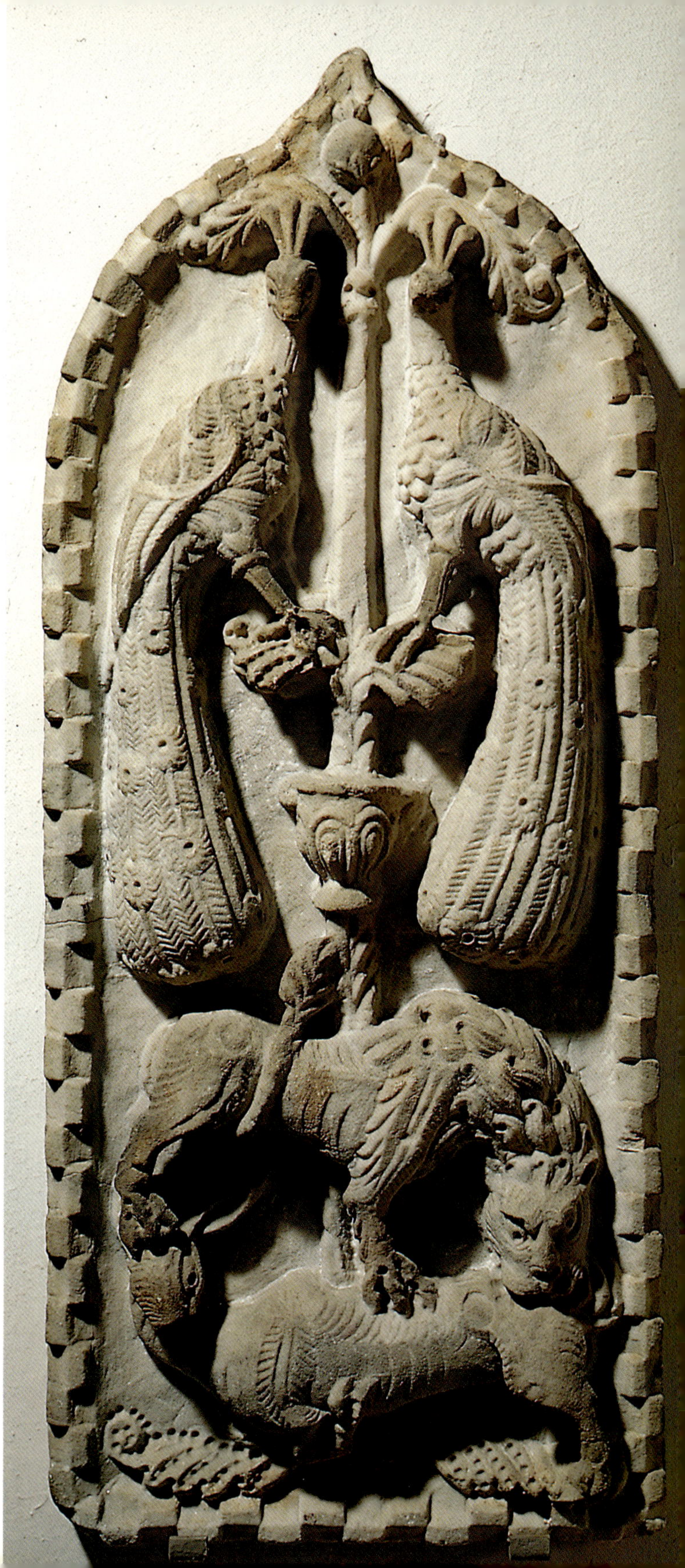

154

Zierplatte (»Formella«)
Lebensbaum mit »Herakles«, Pfauen, Greif und Schlange

Venedig, 13. Jahrhundert
Aus Venedig; 1888 erworben
Marmor; Höhe noch 96 cm, Breite 49 cm
Inv.-Nr. 24

Die Reliefplatte schließt oben mit einem Kielbogen ab; ein Astragal mit tief ausgebohrten Zwischenräumen zwischen den Perlen und Scheiben bildet die Rahmenleiste, deren unterer Teil weggearbeitet ist. Vor einem Lebensbaum mit asymmetrisch abzweigenden Blättern und Ranken, zwei Blütenrosetten und einem Pinienzapfen als Bekrönung sitzt im unteren Teil ein jugendlicher Mann rittlings auf einem nach links stehenden Löwen. Der Jüngling trägt langes Haar und ist mit einem kurzen, gegürteten Chiton bekleidet. Mit seiner Rechten stützt er sich auf das zurückgewandte Löwenhaupt; mit der Linken ergreift er eine Frucht, um sie von dem Rankenbaum abzupflücken. Auf den unteren Zweigen sitzen Pfauen. Beide blicken, nach rechts gewandt, aus dem Bild heraus. In der oberen Zone erscheint links ein nach außen gekehrter, sich aufrichtender Greif mit zurückgewandtem Kopf. Unter seiner linken Vorderpranke und unter der Blütenrosette ringelt sich eine Schlange empor. Rechts oben sitzt seitlich auf einem Blattwedel ein radschlagender Pfau und blickt aus dem Bild heraus. Die den vorgegebenen Bildraum prall ausfüllende Komposition, deren Einzelteile in tief unterschnittenem und vollplastisch wirkendem Hochrelief gearbeitet sind, verschmilzt die verschiedensten Motive zu einer überaus vielschichtigen Bildaussage, deren Sinn sich nur schwer entschlüsseln läßt. In der Gruppe des Jünglings und des Löwen sind mehrere Traditionen zusammengeflossen, wie der auf einem Panther reitende Gott Dionysos, aber auch Herakles, der den nemeischen Löwen tötet, oder Simson, der den Löwen im Kampf bezwingt. Hingegen könnte das Ergreifen der Frucht an eine andere Heraklestat erinnern, nämlich an die Gewinnung der ewige Jugend verheißenden Äpfel der Hesperiden. Die Pfauen sind wie die Vögel auf den zuvor betrachteten Reliefs als Bewohner des Paradieses zu deuten, das durch den Lebensbaum versinnbildlicht wird. Der Greif hatte seit dem frühesten Altertum die Funktion eines Wächters, der Übles von Palästen, Heiligtümern oder Gräbern abwendet. Als Hüter des Lebensbaums tritt er auf die Schlange, um in ihr das Böse zu vernichten.

Literatur: Wulff (1911) S. 28 Nr. 1758. - Volbach (1930) S. 45. - Swiechowski (1978) S. 94, Abb. 1. - Swiechowski/Rizzi (1982) S. 6, 16, 22, 24, 158 Nr. 726, Taf. 53.

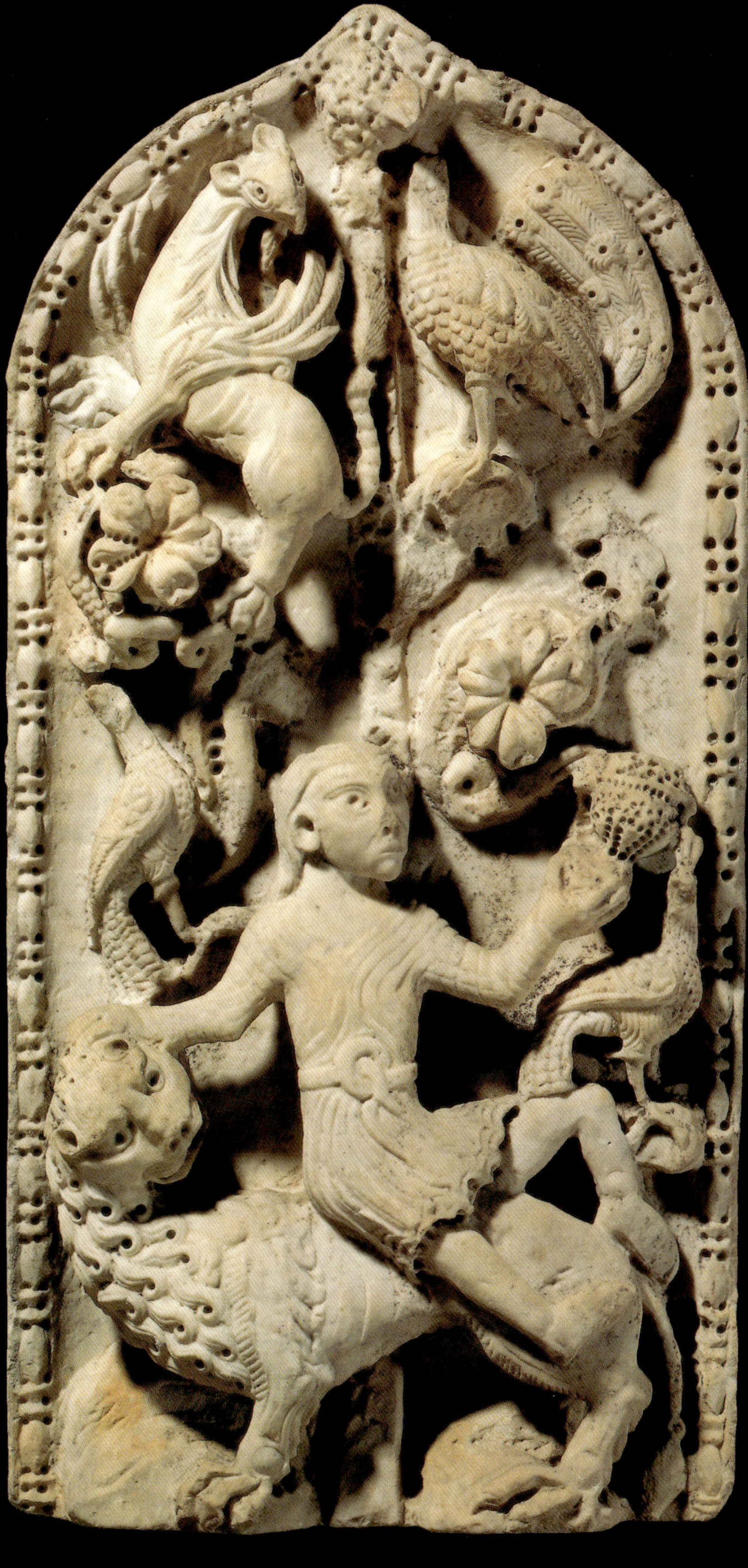

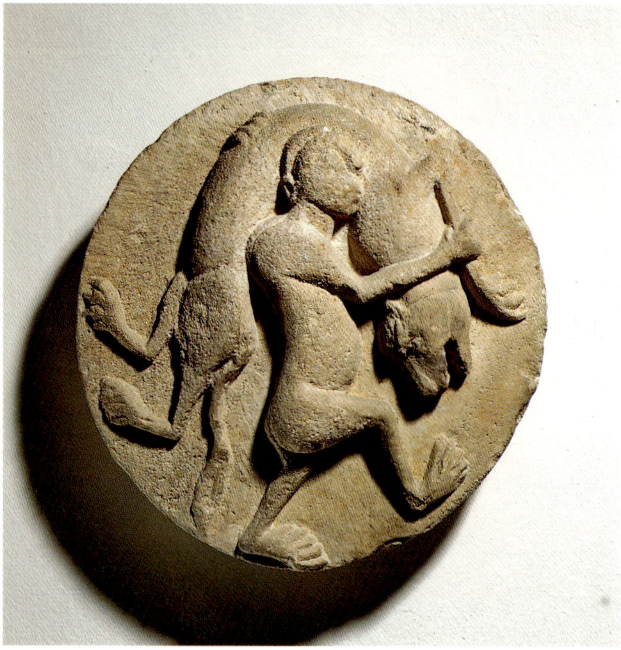

155
Runder Zierstein (Patera) Herakles mit dem nemeischen Löwen

Venedig, 13. Jahrhundert
Aus Venedig; 1885 erworben
Marmor; Durchmesser 38 cm
Inv.-Nr. 19

Wie die zuvor betrachteten Reliefs hatten auch die runden Ziersteine ihren festen Platz im Dekorationssystem venezianischer Paläste und Häuser. Sie saßen entweder in den Bogenzwickeln oder über den Bogenspitzen zwischen den hochformatigen Zierplatten. Ihre Darstellungen sind zumeist mit Geschick in das Rund der Reliefflàche eingepaßt. Unsere Patera zeigt einen nackten, untersetzten Mann mit übergroßen Füßen, der nach rechts schreitet und auf seiner linken Schulter einen riesigen, erlegten Löwen schleppt. Vieles spricht dafür, daß hier Herakles mit dem nemeischen Löwen zu erkennen ist - ein Bildthema, das auf venezianischen Reliefs öfter begegnet.

Literatur: Bode/Tschudi (1888) S. 7 Nr. 18. - Wulff (1911) S. 29 Nr. 1760. - Volbach (1930) S. 45. - Wessel (1957) S. 103. - Swiechowski/Rizzi (1982) S. 8, 156 Nr. 721, Taf. 50.

156
Zwei Tafeln (Buchdeckelschmuck?) Szenen aus dem Leben Christi und Marias (Festbildzyklen)

Byzantinisch, 13. Jahrhundert
Ehemals in der Sammlung Barberini, dann im Besitz von Sir Th. Carmicael; erworben 1902
Feiner Kalkstein (sogenannter Lithographierstein); Höhe 19 cm, Breite je 13,5 cm; mit Rahmen Höhe 32 cm, Breite 33,5 cm; in italienischem Holzrahmen mit weitgehend zerstörtem Stuckdekor
Inv.-Nr. 2721

Die linke Tafel zeigt im hochrechteckigen mittleren Bildfeld Christus in einer Arkade, umgeben von zehn kleineren, annähernd quadratischen Feldern. 1. Reihe: Geburt Christi; Taufe; Einzug in Jerusalem. 2. Reihe: Verklärung Christi; Kreuzigung. 3. Reihe: Kreuzabnahme; Beweinung. Untere Reihe: Höllenfahrt Christi (Anastasis); Himmelfahrt; Pfingsten. Die rechte Tafel, entsprechend gegliedert, zeigt die Gottesmutter unter einer Arkade sowie folgende umgebende Szenen: 1. Reihe: Begegnung Joachims und Annas; Geburt der Maria; Maria im Tempel. 2. Reihe: Verkündigung an Maria; Verlobung mit Joseph. 3. Reihe: Maria bei Elisabeth (Heimsuchung); Prüfung durch das Fluchwasser. Untere Reihe: Darstellung Christi im Tempel; Todesbotschaft an Maria; Tod der Maria (Koimesis). – Die früher erwogene Datierung in mittelbyzantinische Zeit (11./12. Jahrhundert) muß vor allem durch Hinweis auf dramatische Bildmomente in den Szenen der Passion, so z. B. auf die ohnmächtig zusammengebrochene Maria in der Kreuzigung, zugunsten eines Ansatzes ins 13. Jahrhundert korrigiert werden. In welcher Region die Reliefs gearbeitet worden sind, konnte noch nicht geklärt werden.

Literatur: Wulff (1911) S. 62–63 Nr. 1853. – Volbach (1930) S. 122–123. – Weigand (1938) S. 579. – Bank (1970) 377. – Hinweise zur Einordnung der Reliefs werden Frau Dr. Kerstin Englert verdankt.

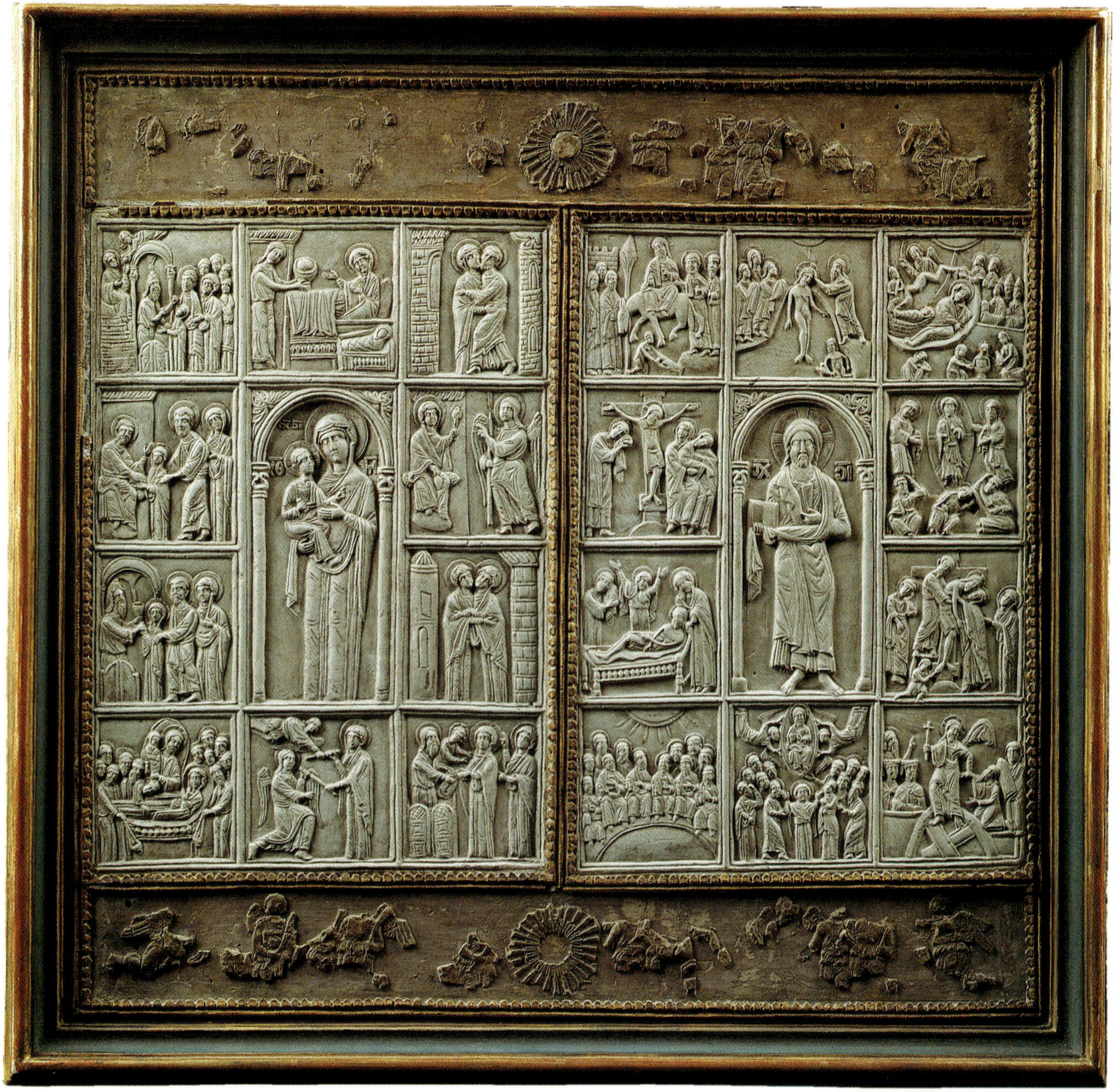

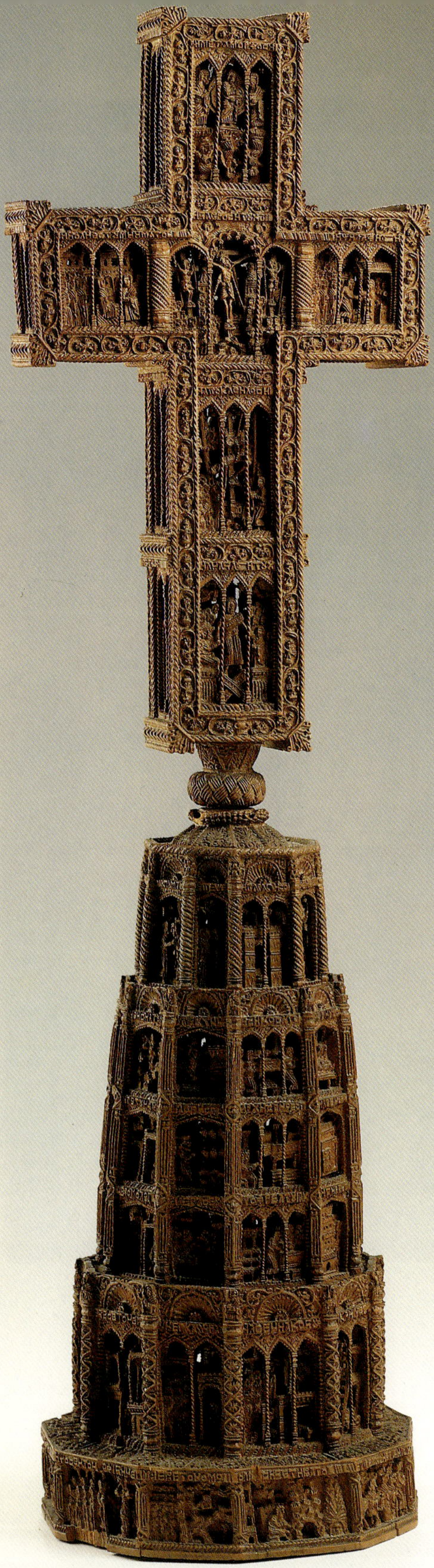

157

Kreuz mit zehneckigem Stufensockel

Georgios Laskaris, vollendet 1566
Aus Italien; 1968 aus Privatbesitz erworben
Buchsbaumholz; Höhe 48,5 cm, größte Breite 14 cm
Inv.-Nr. 10/68

Die Schnitzarbeit besteht aus drei gesondert gearbeiteten, zusammensetzbaren Teilen: (1) dem Kreuz mit zylindrischem Zapfen am unteren Ende, (2) einem zehneckigen Zwischenstück, zum Einsetzen in den Ständer als oberste Zone des Sockels, und (3) dem hohen Unterteil des zehneckigen Ständers, der in drei ungleich hohe Absätze gegliedert ist. Zusammengesetzt ergibt sich ein hoher Sockel, der in vier Absätze mit insgesamt sechs Registern unterteilt ist, mit eingestecktem Kreuz.

Das unterste Register des Sockels enthält zehn Darstellungen in Hochrelief, die darüber folgenden fünf Register zeigen je zehn Bildfelder mit Reliefs in Durchbrucharbeit: sämtlich mit griechischen Inschriften bezeichnete Szenen aus dem Alten Testament, die von der Schöpfung bis zu Moses reichen.

Das Kreuz weist an seinen Breit- und Schmalseiten zwanzig Bildfelder mit Reliefs in Durchbrucharbeit samt Inschriften auf, hinzu kommen fünf Darstellungen in Flachrelief ohne Inschrift, die auf der Oberseite des Kreuzstammes und auf den Ober- und Unterseiten der Kreuzarme angeordnet sind. Die Themen der Reliefdarstellungen des Kreuzes sind dem Neuen Testament entnommen. So verkörpert das Kreuz im Bildschmuck und durch seine Position über dem Sockel symbolhaft die Idee, daß das Christusgeschehen auf der Offenbarung des Alten Bundes fuße. Die auf der Standfläche des Sockels eingeschnittene griechische Inschrift besagt: »Vollendet wurde das Kreuz unseres Herrn Jesus Christus durch die Hand des Georgios Laskaris - 1566 im Monat November, am letzten Tag, dem 30«. Von diesem Schnitzer sind weitere Kreuze erhalten; wo er gearbeitet hat (Zypern?, Venedig?), ist bisher nicht bekanntgeworden.

Die Neuerwerbung trat an die Stelle des verschollenen sogenannten Maximilianischen Kreuzes (Inv.-Nr. 793), eines ähnlichen, etwas jüngeren Werkes.

Literatur: Kat. Berlin (1976) S. 21 Nr. 85 (V. H. Elbern). - Kat. Athen (1986) S. 213 Nr. 244, mit drei Abb. (H.-G. Severin). - Zum »Maximilianischen« Kreuz: Wulff (1911) S. 57-58 Nr. 1840.

Literatur- und Abkürzungsverzeichnis

AA: Archäologischer Anzeige. Beiblatt zum Jahrbuch des Deutschen Archäologischen Instituts

ActaAAHist: Institutum Romanum Norvegica. Acta ad archaeologiam et artium historiam pertinentia, Rom

Ainalov (1961): D. V. Ainalov, The Hellenistic Origins of Byzantine Art. Edited by C. Mango, New Brunswick, N. J. 1961

AmtBer: Amtliche Berichte aus den Königlichen Kunstsammlungen. Beiblatt zum Jahrbuch der Kgl. Preußischen Kunstsammlungen

Andreescu-Treadgold (1990): Irina Andreescu-Treadgold, The Wall Mosaics of San Michele in Africisco, Ravenna rediscovered. In: 37. Corso di cultura sull'arte ravennate e bizantina, Ravenna 1990, S. 13–57

Arnulf (1989): A. Arnulf, Die Deckelinschrift des Berliner Kindersarkophages. Eine sardische Zweitverwendung eines stadtrömischen Sarkophagkastens. In: JbAC 32 (1989) S. 139–150

Arnulf (1990): A. Arnulf, Eine Perle für das Haupt Leons VI. Epigraphische und ikonographische Untersuchungen zum sogenannten Szepter Leons VI. In: Jahrbuch der Berliner Museen 32 (1990) S. 69–84

Bank (1970): Alice Bank, Les stéatites. Essai de classification, méthodes de recherches. In: 17. Corso di cultura sull'arte ravennate e bizantina, Ravenna 1970, S. 355–381

Baratte (1985): F. Baratte, Héros et chasseurs: La tenture d'Artémis de la Fondation Abegg à Riggisberg. In: MonPiot 67 (1985) S. 31–76

Beck (1936): A. Ch. M. Beck, Genien und Niken als Engel in der altchristlichen Kunst, Phil. Diss. Göttingen 1936

Beckwith (1963): J. Beckwith, Coptic Sculpture 300–1300, London 1963

Beger (1702): L. Berger, Lucernae veterum sepulchrales iconicae . . ., Cölln 1702

Belting (1962): H. Belting, Die Basilica SS. Martiri in Cimitile und ihr frühmittelalterlicher Freskenzyklus (= Forschungen zur Kunstgeschichte und christlichen Archäologie, Bd. 5), Wiesbaden 1962

Bergmann (1988): Marianne Bergmann, Perspektivische Malerei in Stein. Einige alexandrinische Architekturmotive. In: Bathron. Beiträge zur Architektur und verwandten Künsten. Für Heinrich Drerup zu seinem 80. Geburtstag (= Saarbrücker Studien zur Archäologie und Alten Geschichte, Bd. 3), Saarbrücken 1988, S. 59–77

Bode/Tschudi (1888): W. Bode, H. v. Tschudi, Königliche Museen zu Berlin. Beschreibung der Bildwerke der christlichen Epochen, Berlin 1888

Bohn (1885): R. Bohn, Das Heiligtum der Athena Polias Nikephoros (= Altertümer von Pergamon, Bd. 2), Berlin 1885

Bossert (1930): H. Th. Bossert, Geschichte des Kunstgewerbes, Bd. 4, Berlin 1930

Bouras (1980): Laskarina Bouras, Ho glyptos diakosmos tou naou tes Panagias sto monasteri tou Hosiou Louka [Der Reliefschmuck der Kirche der Panagia im Kloster Hosios Lukas], Athen 1980

Bouras (1982): Laskarina Bouras, Byzantine Lighting Devices. In: Jahrbuch der Österreichischen Byzantinistik 32/3 (1982) S. 479–491

Boyd (1988): Susan Boyd, A Bishop's Gift: Openwork Lamps from the Sion Treasure. In: Argenterie romaine et byzantine. Actes de la table ronde. Paris, 11.–13. 10. 1983. Organisée sous le patronage du Centre National de la Recherche Scientifique et de l'Université de Paris-Sorbonne, avec une contribution du Ministère des Affaires Étrangères par N. Duval et F. Baratte, éditées par F. Barette, Paris 1988, S. 191–202

Brandenburg (1972): H. Brandenburg, Ein frühchristliches Relief in Berlin. In: RM 79 (1972) S. 123–154

Brandenburg (1979): H. Brandenburg, Relievi scultorei costantinopolitani dal IV al VI secolo. In: 26. Corso di cultura sull'arte ravennate e bizantina, Ravenna 1979, S. 13–27

Brandenburg (1985): H. Brandenburg, Zur Deutung der Deckenbilder aus der Trierer Domgrabung. In: Boreas. Münstersche Beiträge zur Archäologie 8 (1985) S. 143–189

Bréhier (1936): L. Bréhier, La sculpture et les arts mineurs byzantins, Paris 1936

Brenk (1978): B. Brenk, Byzantinische Marmorschranken in amerikanischen Museen. In: ActaAAHist 8 (1978) S. 85–88

Buddensieg (1959): T. Buddensieg, Le coffret en ivoire de Pola, Saint-Pierre et le Latran. In: Cahiers archéologiques 10 (1959) S. 157–195

Byzantinische Kostbarkeiten (1977): Staatliche Museen zu Berlin, Frühchristlich-byzantinische Sammlung. Byzantinische Kostbarkeiten aus Museen, Kirchenschätzen und Bibliotheken der DDR. Spätantike – Byzanz – Christlicher Osten. Ausstellung im Bodemuseum Februar bis April 1977

ByzZ: Byzantinische Zeitschrift

Cahn-Klaiber (1977): E. M. Cahn-Klaiber, Die antiken Tonlampen des Archäologischen Instituts der Universität Tübingen, Tübingen 1977

Calza (1972): R. Calza, Iconografia Romana Imperiale da Carausio a Giuliano, Rom 1972

Cameron (1973): A. Cameron, Porphyrius the Charioteer, Oxford 1973

Canivet (1987): P. et M. T. Canivet, Ḥūarte. Sanctuaire chrétien d'Apemène (IVe – VIe s.). Bd. 1–2 (= Institut français d'archéologie du Proche-Orient, Beyrouth–Damas–Amman. Bibliothèque archéologique et historique, Bd. 122), Paris 1987

Cohn-Wiener (1929): E. Cohn-Wiener, Die jüdische Kunst. Ihre Geschichte von den Anfängen bis zur Gegenwart, Berlin 1929

Corrigan (1978): Kathleen Corrigan, The Ivory Scepter of Leo VI: A Statement of Post-Iconoclastic Imperial Ideology. In: The Art Bulletin 60 (1978) S. 407–416

Cramer (1949): Maria Cramer, Koptische Inschriften im Kaiser-Friedrich-Museum zu Berlin, Kairo 1949

Cruikshand-Dodd (1961): Erica Cruikshank-Dodd, Byzantine Silver Stamps (= Dumbarton Oaks Studies, Bd. 7), Washington 1961

Dalton (1911): O. M. Dalton, Byzantine Art and Archaeology, Oxford 1911 (Nachdruck New York 1961)

De Rossi (1882): G. B. De Rossi. In: Bullettino di archeologia cristiana 4. ser., 1 (1882) S. 104

Deichmann (1966): F. W. Deichmann, Zu einigen spätantiken Figuralkapitellen. In: Deltion tes christianikes archaiologikes hetaireias 4. ser., 4 (1964/65) [1966] S. 71–81 [wiederabgedruckt in: Deichmann (1982) S. 255–268]

Deichmann (1972): F. W. Deichmann, Kassettendecken. In: Jahrbuch der Österreichischen Byzantinistik 21 (1972) S. 83–107

Deichmann (1974): F. W. Deichmann, Ravenna. Hauptstadt des spätantiken Abendlandes. Kommentar, 1. Teil, Wiesbaden 1974

Deichmann (1976): F. W. Deichmann, Ravenna. Hauptstadt des spätantiken Abendlandes. Kommentar, 2. Teil, Wiesbaden 1976

Deichmann (1981): F. W. Deichmann (Hrsg.), Corpus der Kapitelle der Kirche von San Marco zu Venedig. Unter Mitarbeit von J. Kramer und U. Peschlow (= Forschungen zur Kunstgeschichte und christlichen Archäologie, Bd. 12), Wiesbaden 1981

Deichmann (1982): F. W. Deichmann, Rom, Ravenna, Konstantinopel, Naher Osten. Gesammelte Studien zur spätantiken Architektur, Kunst und Geschichte, Wiesbaden 1982

Delbrueck (1929): R. Delbrueck, Die Consulardiptychen und verwandte Denkmäler (= Studien zur spätantiken Kunstgeschichte, Bd. 2), Berlin/Leipzig 1929

Delbrueck (1932): R. Delbrueck, Antike Porphyrwerke (= Studien zur spätantiken Kunstgeschichte, Bd. 6), Berlin/Leipzig 1932

Delbrueck (1933): R. Delbrueck, Spätantike Kaiserporträts von Constantinus Magnus bis zum Ende des Westreichs (= Studien zur spätantiken Kunstgeschichte, Bd. 8), Berlin/Leipzig 1933

Delvoye (1971): Ch. Delvoye, Les ivoires paléobyzantins. In: 18. Corso di cultura sull'arte ravennate e bizantina, Ravenna 1971, S. 191–220

Demangel/Mamboury (1939): R. Demangel, E. Mamboury, Le quartier des Manganes et la première région de Constantinople (= Recherches françaises en Turquie, Bd. 2), Paris 1939

Demus (1949): O. Demus, The Mosaics of Norman Sicily, London 1949

Demus (1960): O. Demus, Two Palaeologan Mosaic Icons in the Dumbarton Oaks Collection. In: DOP 14 (1960) S. 87–119

Demus (1966): O. Demus, Rezension von Lange (1964). In: ByzZ 59 (1966) S. 386–387

Dimitrokallis (1982): G. Dimitrokallis, Palaiochristianikoi kai byzantinoi maiandroi [Frühchristliche und byzantinische Mäander], Athen 1982

Dinkler (1970): E. Dinkler, Der Einzug Christi in Jerusalem. Ikonographische Untersuchungen im Anschluß an ein bisher unbekanntes Sarkophagfragment, Opladen 1970

DOP: Dumbarton Oaks Papers

Dresken-Weiland (1991): Jutta Dresken-Weiland, Reliefierte Tischplatten aus theodosianischer Zeit (= Studi di Antichità Cristiana, Bd. 44), Città del Vaticano 1991

Drioton (1940): E. Drioton, Rezension zu H. Schlunk, Führer durch die Frühchristlich-Byzantinische Sammlung, Berlin 1938. In: Bulletin de la Société d'archéologie copte 6 (1940) S. 257–259

Duthuit (1931): G. Duthuit, La sculpture copte. Statues, bas-reliefs, masques, Paris 1931

Ebitz (1986): D. Ebitz, Secular to Sacred: The Transformation of an Oliphant in the Musée de Cluny. In: Gesta. International Center of Medieval Art 25 (1986) S. 31–38

Effenberger (1975): A. Effenberger, Koptische Kunst. Ägypten in spätantiker, frühbyzantinischer und islamischer Zeit, Leipzig 1975

Effenberger (1977): A. Effenberger, Die Grabstele aus Medinet el-Fajum. Zum Bild der stillenden Gottesmutter in der koptischen Kunst. In: FuB 18 (1977) S. 158–168

Effenberger (1981): A. Effenberger, Scultura e arte minore copta. In: Felix Ravenna 4. ser., 1/2 [CXXI–CXXII] (1981) S. 65–102

Effenberger (1984): A. Effenberger, Studien zu den Bildwerken der Frühchristlich-byzantinischen Sammlung I: Relief mit Victorien und Christogramm. In: FuB 24 (1984) S. 98–106

Effenberger (1986): A. Effenberger, Frühchristliche Kunst und Kultur. Von den Anfängen bis zum 7. Jahrhundert, München/Leipzig 1986

Effenberger (1989): A. Effenberger, Studien zu den Bildwerken der Frühchristlich-byzantinischen Sammlung III: Das Petrusrelief von Alaçam. In: FuB 27 (1989) S. 129–154

Effenberger, Mosaik (1989): A. Effenberger, Das Mosaik aus der Kirche San Michele in Africisco zu Ravenna. Ein Kunstwerk in der Frühchristlich-byzantinischen Sammlung der Staatlichen Museen zu Berlin (= Schriften der Frühchristlich-byzantinischen Sammlung, Bd. 2), Berlin 1989

Effenberger (1990): A. Effenberger, Studien zu den Bildwerken der Frühchristlich-byzantinischen Sammlung VI: Das Christusrelief von Psamathia. In: FuB 29/30 (1990) S. 79–117

Elbern (1963): V. H. Elbern, Aus heidnischer und christlicher Spätantike. Zwei Neuerwerbungen für die Frühchristlich-Byzantinische Sammlung. In: Berliner Museen N. F. 13 (1963) S. 12–26

Elbern (1965): V. H. Elbern, Eine frühbyzantinische Reliefdarstellung des Älteren Symeon Stylites. In: JdI 80 (1965) S. 280–304

Elbern (1967): V. H. Elbern, Die Fragmente eines frühchristlichen Elfenbeinwerkes in Berlin und Paris. Diptychon oder Kästchen? In: Studien zur Buchmalerei und Goldschmiedekunst des Mittelalters. Festschrift für K. H. Usener zum 60. Geburtstag, Marburg 1967, S. 1–10

Elbern (1970): V. H. Elbern, Neuerworbene Bronzebildwerke in der Frühchristlich-Byzantinischen Sammlung. In: Berliner Museen N. F. 20 (1970) S. 2–16

Elbern (1972): V. H. Elbern, Mittelbyzantinische Sgraffito-Keramik: Neuerwerbungen für die Frühchristlich-Byzantinische Sammlung. In: Berliner Museen. Berichte aus den Staatlichen Museen Preußischer Kulturbesitz N. F. 22 (1972) S. 41–51

Elbern (1972/74): V. H. Elbern, Zur Morphologie der bronzenen Weihrauchgefäße aus Palästina. In: Archivo español de arqueología 45/47 (1972/74) S. 447–462

Engemann (1968/69): J. Engemann, Bemerkungen zu spätrömischen Gläsern mit Goldfoliendekor. In: JbAC 11/12 (1968/69) S. 7–25

Engemann (1972): J. Engemann, Anmerkungen zu spätantiken Geräten des Alltagslebens mit christlichen Bildern, Symbolen und Inschriften. In: JbAC 15 (1972) S. 154–173

Engemann (1973): J. Engemann, Untersuchungen zur Sepulkralsymbolik der späteren römischen Kaiserzeit(= JbAC Ergänzungsband 2), Münster 1973

Engemann (1974): J. Engemann, Zu den Apsis-Tituli des Paulinus von Nola. In: JbAC 17 (1974) S. 21–46

Engemann (1984): J. Engemann, Eine spätantike Messingkanne mit zwei Darstellungen aus der Magiererzählung im F. J. Dölger-Institut in Bonn. In: Vivarium. Festschrift Theodor Klauser zum 90. Geburtstag (= JbAC Ergänzungsband 11), Münster 1984, S. 115–131

Engemann (1987): J. Engemann, Elfenbeinfunde aus Abu Mena/Ägypten. In: JbAC 30 (1987) S. 172–186

Engemann (1988): J. Engemann, Art. Herrscherbild. In: RAC 14 (1988) Sp. 966–1047

Engemann (1990): J. Engemann, Art. Hirt. In: RAC Lief. 116 (1990) Sp. 577–607

Farioli (1983): Raffaella Farioli, Ravenna, Costantinopoli: Considerazioni sulla scultura del VI secolo. In: 30. Corso di cultura sull'arte ravennate e bizantina, Ravenna 1983, S. 205–253

Feld (1975): O. Feld. In: Myra. Eine lykische Metropole in antiker und byzantinischer Zeit. Hrsg. von J. Borchhardt (= Istanbuler Forschungen, Bd. 30), Berlin 1975, S. 360–397

Felis (1912): K. Felis, Die Niken und die Engel in altchristlicher Kunst. In: RQS 26 (1912) S. 1–25

Ferrua (1962): A. Ferrua, Paralipomeni di Jona. In: Rivista di archeologia cristiana 38 (1962) S. 7–72

Fillitz (1967): H. Fillitz, Zwei Elfenbeinplatten aus Süditalien (= Monographien der Abegg-Stiftung Bern, Bd. 2), Bern 1967

Fink (1955): J. Fink, Noe der Gerechte in der frühchristlichen Kunst (= Beihefte zum Archiv für Kulturgeschichte, H. 4), Münster/Köln 1955

Fink (1971): W. O. Fink, Das byzantinische Monogramm, maschinenschriftl. Diss. Wien 1971

Fıratlı (1960): N. Firatlı, Deux nouveaux reliefs funéraires d'Istanbul et les reliefs similaires. In: Cahiers archéologiques 11 (1960) S. 73–92

Fıratlı (1990): N. Firatlı (†), La sculpture byzantine figurée au Musée Archéologique d'Istanbul. Catalogue revu et présenté par C. Metzger, A. Pralong et J.-P. Sodini (= Bibliothèque de l'Institut Français d'Études Anatoliennes d'Istanbul, Bd. 30)

Fittschen (1969): K. Fittschen, Zu einem Sarkophagfragment in Berlin. In: AA (1969) S. 301–308

Foerster (1981): G. Foerster, A Survey of Ancient Diaspora Synagogues. In: Ancient Synagogues Revealed. Ed. by Lee I. Levine, Jerusalem 1981, S. 164–171

FuB: Staatliche Museen zu Berlin. Forschungen und Berichte

Garrucci (1879): R. Garrucci, Storia della arte cristiana, Bd. 5, Prato 1879

Geischer (1967): H.-J. Geischer, Heidnische Parallelen zum frühchristlichen Bild des Isaak-Opfers. In: JbAC 10 (1967) S. 127–144

Gerke (1940): F. Gerke, Die christlichen Sarkophage der vorkonstantinischen Zeit (= Studien zur spätantiken Kunstgeschichte, Bd. 11), Berlin 1940

Geyer (1978): Angelika Geyer, Bemerkungen zum Neapler ›Brüdersarkophag‹. In: JdI 93 (1978) S. 369–393

Giovagnoli (1935) E. Giovagnoli, Una collezione di vasi eucaristici scoperti a Canoscio. In: Rivista di archeologia cristiana 12 (1935) S. 313–328

Godlewski (1986): W. Godlewski, Le monastère de St Phoibammon (= Deir el-Bahari, Bd. 5), Warschau 1986

Goldschmidt (1901): A. Goldschmidt, Rezension zu Strzygowski (1901). In: Repertorium für Kunstwissenschaft 24 (1901) S. 145–150

Goldschmidt/Weitzmann (1930): A. Goldschmit, K. Weitzmann, Die byzantinischen Elfenbeinskulpturen des 10.–13. Jahrhunderts, 1. Bd.: Kästen, Berlin 1930 (Nachdruck Berlin 1979)

Goldschmit/Weitzmann (1934): A. Goldschmidt, K. Weitzmann, Die byzantinischen Elfenbeinskulpturen des 10.–13. Jahrhunderts, 2. Bd.: Reliefs, Berlin 1934 (Nachdruck Berlin 1979)

Gombrich (1933): E. Gombrich, Eine verkannte karolingische Pyxis im Wiener Kunsthistorischen Museum. In: Jahrbuch der kunsthistorischen Sammlungen in Wien N. F. 7 (1933) S. 1–14

Gottwald (1931): J. Gottwald, Das byzantinische Kugelspiel. In: AA (1931) Sp. 152–172

Grabar (1957): A. Grabar, L'iconoclasme byzantin, Paris 1957

Grabar (1976): A. Grabar, Sculptures byzantines du moyen âge, Bd. 2 (XIe – XIVe siècle) (= Bibliothèque des Cahiers archéologiques, Bd. 12), Paris 1976

Grossmann/Severin (1982): P. Grossmann, H.-G. Severin, Reinigungsarbeiten im Jeremiaskloster bei Saqqāra. Vierter vorläufiger Bericht. In: MDIK 38 (1982) S. 155–193

Guldan (1988): Margarete Merkel Guldan, Die Tagebücher von Ludwig Pollak. Kennerschaft und Kunsthandel in Rom 1893–1934 (= Publikationen des Historischen Instituts beim Österreichischen Kulturinstitut in Rom, 1. Abt.: Abhandlungen, Bd. 9), Wien 1988

Haberey (1966): W. Haberey, Zur Herstellung der römischen Wabenbecher. In: Bonner Jahrbücher 166 (1966) S. 208–212

Haseloff (1903): A. Haseloff, Ein altchristliches Relief aus der Blütezeit römischer Elfenbeinschnitzerei. In: JbPrKs 24 (1903) S. 1–15

Hauser (1991): S. Hauser, Spätantike und frühbyzantische Silberlöffel. Bemerkungen zur Produktion von Luxusgütern im fünften bis siebten Jahrhundert (= JbAC Ergänzungsband, im Druck)

Hayes (1972): J. W. Hayes, Late Roman Pottery, London 1972

Heilmeyer (1987): W.-D. Heilmeyer, Der Sarkophag Rinuccini. Neuerwerbung für das Antikenmuseum. In: Jahrbuch Preußischer Kulturbesitz 24 (1987) S. 215–228

Hempel (1966): H.-L. Hempel, Theusebius renatus in Christo. In: RQS 61 (1966) S. 72–87

Herzog (1986): H.-M. Herzog, Untersuchungen zur Plastik der venezianischen ›Protorenaissance‹, München 1986

Himmelmann (1973): N. Himmelmann, Typologische Untersuchungen an römischen Sarkophagreliefs des 3. und 4. Jahrhunderts n. Chr., Mainz 1973

Himmelmann (1980): N. Himmelmann, Über Hirten-Genre in der antiken Kunst (= Abhandlungen der Rheinisch-Westfälischen Akademie der Wissenschaften, Bd. 65), Opladen 1980

Humphrey (1986): J. H. Humphrey, Roman Circuses Arenas for Chariot Racing, London 1986

Jakobs (1987): P. H. F. Jakobs, Das sogenannte Psamatia-Relief aus Berlin und die Beziehungen zu den Konstantinopler Scheinsarkophagen. In: IstMitt 37 (1987) S. 201–217

Jakobs, Ambone (1987): P. H. F. Jakobs, Die frühchristlichen Ambone Griechenlands (= Habelts Dissertationsdrucke, Reihe Klassische Archäologie, H. 24), Bonn 1987

Jastrzebowska (1989): Elisabeth Jastrzebowska, Les sarcophages chrétiens d'enfants à Rome au IVe siècle. In: Mélanges de l'École Française de Rome. Antiquité 101 (1989) 2, S. 783–804

JbPrKs: Jahrbuch der Kgl. Preußischen Kunstsammlungen

JdI: Jahrbuch des Deutschen Archäologischen Instituts

Jürgensen (1972): F. Jürgensen, Die »Stile« und der »Umkreis« der Maximianskathedra in Ravenna, Diss. Hamburg 1972

Junkelmann (1990): M. Junkelmann, Die Reiter Roms, Teil 1: Reise, Jagd, Triumph und Circusrennen, Mainz 1990

Kakovkin (1980): A. Kakovkin, Tri pamjatniki koptskoj skul'ptury [Drei Denkmäler der koptischen Skulptur]. In: Soobščenie Gosudartsvennoj Ėrmitaža 45 (1980) S. 57–59

Kanael (1961): B. Kanael, Die Kunst der antiken Synagoge, München/Frankfurt a. M. 1961

Kapitän (1980): G. Kapitän, Elementi architettonici per una basilica dal relitto navale del VI secolo di Marzamemi (Siracusa). In: 27. Corso di cultura sull'arte ravennate e bizantina, Ravenna 1980, S. 71–136

Kat. Aachen (1965): Karl der Große. Werk und Wirkung. 10. Ausstellung unter den Auspizien des Europarates, Aachen 1965

Kat. Athen (1964): Byzantine Art – An European Art. 9th Exhibition held under the Auspices of the Council of Europe. Athens Zappeion Exhibition Hall, 1. 4. – 15. 6. 1964, Athen 1964

Kat. Athen (1986): Byzantine and Post-byzantine Art. Athens (Cultural Capital of Europe 1985) Old University 26. 7. 1985 – 6. 1. 1986, Athen 1986

Kat. Berlin (1967): H.-G. Wormit (Hrsg.), Neuerwerbungen für die Sammlungen der Stiftung Preußischer Kulturbesitz in Berlin, Berlin 1976

Kat. Brüssel (1982): Splendeure de Byzance. 2 octobre – 2 décembre 1982, Musées royaux d'Art et d'Histoire, Brüssel 1982

Kat. Essen (1963): Koptische Kunst. Christentum am Nil. Ausstellung Villa Hügel Essen, 3. Mai bis 15. August 1963

Kat. Frankfurt/M. (1983): Spätantike und frühes Christentum. Ausstellung im Liebieghaus Museum alter Plastik Frankfurt am Main 16. 12. 1983 – 11. 3. 1984, Frankfurt a. M. 1983 (Dagmar Stutzinger)

Kat. Leningrad (1982): Pamjatniki vizantijskoj skul'ptury iz sobranij Gosudarstvennych muzeev Berlina. Katalog vystavki [Denkmäler der byzantinischen Skulptur aus der Sammlung der Staatlichen Museen zu Berlin. Ausstellungskatalog], Leningrad 1982 (A. Effenberger)

Kat. New York (1979): Age of Spirituality. Late Antique and Early Christian Art, Third to Seventh century. Catalogue of the exhibition at The Metropolitan Museum of Art, November 19, 1977 through February 12, 1978. Edited by Kurt Weitzmann. The Metropolitan Museum of Art, New York 1979

Kat. Rhode Island (1989): Florence D. Friedman (Hrsg.), Beyond the Pharaohs. Egypt and the Copts in the 2nd to 7th Centuries A. D. Museum of Art Rhode Island School of Design 10. 2. – 16. 4. 1989, The Walters Art Gallery Baltimore 21. 5. – 16. 7. 1989, Rhode Island 1989

Kat. Rouen (1985): P. Périn, Laure-Charlotte Feffer (Hrsg.), Les pays au nord de la Loire de Dagobert à Charles le Chauve (VIIe–IXe siècle). Ausstellungskatalog Rouen 1985

Kat. Stuttgart (1984): Emma Brunner-Traut, H. Brunner, Johanna Zick-Nissen, Osiris, Kreuz und Halbmond. Die drei Religionen Ägyptens. Ausstellungskatalog Stuttgart – Kestner-Museum Hannover, Mainz 1984

Kautzsch (1936): R. Kautzsch, Kapitellstudien. Beiträge zu einer Geschichte des spätantiken Kapitells im Osten vom vierten bis ins siebente Jahrhundert (= Studien zur spätantiken Kunstgeschichte, Bd. 9), Berlin/Leipzig 1936

Kautzsch (1939): R. Kautzsch, Die römische Schmuckkunst im Stein vom 6. bis zum 10. Jahrhundert. In: Römisches Jahrbuch für Kunstgeschichte 3 (1939) S. 3–73

Kiss (1984): Zs. Kiss, Studien zu den Bildwerken der Frühchristlich-byzantinischen Sammlung II: Fragment einer Porphyrstatue in Alexandria. In: FuB 24 (1984) S. 107–109

Kiss (1988): Zs. Kiss, Sculptures des fouilles polonaises à Kôm el-Dikka 1960–1982 (= Alexandrie, Bd. 4), Warschau 1988

Kitzinger (1946): E. Kitzinger, The Horse and Lion Tapestry at Dumbarton Oaks (A Study in Coptic and Sassanian Textile Design). In: DOP 3 (1946) S. 1–72

Klauser (1958): Th. Klauser, Studien zur Entstehungsgeschichte der christlichen Kunst I. In: JbAC 1 (1958) S. 20–51

Klauser (1965/66): Th. Klauser, Studien zur Entstehungsgeschichte der christlichen Kunst VIII. In: JbAC 8 (1965/66) S. 126–170

Koch/Sichtermann (1982): G. Koch, H. Sichtermann, Römische Sarkophage (= Handbuch der Archäologie), München 1982

Kollwitz (1959): J. Kollwitz, Art. Elfenbein. In: RAC 4 (1959) Sp. 1106–1141

Kollwitz (1964): J. Kollwitz, Alexandrinische Elfenbeine: In: K. Wessel (Hrsg.), Christentum am Nil. Internationale Arbeitstagung zur Ausstellung »Koptische Kunst«

Essen Villa Hügel 23.–25. 7. 1963, Recklinghausen 1964, S. 207–220

Kollwitz/Herdejürgen (1979): J. Kollwitz (†), H. Herdejürgen, Die Sarkophage der westlichen Gebiete des Imperium Romanum, 2. Teil. Die ravennatischen Sarkophage (= Die antiken Sarkophagreliefs, Bd. 8), Berlin 1979

Korol (1987): D. Korol, Die frühchristlichen Wandmalereien aus den Grabbauten in Cimitile/Nola. Zur Entstehung und Ikonographie alttestamentlicher Darstellungen (= JbAC Ergänzungsband 13), Münster 1987

Körner (1885): A. Körner. In: R. Begau, Inventar der Bau- und Kunst-Denkmäler in der Provinz Brandenburg, Berlin 1885

Kötzsche (1986): D. Kötzsche, Die Gabe der Herzogin Mathilde. In: Spiegelungen. Festschrift für Hermann J. Abs zum 85. Geburtstag am 15. Oktober 1986, Mainz 1986, S. 161–183

Kötzsche-Breitenbruch (1968/69): Lieselotte Kötzsche-Breitenbruch, Zur Ikonographie des bethlehemitischen Kindermordes in der frühchristlichen Kunst. In: JbAC 11/12 (1968/69) S. 104–115

Kötzsche-Breitenbruch (1984): Lieselotte Kötzsche-Breitenbruch, Pilgerandenken aus dem Heiligen Land. In: Vivarium. Festschrift Theodor Klauser zum 90. Geburtstag (= JbAC, Ergänzungsband 11), Münster 1984, S. 229–246

Kramer (1968): J. Kramer, Skulpturen mit Adlerfiguren an Bauten des 5. Jahrhunderts n. Chr. in Konstantinopel, Phil. Diss. München 1968

Krause (1971): M. Krause, Zur Lokalisierung und Datierung koptischer Denkmäler. Das Tafelbild des Bischofs Apa Abraham. In: ZÄS 97 (1971) S. 106–111

Krickelberg-Pütz (1982): Anke-Angelika Krickelberg-Pütz, Die Mosaikikone des Hl. Nikolaus in Aachen-Burtscheid. In: Aachener Kunstblätter 5 (1982) S. 9–141

L'Orange (1984): H.-P. L'Orange (†), Das spätantike Herrscherbild von Diokletian bis zu den Konstantin-Söhnen 284–361 n. Chr. Mit einem Nachtrag von M. Wegner, Die Bildnisse der Frauen und des Julian (= Das römische Herrscherbild, III. Abteilung. Hrsg. von M. Wegner), Berlin 1984

Lange (1964): R. Lange, Die byzantinische Reliefikone, Recklinghausen 1964

Lassus (1935/36): J. Lassus, Inventaire archéologique de la région au nord-est de Hama. Bd. 1–2 (= Documents d'études orientales de l'Institut Français de Damas, Bd. 4), Beirut 1935/36

Lassus (1947): J. Lassus, Sanctuaires chrétiens de Syrie (= Institut français d'archéologie de Beyrouth. Bibliothèque archéologique et historique, Bd. 42), Paris 1947

Lassus (1977): J. Lassus, Syrien. In: B. Brenk, Spätantike und frühes Christentum (= Propyläen Kunstgeschichte, Supplementband 1), Berlin 1977, S. 213–234

Lazarev (1986): V. Lazarev, Istorija vizantijskoj živopisi, Moskau 1986

Lepsius (1913): R. Lepsius, Denkmäler aus Ägypten und Äthiopien. Text hrsg. von E. Naville, 5. Bd. bearbeitet von W. Wreszinski, Leipzig 1913

Loverdou-Tsigarida (1983): Katin Loverdou-Tsigarida, Osteia plakidia tou mouseiou Mpenaki me phytiki diakosmisi [Knochenschnitzereien des Benaki-Museums mit pflanzlichem Dekor]. In: Aphieroma sti mnimi Stylianou Pelekanidi, Thessaloniki 1983, S. 213–227

Lucchesi-Palli (1978): Elisabetta Lucchesi-Palli, A Coptic Stele with Female Bust in the British Museum. In: Enchoria 7 (1978), Sonderband S. 101–104 (147–150)

Maffei (1982): Fernanda de' Maffei, L'Unigenito consustanziale al Padre nel programma trinitario dei perduti mosaici del bema della Dormizione di Nicea e il Cristo trasfigurato de Sinai I. In: Storia dell'arte 45 (1982) S. 91–116

MDIK: Mitteilungen des Deutschen Archäologischen Instituts, Abteilung Kairo

Megaw (1974): A. H. S. Megaw, Byzantine Architecture and Decoration in Cyprus: Metropolitan or Provincial? In: DOP 28 (1974) S. 59–88

MonPiot: Fondation Eugène Piot. Monuments et Mémoires, Paris

Morganstern (1988): J. Morganstern, The Byzantine Church at Dereağzı and its Decoration (= Istanbuler Mitteilungen, Beiheft 29), Tübingen 1983

Muradyan (1984): P. M. Muradyan, Les sculptures byzantines de l'église arménienne Saint-Georges (Surb Gēorg) de Constantinople. In: Revue des Études Arméniennes n. s. 18 (1984) S. 125–133

Muthmann (1975): F. Muthmann, Mutter und Quelle. Studien zur Quellenverehrung im Altertum und im Mittelalter, Basel 1975

Muthmann (1982): F. Muthmann, Der Granatapfel. Symbol des Lebens in der alten Welt (= Schriften der Abegg-Stiftung Bern, Bd. 6), Bern 1982

Nehls (1987): H. Nehls, Italien in der Mark. Zur Geschichte der Glienicker Antikensammlung, Berlin 1987

Parlasca (1966): K. Parlasca, Mumienporträts und verwandte Denkmäler, Wiesbaden 1966

RAC: Reallexikon für Antike und Christentum

Renner (1982): Dorothee Renner, Die koptischen Textilien in den Vatikanischen Museen (= Monumenti e Gallerie Pontificie. Pinacoteca Vaticana, Katalog 2), Wiesbaden 1982

Renner (1984/85): Dorothee Renner, Eine Motivkombination aus Antinoë. In: JbAC 27/28 (1984/85) S. 138–145

Repertorium (1967): Repertorium der christlich-antiken Sarkophage. Erster Band. Rom und Ostia. Hrsg. von F. W. Deichmann. Bearb. von G. Bovini und H. Brandenburg, Wiesbaden 1967

Restle (1990): M. Restle, Art. Konstantinopel. In: Reallexikon zur byzantinischen Kunst 4 (1990) Sp. 366–737

Rheidt (1991): K. Rheidt, Die Stadtgrabung, Teil 2. Die byzantinische Wohnstadt (= Deutsches Archäologisches Institut. Altertümer von Pergamon. Hrsg. von K. Radt, Bd. 15, Teil 2), Berlin/New York 1991

Richter-Siebels (1990): Ilse Richter-Siebels, Die palästinensischen Weihrauchgefäße mit Reliefszenen aus dem Leben Christi, Phil. Diss. Berlin 1990

RM: Mitteilungen des Deutschen Archäologischen Instituts, Römische Abteilung

Ross (1962): M. Ross, Catalogue of the Byzantine and Early Mediaeval Antiquities in the Dumbarton Oaks Collection, vol. 1: Metalwork, Ceramics, Glass, Glyptics, Painting, Washington, D. C. 1962

RQS: Römische Quartalschrift für christliche Altertumskunde und Kirchengeschichte

Russo (1974): E. Russo, Studi sulla scultura paleocristiana e altomedievale. Il sarcofago dell'arcivescovo Grazioso in S. Apollinare in Classe. In: Studi medievali ser. 3, 15 (1974) Sonderdruck

Russo (1985): E. Russo, La recinzione del presbiterio di S. Pietro in Vaticano dal VI all'VIII secolo. In: Rendiconti della Pontificia Accademia Romana di Archeologia 45/46 (1982/84) [1985] S. 3–33

Salomonson (1969): J. W. Salomonson, Spätrömische rote Tonware mit Reliefverzierung aus nordafrikanischen Werkstätten. Entwicklungsgeschichtliche Untersuchungen zur reliefgeschmückten Terra Sigillata Chiara »C«. In: Bulletin van de Vereeniging tot bevordering der kennis van den antike beschaving te 's-Gravenhage 44 (1969) S. 4–109

Schlumberger (1892): G. Schlumberger, Un ivoire byzantin du IXe siècle représentant le couronnement de l'empereur d'Orient Léon VI. In: Gazette des beaux-arts 7 (1892) S. 118–122

Schlunk (1939): H. Schlunk, Kunst der Spätantike im Mittelmeerraum. Spätantike und byzantinische Kleinkunst aus Berliner Besitz, Berlin 1939

Schlunk, Neuerwerbungen (1939): H. Schlunk, Neuerwerbungen der Frühchristlich-Byzantinischen Sammlung. Arbeiten in Elfenbein. In: Berliner Museen. Berichte aus den Preußischen Kunstsammlungen 60 (1939) S. 1–7

Schlunk (1940): H. Schlunk, Eine Gruppe datierbarer byzantinischer Ohrringe. In: Berliner Museen. Berichte aus den Preußischen Kunstsammlungen 61 (1940) S. 42–47

Schmidt (1986): Th.-M. Schmidt, Eros mit Inschrifttafel – ein Liebesgott? In: Wiss. Zs. der Humboldt-Universität zu Berlin, Ges. wiss. Reihe 35 (1986) H. 8, S. 694–697

Schmidt (1988): Th.-M. Schmidt, Zwei römische Sarkophage (= Aus den Sammlungen der Winckelmann-Gesellschaft, H. 2), Stendal 1988

Schmidt (1989): Th.-M. Schmidt, Ein neuerworbenes Sarkophagfragment mit der Darstellung einer Wagenfahrt in der Frühchristlich-byzantinischen Sammlung. In: FuB 27 (1989) S. 155–161

Schmidt/Fiedler (1990): Th.-M. Schmidt, G. Fiedler, Studien zu den Bildwerken der Frühchristlich-byzantinischen Sammlung IV: Ein Sarg als Spielbrett. In: FuB 28 (1990) S. 169–188

Schmidt (1990): Th.-M. Schmidt, Studien zu den Bildwerken der Frühchristlich-byzantinischen Sammlung V: Neuinventarisierte Sarkophagfragmente mit Abrahamsopfer und Petrusszenen. In: FuB 29/30 (1990) S. 43–58

Schmink (1985): A. Schminck, »Rota tu volubilis«. Kaisermacht und Patriarchenmacht in Mosaiken. In: L. Burgmann, Marie Theres Fögen, A. Schminck (Hrsg.), Cupido legum, Frankfurt am Main 1985, S. 211–234

Schminck (1989): A. Schminck, »Frömmigkeit ziere das Werk«. Zur Datierung der 60 Bücher Leons VI. In: Subseciva Groningana 3 (1989) S. 79–114

Schnitzler (1970): H. Schnitzler, Kästchen oder fünfteiliges Buchdeckelpaar? In: Festschrift für G. v. d. Osten, Köln 1970, S. 24–32

Schultze (1922): V. Schultze, Altchristliche Städte und Landschaften, Bd. 2 Kleinasien, 1. Hälfte, Gütersloh 1922

Schumacher (1977): W. N. Schuhmacher, Hirt und »Guter Hirt«. Studien zum Hirtenbild in der römischen Kunst vom zweiten bis zum Anfang des vierten Jahrhunderts unter besonderer Berücksichtigung der Mosaiken in der Südhalle von Aquileja (= Römische Quartalschrift, 34. Supplementheft), Freiburg 1977

Severin (1970): H.-G. Severin, Oströmische Plastik unter Valens und Theodosius I. In: Jahrbuch der Berliner Museen 12 (1970) S. 211–251

Severin (1977): H.-G. Severin, Frühchristliche Skulptur und Malerei in Ägypten. In: B. Brenk, Spätantike und frühes Christentum (= Propyläen Kunstgeschichte, Supplementband 1), Berlin 1977, S. 243–253

Severin, Bawit (1977): H.-G. Severin, Zur Süd-Kirche von Bawīt. In: MDIK 33 (1977) S. 113–124

Severin (1981): H.-G. Severin, Problemi di scultura tardoantica in Egitto. In: 28. Corso di cultura sull'arte ravennate e bizantina, Ravenna 1981, S. 315–336

Severin (1984/85): H.-G. Severin, Beobachtungen am Berliner Thron-Relief. In: JbAC 27/28 (1984/85) S. 134–137

Severin (1986): H.-G. Severin, Beispiele der Verwendung spätantiker Spolien. Ägyptische Notizen. In: Studien zur spätantiken und byzantinischen Kunst. F. W. Deichmann gewidmet. Herausgegeben in Verbindung mit O. Feld und U. Peschlow, Teil 2, Mainz 1986, S. 101–108

Severin (1987): H.-G. Severin, Zu drei restaurierten Kunstwerken der Frühchristlich-Byzantinischen Sammlung. In: Jahrbuch Preußischer Kulturbesitz 24 (1987) S. 125–135

Severin (1988): H.-G. Severin, Ägyptische Holzschnitzereien des 6.–7. Jahrhunderts in Berlin. In: Festschrift für K. Wessel zum 70. Geburtstag in memoriam, hrsg. von M. Restle, München 1988, S. 259–267

Soteriou (1926): G. Soteriou, Byzantinai anaglyphoi eikones [Byzantinische Reliefikonen]. In: Recueil d'études dédiées à la mémoire de N. P. Kondakov, Prag 1926, S. 125–138

Speyart van Woerden (1961): Isabel Speyart van Woerden, The Iconography of the Sacrifice of Abraham. In: Vigiliae Christianae 15 (1961) S. 214–255

St. Clair (1978): Archer St. Clair, The Iconography of the Great Berlin Pyxis. In: Jahrbuch der Berliner Museen 20 (1978) S. 5–27

Strocka (1971): V. M. Strocka, Kleinasiatische Klinensarkophag-Deckel. In: AA (1971) S. 62–86

Strzygowski (1893): J. Strzygowski, Das Berliner Mosesrelief und die Thüren von St. Sabina in Rom. In: JbPrKs 14 (1893) S. 65–71

Strzygowski (1898): J. Strzygowski, Die christlichen Denkmäler Ägyptens. In: RQS 12 (1898) S. 1–41

Strzygowski (1901): J. Strzygowski, Das Petrusrelief aus Kleinasien im Berliner Museum. In: JbPrKs 22 (1901) S. 26–34

Strzygowski, Orient (1901): J. Strzygowski, Orient oder Rom. Beiträge zur Geschichte der spätantiken und frühchristlichen Kunst, Leipzig 1901

Strzygowski (1904): J. Strzygowski, Koptische Kunst (= Catalogue général des antiquités égyptiennes du musée de Caire), Wien 1904

Strzygowski (1915): J. Strzygowski, Ravenna als Vorort aramäischer Kunst. In: Oriens Christianus N. S. 5 (1915) S. 83–110

Stutzinger (1982): Dagmar Stutzinger, Die frühchristlichen Sarkophagreliefs aus Rom. Untersuchungen zur Formveränderung im 4. Jahrhundert n. Chr. (= Habelts Dissertationsdrucke, Reihe Klassische Archäologie, Heft 16), Bonn 1982

Sukenik (1934): E. L. Sukenik, Ancient Synagogues in Palestine and Greece, London 1934

Swiechowski (1978): Z. Swiechowski, Fassadenreliefs des 11. bis 13. Jahrhunderts in Venedig. In: Byzantinischer Kunstexport. Seine gesellschaftliche und künstlerische Bedeutung für die Länder Mittel- und Osteuropas. Hrsg. von H. L. Nickel (= Wiss. Beiträge der Martin-Luther-Universität Halle-Wittenberg 1978/13, K 4), Halle (Saale) 1978, S. 80–100

Swiechowski/Rizzi (1982): Z. Swiechowski, A. Rizzi, Romanische Reliefs von venezianischen Fassaden. »Patere e formelle« (= Forschungen zur Kunstgeschichte und Christlichen Archäologie, Bd. 11), Wiesbaden 1982

Talbot Rice (1963): D. Talbot Rice, The Ivory of the Forty Martyrs at Berlin and the Art of the Twelfth Century. In: Zbornik Radova Vizantološkog Instituta, Srpska Akademija Nauka – Recueil des Travaux de l'Institut d'Études byzantines 8/1 (1963) S. 275–279 (= Mélanges G. Ostrogorsky, Bd. 1)

Tchalenko/Baccache (1979/80): G. Tchalenko, E. Baccache, Églises de village de la Syrie du Nord. Planches, Paris 1979; Album (= Institut Français d'Archéologie du Proche-Orient. Bibliothèque archéologique et historique, 105 = Documents d'Archéologie: La Syrie à l'époque de l'empire romain d'Orient, Bd. 1), Paris 1980

Torp (1965): H. Torp. In: Art Bulletin 47 (1965) S. 361–375

Torp (1969): H. Torp, Leda Christiana. The problem of the interpretation of Coptic sculpture with mythological motivs. In: ActaAAHist 4 (1969) S. 101–112

Tusa (1957): V. Tusa, I sarcofagi romani in Sicilia, Palermo 1957

Ulbert (1969): T. Ulbert, Studien zur dekorativen Reliefplastik des östlichen Mittelmeerraumes (Schrankenplatten des 4.–10. Jhs.) (= Miscellanea Byzantina Monacensia, Bd. 10), München 1969

Ulbert (1986): T. Ulbert, Die Basilika des Heiligen Kreuzes in Resafa-Sergiupolis (= Deutsches Archäologisches Institut. Resafa, Bd. 2), Mainz 1986

Uspenskij (1930): Th. Uspenskij, L'Art byzantin chez les Slaves. Les Balkans. Premier recueil, Paris 1930

Vermeule (1960): C. C. Vermeule (III), The Dal Pozzo-Albani Drawings of Classical Antiquities in the British Museum. In: Transactions of the American Philosophical Society N. S. 50, Part 5 (1960), Philadelphia 1960

Volbach (1923): W. F. Volbach, Die Elfenbeinbildwerke (= Die Bildwerke des Deutschen Museums, Bd. 1), Berlin/Leipzig 1923

Volbach (1930): W. F. Volbach, Mittelalterliche Bildwerke aus Italien und Byzanz, 2. Aufl. (= Staatliche Museen zu Berlin. Bildwerke des Kaiser Friedrich-Museums), Berlin/Leipzig 1930

Volbach (1933): W. F. Volbach, Zwei Bruchstücke einer frühchristlichen Vase in Berlin. In: Berliner Museen. Berichte aus den Preußischen Kunstsammlungen 54 (1933) S. 72–75

Volbach (1965): W. F. Volbach, Il tesoro di Canoscio. In: Atti 2. Convegno di Studi Umbri Gubbio 24.–28. 5. 1964. Ricerche sull'Umbria tardo-antica e preromanica, Perugia 1965, S. 303–316

Volbach/Lafontaine-Dosogne (1968): W. F. Volbach, Jaqueline Lafontaine-Dosogne, Byzanz und der christliche Osten (= Propyläen Kunstgeschichte, Bd. 3), Berlin 1968

Waelkens (1982): M. Waelkens, Dokimeion. Die Werkstatt der repräsentativen kleinasiatischen Sarkophage (= Archäologische Forschungen, Bd. 11), Berlin 1982

Wegner (1966): M. Wegner, Die Musensarkophage (= Die antiken Sarkophagreliefs, Bd. 5, 3), Berlin 1966

Weigand (1930/31): E. Weigand, Zur spätantiken Elfenbeinskulptur. In: Kritische Berichte zur kunstgeschichtlichen Literatur 1930/31, S. 33–57

Weigand (1938): E. Weigand, Anzeige von H. Schlunk, Frühchristlich-Byzantinische Sammlung, Berlin 1938. In: Byzantinische Zeitschrift 38 (1938) S. 579

Weitzmann (1960): K. Weitzmann, The Survival of Mythological Representations in Early Christian and Byzantine Art and Their Impact on Christian Iconography. In: DOP 14 (1960) S. 45–68

Weitzmann (1962): K. Weitzmann, Geistige Grundlagen und Wesen der Makedonischen Renaissance (= Arbeitsgemeinschaft für Forschung des Landes Nordrhein-Westfalen. Geisteswissenschaften, H. 107), Köln/Opladen 1963

Weitzmann (1963): K. Weitzmann, The Moses Cross at Sinai. In: DOP 17 (1963) S. 385–390

Weitzmann (1966): K. Weitzmann, Various Aspects of Byzantine Influence on the Latin Countries from the sixth to the twelfth Century. In: DOP 20 (1966) S. 1–24

Weitzmann (1971): K. Weitzmann, Ivory Sculpture of the Macedonian Renaissance. In: V. Milojcić (Hrsg.), Kolloquium über spätantike und frühmittelalterliche Skulptur, Bd. 2: Vortragstexte 1970. Universität Heidelberg, Institut für Ur- und Frühgeschichte, Mainz 1971, S. 1–12

Weitzmann (1972): K. Weitzmann, The Ivories of the So-called Grado Chair. In: DOP 26 (1972) S. 43–91

Weitzmann (1974): K. Weitzmann, Loca Sancta and the Representational Arts of Palestine. In: DOP 28 (1974) S. 31–55

Weitzmann (1976): K. Weitzmann, The Monastery of Saint Catherine at Mount Sinai. The Icons, Princeton, N. J. 1976

Wessel (1955): K. Wessel, Ein Philosophenrelief in den Staatlichen Museen zu Berlin. In: Das Altertum 1 (1955) S. 36–44

Wessel, Mosaik (1955): K. Wessel, Das Mosaik aus der Kirche San Michele in Affricisco zu Ravenna, Berlin 1955

Wessel (1957): K. Wessel, Rom – Byzanz – Rußland. Ein Führer durch die Frühchristlich-byzantinische Sammlung, Berlin 1957

Wessel, Fragment (1957): K. Wessel, Ein kleinasiatisches Fragment einer Brüstungsplatte. In: FuB 1 (1957) S. 71–81

Wessel (1960): K. Wessel, Die Große Berliner Pyxis. In: Rivista di archeologia cristiana 36 (1960) S. 263–307

Wessel (1963): K. Wessel, Koptische Kunst. Die Spätantike in Ägypten, Recklinghausen 1963

Wessel (1966): K. Wessel, Die Kreuzigung, Recklinghausen 1966

Wessel (1970): K. Wessel, Die Kultur von Byzanz, Stuttgart 1970

Wessel (1978): K. Wessel, Die stillende Gottesmutter. In: Festschrift für Hans W. Müller. Studien zur altägyptischen Kultur, Bd. 6, Hamburg 1978, S. 185–200

Wiegand/Schrader (1904): Th. Wiegand, H. Schrader, Priene. Ergebnisse der Ausgrabungen 1895–1898, Berlin 1904

Wiegartz (1965): H. Wiegartz, Kleinasiatische Säulensarkophage. Untersuchungen zum Sarkophagtypus und zu den figürlichen Darstellungen (= Istanbuler Forschungen, Bd. 26), Berlin 1965

Williamson (1986): P. Williamson, The Medieval Treasury. The Art of the Middle Ages in the Victoria and Albert Museum, London 1986

Wilpert (1931): J. Wilpert, Wiederherstellung eines römischen Prachtsarkophages aus drei Bruchstücken des Kaiser-Friedrich-Museums. In: RQS 39 (1931) S. 1–5

Wischmeyer (1982): W. Wischmeyer, Die Tafeldeckel der christlichen Sarkophage konstantinischer Zeit in Rom, Rom/Freiburg/Wien 1982

Wollmann (1924): H. Wollmann, Römische Tonlampen. In: Roma aeterna 4 (1924)

Wulff (1904): O. Wulff, Das ravennatische Mosaik aus S. Michele in Affricisco im Kaiser-Friedrich-Museum. In: JbPrKs 25 (1904) S. 374–401

Wulff (1909): O. Wulff, Altchristliche und mittelalterliche byzantinische und italienische Bildwerke, Teil 1: Altchristliche Bildwerke (= Königliche Museen zu Berlin. Beschreibung der Bildwerke der christlichen Epochen, 2. Aufl., Bd. 3), Berlin 1909

Wulff (1911): O. Wulff, Altchristliche und mittelalterliche byzantinische und italienische Bildwerke, Teil 2: Mittelalterliche Bildwerke (= Königliche Museen zu Berlin. Beschreibung der Bildwerke der christlichen Epochen, 2. Aufl., Bd. 3), Berlin 1911

Wulff (1914): O. Wulff, Kaiser-Friedrich-Museum. Neuerwerbungen der Altchristlichen Sammlung seit 1912. In: AmtBer 35 (1913/14) Nr. 8, Sp. 233–260

Wulff (1918): O. Wulff, Altchristliche und byzantinische Kunst, Bd. 2: Die byzantinische Kunst von der ersten Blüte bis zu ihrem Ausgang, Berlin-Neubabelsberg 1918

Wulff/Volbach (1923): O. Wulff, W. F. Volbach, Die altchristlichen und mittelalterlichen byzantinischen und italienischen Bildwerke (= Staatliche Museen. Beschreibung der Bildwerke der christlichen Epochen, 3. Aufl., Ergänzungsband), Berlin/Leipzig 1923

Wulff/Alpatoff (1925): O. Wulff, M. Alpatoff, Denkmäler der Ikonenmalerei in kunstgeschichtlicher Folge bearbeitet, Hellerau bei Dresden 1925

Wulff/Volbach (1926): O. Wulff, F. W. Volbach, Spätantike und koptische Stoffe aus ägyptischen Grabfunden in den Staatlichen Museen. Kaiser-Friedrich-Museum – Ägyptisches Museum – Schliemann-Sammlung, Berlin 1926

Zacos (1984): G. Zacos, Byzantine Lead Seals, compiled and edited by J. W. Nesbitt. Vol. 2: Nos. 1–1089 Plates (= Tetradia archaiologias kai technes, Bd. 3), Bern 1984

Zahn (1913/14): R. Zahn, Zwei neue Schnellwaagen im Antiquarium. In: AmtBer 35 (1913/14) Nr. 1, Sp. 1–10

ZÄS: Zeitschrift für Ägyptische Sprache und Archäologie

Zuchold (1977): G. H. Zuchold, Ein konstantinisches Caesarenporträt in der Frühchristlich-byzantinischen Sammlung. In: FuB 18 (1977) S. 81–92

Ortsverzeichnis

FUNDORTE, HERKUNFTSORTE

Allgemein übliche Namen sind in Grundschrift, heutige Namen kursiv, antike Namen in Klammern gesetzt. Die jeweiligen Ziffern beziehen sich auf die Katalognummern.

Fotonachweis

Anderson/Rom: 21; Klaus G. Beyer/Weimar: 49; Deutsches Archäologisches Institut, Abt. Istanbul: 22-23 (P. Steyer), 24-26 (W. Schiele); Deutsches Archäologisches Institut, Abt. Rom: 9, 13, 16, 18, 33-34, 59; A. Effenberger/Berlin: 14-15, 27; Hirmer-Fotoarchiv/München: 10, 17, 19, 29-30, 32, 36, 39, 41-48, 50-51, 65; Museo Nazionale/Rom: 53; Museé du Louvre/Paris: 40; U. Peschlow/Mainz: 28; Pontificia Commissione di Archeologia Sacra/Rom: 2-5, 8; Staatliche Museen zu Berlin: 1, 6-7, 31, 35, 37-38, 52, 54-58, 60-61, 64, 67-69; Pontificie Musei e Gallerie/Città del Vaticano: 20; Yale University Gallery/New Haven: 11-12. - Repros nach Archivfoto: 63; nach Deichmann (1974) Abb. 109: 62; nach Rheidt (1991) Abb. 44: 71; nach Russo (1985) Abb. 17: 70.

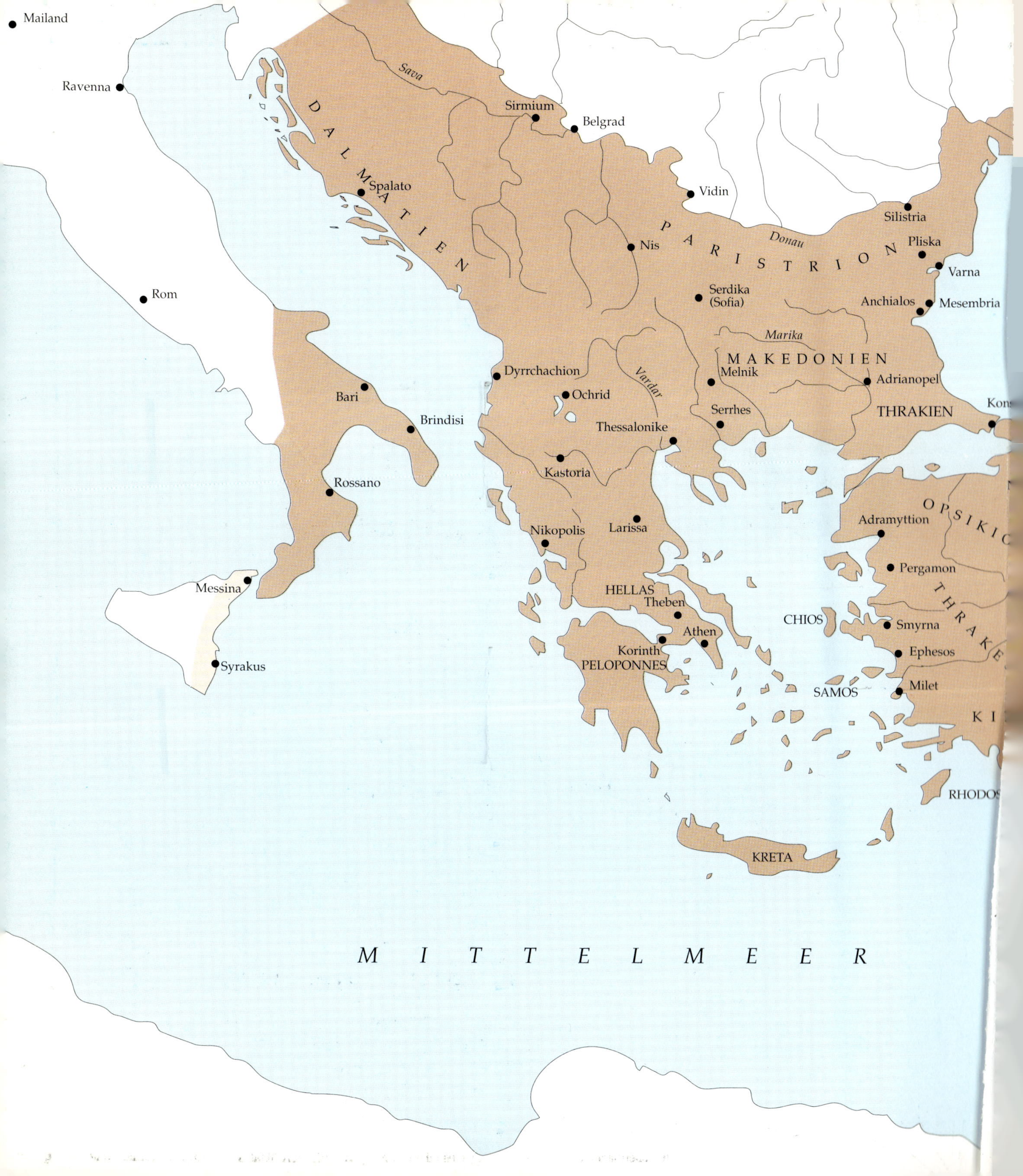

Mailand
Ravenna
Rom
Sava
DALMATIEN
Sirmium
Belgrad
Spalato
Vidin
Silistria
Nis
PARISTRION
Donau
Pliska
Varna
Serdika
(Sofia)
Anchialos
Mesembria
Marika
MAKEDONIEN
Melnik
Adrianopel
Dyrrchachion
Ochrid
Vardar
Bari
Brindisi
Serrhes
THRAKIEN
Kons
Thessalonike
Kastoria
Rossano
OPSIKIO
Adramyttion
Nikopolis
Larissa
Pergamon
Messina
HELLAS
Theben
THRAKE
CHIOS
Smyrna
Athen
Korinth
Ephesos
PELOPONNES
Syrakus
SAMOS
Milet
KI
RHODOS
KRETA
MITTELMEER